脳卒中 ビジュアルテキスト

第4版

【執筆】
荒木 信夫　埼玉医科大学脳神経内科 名誉教授
高木　 誠　東京都済生会中央病院 名誉院長
厚東 篤生　よみうりランド慶友病院 名誉院長

【執筆協力】
岡島 康友　杏林大学リハビリテーション医学 教授
堀口　 崇　慶應義塾大学脳神経外科 専任講師
秋山 武紀　慶應義塾大学脳神経外科 専任講師

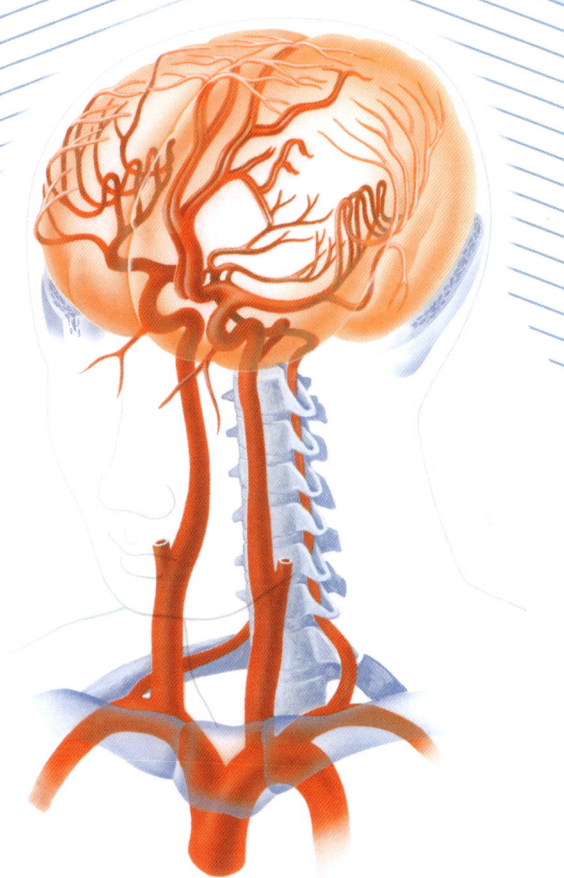

医学書院

脳卒中ビジュアルテキスト		
発　行	1989年 3 月 1 日	第 1 版第 1 刷
	1993年 2 月 1 日	第 1 版第 2 刷
	1994年12月 1 日	第 2 版第 1 刷
	2007年 1 月 6 日	第 2 版第15刷
	2008年 3 月15日	第 3 版第 1 刷
	2012年11月15日	第 3 版第 5 刷
	2015年 4 月 1 日	第 4 版第 1 刷©
	2023年 4 月 1 日	第 4 版第 4 刷
著　者	荒木信夫・高木　誠・厚東篤生	
発行者	株式会社　医学書院	
	代表取締役　金原　俊	
	〒113-8719　東京都文京区本郷 1-28-23	
	電話 03-3817-5600（社内案内）	
印刷・製本	横山印刷	

本書の複製権・翻訳権・上映権・譲渡権・貸与権・公衆送信権（送信可能化権を含む）は株式会社医学書院が保有します．

ISBN978-4-260-02082-4

本書を無断で複製する行為（複写，スキャン，デジタルデータ化など）は，「私的使用のための複製」など著作権法上の限られた例外を除き禁じられています．大学，病院，診療所，企業などにおいて，業務上使用する目的（診療，研究活動を含む）で上記の行為を行うことは，その使用範囲が内部的であっても，私的使用には該当せず，違法です．また私的使用に該当する場合であっても，代行業者等の第三者に依頼して上記の行為を行うことは違法となります．

JCOPY〈出版者著作権管理機構　委託出版物〉
本書の無断複製は著作権法上での例外を除き禁じられています．複製される場合は，そのつど事前に，出版者著作権管理機構（電話 03-5244-5088，FAX 03-5244-5089，info@jcopy.or.jp）の許諾を得てください．

第4版の序

　本書は，1989（平成元）年の初版刊行以来，脳卒中の診療には欠かすことのできない，脳の解剖，神経学的診察法，部位診断学，症候，画像，治療，予防，リハビリテーションなどの知識をそれぞれ図やイラスト，写真などを駆使して表し，視覚的に大変わかりやすくまとめたユニークな著書として，読者の方々から高い評価をいただいた．医師，研修医，学生はもとより，看護師，理学療法士，作業療法士などのメディカルスタッフの方々にも広くご利用いただいてきた．

　本書第4版は，多数の読者から好評をいただいた第3版を，その後の進歩に合わせて改変・追加した改訂版である．脳卒中の治療はt-PAを使い始めてから大きく変わってきたが，その使用制限時間も発症3時間から4.5時間に変わり，抗凝固薬もワルファリンのみから4種類のNOAC（非ビタミンK阻害経口抗凝固薬）が使用できる時代になってきた．また，脳卒中後の痙縮に対してもボツリヌス毒素による治療なども始まり，大きく変わってきた．これらの変化に合わせて現在の脳卒中治療のニーズに合うように改変したのがこの版である．

　初版は1989年3月，第2版は1994年（平成6）年12月，第3版は2008年（平成20）年3月であったので，今回は7年ぶりの改訂である．脳神経外科，血管内治療なども大きな進歩を遂げつつあるため，脳神経外科の分野とリハビリテーションの分野は，新たな執筆協力者のお力をいただき，全面改訂した．

　今回の改定の主なポイントは以下のとおりである．

- 脳卒中のビジュアルテキストとしての機能をさらに充実したものになるよう心掛けた．
- 各項目の病理像や各種画像，シェーマ，イラストなどをすべて点検し，必要に応じて追加，また新しいものと差し替えた．
- 本書が円滑に読めるように，全体の構成を修正した．
- 前版で独立した章であった「脳卒中スケール」を，第2章「脳卒中の診察の進め方」に一項目として入れた．
- 第3章「脳卒中の主要症候」で「失語」を構音障害も含めた「言語障害」に，「偽性球麻痺」を「嚥下障害」に変更，2つに分かれていた「意識障害・脳死」の項目を統合し，せん妄についても記述を加えた．
- 第5章「脳卒中の主要疾患」の脳梗塞については読者の便を考え，新たに総論的な「臨床病型による分類」と，各論的な「脳梗塞の閉塞血管と梗塞部位による分類」に見出しを分け，大幅に改変した．また「無症候性脳血管障害」を独立した項目として新設するなどした．第6章「脳卒中の治療」に関しては，内科的治療に関して増補を行うとともに，「脳出血の治療」の外科的治療の項，「くも膜下出血の治療」，「脳血管内治療」は，脳神経外科の先生方に新規にご執筆いただいた．
- また第7章として「脳卒中の後遺症と対策」を新設．前版にもあった脳血管性認知症のほか，新たにうつ，けいれん，疼痛，痙縮について記述を加えた．
- 第8章「脳卒中の予防」についても，脳卒中の危険因子に関連した最新のガイドラインや，新たな薬剤などについて，大幅に増補を行った．

第9章「脳卒中のリハビリテーション」はリハビリテーション医学の先生に新規にご執筆いただいた．脳卒中リハビリテーションのエッセンスを，幅広い読者にわかりやすいよう，簡潔にまとめていただいている．

　本書の初版は，当時東京都済生会向島病院副院長であった海老原進一郎先生，東京都済生会中央病院神経内科医長 高木康行先生，そして慶應義塾大学医学部神経内科専任講師 厚東篤生先生の3名によって企画，刊行された．第2版の刊行後まもなく，本書の発案者で初版から立役者でもあった海老原進一郎先生が急逝された．また長年編集に情熱を注いでおられた高木康行先生も編集から退かれ，厚東篤生先生を中心に後進の東京都済生会中央病院院長 高木 誠先生と埼玉医科大学神経内科教授であった私に，第3版を託したい旨の提案をいただき，第3版の刊行となった．今回も，厚東篤生先生，高木 誠先生と私の3人で7年ぶりに第4版を刊行できることは，望外の喜びである．

　本書の完成にあたっては，多数の方からのご協力をいただいた．脳神経外科関係の項目は，慶應義塾大学医学部脳神経外科専任講師の堀口 崇先生ならびに同専任講師の秋山武紀先生にご執筆いただいた．また，リハビリテーション関係は杏林大学医学部リハビリテーション医学教授 岡島康友先生にご執筆いただいた．また，慶應義塾大学医学部放射線診断科専任講師 百島祐貴先生，埼玉医科大学国際医療センター神経内科・脳卒中内科教授 棚橋紀夫先生，同 髙尾昌樹先生，同センター総合診療・地域医療科教授 古屋大典先生には，多くの画像を提供していただいた．ここに各先生方に深謝する．

　また，東京都済生会中央病院脳卒中センターのスタッフ，特に神経内科部長 星野晴彦先生，脳神経外科部長 淺田英穂先生に深謝する．

　最後に，積極的に本書を完成に導いてくれた，医学書院医学書籍編集部 小南哲司氏，同 制作部 黒田 清氏に感謝する．

　2015（平成27）年2月記す

荒木信夫

第1版の序

　脳卒中は，昭和26年結核に代わって国民死因の第1位となり，昭和56年にその座を癌に譲るに至るまでの30年間その首位をつづけた．このような，戦後におけるわが国の脳卒中死亡率の盛衰は，再三社会的な話題ともなり，戦後の医療を語る際に忘れられない象徴的な出来事としてわれわれの心に深く銘記されている．そして現在，脳卒中は，癌，心臓病に次いで国民死因の第3位とはなったが，厚生省の「62年患者調査の概況」によれば，一般病院・医院の入院患者の半数は65歳以上の老人で，うち4割が脳卒中患者で占められていることが明らかにされている．脳卒中は，高齢化社会を迎えて今や，わが国の医療行政をもゆるがす宿痾として，再びこれまで以上に社会問題化することは必須の状況となっている．

　本書は，このような脳卒中を素材として，脳・脳血管の解剖や病理と，神経診断学や実地診療のCT・脳血管撮影などの検査資料をうまく組み合わせて，学生諸君には解剖や病理，神経診断学の理解を深める副読本として，また，臨床家には，臨床経験がさりげなく血となり肉となっていくような臨床実践の場のガイドブックとして，わかりやすく書いた心算である．

　因みに，本書の内容は脳卒中をテーマに，脳の解剖学，意識障害患者の診察法，疾患各論，主要症状の解説，治療に大別されるが，目次ではあまり厳格に項目分けしなかった．それは，われわれが本書を必ずしも系統的に通読されることを期待して書いたのではなく，むしろ，内容の視覚的表現に心掛け，臨床の場などで適宜，必要な頁を開き，その場で必要な知識を容易に獲得できるようなハイブローな絵本という感覚で書いたからである．

　そして，脳血管障害の診断に必要な解剖学の項は，本書企画の当初より本書の目玉にしたいと考えた項で，脳血管障害のCT診断に直ちに役立つよう，脳の割面はCTに対応するものとし，脳各部位の名称だけでなく，灌流動脈，各種中枢の局在も示し新機軸を出した．また，疾患各論では，東京都済生会中央病院の症例を中心に伊勢慶應病院，川崎市立井田病院，静岡赤十字病院など関連各施設のご厚意により多くの症例が利用できたため，臨床・病理・解剖の関わり合いを三位一体として，わかりやすく提示できたのではないかと思っている．いずれにしても，本書が臨床家の皆様，学生諸君の身近に置かれて，折りにふれて脳卒中の臨床の理解を深める糧となれば，われわれの望外の喜びである．

　折りしも本年は，われわれの恩師である相澤豊三先生は第1回国際脳卒中会議の，後藤文男先生は第14回日本脳卒中学会の，田崎義昭先生は第1回脳循環代謝学会の，それぞれ会長をつとめられるという，われわれ門下生にとってはトリプル・セレブレーションの年である．願わくは，本書が錦上花を添うるものとなり，これら学会の発展と歩調を合わせ，皆様のご指導，ご援助により，時代の進歩をとりいれた改訂版を出せるような息の長い本に成長してほしいものと祈っている．

　本書は執筆にあたり，脳血管障害の診断に必要な解剖学の項の図のように，ほとんどoriginalな項もあるが，大部分は多かれ少なかれ数多くの内外の文献を資料としている．引用させていただいた論文，図，表，に対しては，できるかぎり出典を明らかにしたつもりであるが，心ならずとも失念してしまったものがあるやも知れない．ご叱責，ご批判をいただければ次の機会に必ず改めるので，ご寛容を賜りたい．

また，巻末にあげた教科書は必ずしも本文中に引用されているとはかぎらない．しかし，何らかの意味でわれわれの知識の源泉となっているので，本書と無縁ではない．一読をお推めする意味からリストに加えた．

　筆を擱くにあたって，長年ご指導いただき，序文を賜った後藤文男慶應大学教授，ご指導，ご激励をいただいた相澤豊三慶應大学名誉教授，田崎義昭北里大学教授に衷心より謝意を表します．また貴重なご助言をいただいた慶應大学放射線科志賀逸夫助教授，失語症の項を担当していただいた韮山温泉病院重野幸次博士，貴重な資料を快く提供してくださった北里大学田崎内科の各位，慶應大学病理学教室細田泰弘教授，また種々ご協力いただいた東京都済生会中央病院内科高木 誠，星野晴彦，リハビリ科八島 寛の各先生に御礼申し上げます．そして，本書の出版に暖かいご理解を持ちつづけていただき，多大のご協力をいただいた医学書院の各位，とくに，中嶋 上，田辺 彰，三輪 敏(現 三輪書店)の各氏，出版に種々ご便宜をはかっていただいた図書印刷会長小林 清，社長杉浦 博の各氏をはじめ，関係者各位に深謝致します．

　平成元年1月

著者ら

目次

1 脳の解剖

1 脳の解剖　2

■ OM line に平行な断面 …… 4
1. 半卵円中心レベル　4
2. 側脳室体部レベル　6
3. 大脳基底核・視床レベル　8
4. 松果体レベル　10
5. 第3脳室レベル　12
6. 中脳レベル　14
7. 橋上部レベル　16
8. 橋下部レベル　18
9. 延髄レベル　20

■ ドイツ水平面に平行な断面 …… 22
1. 半卵円中心レベル　22
2. 側脳室体部レベル　23
3. 大脳基底核・視床レベル　24
4. 中脳レベル　25
5. 橋上部レベル　26
6. 橋中部レベル　27
7. 延髄レベル　28

2 脳卒中の診察の進め方

1. 脳卒中患者の診察の進め方　32
2. 内科的診察　34
3. 神経学的検査法　37
4. 脳卒中スケール　53

3 脳卒中の主要症候

1. 視野障害　58
2. 注視麻痺・共同偏位　60
3. 瞳孔異常　62
4. 運動障害　64
5. 感覚障害　66
6. 言語障害　69
7. 失行・失認　72
8. 嚥下障害　74
9. めまい　76
10. 頭痛　77
11. 意識障害・脳死　79

4 脳ヘルニア

- 1 脳ヘルニア　84
- 2 テント切痕ヘルニアの症状　86

5 脳卒中の主要疾患

脳卒中の分類 ——— 92
一過性脳虚血発作(TIA) ——— 93
脳梗塞 ——— 100

■脳梗塞の臨床病型による分類 ——— 104
- 1 アテローム血栓性脳梗塞　105
- 2 心原性脳塞栓症　107
- 3 ラクナ梗塞　109
- 4 Branch atheromatous disease(BAD)　112

■脳梗塞の閉塞血管と梗塞部位による分類 ——— 114
- 1 内頸動脈閉塞　114
- 2 前大脳動脈閉塞　119
- 3 中大脳動脈閉塞　121
- 4 後大脳動脈閉塞　124
  - 視床梗塞　126
- 5 椎骨脳底動脈閉塞　129
  - 脳底動脈閉塞　129
  - 中脳梗塞　130
  - 橋上部梗塞　133
  - 橋中部梗塞　134
  - 橋下部梗塞　135
  - 延髄梗塞　136
  - 小脳梗塞　138

脳出血 ——— 139
- 1 被殻出血　142
- 2 視床出血　143
- 3 皮質下出血　144
- 4 橋出血　145
- 5 小脳出血　146
- 6 脳室内出血　147

くも膜下出血と脳動脈瘤 ——— 148
無症候性脳血管障害 ——— 156
その他の脳血管障害 ——— 157
- 1 脳動脈解離　157
- 2 もやもや病(ウィリス動脈輪閉塞症)　160
- 3 奇異性脳塞栓症　162

4 抗リン脂質抗体症候群　163
5 アミロイド血管症　164
6 脳静脈洞血栓症　165
7 脳血管奇形　168
8 MELAS　172
9 CADASIL　173
10 慢性硬膜下血腫　175
11 硬膜外血腫　177

6 脳卒中の治療

1 脳梗塞急性期の治療　180
2 脳出血の治療　191
　・内科的治療　191
　・外科的治療　192　（堀口　崇）
3 くも膜下出血の治療　194　（堀口　崇）
4 脳血管内治療　199　（秋山武紀）

7 脳卒中の後遺症と対策

1 脳血管性認知症　206
2 うつ　209
3 けいれん　210
4 疼痛　211
5 痙縮　212

8 脳卒中の予防

1 脳卒中の一次予防　216
2 脳卒中の再発（二次）予防　227

9 脳卒中のリハビリテーション （岡島康友）

1 リハビリテーションに関連する障害の評価　238
2 脳卒中リハビリテーションの流れ　243
3 急性期リハビリテーション　244
4 回復期リハビリテーション　247
5 在宅リハビリテーション　250

参考文献 ………………………………………………………………………… 251

索引 ……………………………………………………………………………… 261

MEMO

1. くも膜下槽について　29
2. 脳卒中発作時の患者の状況　32
3. 異常呼吸と予後　35
4. 脳幹性（中脳性）眼瞼下垂　40
5. 意識障害の深さとOCR, OVR　43
6. 角膜反射の神経路　47
7. FAST　55
8. 黄斑回避の機序　59
9. 散瞳薬点眼試験によるホルネル症候群の病巣部位診断　62
10. 内包における錐体路の立体的分布　65
11. 橋上部外側症候群にみられる感覚障害　68
12. 小脳性認知感情障害　71
13. テント切痕ヘルニアと眼症状　85
14. 頭蓋外における狭窄性血管病変の好発部位　94
15. 血管雑音の聴取　95
16. 一過性全健忘　98
17. 頸頭動脈系の線維筋形成不全の診断の手引　98
18. Subclavian steal 症候群（鎖骨下動脈盗血症候群）　99
19. Embolic stroke of undetermined source（ESUS）　107
20. 虹彩ルベオーシスと白内障　117
21. 内頸動脈閉塞時の側副循環　118
22. 前脈絡叢動脈症候群　122
23. 後大脳動脈灌流域の梗塞による半盲　125
24. 傍正中視床・中脳動脈起始部のバリエーション　128
25. 脳底動脈先端症候群　128
26. 延髄外側症候群と閉塞血管　136
27. 閉じ込め症候群　137
28. 微小出血　142
29. 視床失語　143
30. 脳出血の予後　145
31. 脳出血の脳室内への穿破ルート　147
32. 細菌性動脈瘤　155
33. 大脳白質病変　156
34. トルソー症候群　167
35. 硬膜動静脈瘻　167
36. PRES（posterior reversible encephalopathy syndrome）　174
37. 架橋静脈　176
38. 未破裂脳動脈瘤の自然歴と治療　198
39. 脳血管性パーキンソニズム　208
40. メタボリックシンドローム　216
41. ワルファリンと脳出血　225
42. 抗凝固薬と抗血小板薬の併用　225
43. 低コレステロール血症と脳出血　226
44. 脳循環代謝改善薬　230
45. 内視鏡検査，抜歯，手術時の抗血栓薬の休薬について　236
46. リハビリテーション関連職種とチーム医療　243
47. 早期退院支援　244

1 脳の解剖

1 脳の解剖

OM lineに平行な断面
1 半卵円中心レベル
2 側脳室体部レベル
3 大脳基底核・視床レベル
4 松果体レベル
5 第3脳室レベル
6 中脳レベル
7 橋上部レベル
8 橋下部レベル
9 延髄レベル

ドイツ水平面に平行な断面
1 半卵円中心レベル
2 側脳室体部レベル
3 大脳基底核・視床レベル
4 中脳レベル
5 橋上部レベル
6 橋中部レベル
7 延髄レベル

1 脳の解剖

　脳血管障害の診断に当たっては，単に脳出血，脳梗塞などの病名をつけるだけでは不十分で，それらの病巣の部位，広がりと責任血管を正確に把握することが必須である．そのためには，ベッドサイドで詳細に神経学的所見をとることはもちろんであるが，CT，MRIなどの画像上認められた病変の局在を正確に診断できる解剖学的知識が要求される．

　ここでは，脳の血管のおおまかな全体像と，脳の代表的なレベルにおける横断像を図示する．脳血管障害患者のCT，MRIなどの画像の読影に当たって正確な解剖学的部位診断や病巣の支配血管の同定，臨床症状との対比などに随時活用されたい．画像の一枚一枚はいずれも平面上に描出されたものにすぎないが，読影に当たっては，三次元的に脳の構造を把握しながら，病変の広がりをとらえる努力が必要である．

　ここに示す横断像には2種類ある．MRIで，現在最も一般的に位置決め画像として用いられるのは，正中矢状断で鼻根部の最陥凹点と橋延髄移行部を結ぶ線に平行な断面である．これは，CTで用いられるOM line（orbitomeatal line，外眼角と耳孔を結ぶ線，canthomeatal line：CML）とほぼ平行である．もう1つは，ドイツ水平面（Reid線）に平行な断面で，これは上記のOM lineからは約10°前方に傾きがある．

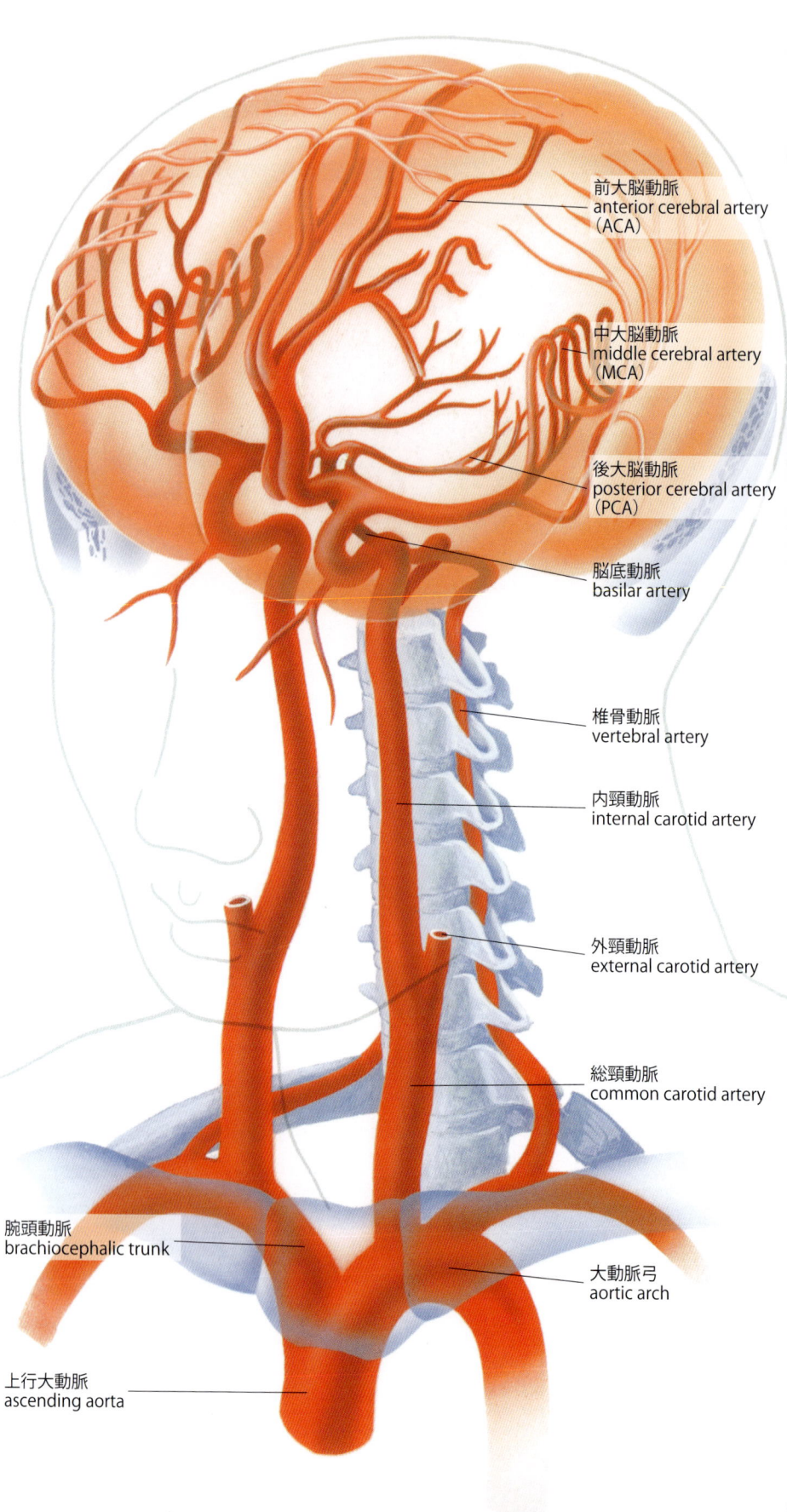

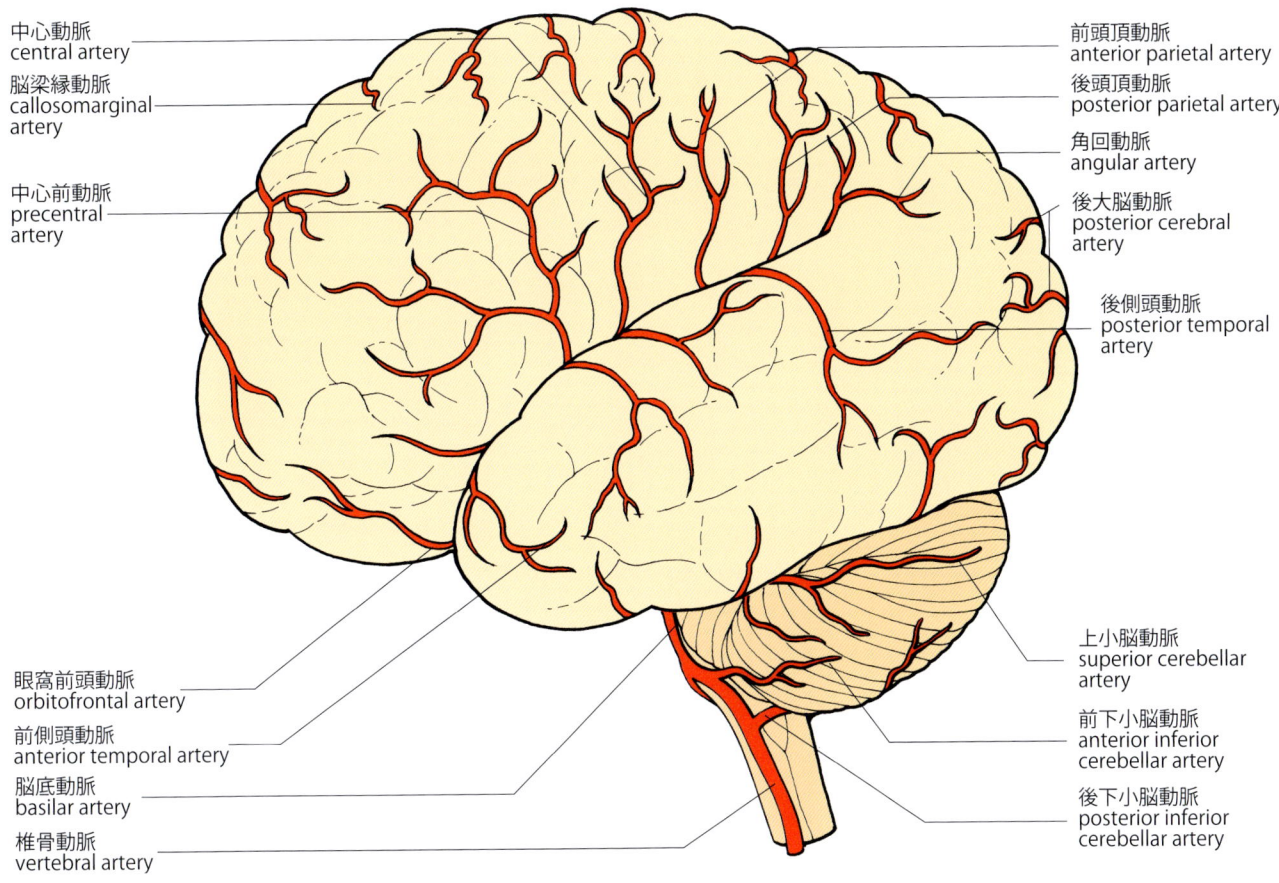

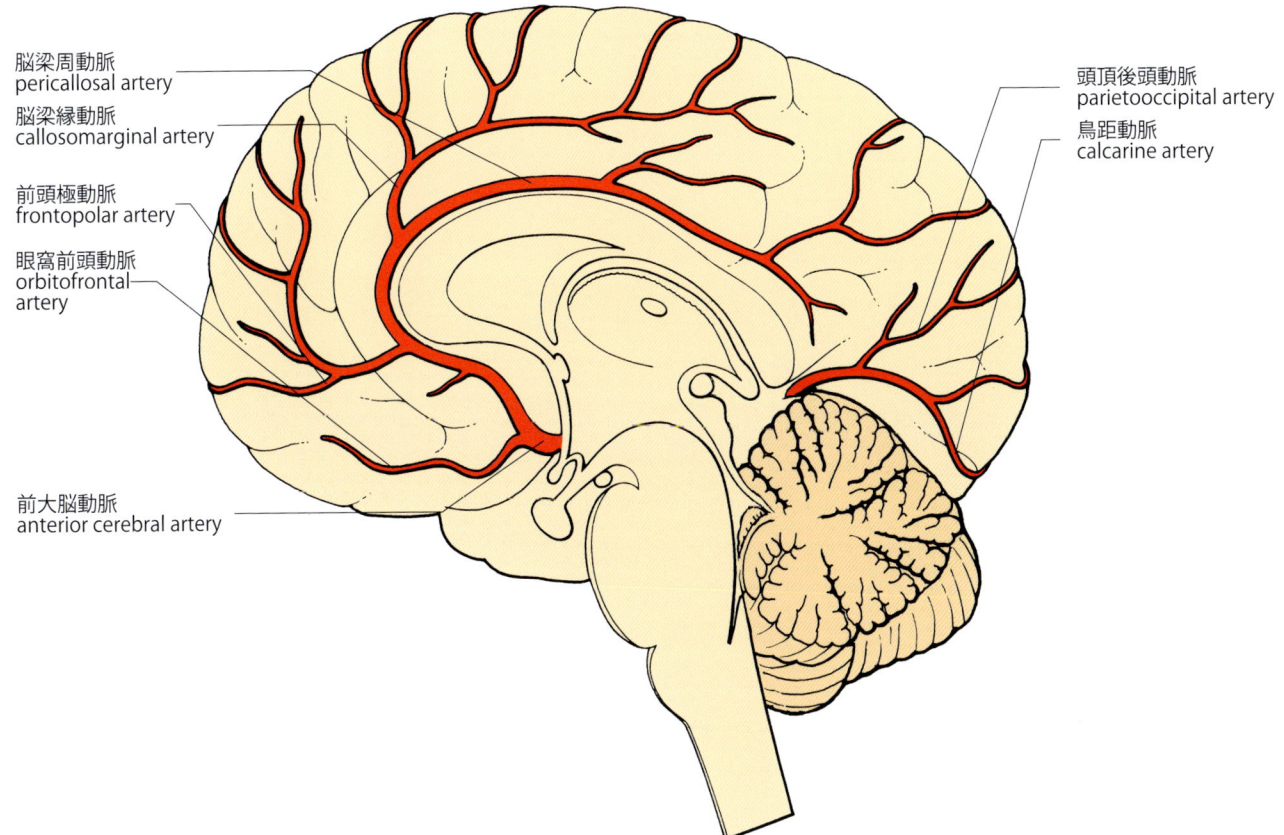

OM line に平行な断面

1 半卵円中心レベル

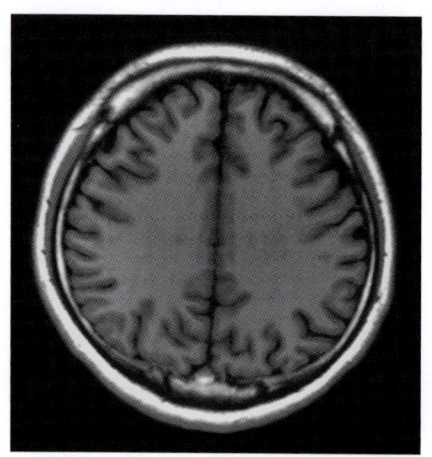
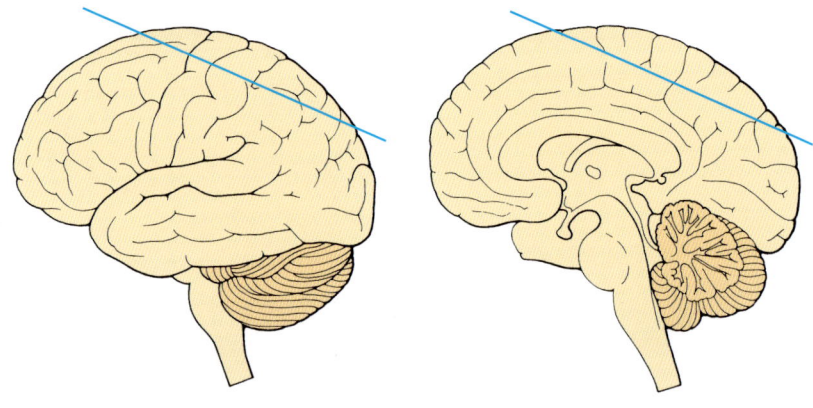
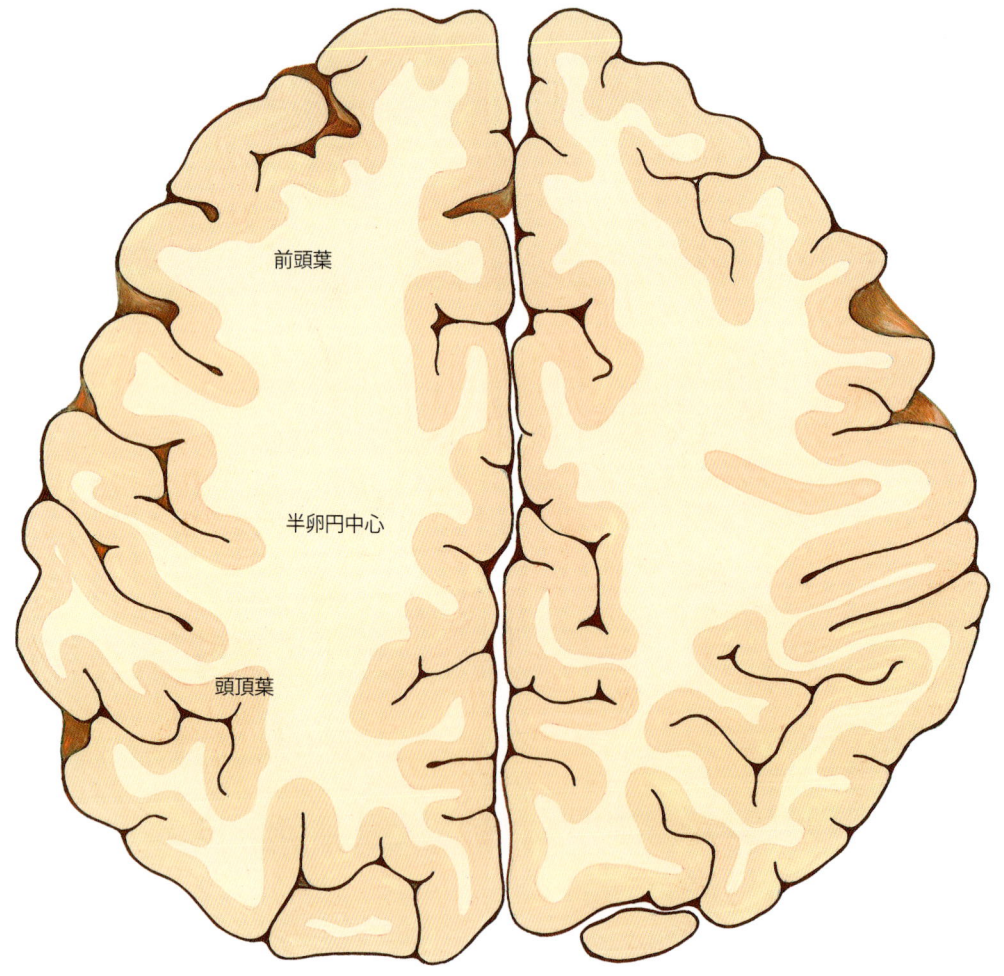

OM line に平行な断面　**1** 半卵円中心レベル

　側脳室体部よりやや上方のレベルを通る面である．前方が前頭葉，後方が頭頂葉で，このレベルでは後頭葉，側頭葉は含まれていない．外側面では，前方から上前頭回，中前頭回，中心前回（運動領野）の順で，次いで後方の頭頂葉へと続く．中心後回（感覚領野）は頭頂葉の最前部に位置する．内側面（正中部）では，上前頭回から後方に，中心傍小葉，楔前部の順に配列する．

　中心前回は，上述のように外側面のほぼ中央に位置するが，実際には撮像の際のわずかな角度の違いによって描出される部位に，前方あるいは後方へかなりのずれが出ることに注意する必要がある．例えば，この断面よりも前方への傾きをもつ場合には，運動領野はこの図に示すよりも後方に描出されることになる．

　この断面での血流分布は，主として前および中大脳動脈で，後大脳動脈は後方の一部を占めるにすぎない．

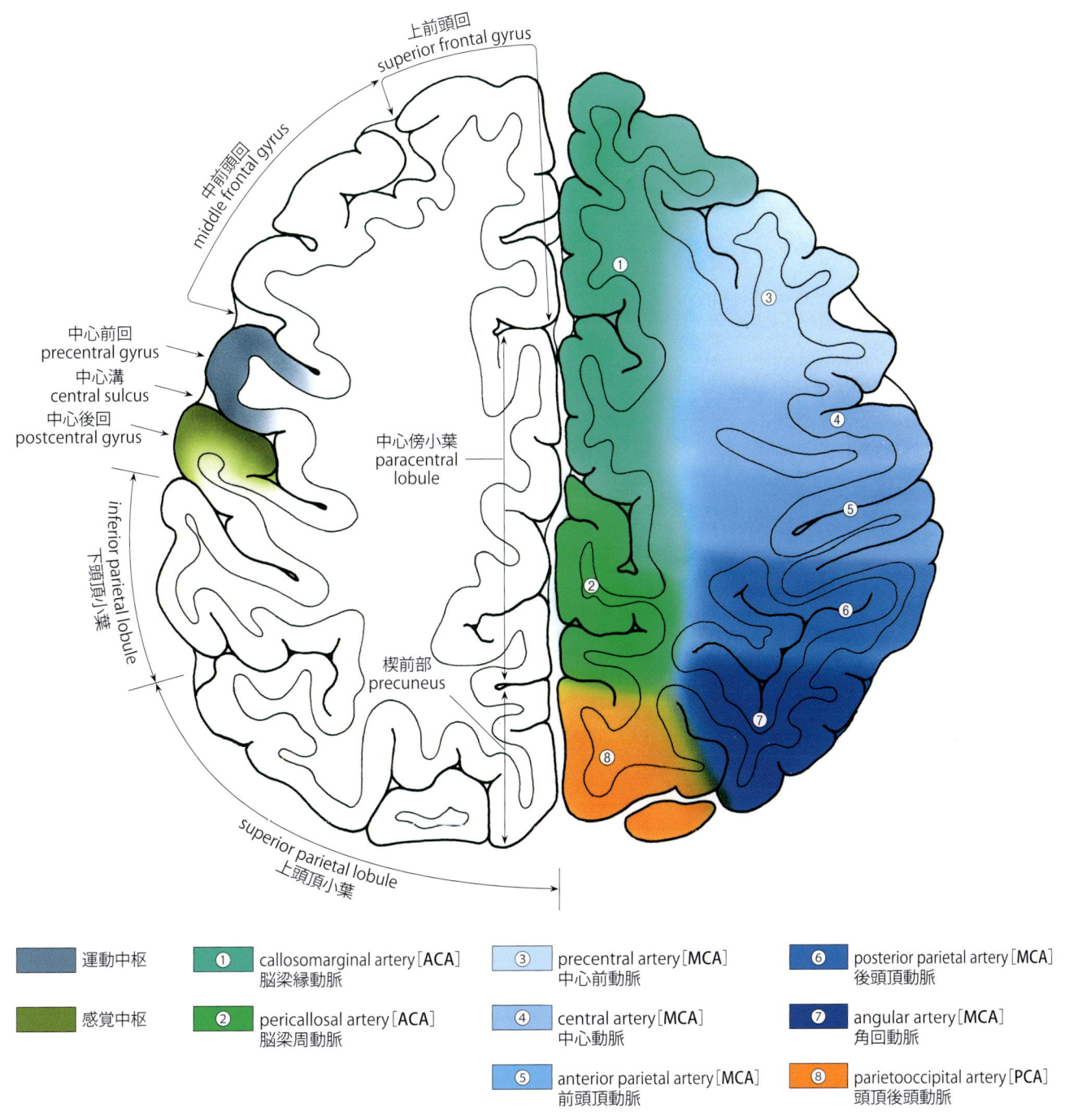

■	運動中枢	①	callosomarginal artery [ACA] 脳梁縁動脈	③	precentral artery [MCA] 中心前動脈	⑥	posterior parietal artery [MCA] 後頭頂動脈
■	感覚中枢	②	pericallosal artery [ACA] 脳梁周動脈	④	central artery [MCA] 中心動脈	⑦	angular artery [MCA] 角回動脈
				⑤	anterior parietal artery [MCA] 前頭頂動脈	⑧	parietooccipital artery [PCA] 頭頂後頭動脈

2 側脳室体部レベル

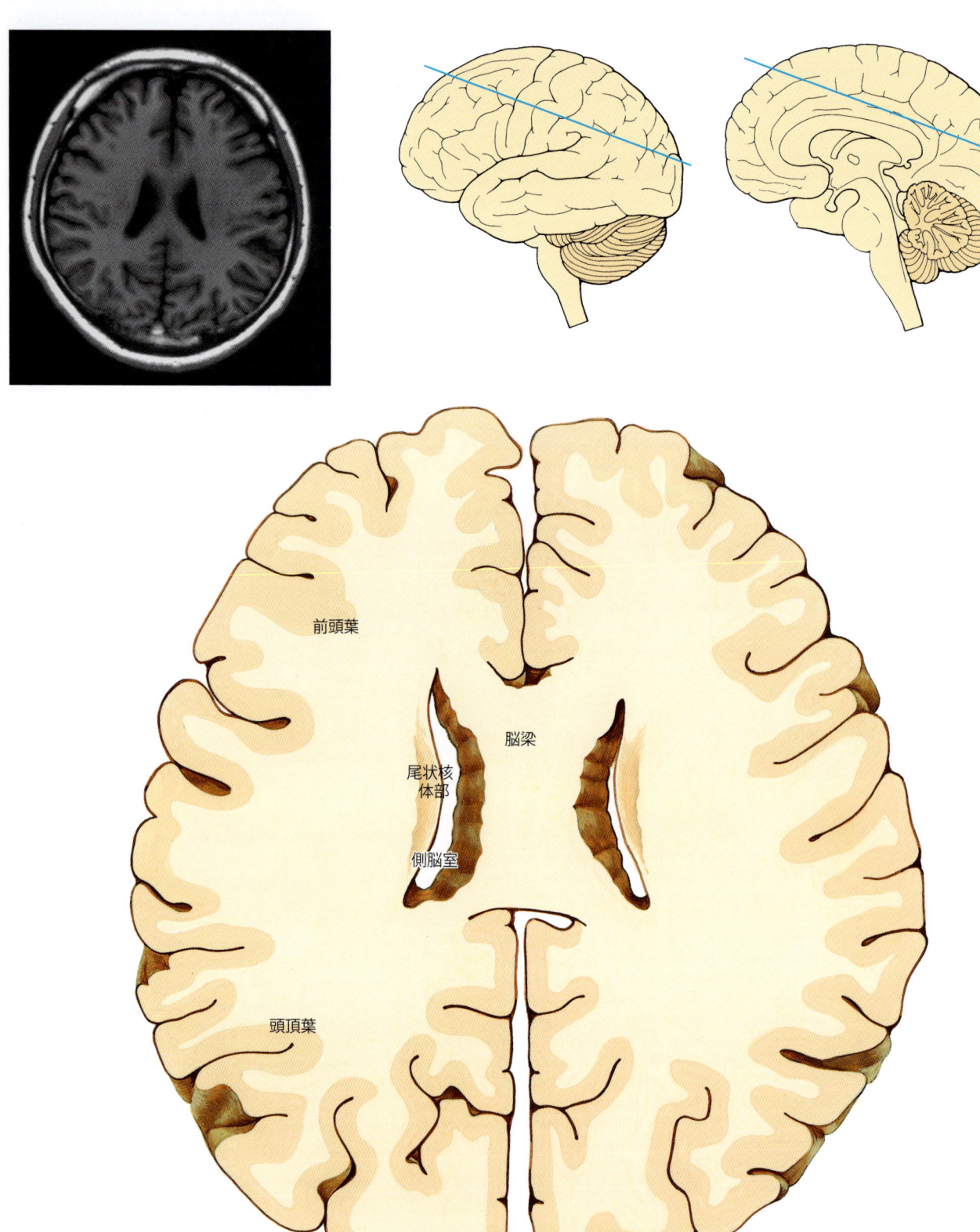

左右側脳室の体部を通る断面である．中央の脳梁体部を挟んで左右に側脳室体部の一部が認められ，その外側壁には，前方に尾状核頭部とそこから細長く後方に続く尾状核体部がある．この周囲を大脳白質と皮質が取り囲んでいる．外側面では前方から後方に，前頭葉の上・中・下前頭回，中心前回，次いで頭頂葉に移り，中心後回，縁上回，角回の順で，一番後方に後頭葉が位置する．内側面では脳梁の前方に上前頭回と帯状回が，後方に帯状回，楔前部と楔部が認められる．

　血流分布では，中大脳動脈［MCA］が大脳半球外側の大きな部分を支配し，内側の前方と後方をそれぞれ前大脳動脈［ACA］，後大脳動脈［PCA］が灌流している．

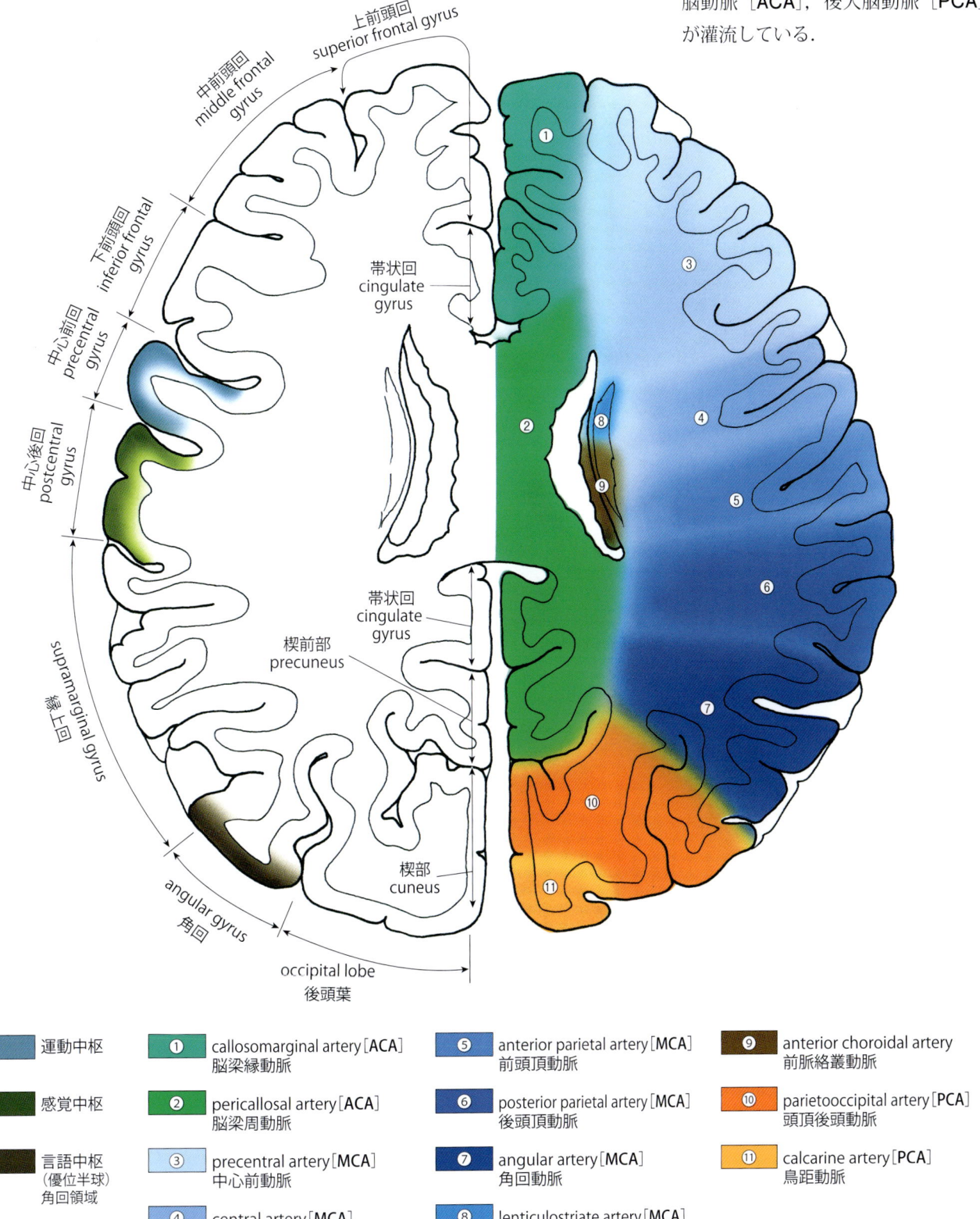

運動中枢
感覚中枢
言語中枢（優位半球）角回領域

① callosomarginal artery［ACA］脳梁縁動脈
② pericallosal artery［ACA］脳梁周動脈
③ precentral artery［MCA］中心前動脈
④ central artery［MCA］中心動脈
⑤ anterior parietal artery［MCA］前頭頂動脈
⑥ posterior parietal artery［MCA］後頭頂動脈
⑦ angular artery［MCA］角回動脈
⑧ lenticulostriate artery［MCA］レンズ核線条体動脈
⑨ anterior choroidal artery 前脈絡叢動脈
⑩ parietooccipital artery［PCA］頭頂後頭動脈
⑪ calcarine artery［PCA］鳥距動脈

3 大脳基底核・視床レベル

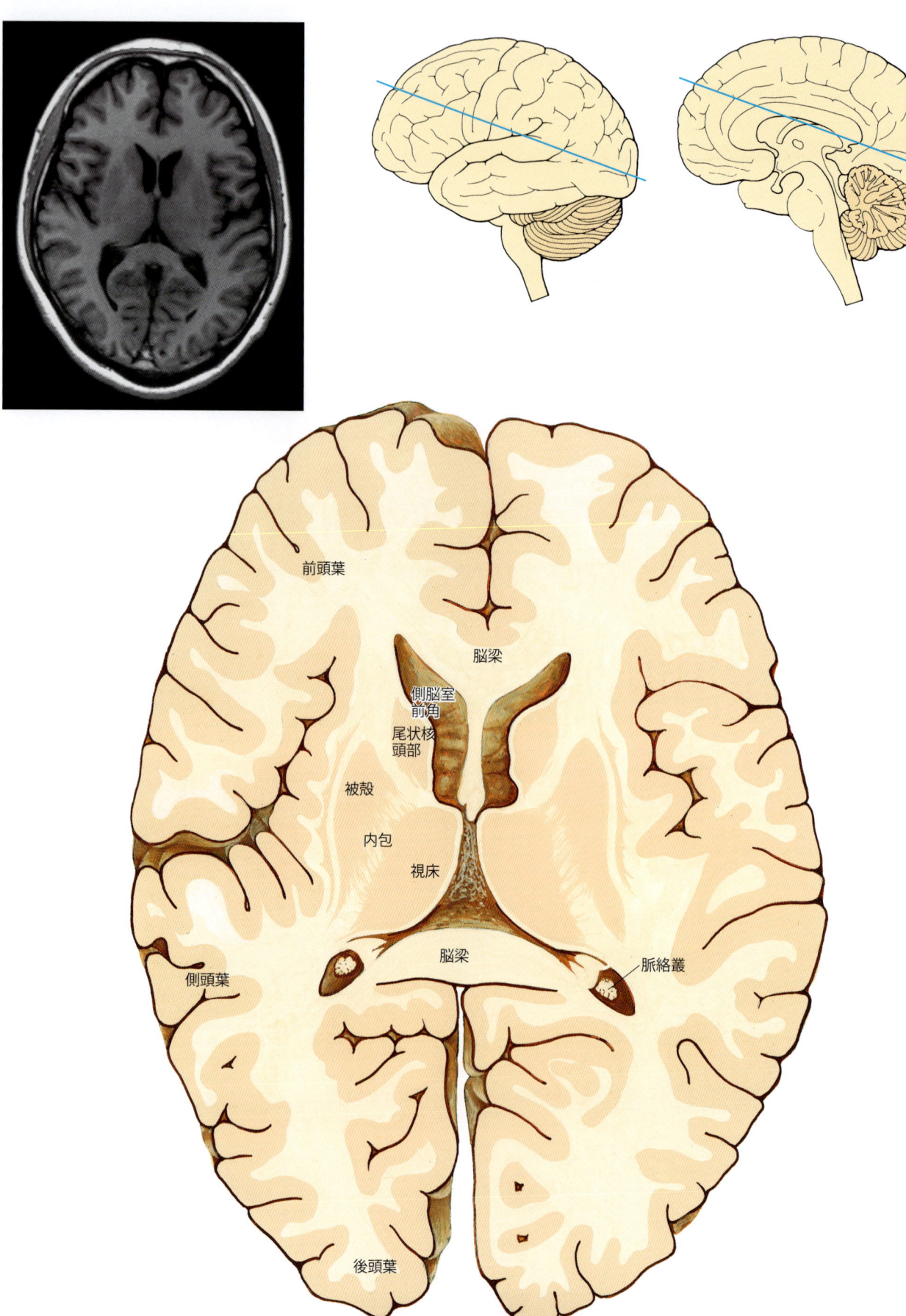

OM line に平行な断面　3 大脳基底核・視床レベル

　大脳基底核・視床を通る断面である．側脳室は，前方には前角が，後方には三角部が左右それぞれに位置し，三角部内には脈絡叢がある．側脳室前角の外側に尾状核頭部，その後方に視床があり，内包の前・後脚を挟んで外側には被殻が認められる．淡蒼球はこれより下方に位置し，このレベルには認められない．外側面では前方から前頭葉の上・中・下前頭回と中心前回が配列し，後方には中心後回の後ろに，このレベルでは頭頂葉ではなく側頭葉の上・中側頭回が大きい部分を占めている．後頭葉はその後方に位置するが，側頭葉に比べて小さい．内側面では前方には上前頭回と帯状回が，後方には帯状回と楔部が認められる．

　両側の視床とそれらの後方にある脳梁とに囲まれる三角形の部位はくも膜下腔である．

　血流分布では，前大脳動脈は上前頭回，帯状回と脳梁を，中大脳動脈は大脳半球外側の大きい部分を，後大脳動脈は後頭葉の内・外側を灌流している．

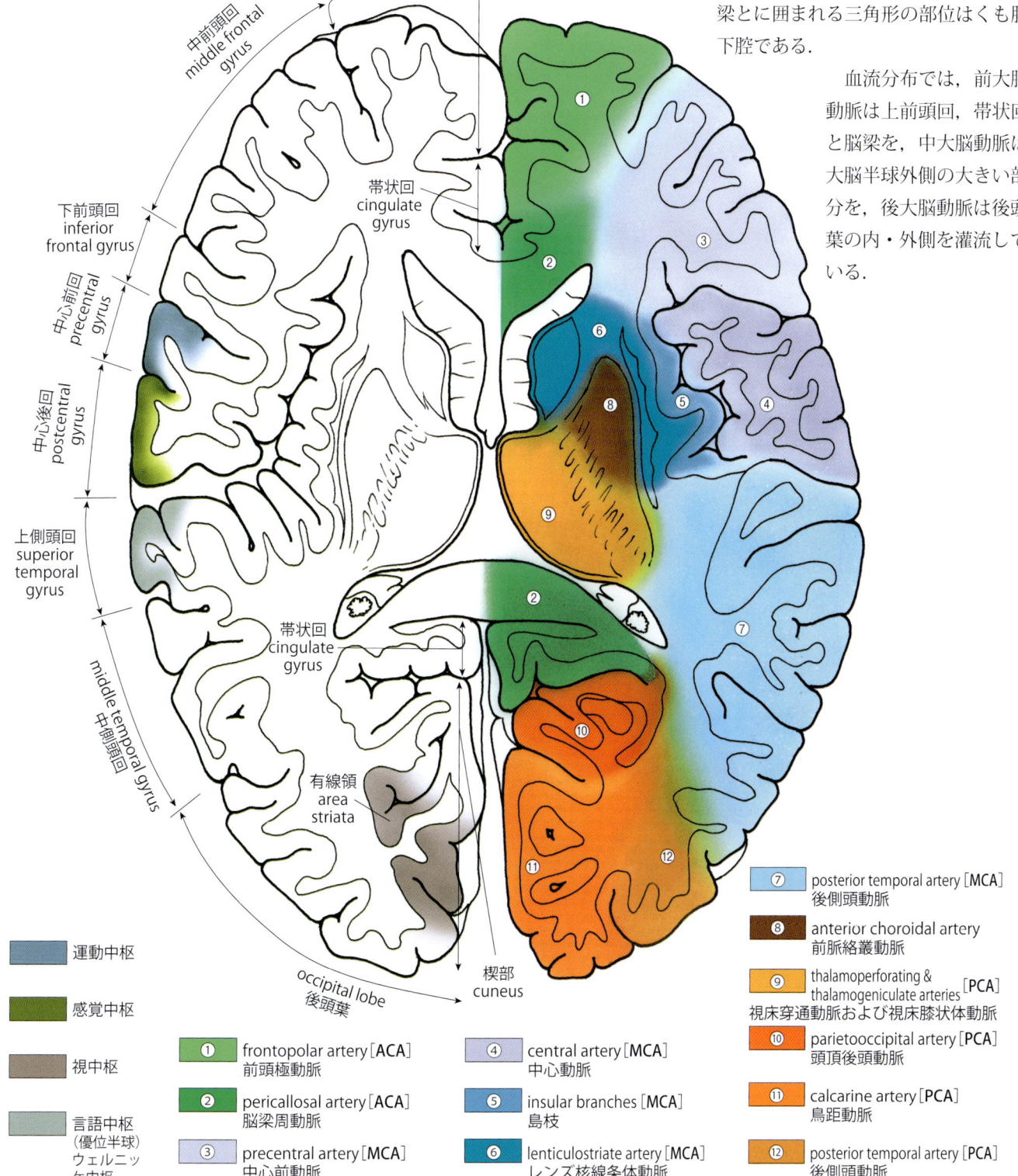

4 松果体レベル

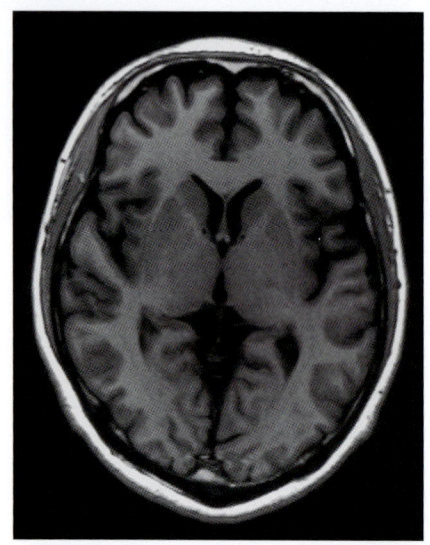
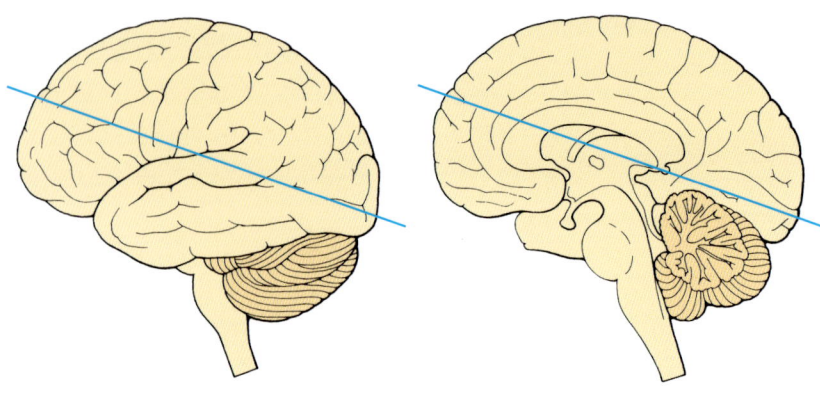

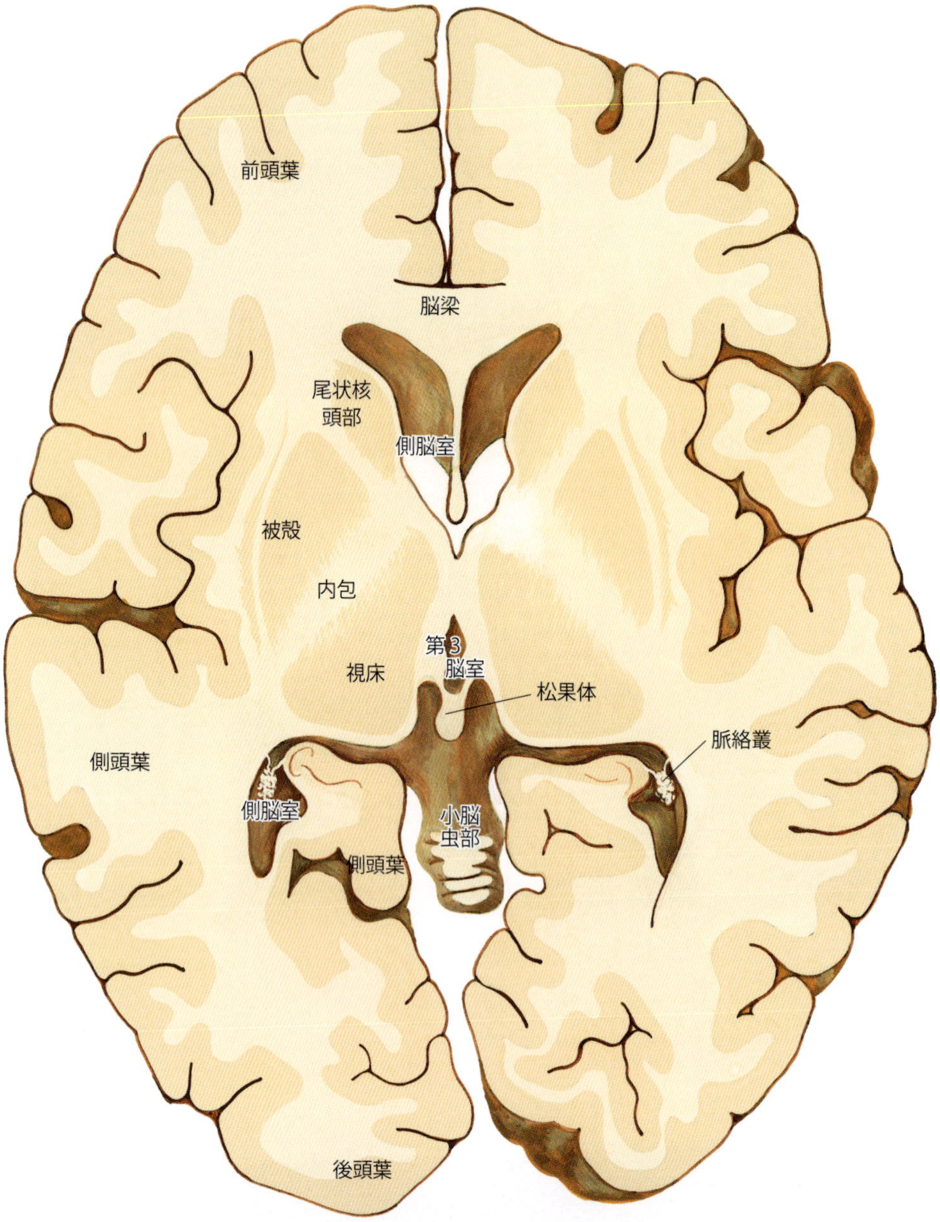

OM line に平行な断面　4 松果体レベル

松果体を通る断面である．この断面では，基底核，視床，側脳室，内包の位置関係は前図（基底核・視床レベル）と同じであるが，被殻の内側には淡蒼球が認められる．左右の視床に挟まれて，中央に第3脳室の上部が認められ，その後方に松果体がある．松果体の周囲と後方にはくも膜下腔が広がり，小脳虫部のごく一部が認められる．前・側・後頭葉の配列も前図とほぼ同様であるが，後頭葉の占める面積は，やや大きくなっている．

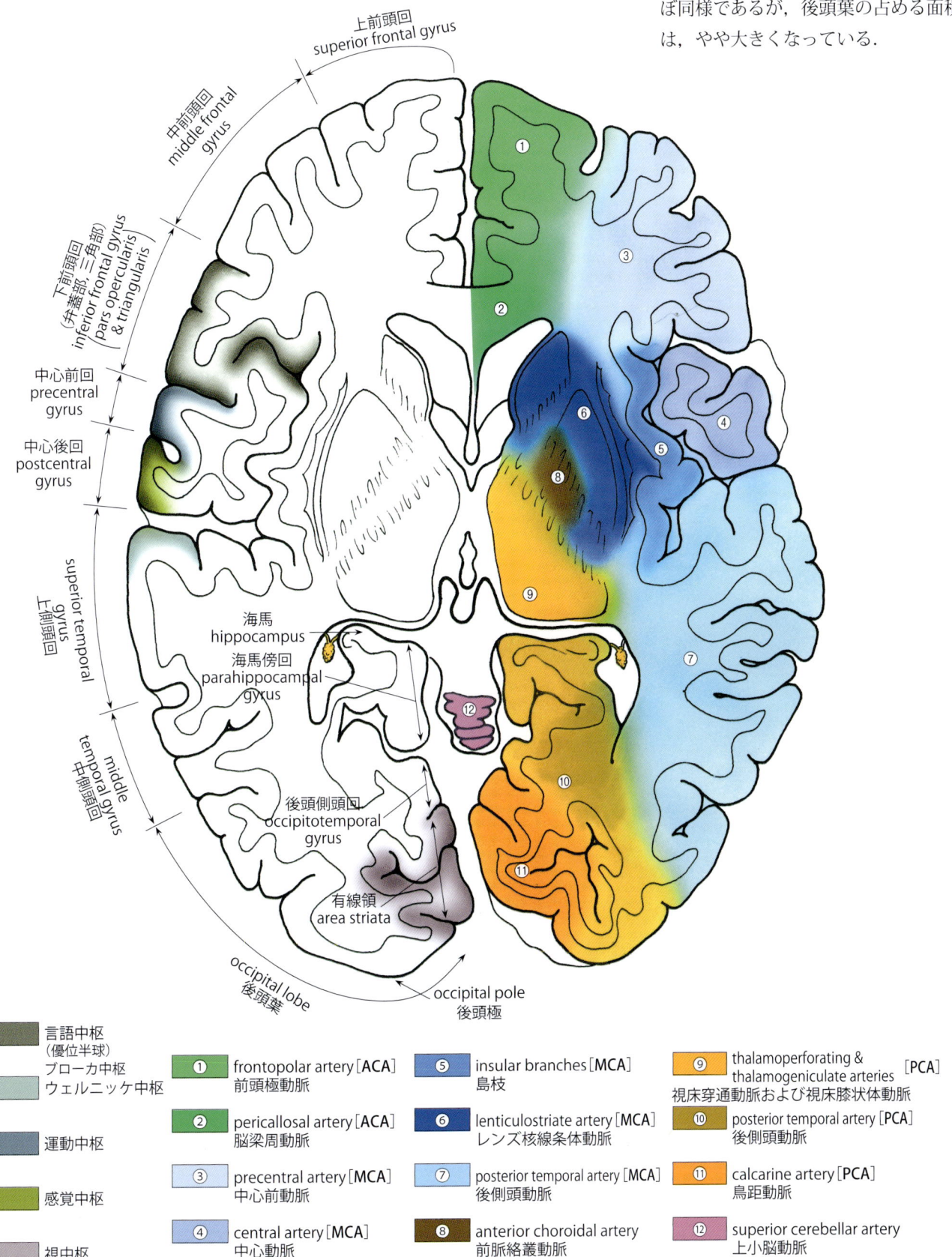

5 第3脳室レベル

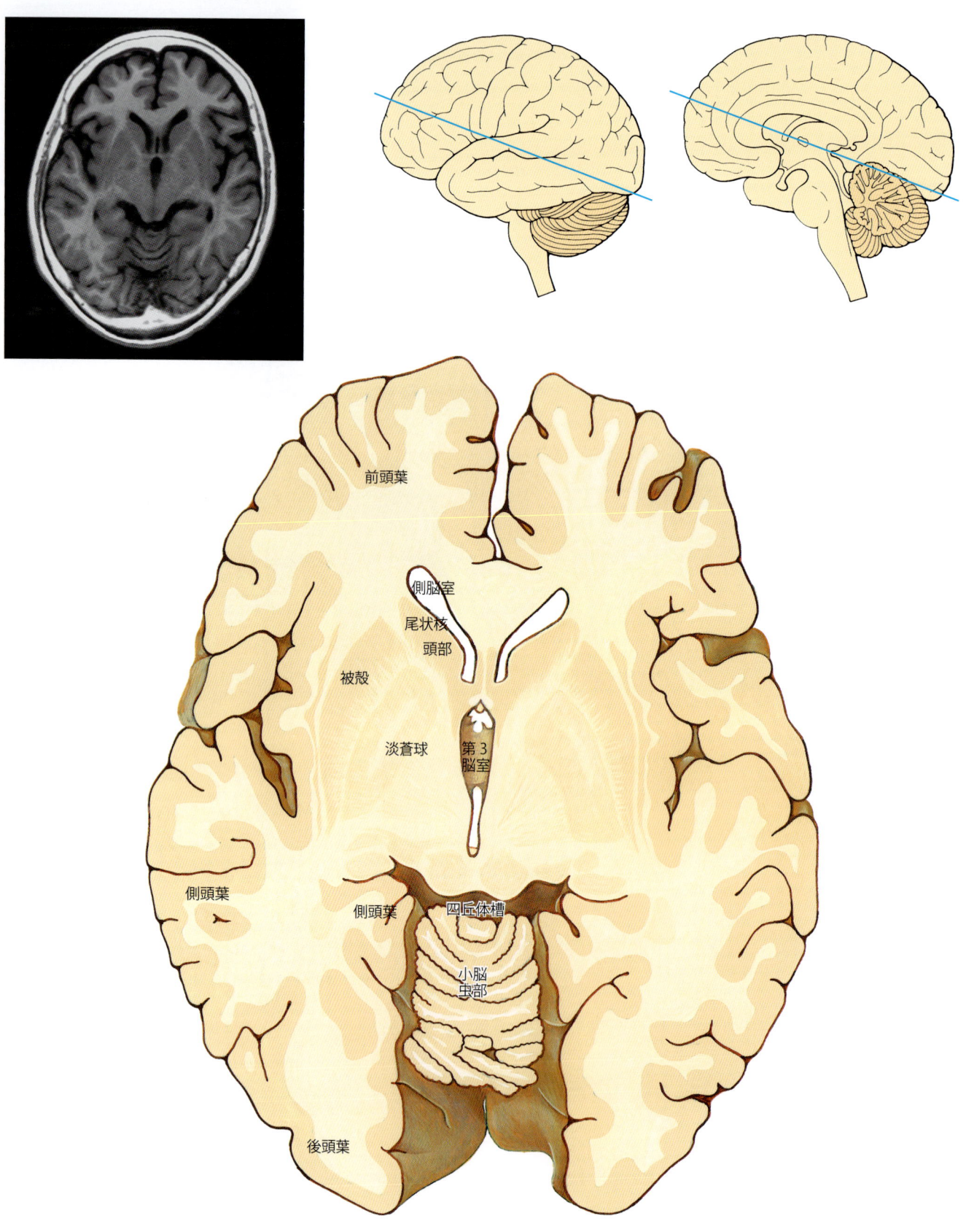

第3脳室の中央部を通る断面である．尾状核頭部，被殻，淡蒼球，内包と側脳室の位置関係は松果体レベルでみられるものと同様である．第3脳室の後方には，後交連，四丘体上丘が位置し，さらに後方に四丘体槽を隔てて小脳虫部を中心とする小脳の一部が認められる．

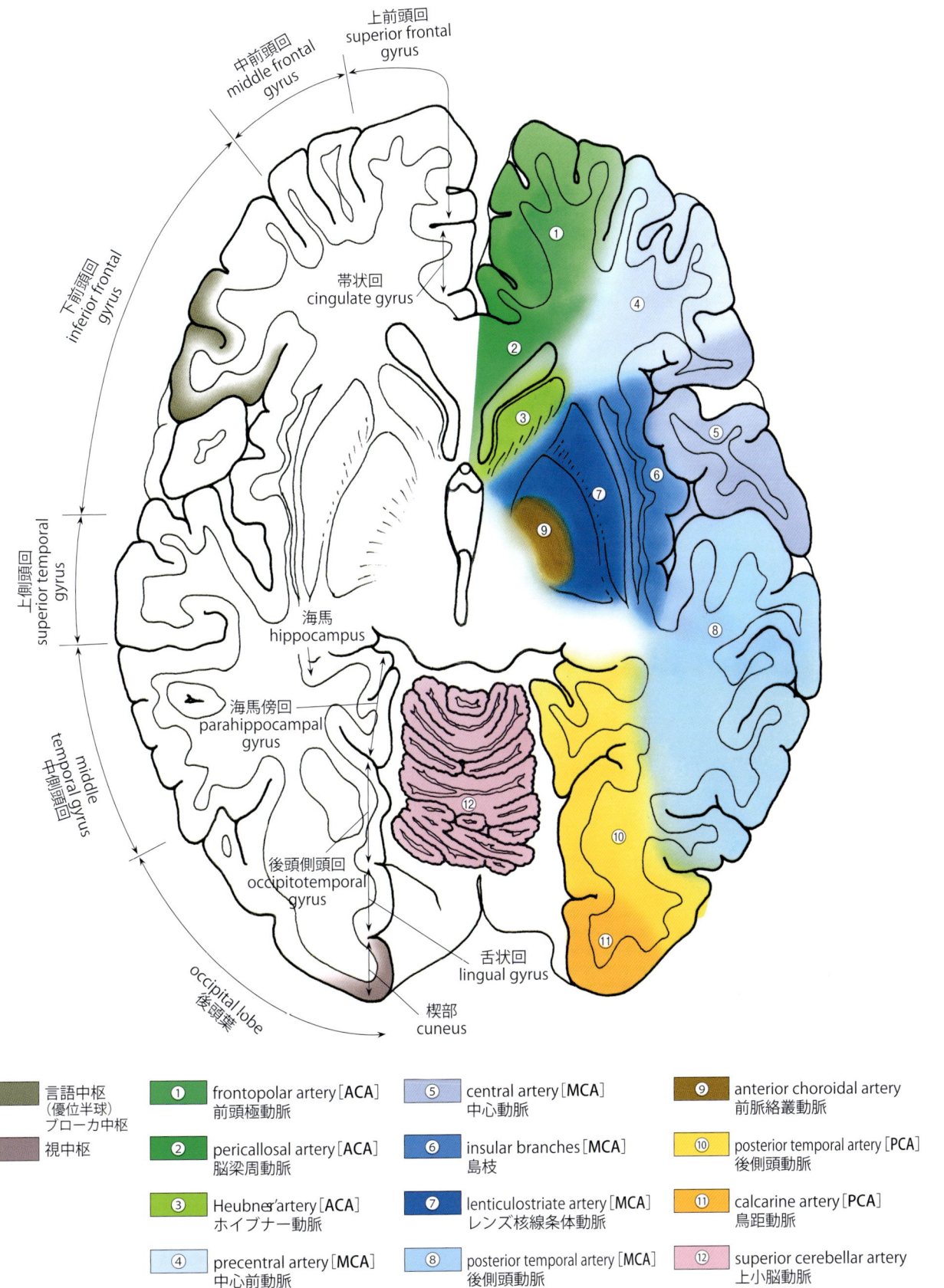

6 中脳レベル

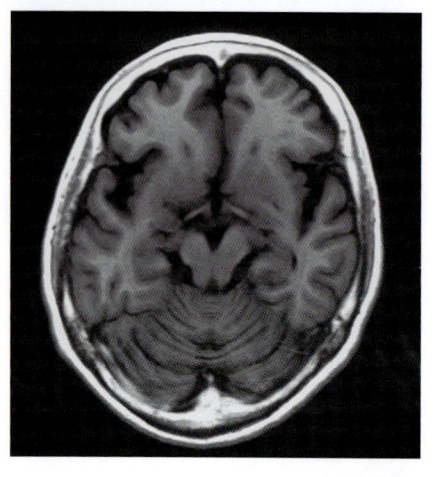
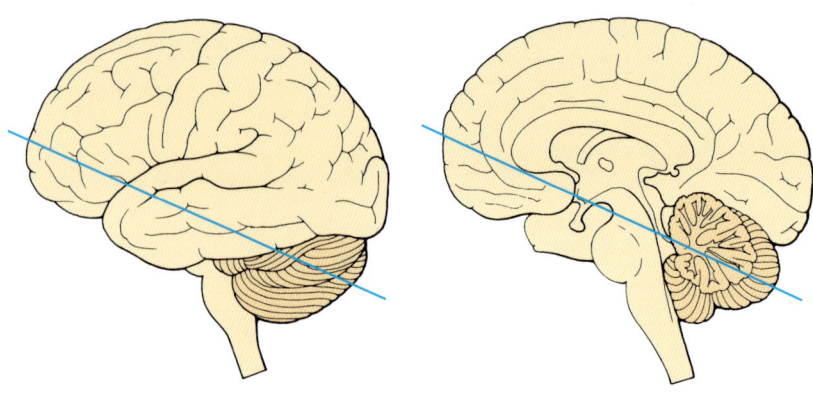

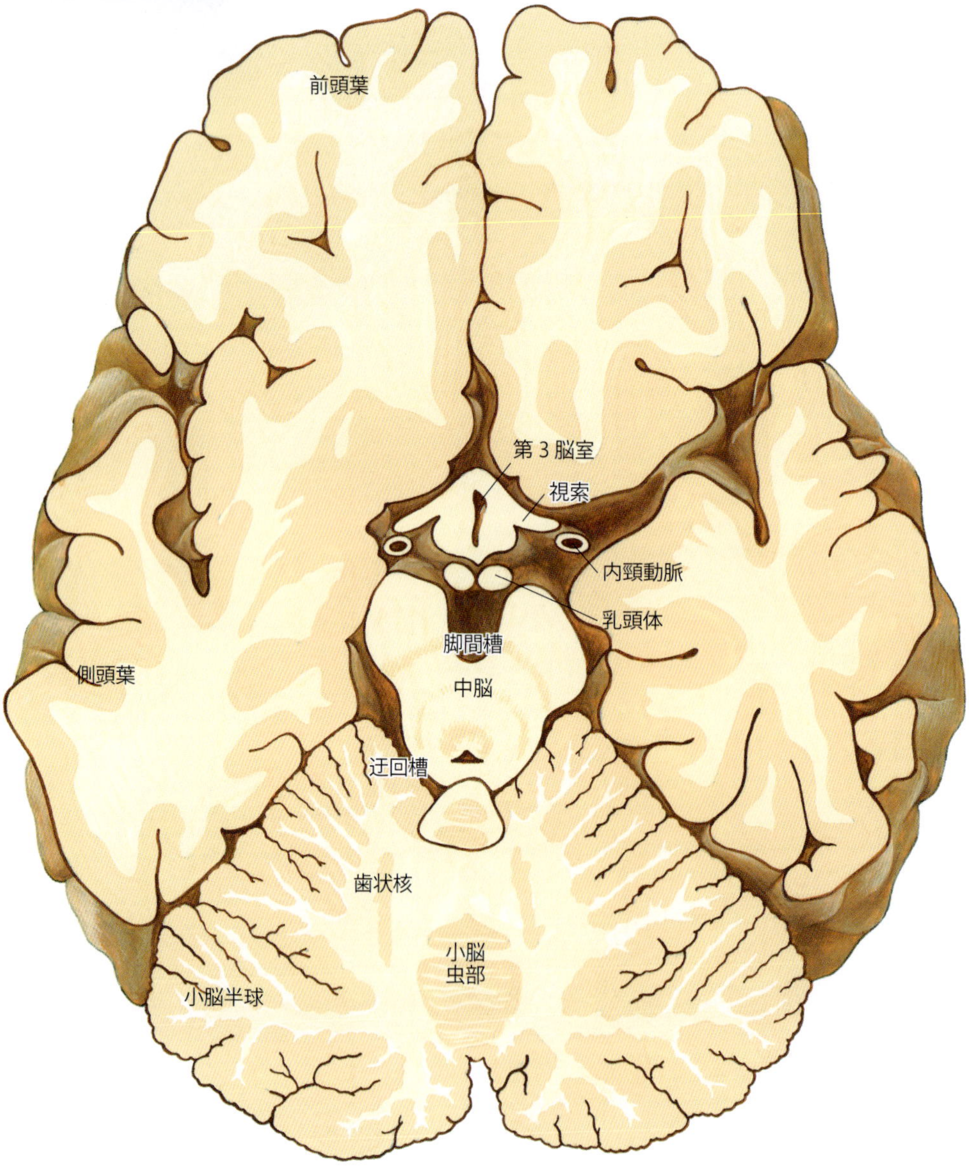

- 前頭葉
- 第3脳室
- 視索
- 内頸動脈
- 乳頭体
- 脚間槽
- 側頭葉
- 中脳
- 迂回槽
- 歯状核
- 小脳虫部
- 小脳半球

OM line に平行な断面　6 中脳レベル

　中脳を通る断面である．シルヴィウス裂（外側溝）を挟んで，前方に前頭葉，外後方に側頭葉が位置する．中脳の前方で，前頭葉と側頭葉によって囲まれるほぼ六角形をした部分には，漏斗（視床下部），第3脳室漏斗陥凹，視索，乳頭体と内頸動脈が含まれる．この断面に後頭葉は含まれていない．中脳の背側には小脳虫部と半球が認められる．

　血流分布では前頭葉の内側を前大脳動脈が，前頭葉と側頭葉の外側を中大脳動脈が，側頭葉の内側を後大脳動脈が灌流している．

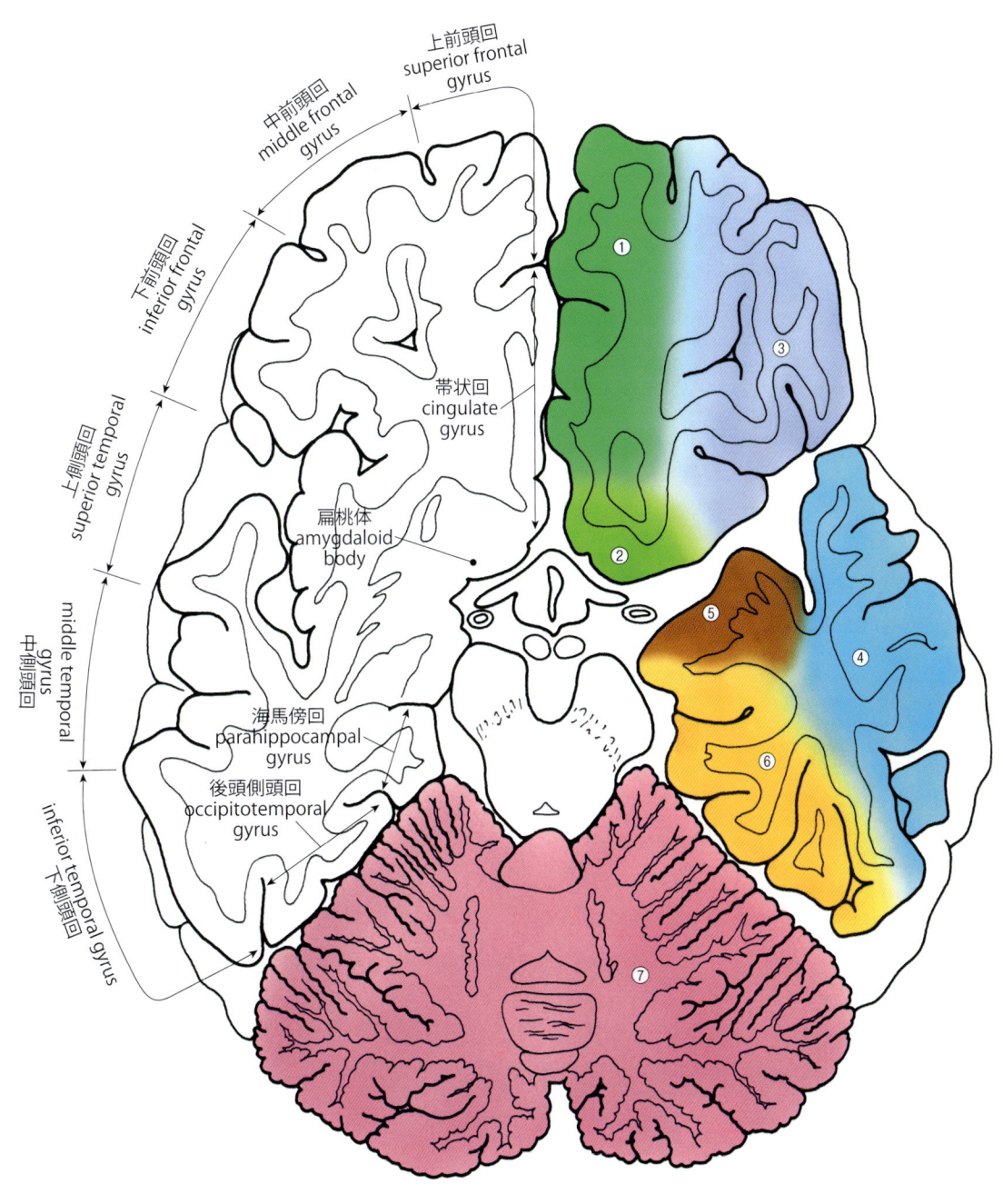

1　frontopolar artery [ACA]　前頭極動脈
2　Heubner's artery [ACA]　ホイブナー動脈
3　precentral artery [MCA]　中心前動脈
4　posterior temporal artery [MCA]　後側頭動脈
5　anterior choroidal artery　前脈絡叢動脈
6　posterior temporal artery [PCA]　後側頭動脈
7　superior cerebellar artery　上小脳動脈

7 橋上部レベル

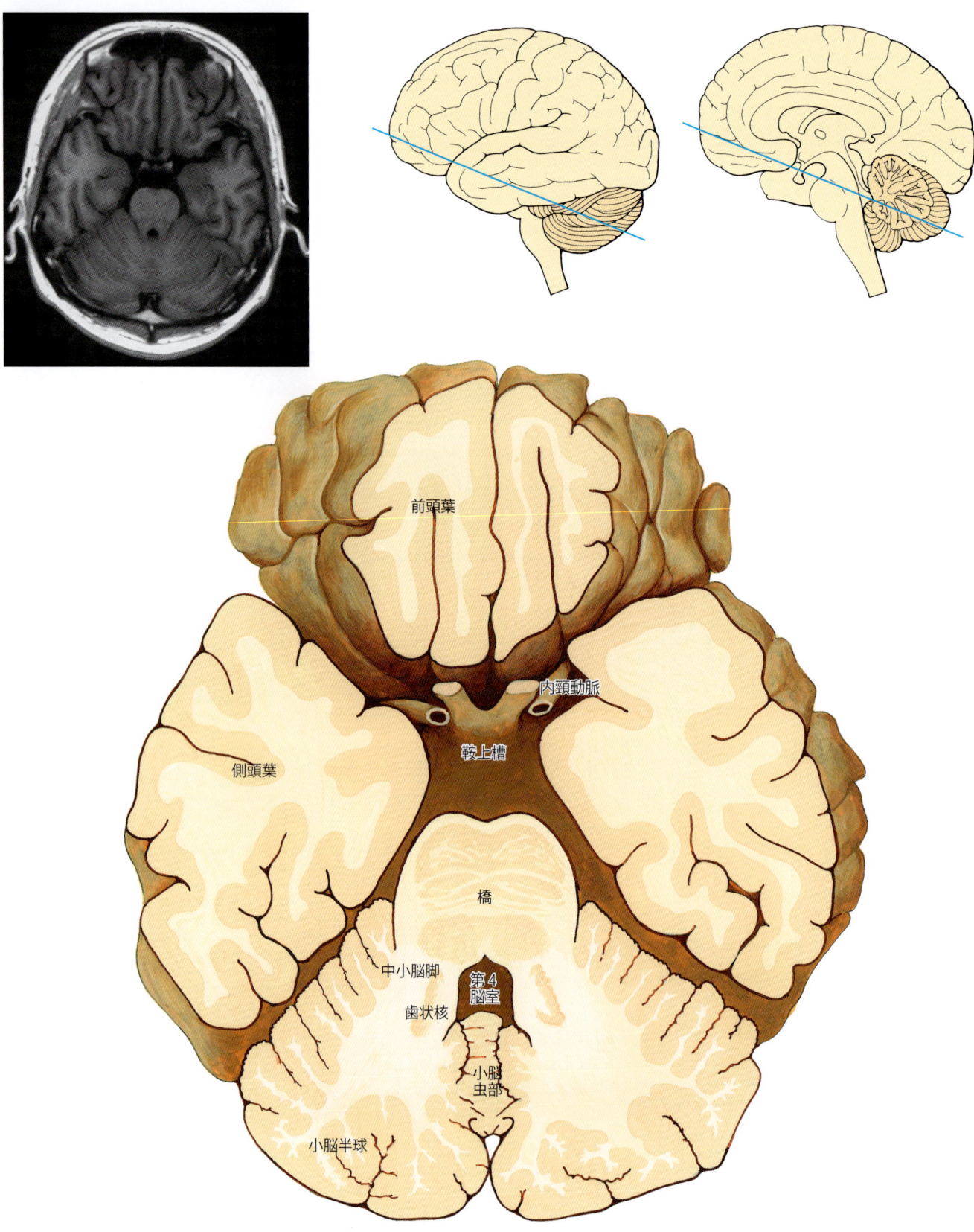

OM line に平行な断面　7 橋上部レベル　17

橋上部を通る断面である．前方の前頭葉は頭蓋底に面した眼窩回と直回からなり，中大脳動脈を通しているシルヴィウス裂（外側溝）をはさんだ側頭葉では，外側面は上・中・下側頭回から，内側面では鉤，海馬傍回，後頭側頭回からなっている．

橋の前方で側頭葉（鉤）と前頭葉（直回）によって囲まれる鞍上槽には，視交叉と内頸動脈が含まれる．橋の背側には第4脳室があり，さらにその後方には小脳虫部と半球の一部が認められる．

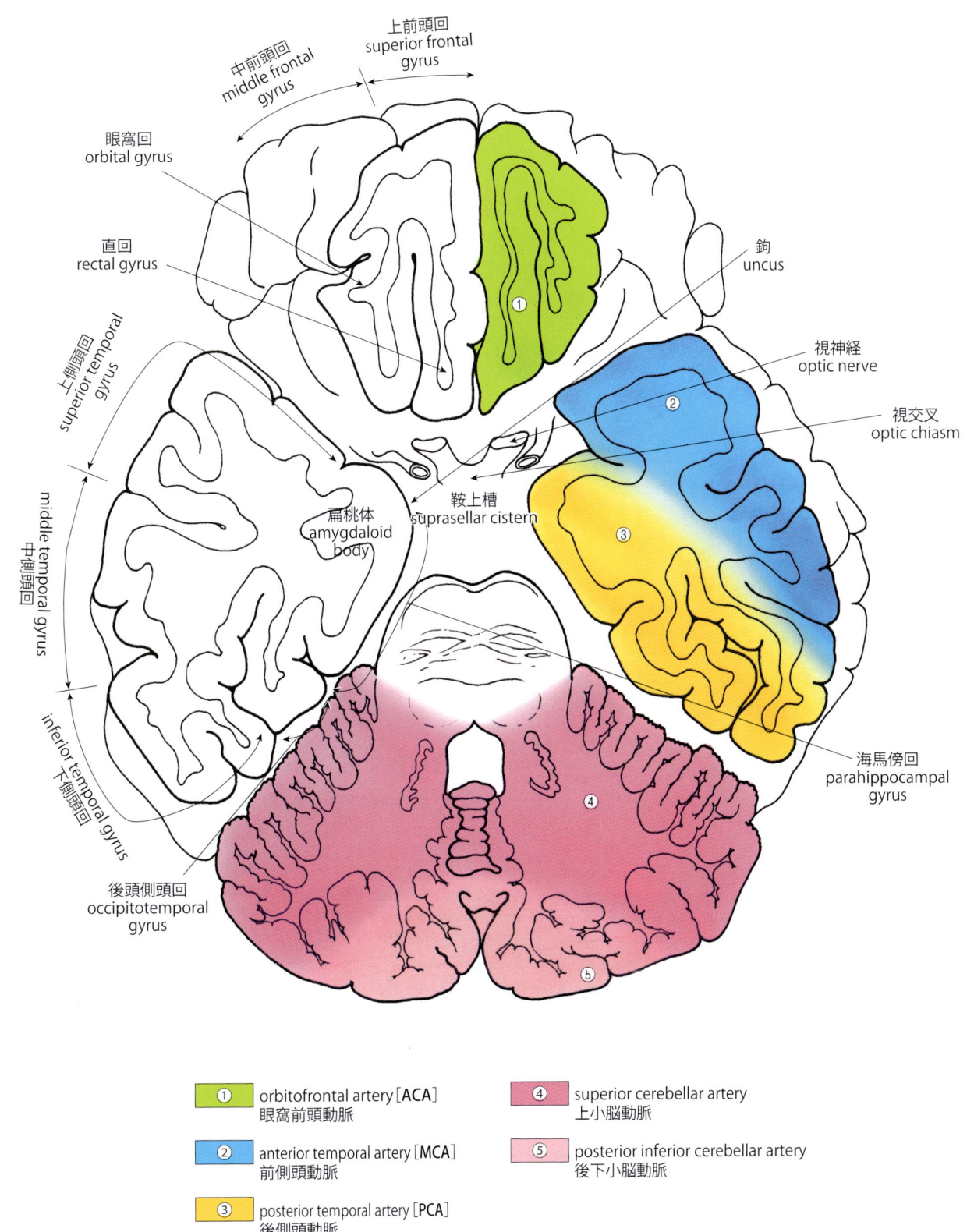

① orbitofrontal artery [ACA]
眼窩前頭動脈

② anterior temporal artery [MCA]
前側頭動脈

③ posterior temporal artery [PCA]
後側頭動脈

④ superior cerebellar artery
上小脳動脈

⑤ posterior inferior cerebellar artery
後下小脳動脈

8 橋下部レベル

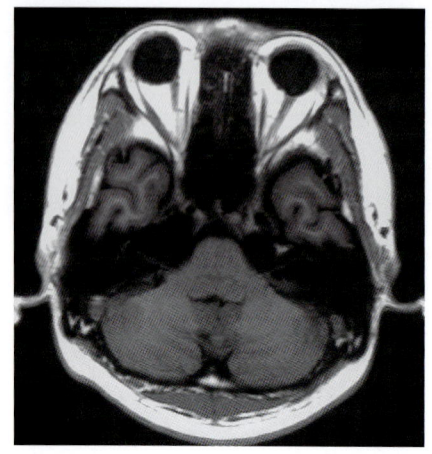
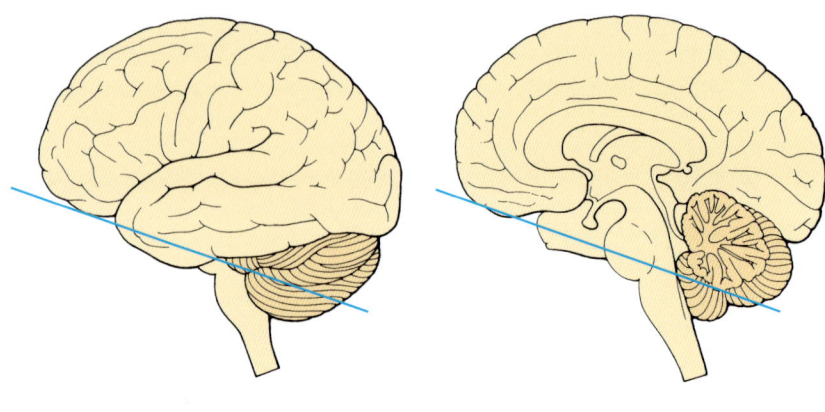
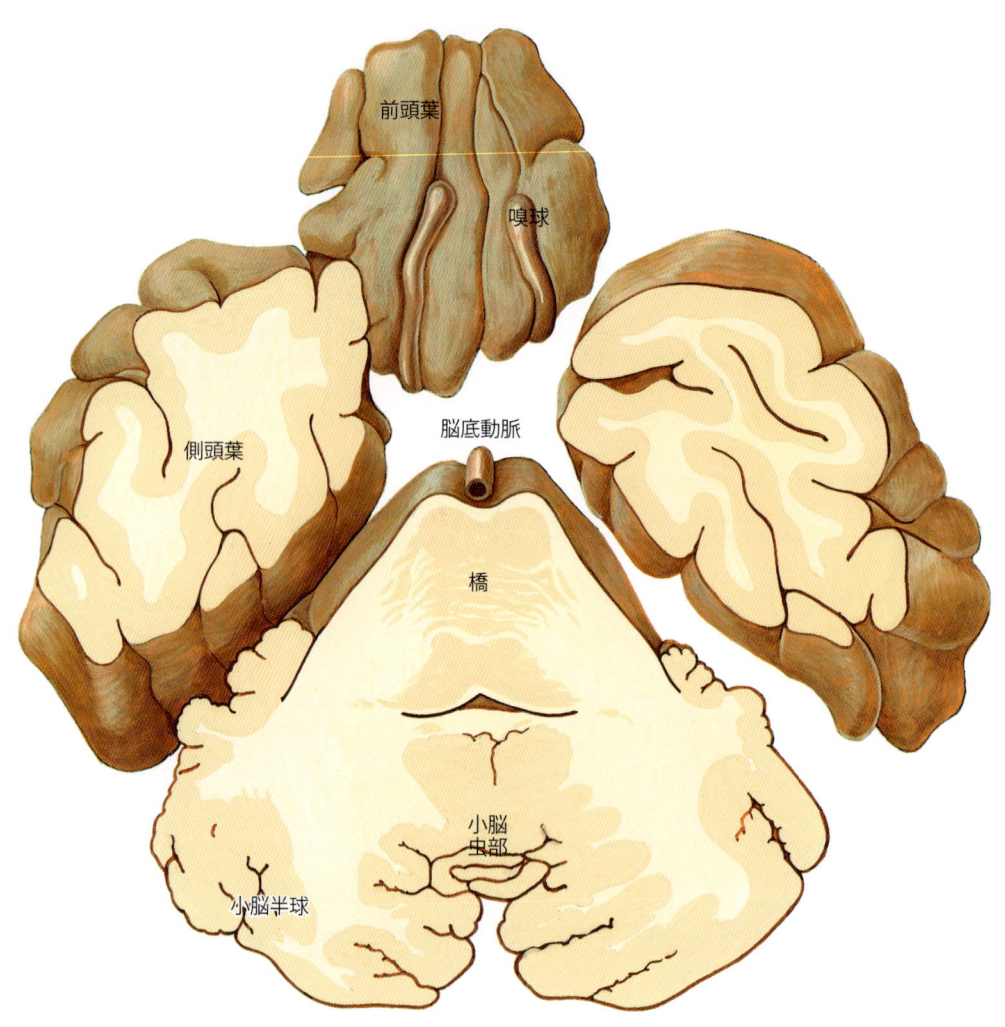

OM line に平行な断面　8 橋下部レベル　19

　橋下部（顔面神経，内耳神経起始部レベル）を通る断面である．前方は前頭葉の下面で，嗅球，嗅索を挟んで内側が直回，外側が眼窩回である．側頭葉は上・中・下側頭回，海馬傍回，後頭側頭回よりなる．橋の背側にはわずかながら延髄の被蓋があり，その後方には第4脳室を隔てて小脳虫部があり，側方には中小脳脚を経て小脳半球が広がっている．

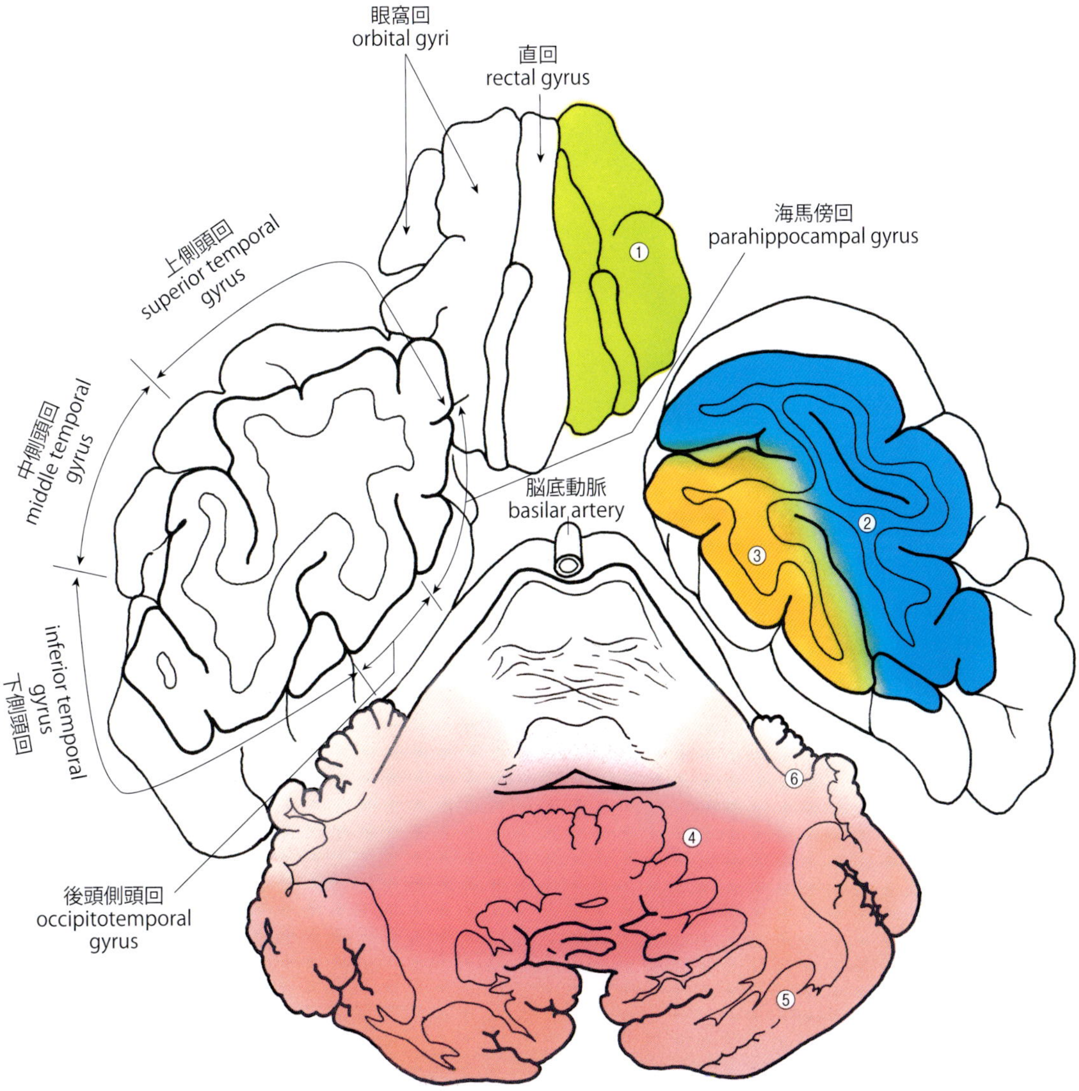

図中ラベル：
- 眼窩回 orbital gyri
- 直回 rectal gyrus
- 海馬傍回 parahippocampal gyrus
- 上側頭回 superior temporal gyrus
- 中側頭回 middle temporal gyrus
- 下側頭回 inferior temporal gyrus
- 脳底動脈 basilar artery
- 後頭側頭回 occipitotemporal gyrus

凡例：
- ① orbitofrontal artery [ACA] 眼窩前頭動脈
- ② anterior temporal artery [MCA] 前側頭動脈
- ③ posterior temporal artery [PCA] 後側頭動脈
- ④ superior cerebellar artery 上小脳動脈
- ⑤ posterior inferior cerebellar artery 後下小脳動脈
- ⑥ anterior inferior cerebellar artery 前下小脳動脈

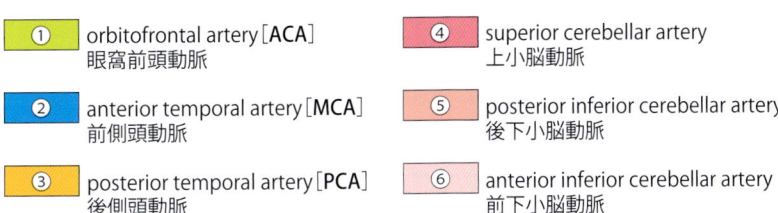

9 延髄レベル

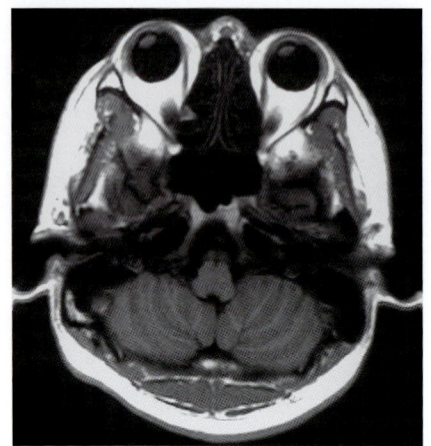
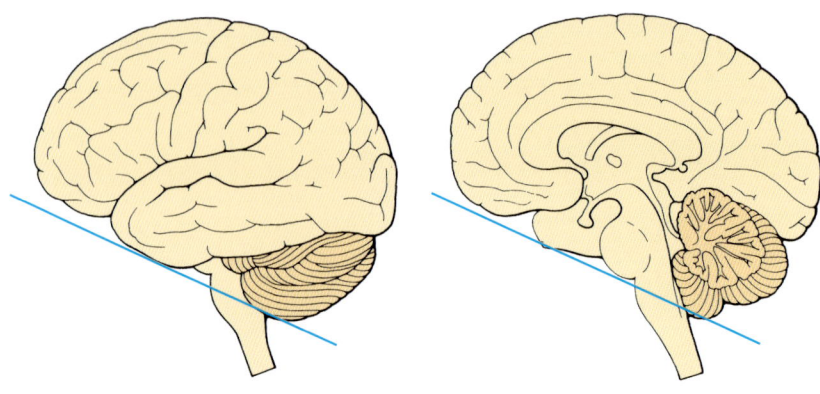

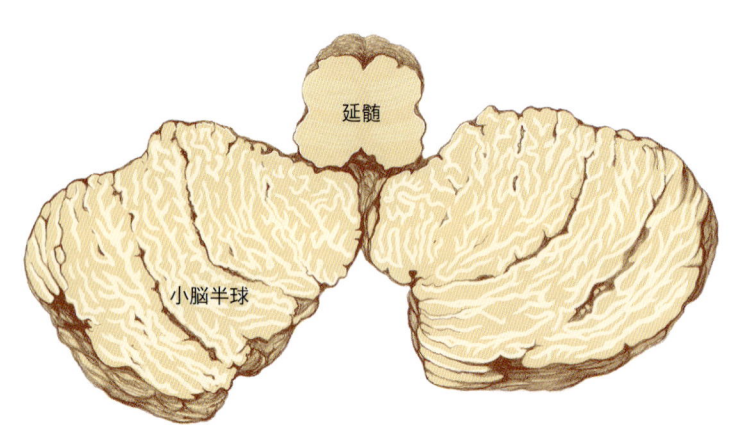

延髄を通る断面である．延髄の後方には第4脳室があり，側方から後方にかけて小脳半球が広がっている．

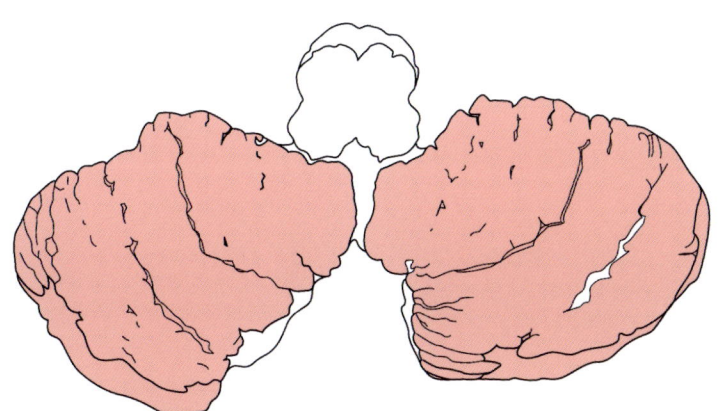

■ posterior inferior cerebellar artery
後下小脳動脈

ドイツ水平面に平行な断面

1 半卵円中心レベル

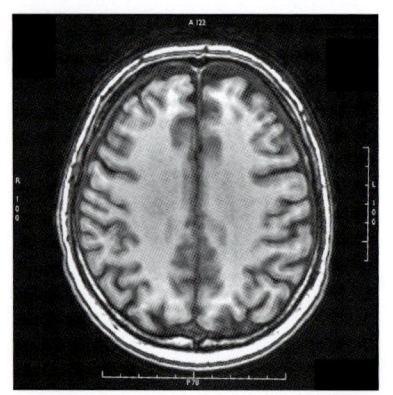

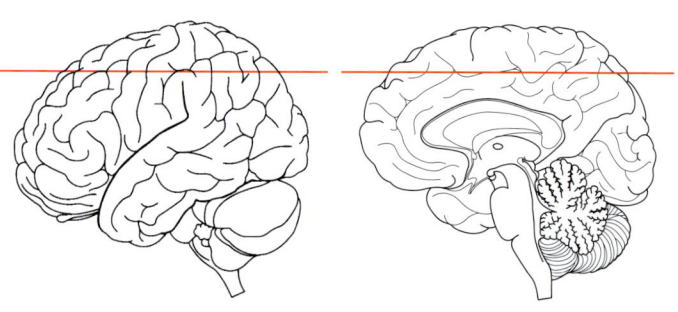

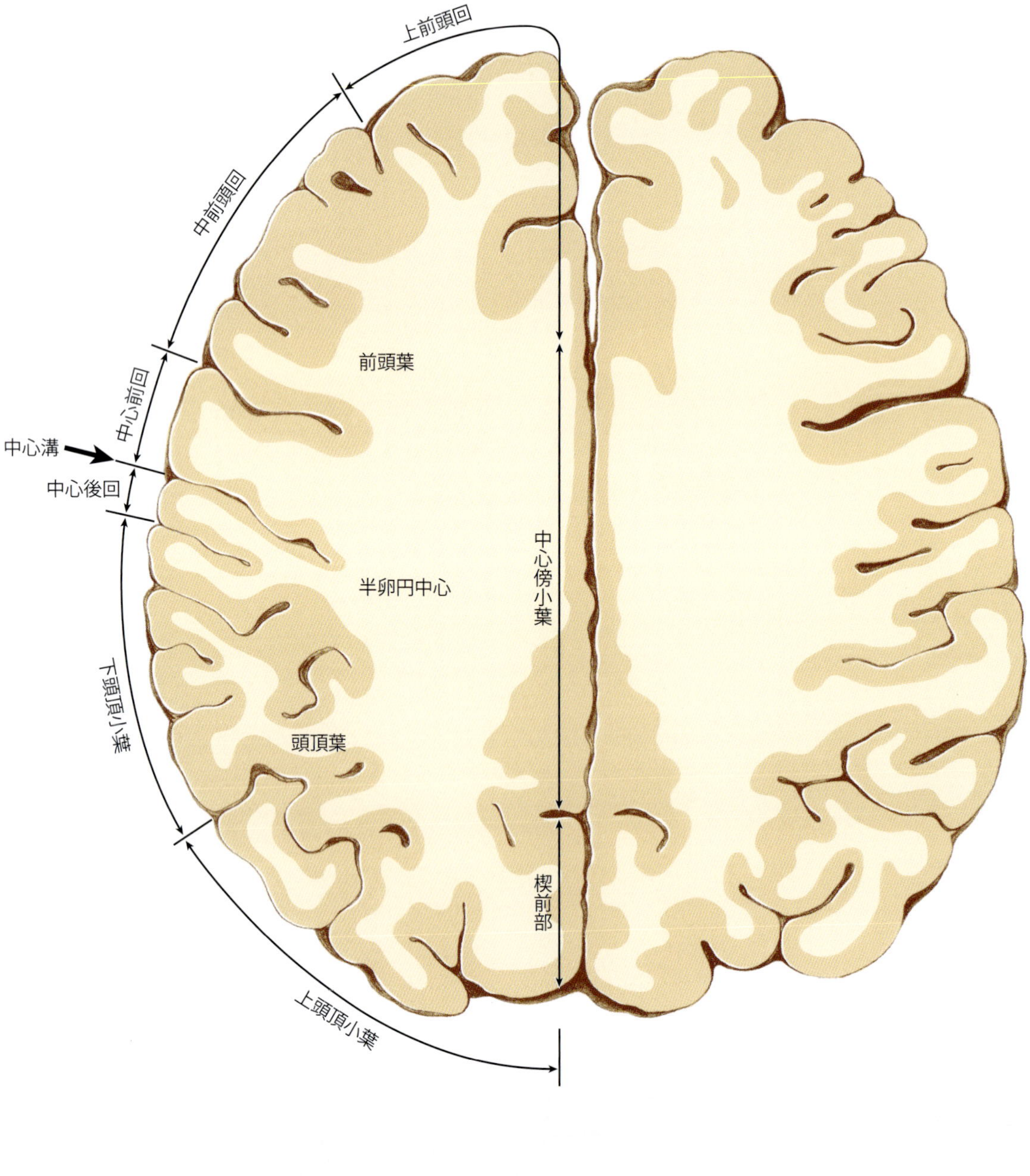

上前頭回・中前頭回・中心前回・中心溝・中心後回・半卵円中心・下頭頂小葉・上頭頂小葉・前頭葉・頭頂葉・中心傍小葉・楔前部

2 側脳室体部レベル

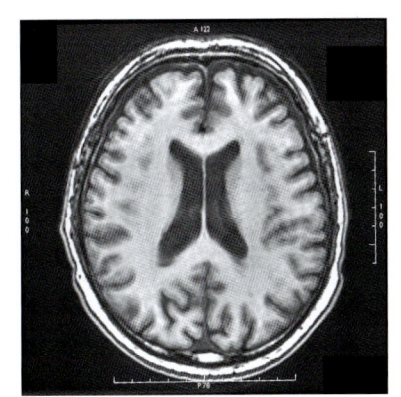

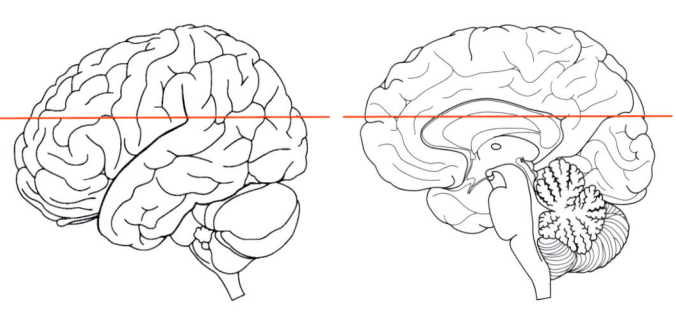

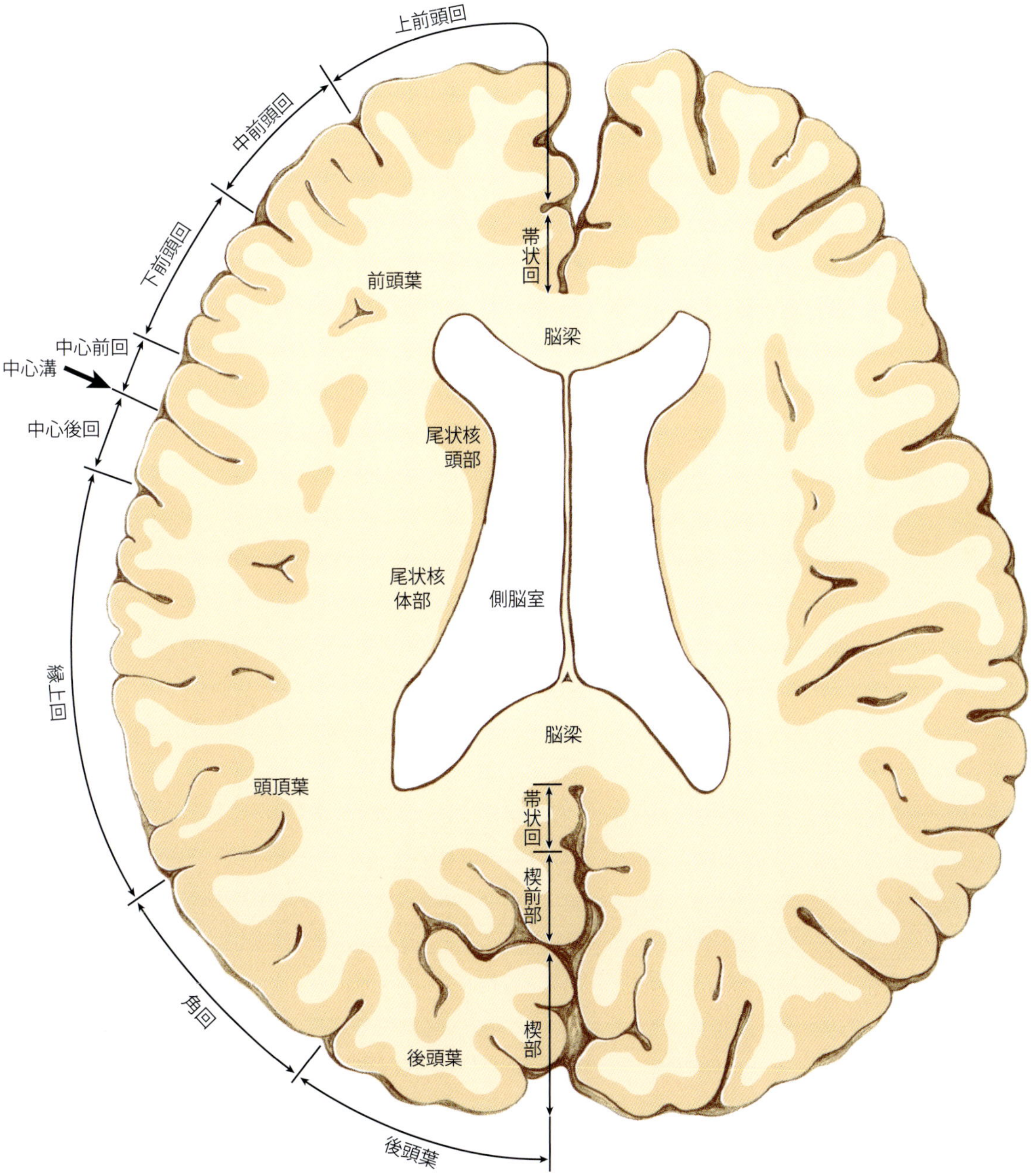

図の各部位ラベル：
- 上前頭回
- 中前頭回
- 下前頭回
- 中心前回
- 中心溝
- 中心後回
- 縁上回
- 角回
- 前頭葉
- 帯状回
- 脳梁
- 尾状核頭部
- 尾状核体部
- 側脳室
- 脳梁
- 頭頂葉
- 帯状回
- 楔前部
- 楔部
- 後頭葉
- 後頭葉

3 大脳基底核・視床レベル

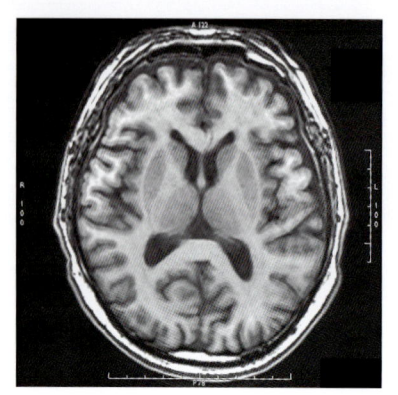
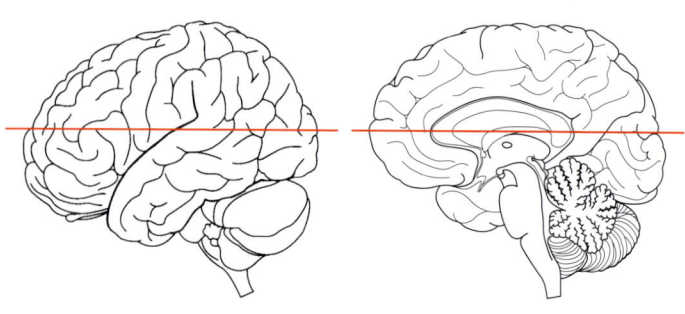

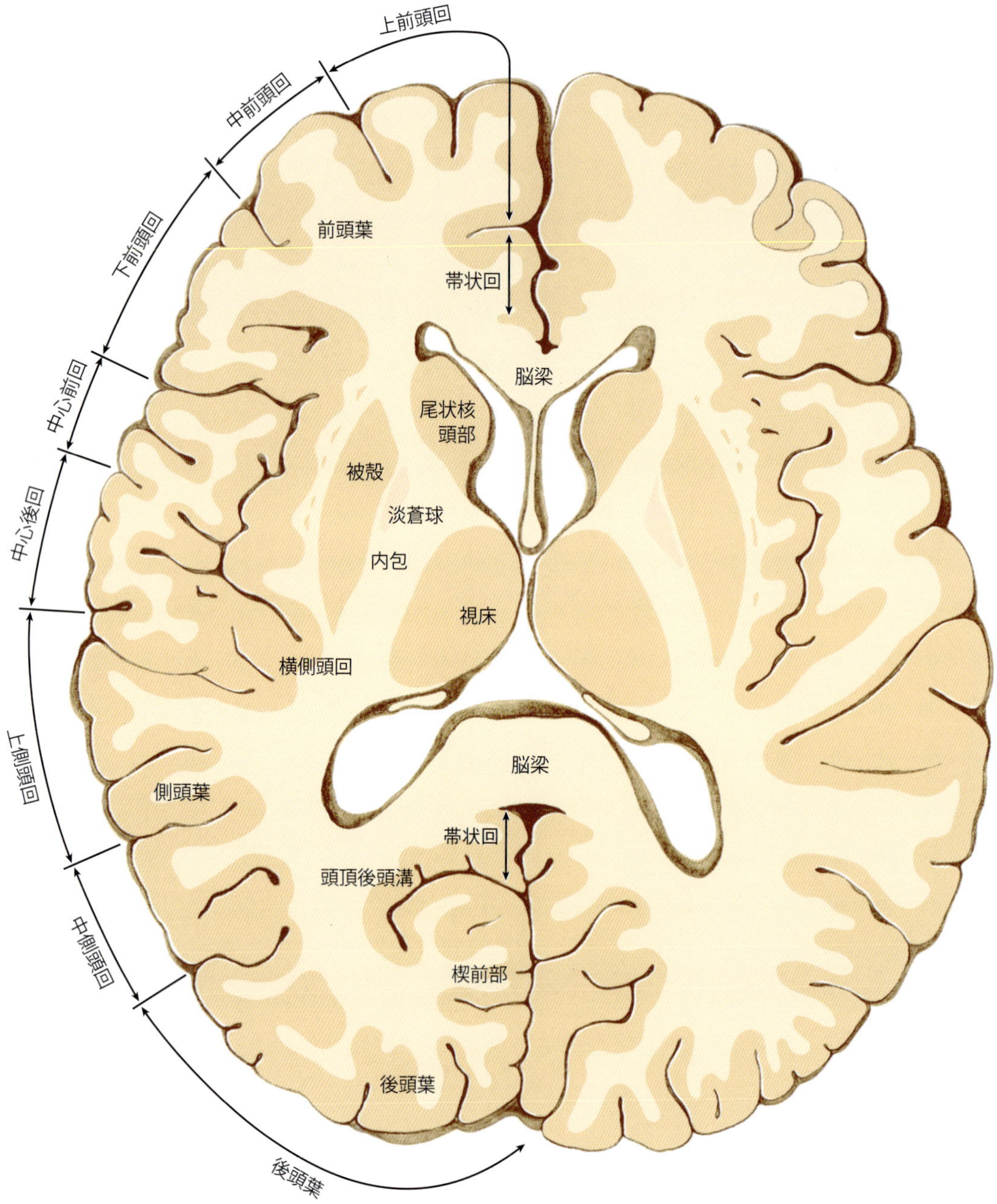

図中のラベル：上前頭回、中前頭回、下前頭回、中心前回、中心後回、回頭縁下、中側頭回、後頭葉、前頭葉、帯状回、脳梁、尾状核頭部、被殻、淡蒼球、内包、視床、横側頭回、側頭葉、脳梁、帯状回、頭頂後頭溝、楔前部、後頭葉

4 中脳レベル

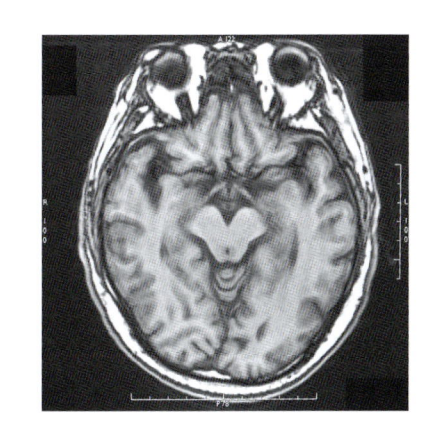

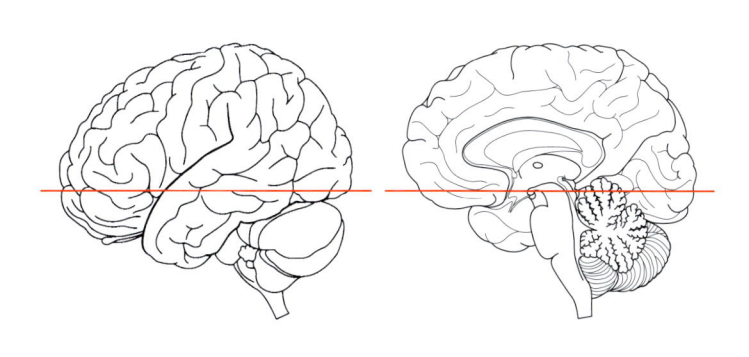

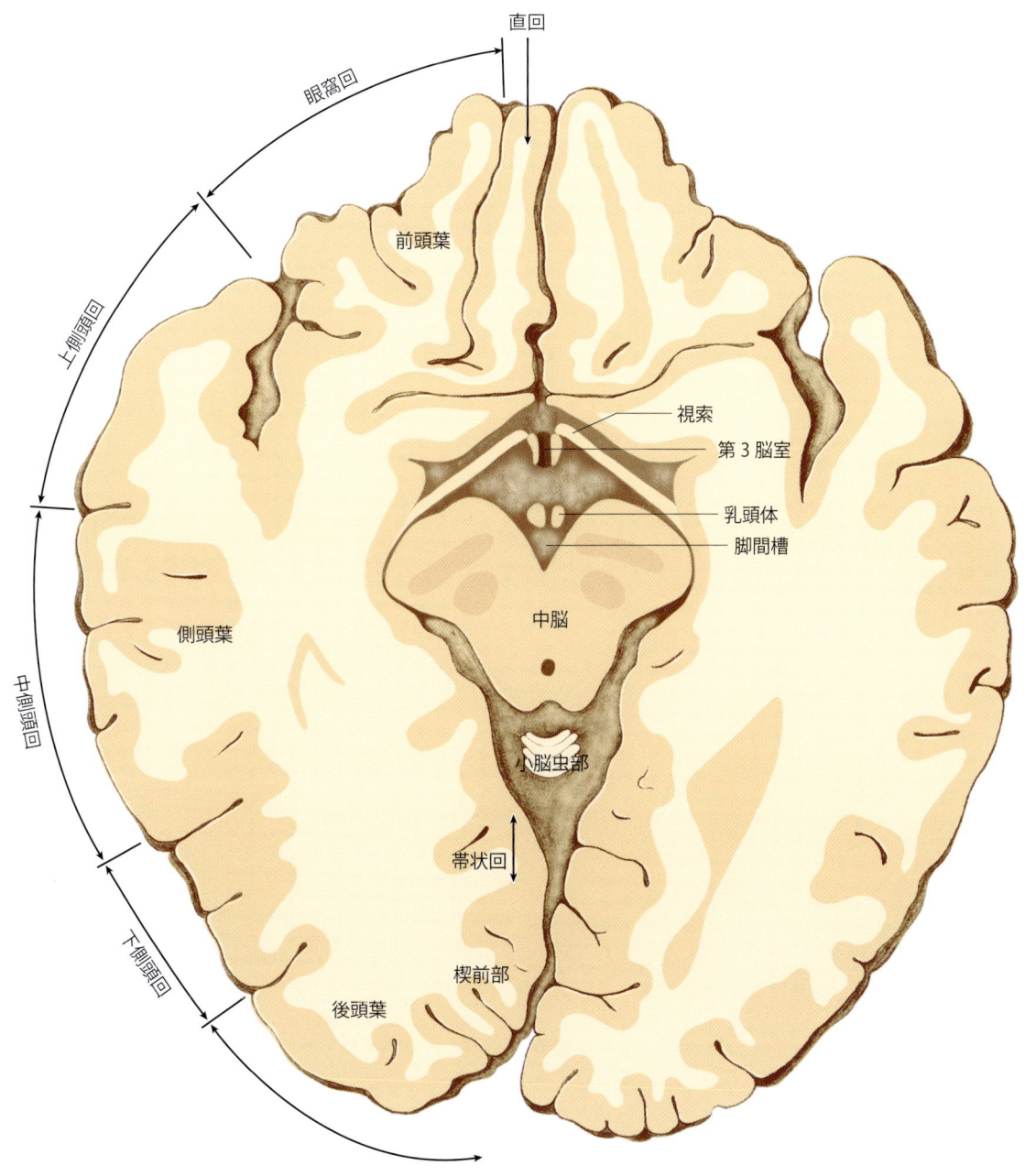

ドイツ水平面に平行な断面　4 中脳レベル

図中ラベル:
- 直回
- 眼窩回
- 前頭葉
- 上側頭回
- 視索
- 第3脳室
- 乳頭体
- 脚間槽
- 中脳
- 側頭葉
- 中側頭回
- 小脳虫部
- 帯状回
- 下側頭回
- 楔前部
- 後頭葉

5 橋上部レベル

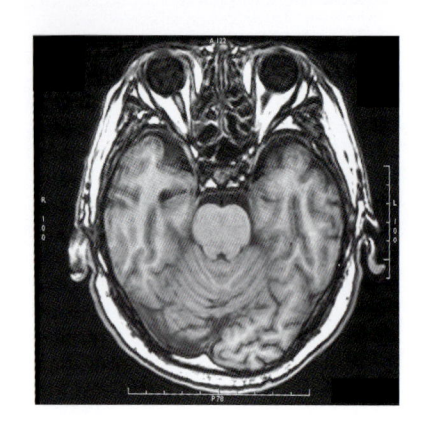

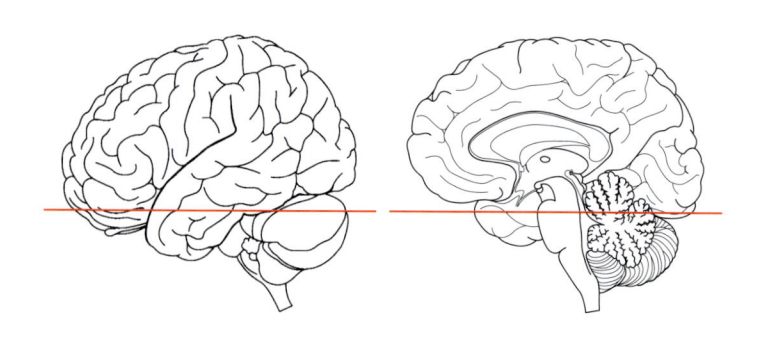

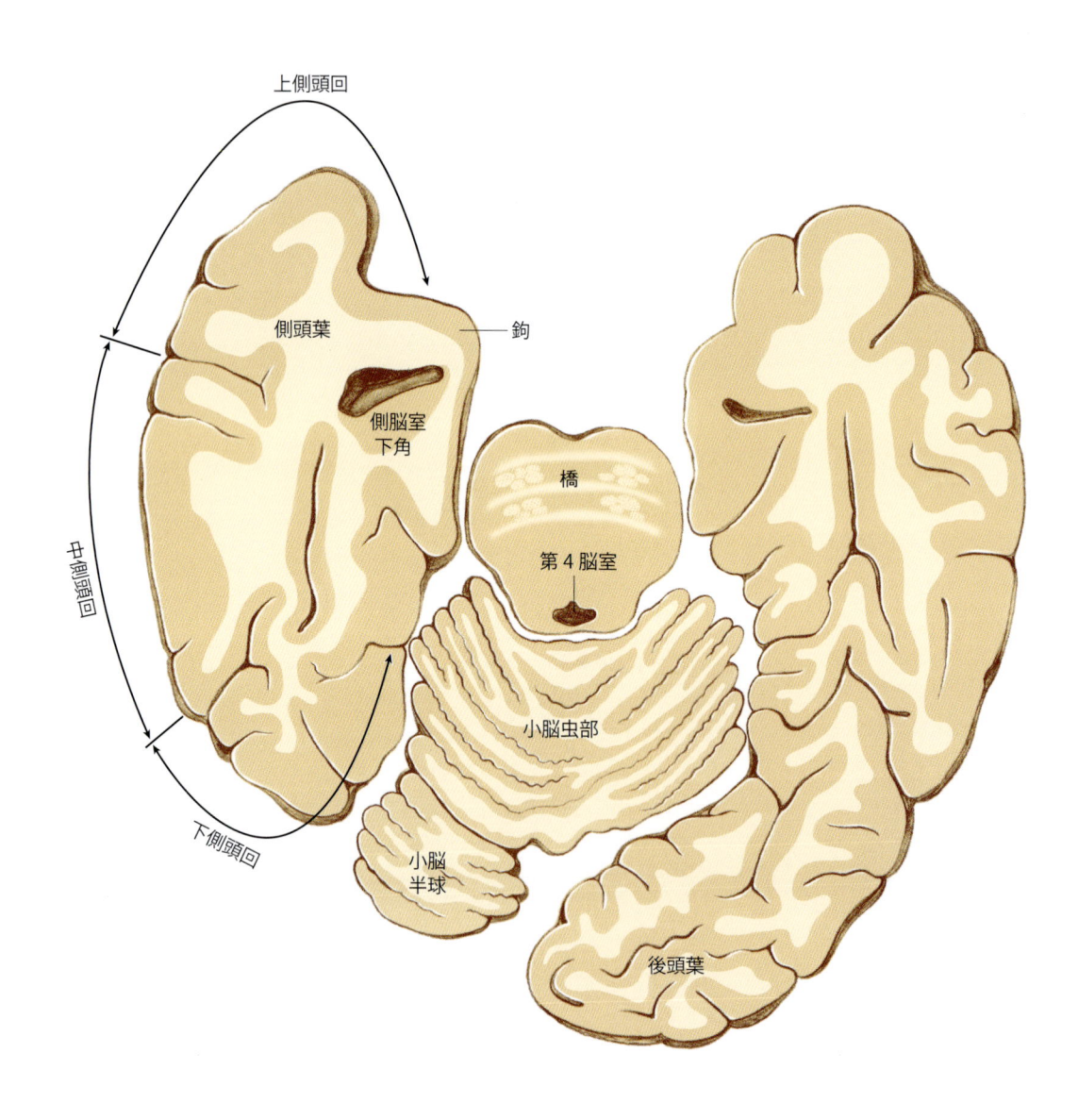

- 上側頭回
- 側頭葉
- 鉤
- 側脳室下角
- 中側頭回
- 橋
- 第4脳室
- 小脳虫部
- 下側頭回
- 小脳半球
- 後頭葉

ドイツ水平面に平行な断面　6 橋中部レベル　27

6　橋中部レベル

上側頭回
中側頭回
下側頭回

橋
中小脳脚
第4脳室
小脳虫部
小脳半球

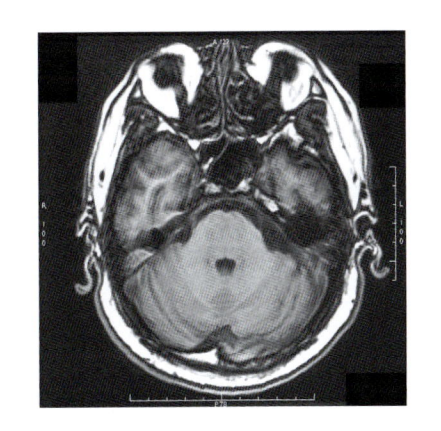

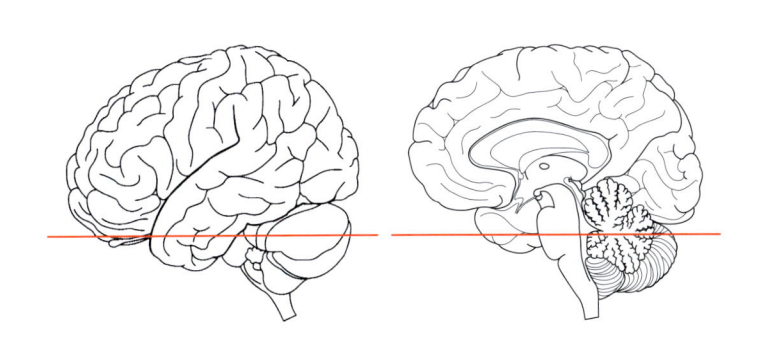

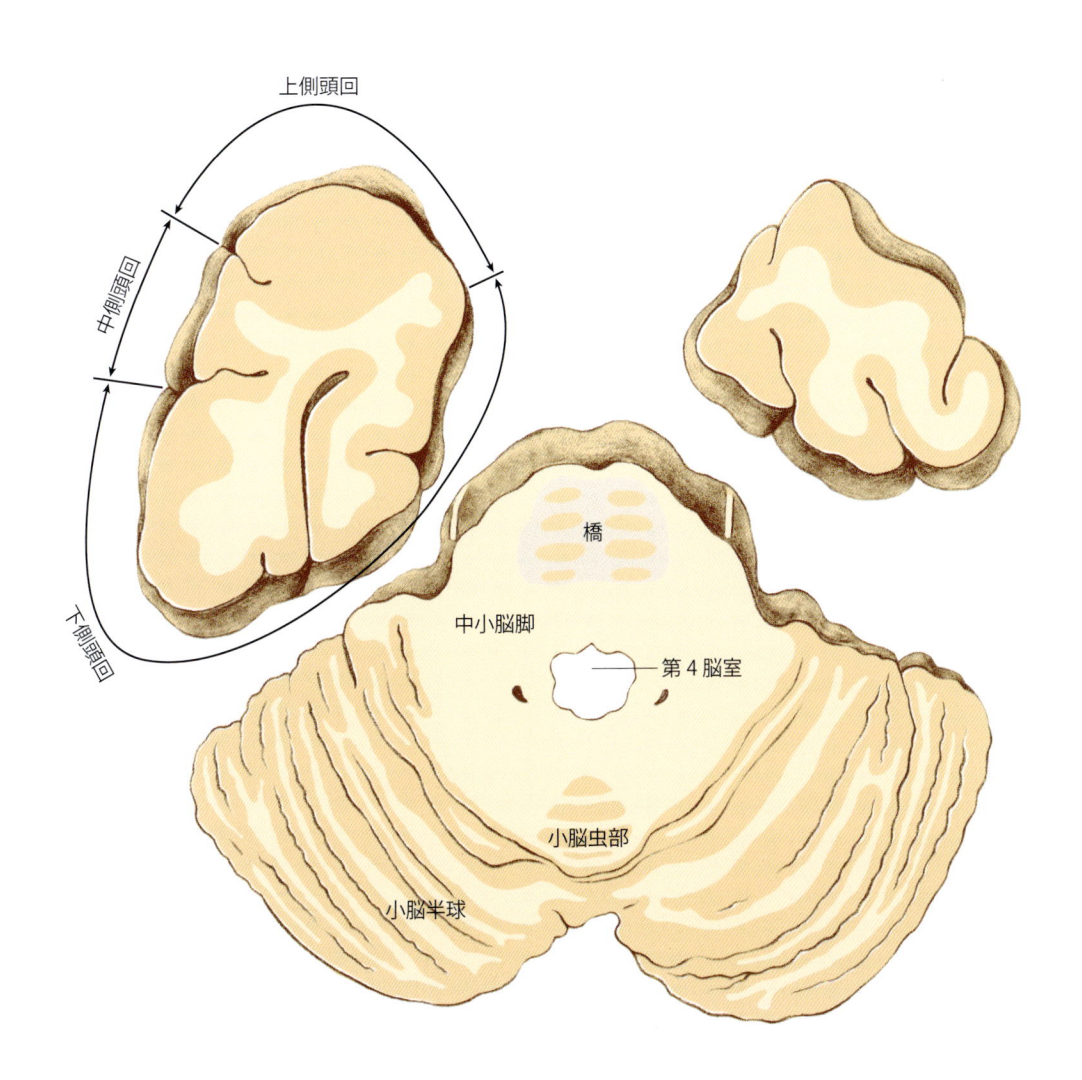

7 延髄レベル

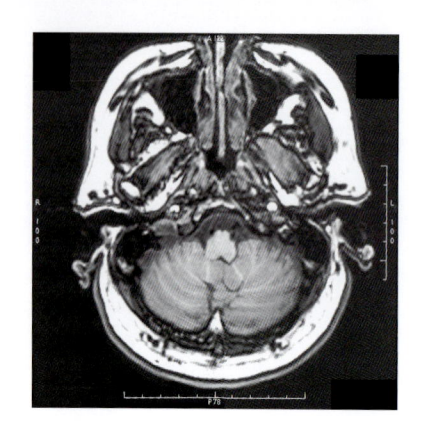

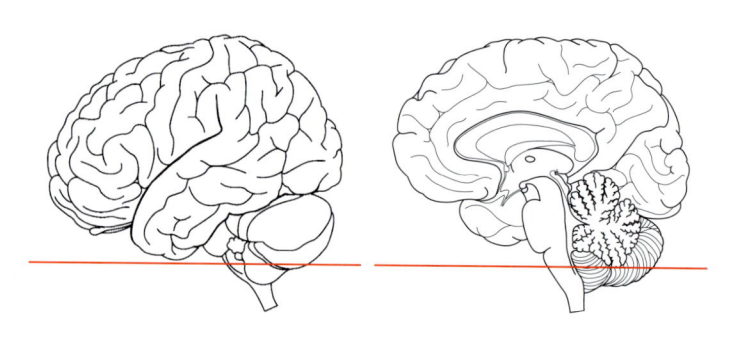

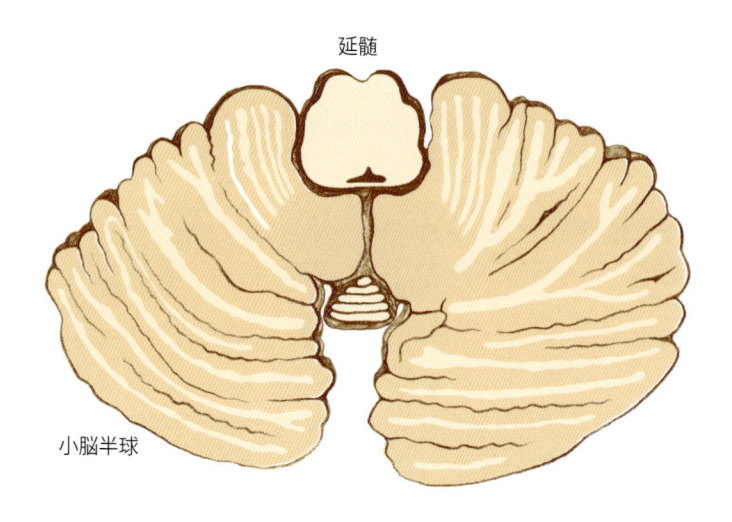

延髄

小脳半球

MEMO 1　くも膜下槽について

　脳を取り巻くくも膜下腔の大きさは，部位によりさまざまである．脳底部や脳幹・小脳の周囲でくも膜と軟膜(柔膜)が大きく隔てられ，くも膜下腔が広がって脳脊髄液が貯留している部位がある．ここをくも膜下槽と呼ぶ．

　脳幹の腹側(前面)では3つのくも膜下槽が重要である．鞍上槽(suprasellar cistern)はトルコ鞍の上方の脳底部に，脚間槽(interpeduncular cistern)は中脳の脚間窩(interpeduncular fossa)に，橋前槽(prepontine cistern)または橋槽(pontine cistern)は橋の前面に存在する．鞍上槽は視交叉をいれていることから，交叉槽(chiasmatic cistern)の呼称が用いられることもあり，鞍上槽の中で視交叉の前方と後方を，それぞれ前交叉槽(prechiasmatic cistern)，後交叉槽(postchiasmatic cistern)と呼ぶこともある．その他，大脳脚の前外方を大脳脚槽あるいは単に脚槽(crural cistern)と呼ぶ．大脳外側窩槽(cistern of lateral cerebral fossa)はシルヴィウス裂(sylvian fissure)とも呼ばれる．

　脳幹の背側(後面)には，大槽(cisterna magna)と四丘体槽(quadrigeminal cistern)がある．前者は最も大きなくも膜下槽で，延髄の背面と小脳の下面の間にあり，第4脳室正中孔(マジャンディ孔)を介して第4脳室がここに開いている．後者は中脳の背面から上方にあり，大大脳静脈(ガレン)を含んでいる．中脳の側面を囲んでいる部分は迂回槽(ambient cistern)と呼ばれ，ここには上小脳動脈が走っている．延髄の背外側と小脳下面に囲まれる部分が小脳延髄槽(cerebellomedullary cistern)である．

　CTやMRIの読影には，これらくも膜下槽の解剖についての理解が不可欠であるが，これらの呼称は必ずしも統一されておらず，また各脳槽の境界も明確でないことが多い．これはくも膜下腔に関する知識が，歴史的に，気脳造影法の導入以後主として神経放射線の領域で蓄積されてきたことが理由の1つと考えられる．

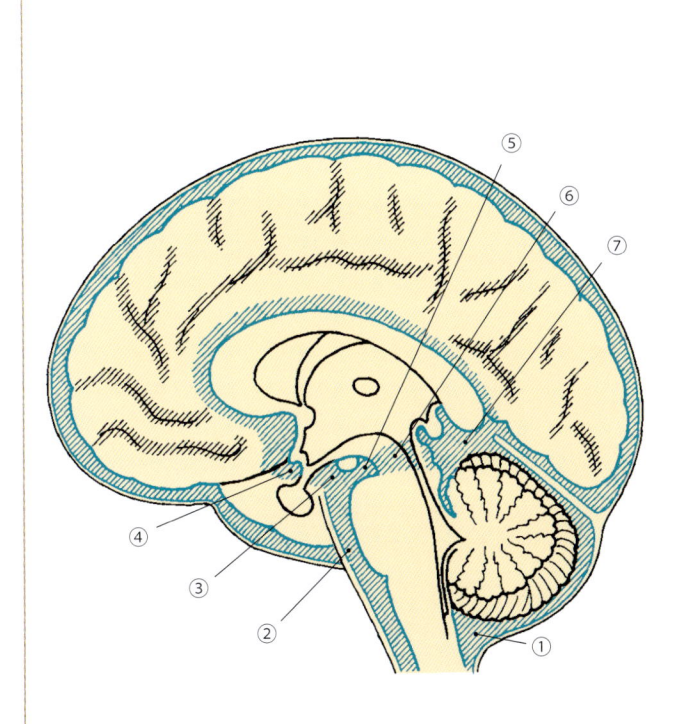

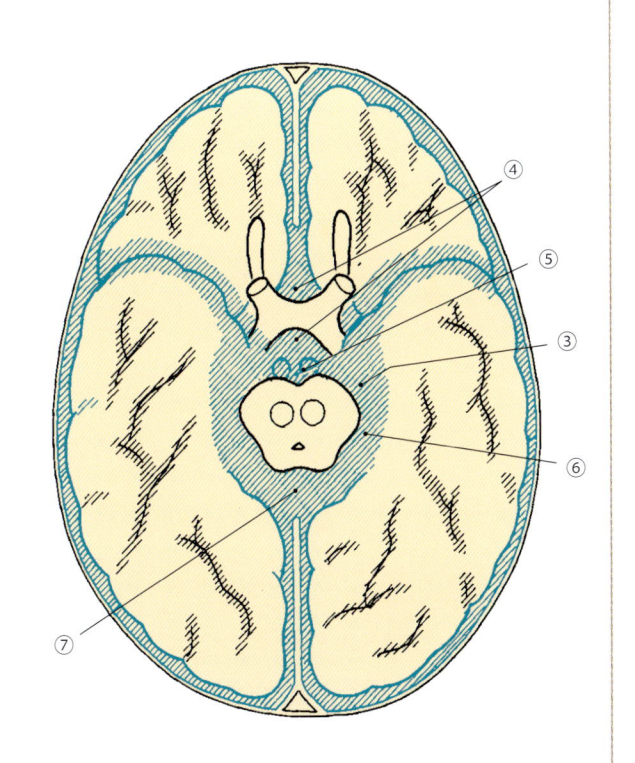

①大槽　cisterna magna
②橋槽　pontine cistern
③大脳脚槽　crural cistern
④交叉槽　chiasmatic cistern
⑤脚間槽　interpeduncular cistern
⑥迂回槽　ambient cistern
⑦四丘体槽　quadrigeminal cistern

脳卒中の診察の進め方

1 脳卒中患者の診察の進め方
2 内科的診察
3 神経学的検査法
4 脳卒中スケール

1 脳卒中患者の診察の進め方

本章では脳卒中患者，とくに意識障害患者の診察の進め方について解説する．意識清明な患者に対する通常の神経学的診察の詳細は，成書を参照していただきたい．

患者の意識が低下ないし消失している場合には，患者に対して適切な処置を施しながら，家族，同僚などの関係者より発症時の状況，経過などを聞き出す（①）．

① 脳卒中患者の問診のチェックポイント

発症のしかた，経過		・いつ（何月何日何時），何をしていたときに発症したか
		・発症は突然であったか，緩徐であったか
		・神経症状（主として意識障害，片麻痺）の発症から完成までの時間，あるいは，まだ進行中であるか
		・常に進行性であったか，段階的に増悪したか
発症時の重要な症状	随伴症状	・頭痛—激しい頭痛……くも膜下出血
		・悪心，嘔吐—激しい嘔吐……小脳出血
		・めまい—激しいめまい……小脳出血，脳幹梗塞
		・けいれん……脳動静脈奇形，脳腫瘍
		・不随意運動（振戦，ミオクローヌスなど）
		・失禁
		・精神症状（興奮，異常行動など）
		・その他（発熱など）
	脳局所症状	・運動障害　・感覚障害　・構音障害，失語
		・視力障害　・視野障害　・その他
既往歴	脳卒中の原因と関係する疾患	・一過性脳虚血発作　・高血圧
		・糖尿病　・心疾患
		・血液疾患　・膠原病など
	意識障害の原因となりうる疾患	・腎不全　・肝硬変　・慢性肺疾患
		・心疾患　・糖尿病　・内分泌疾患
		・てんかん　・薬物中毒　・精神病など
	外傷	
	飲酒量，喫煙量，常用薬（降圧薬，睡眠薬など）	
家族歴	・脳卒中　・高血圧　・糖尿病　・てんかんなど	

MEMO ② 脳卒中発作時の患者の状況

脳出血の発症は季節的には寒冷の冬の時期から春先にかけて日中活動時，食事中または直後，興奮時などに多い．便所で倒れた場合は，脳出血が多いともいわれるが，必ずしも明確でない．

脳梗塞は，夜間就寝中（目が覚めたときに手足の麻痺に気づく），起床後間もなく，休息時，脱水状態のときなどに多い．心臓に由来する脳塞栓の場合は，安静から急に動き出すときに起こることが多いともいわれる．

図は，虚血性脳血管障害（TIA と脳梗塞）の全国多施設前向き登録調査（J-MUSIC 研究）における発症状況と発症場所を示したものである．発症状況は就寝中を含む安静時と活動時がほぼ半々である．発症場所は 78.7％ が自宅であった．

虚血性脳血管障害の発症状況（左）と発症場所（右）

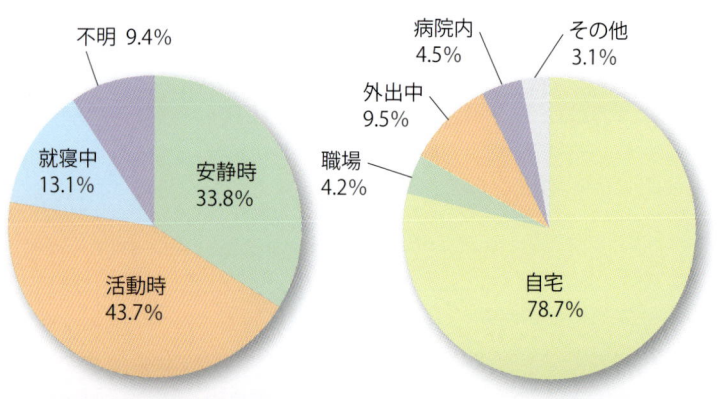

発症状況：不明 9.4％，就寝中 13.1％，安静時 33.8％，活動時 43.7％

発症場所：病院内 4.5％，その他 3.1％，外出中 9.5％，職場 4.2％，自宅 78.7％

（山口武典：脳梗塞急性期医療の実態に関する研究．健康科学総合研究事業・平成12年度研究報告書，2001 より）

❷ 脳血管障害の発症と経過

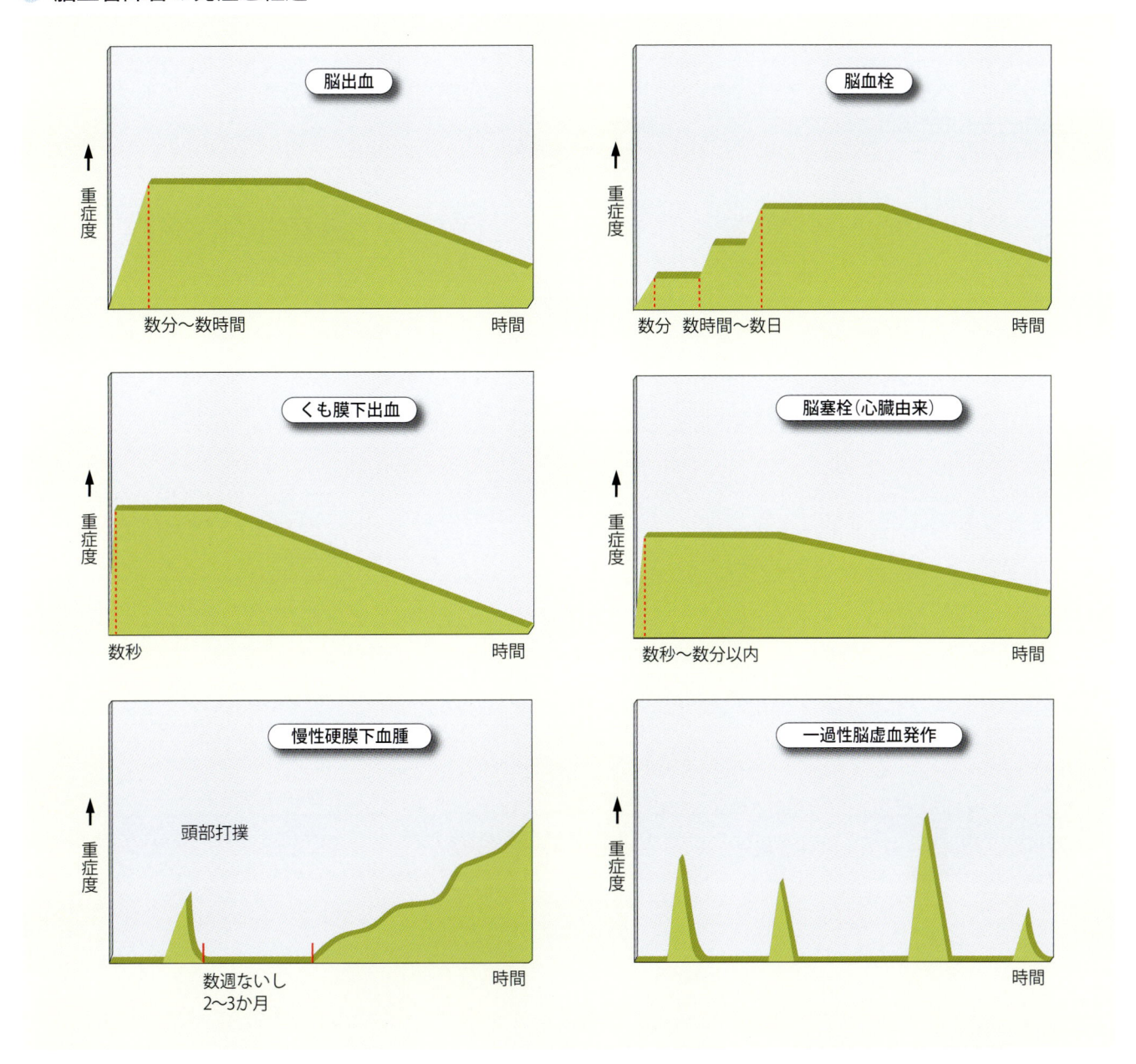

脳出血

くも膜下出血

慢性硬膜下血腫

脳血栓

脳塞栓（心臓由来）

一過性脳虚血発作

　脳血管障害全体としてみれば，他の神経疾患に比べて急速な発症が特徴的であるが（❷），なかでもくも膜下出血，脳塞栓は突発的に発症することが多い．脳出血は突然発症するが，発症後もなお数時間は悪化し，より重篤となることが多い．

　これに対し，脳血栓の発症は階段状，徐々，急速などいろいろである．硬膜下血腫では，定型的な場合，受傷時に軽い意識障害などを認めた後，数週ないし2～3か月の無症状の時期を経て，きわめて徐々に発症する．

　一過性脳虚血発作では，発作を繰り返すが，間欠期には症状を認めない．

2 内科的診察

バイタルサイン

患者を前にしたら，まずバイタルサインをチェックする．口臭，皮膚，粘膜の視診などからも意識障害の鑑別診断に重要な情報が得られることがある．

呼吸

呼吸の数，深さ，リズムをみる．呼吸状態の観察は，原因疾患，病巣部位，重症度を知るうえできわめて重要である．

主な呼吸異常の型を ③ ④ に示す．

③ 意識障害患者の呼吸異常

	呼吸のパターン	臨床的意義
過換気	中枢性反射性過呼吸[注1]（central reflex hyperpnea）	視床下部-中脳-橋上部の病変 神経原性肺浮腫
	原発性呼吸性アルカローシス（＋代謝性アシドーシス）による過換気	肝性昏睡，敗血症，サリチル酸中毒
	代謝性アシドーシスによる過換気（クスマウルの大呼吸）	糖尿病性ケトアシドーシス 高浸透圧高血糖非ケトン性昏睡 尿毒症 メチルアルコール中毒
低換気	中枢性肺胞性低換気	延髄の病変 モルヒネ，バルビタール剤中毒
	呼吸性アシドーシスによる低換気（肺不全）	慢性肺疾患，神経筋疾患
	"オンディーヌの呪い"[注2]	延髄-脊髄上部の病変
不規則呼吸	チェーン・ストークス呼吸	両側大脳半球・間脳の病変（両側性脳梗塞） 代謝性脳症，高血圧性脳症，尿毒症，脳低酸素症を生じる高度の心不全など
	短い周期のチェーン・ストークス呼吸	脳幹被蓋の病変 頭蓋内圧の高度亢進 後頭蓋窩の占拠性病変（小脳出血など）
	持続性吸息呼吸（apneustic breathing）	橋中部-下部背外側被蓋の病変（脳底動脈閉塞による橋梗塞） 低血糖，無酸素症，重症髄膜炎
	群発呼吸（cluster breathing）	橋下部-延髄上部被蓋の病変
	失調性呼吸（ataxic breathing）	延髄背内側網様体の病変
	ビオー呼吸[注3]	髄膜炎，脳炎の末期

（Posner JB : Clinical evaluation of the unconscious patients. Clin Neurosurg 22 : 281-301, 1975 より改変）

[注1] 中枢性反射性過呼吸（central reflex hyperpnea）：従来，中枢神経系の障害が直接過換気を引き起こすと考えられていた．最近では上部脳幹障害の際みられる過換気の発生機序として，血圧上昇または他の未知の神経路が関与する肺うっ血が重視されている．したがって，従来の central neurogenic hyperventilation（中枢性神経原性過換気）は，hyperventilation with brainstem injury, central reflex hyperpnea, neurogenic pulmonary edema と改められている．

[注2] "オンディーヌの呪い（Ondine's curse）" は，覚醒しているときは呼吸できるが，睡眠中や意識障害の際には自発呼吸が止まり，無呼吸となる異常呼吸である．すなわち，呼吸の随意調節は保持されているが，自動調節が失われた状態である．

[注3] ビオー呼吸をめぐる混乱：診断学の教科書には，ビオー呼吸は，「無呼吸期から突如として多呼吸に移り，これを繰り返す呼吸である」とし，周期性呼吸の1つの型として示されていることが多い（右図上）．しかし，ビオーが重症髄膜炎で報告した呼吸異常は失調性呼吸で，呼吸トレーシングは右図下に示すように，Major の診断学の教科書に再録されている．

ビオー呼吸

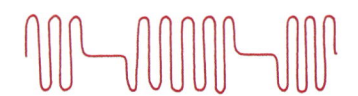

（Adams' Physical Diagnosis による）

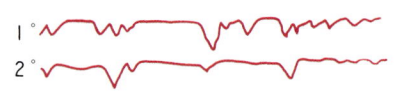

1°
2°

（Major's Physical Diagnosis による）

4 代表的な異常呼吸パターンと脳病巣部位

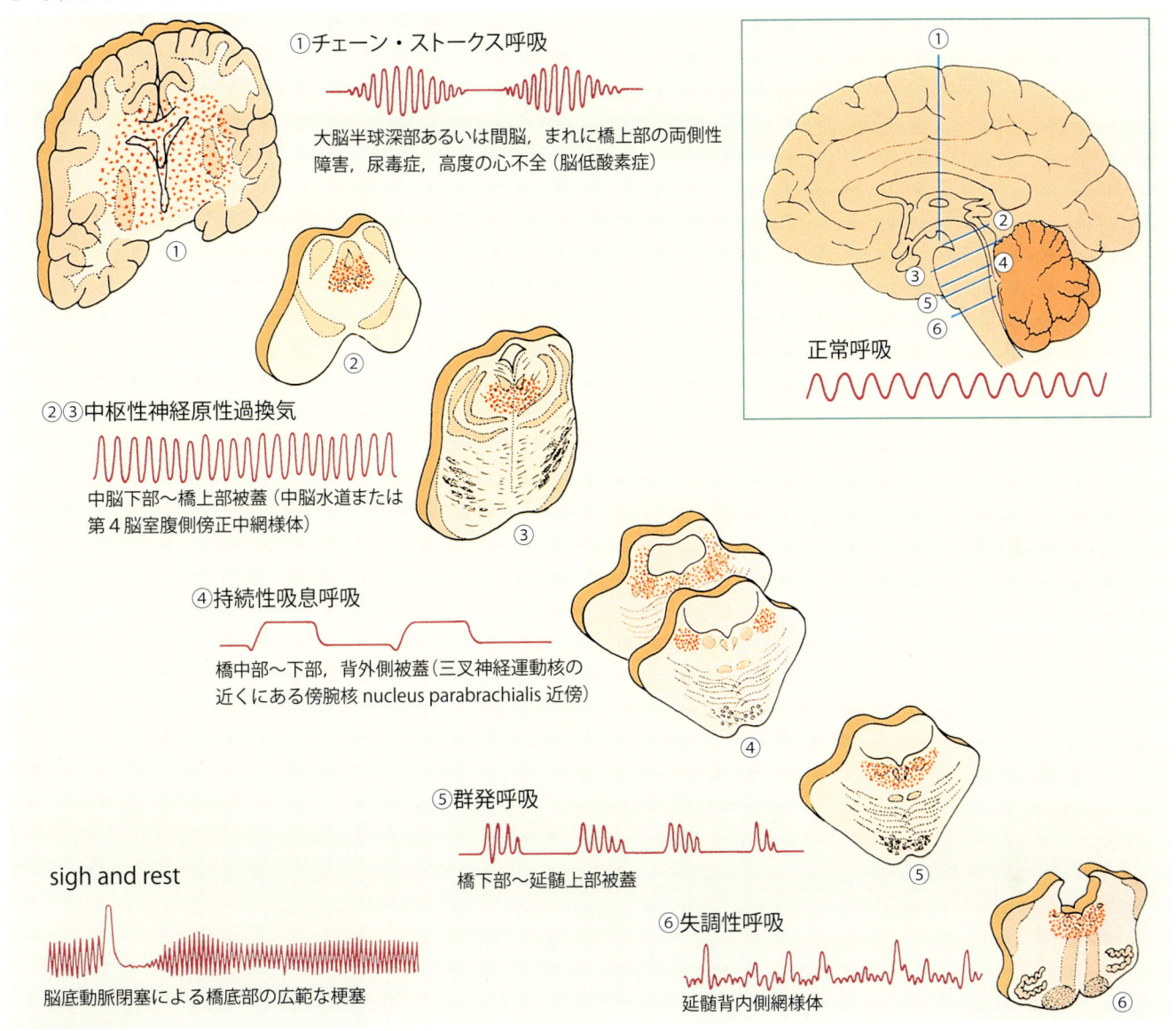

①チェーン・ストークス呼吸

大脳半球深部あるいは間脳，まれに橋上部の両側性障害，尿毒症，高度の心不全（脳低酸素症）

正常呼吸

②③中枢性神経原性過換気

中脳下部〜橋上部被蓋（中脳水道または第4脳室腹側傍正中網様体）

④持続性吸息呼吸

橋中部〜下部，背外側被蓋（三叉神経運動核の近くにある傍腕核 nucleus parabrachialis 近傍）

⑤群発呼吸

橋下部〜延髄上部被蓋

sigh and rest

脳底動脈閉塞による橋底部の広範な梗塞

⑥失調性呼吸

延髄背内側網様体

MEMO 3　異常呼吸と予後

チェーン・ストークス呼吸は必ずしも予後不良の徴候ではない．とくに大脳半球，間脳などの障害時にみられる平均周期1分以上の長周期のものは，生命予後と直接の関係はない．しかし，1周期が30秒以下の短周期のチェーン・ストークス呼吸は，脳幹障害の際にみられ，予後不良のことが多い．その他，持続性吸息呼吸，持続性吸息呼吸に横隔膜の振動を伴う oscillating apneusis，群発呼吸や失調性呼吸は下部脳幹障害の徴候であり，生命予後不良のことが多い．

障害部位別異常呼吸パターン出現率

障害部位	総数	正常	チェーン・ストークス呼吸	頻呼吸	群発呼吸	sigh & rest	oscillating apneusis	失調性呼吸
片側大脳	37(2)	11	26(2)					
両側大脳	31(2)	5	26(2)					
間脳	16(8)	4(4)	12(4)					
中脳	18(13)	6(6)	5(4)	8(7)				
橋	36(19)	4(2)	19(8)	9(6)	4(3)	9(4)	3(1)	1
延髄	16(16)		1(1)	2(2)				16(16)
合計	154(60)	30(12)	89(21)	19(15)	4(3)	9(4)	3(1)	17(16)

〔注〕障害部位が同一であっても時期によって呼吸パターンに変化がみられた場合，重複してカウントしてある．

（　）内は死亡数

（澤田　徹，他：呼吸異常に対する処置．診断と治療 70：936-944, 1982 より）

脈拍，血圧，体温

5　意識障害患者にみられるバイタルサインの変化（呼吸以外）

バイタルサインの変化	脳血管障害自体によるもの	脳血管障害の合併症によるもの
徐脈	頭蓋内圧亢進	
頻脈，不整脈	脳幹障害末期 くも膜下出血	心不全，肺炎 心房細動・粗動 心室細動
血圧上昇	頭蓋内圧亢進 （とくに脳出血，くも膜下出血）	腎不全（尿毒症） 膀胱充満などによるストレス
血圧下降	脳幹障害末期	消化管出血 心筋梗塞，肺塞栓 ショック
血圧の左右差		大動脈解離 鎖骨下動脈狭窄・閉塞
発熱	脳出血の脳室穿破 脳幹部出血 脳底動脈閉塞症など	肺炎 尿路感染症 血管内留置カテーテル由来感染
低体温		ショック

意識障害の鑑別に役立つその他の一般的所見

皮膚，粘膜の状態

6　皮膚，粘膜の状態

色	蒼白	貧血，血圧低下（消化管出血に注意），尿毒症	
	桃色	一酸化炭素中毒	
	赤色	CO_2 ナルコーシス	
	チアノーゼ	呼吸不全，心不全（低酸素血症）	
	黄疸	肝・胆道系障害	
	土色	アジソン病	
湿潤度	乾燥	脱水，糖尿病性昏睡，尿毒症	
	発汗減少	ホルネル症候群	
	湿潤，発汗過多	低血糖性昏睡，CO_2 ナルコーシス，脳底動脈血栓症，バセドウ病クリーゼ	
外傷		頭部外傷，てんかんなどの突然の意識消失	
耳・鼻よりの髄液漏出		頭蓋底骨折	
耳介後部の皮下出血		頭蓋底骨折（バトル徴候）	
出血斑		出血傾向，敗血症	
黄色腫		アテローム硬化症	
注射痕		麻薬中毒	

口臭

7　口臭

アルコール臭	急性アルコール中毒
アセトン臭	糖尿病性昏睡
アンモニア臭	尿毒症
ネズミ臭[注]	肝性昏睡

〔注〕ネズミ臭（mousy breath）：カビがはえたような嫌な臭い．腐敗した卵とニンニクの混じった臭い…肝性口臭．

その他

心・肺の聴打診所見，肝・脾の腫大，膀胱充満，浮腫などに注意する．

3 神経学的検査法

意識障害の程度，脳局所徴候・髄膜刺激症状の有無について診察する．意識障害がある場合，患者の十分な協力が得られないという制約があるので，特殊なベッドサイドの神経学的検査法を熟知していて，はじめて十分な神経学的徴候に関する情報が得られる．

また，神経学的診察に際しては同時に重症度評価のために NIHSS を取ることも重要である（53頁参照）．

意識レベルの診かた

意識障害の深さは，臨床的には，呼びかけ，命令，疼痛，音，光などで種々の刺激を与え，その反応のしかたで評価する．とくに，呼びかけ，疼痛刺激（⑧）に対する反応をみることが重要である．

一般に，意識障害が深ければ閉眼しているが，瞼裂の狭小の程度は意識混濁の深さとある程度対応する．また，意識混濁のある患者に対して刺激を与えて覚醒させ，その後開眼している時間の長さも意識障害の深さを知る指標となる．

通常，意識障害は，傾眠，昏迷，半昏睡，昏睡の4段階に分けられる（⑨）．

⑧ **疼痛刺激**

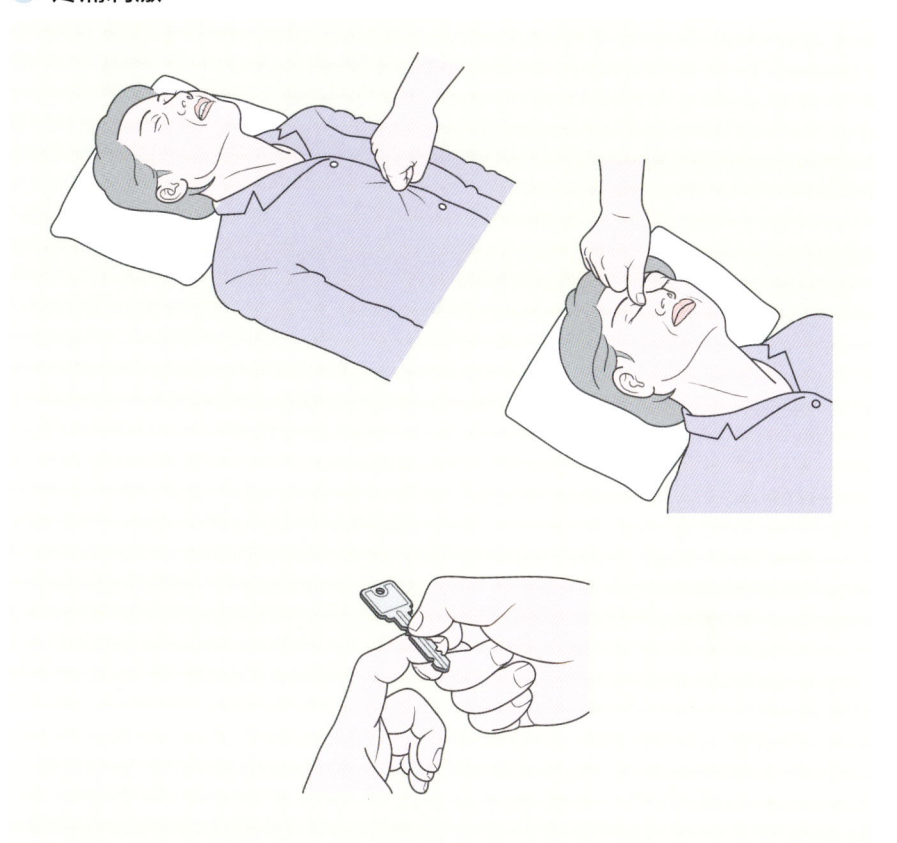

⑨ **意識レベル評価のチェックポイント**

意識レベル＼チェックポイント	呼びかけに対する応答	自発運動	疼痛刺激に対する反応	便尿失禁
傾眠（somnolence）	＋	＋	＋	－
昏迷（stupor）	±	＋	＋	±
半昏睡（semicoma）	－	－	±	＋
昏睡（coma）	－	－	－	＋

傾眠		呼びかけ，命令など種々の刺激に反応し，質問に答えたり，命令に応じた動作を行う．刺激がなくなるとすぐ眠り込んでしまう．
昏迷		呼びかけ続けていると簡単な質問や指示に応じることがある．自動運動もしばしば認められる．疼痛刺激に反応して，手足を引っ込めたり，健側の手で払いのけようとしたりするなどの目的のある動作をする．便尿失禁は必ずしも伴わない．
半昏睡		呼びかけに反応せず，自動運動もほとんどない．疼痛刺激に対し逃避反応を示す．便尿失禁がある．
昏睡		皮膚をつねったり，針で突ついたりする程度の刺激には反応しないが，強い疼痛刺激には反応がみられることがある．自発運動はまったくなく，便尿失禁を認める．昏睡がさらに進行すると，強い痛みにも反応せず，運動反射，瞳孔反射，角膜反射いずれも消失する（深昏睡）．
その他	意識不鮮明（confusion）	意識はある程度障害され，思考力・記憶力・見当識障害があり，外界の状況を認識，理解する能力が悪く，複雑な質問には的確に答えられない．しかし眠り込むことはない．落ち着きがなくなり，不穏状態を示すこともある．
	せん妄（delirium）	意識不明に種々の意識変容を伴う状態．しばしば錯覚や幻覚を伴う（79頁参照）

〔注〕意識障害に関する用語の定義は用いる医師によって必ずしも一致していないので，種々の刺激に対する反応を具体的に記載しておくことが望ましい．

わが国では，具体的かつ客観的に評価できる項目を取り上げて意識レベルを評価する方法として，Japan Coma Scale（JCS）が広く用いられている（⑩）．

⑩ Japan Coma Scale（JCS）

　　　　　　　　　　　　　　　　　　　　　　　*：開眼が不可能な場合

Ⅰ．刺激しないでも覚醒している状態（1桁で表現） （delirium, confusion, senselessness）
1．だいたい意識清明だが，いまひとつはっきりしない
2．見当識障害がある
3．自分の名前，生年月日が言えない
Ⅱ．刺激すると覚醒する状態—刺激をやめると眠り込む—（2桁で表現） （stupor, lethargy, hypersomnia, somnolence, drowsiness）
10．普通の呼びかけで容易に開眼する 　　　合目的的な運動（例えば，右手を握れ，離せ）をするし，言葉も出るが間違いが多い *
20．大きな声または体をゆさぶることにより開眼する 　　　簡単な命令に応ずる．例えば離握手 *
30．痛み刺激を加えつつ呼びかけを繰り返すと辛うじて開眼する
Ⅲ．刺激しても覚醒しない状態（3桁で表現） （deep coma, coma, semicoma）
100．痛み刺激に対し，払いのけるような動作をする
200．痛み刺激で少し手足を動かしたり，顔をしかめる
300．痛み刺激に反応しない

〔注〕R：restlessness　I：incontinence　A：akinetic mutism, apallic state
〔例〕100-I，20-RI

意識障害の評価に必要な開眼の状況，運動反応，言葉による反応という3つの要素を並列してチェックする評価法（Glasgow Coma Scale）が，欧米で広く用いられている（⑪）．

⑪ グラスゴー方式（Glasgow Coma Scale）

E. 開眼 （eyes open）	V. 言葉による応答 （best verbal response）	M. 運動反応 （best motor response）
自発的に　　　　　　4 spontaneous	見当識あり　　　　　5 oriented	命令に従う　　　　　　6 obey commands
音声に対して　　　　3 to sound	会話混乱　　　　　　4 confused conversation	疼痛部認識可能　　　　5 （払いのける） localize pain
疼痛に対して　　　　2 to pain	言語混乱　　　　　　3 inappropriate words	四肢屈曲反応 flexion
開眼せず　　　　　　1 never	理解不明の声　　　　2 incomprehensive sounds	⎡逃避　　　　　　　　4 ⎢　withdrawal ⎣異常　　　　　　　　3 　　abnormal
	発語せず　　　　　　1 none	四肢伸展反応　　　　　2 extension
		全く動かず　　　　　　1 none

E. V. M. 各項の評価点の総和をもって意識障害の重症度を表す．最重症は3点，正常は15点．

脳神経系の診かた

視神経

視野

⑫

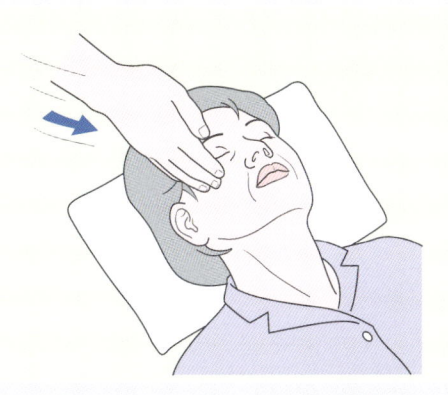

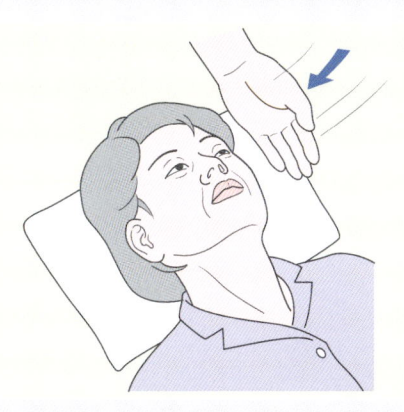

左右のいずれかから，患者の目に向かって急に手を動かし，まばたきするかどうかによって半盲の有無をみる(⑫).

眼底

頭蓋内圧亢進の有無を知るために必須の検査である．また，意識障害，脳血管障害のタイプの鑑別診断にも有用な情報が得られる(⑬〜⑮).

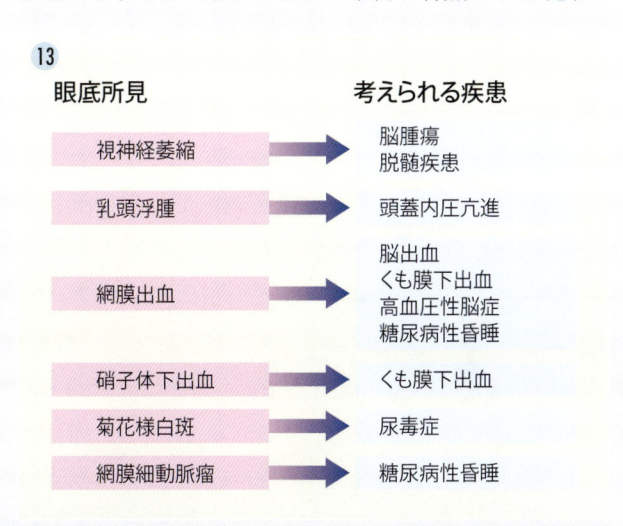

⑬

眼底所見	考えられる疾患
視神経萎縮 →	脳腫瘍 脱髄疾患
乳頭浮腫 →	頭蓋内圧亢進
網膜出血 →	脳出血 くも膜下出血 高血圧性脳症 糖尿病性昏睡
硝子体下出血 →	くも膜下出血
菊花様白斑 →	尿毒症
網膜細動脈瘤 →	糖尿病性昏睡

⑭ 乳頭浮腫

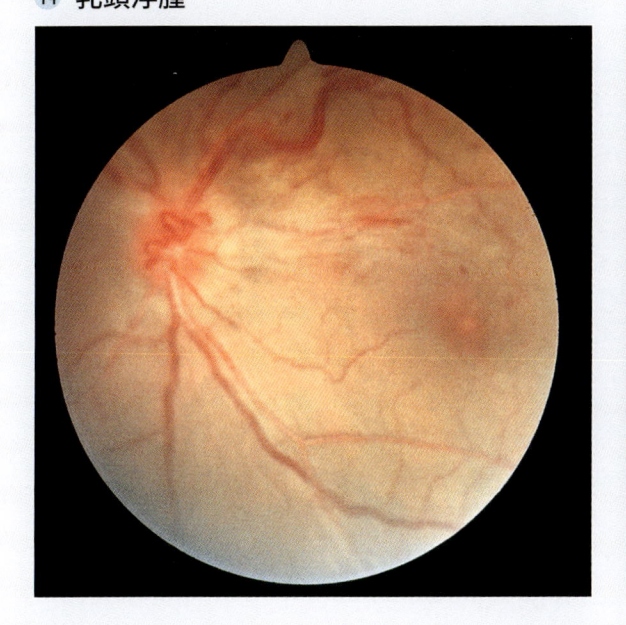

⑮ 硝子体下出血

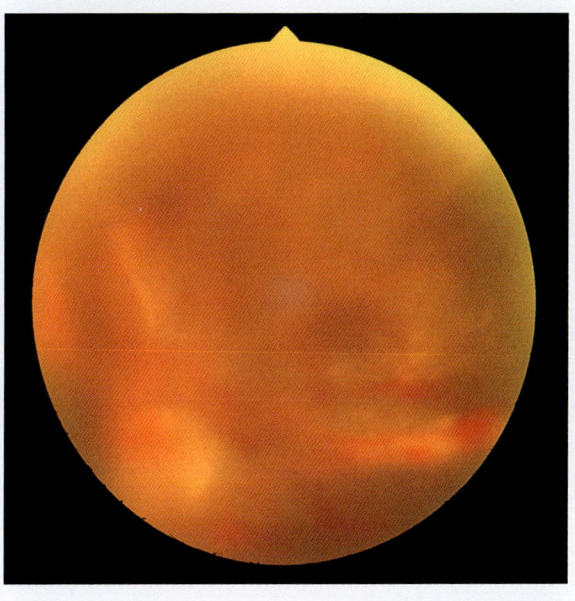

動眼神経（Ⅲ），滑車神経（Ⅳ），外転神経（Ⅵ）

眼裂

眼裂狭小

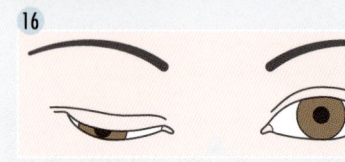

16

動眼神経麻痺：眼瞼下垂
随伴所見として散瞳，患側眼球の軽度外下方偏位　内・上・下転障害がみられる．

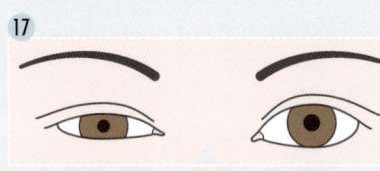

17

ホルネル(Horner)症候群：眼裂狭小（眼瞼下垂，下眼瞼軽度上昇）
随伴所見として縮瞳，眼球陥凹，顔面半側の発汗低下がみられる．血管障害では脳幹の病変によることが多く，しばしば反対側の身体に温・痛覚障害を伴う．

眼裂開大

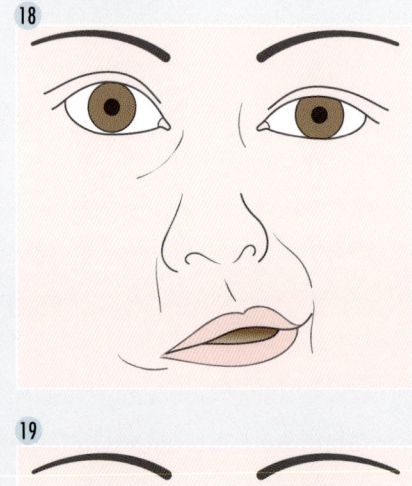

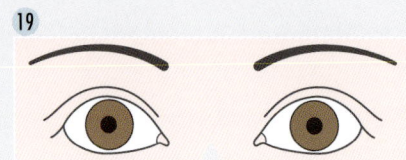

18

19

正常では，上眼瞼は角膜の上縁を1.0〜1.5 mmほど覆い，瞳孔にかかることはなく，下眼瞼は角膜の下縁に接する．高齢者では下眼瞼はこれより多少下がる．

意識障害患者で末梢性顔面神経麻痺があると，健側に眼瞼下垂があるようにみえることがある．

末梢性の顔面神経麻痺では下眼瞼が下方に垂れ，眼裂が開大する．随伴所見として鼻唇溝や額のしわの左右差，左右の瞬目のずれなどがみられる（**18**，48頁参照）．

眼瞼後退（lid retraction）
強膜が角膜上に認められる状態（コリエー徴候 Collier's sign，**19**）．血管障害では中脳水道付近の病巣が疑われる．

眼球の位置（片眼の偏位）

正常

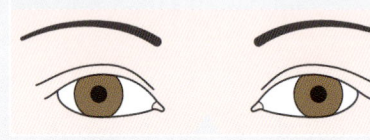

20

意識障害があると，輻輳調節が低下するので，両眼はやや外側を向くことが多い．

片眼の偏位

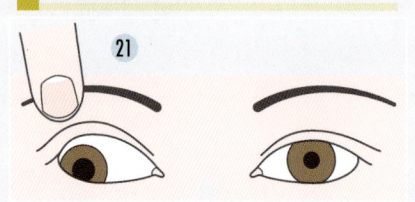

21

動眼神経麻痺：患側の眼球は外下方に偏位している．患側の散瞳がみられる．

22

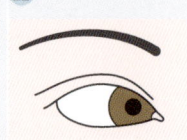

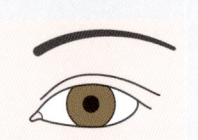

外転神経麻痺：患側の眼球は内方に偏位している．

MEMO 4　脳幹性（中脳性）眼瞼下垂

両側性眼瞼下垂が主で，眼球運動，瞳孔はほとんど障害されない．中枢性交感神経麻痺による可能性も示唆されている．脳底動脈の閉塞でまれにみられる(Fisher, 1967)．

動眼神経核内で，各外眼筋を支配する運動神経細胞は，右図のようにそれぞれ一定の配列をとっている(Warwick, 1953)．

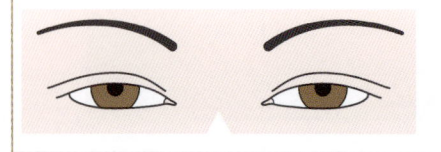

中脳梗塞の際にみられる両側性眼瞼下垂(midbrain ptosis)は，これら動眼神経核群の尾側端（上眼瞼挙筋核）の障害によるという(Growdon et al, 1974)．ちなみに動眼神経核群のこのような配列によって，時に，髄内の病変でも下直筋ないしは上直筋のみの麻痺がみられることがある．

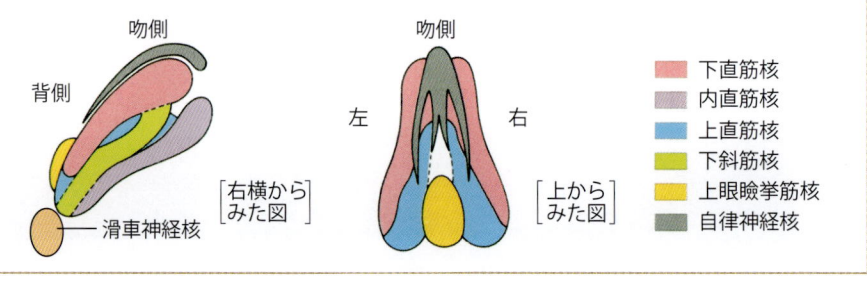

［右横からみた図］　吻側／背側／滑車神経核

［上からみた図］　吻側／左／右

- 下直筋核
- 内直筋核
- 上直筋核
- 下斜筋核
- 上眼瞼挙筋核
- 自律神経核

眼球の位置（共同偏位）

水平性共同偏位

側方へ向かう両眼の持続性偏位で，その際，頭も同じ方向を向くことが多い．しかし，小脳出血では頭は共同偏位の方向と反対側を向くことがある．

通常，テント上の破壊性病変では病巣をにらむような共同偏位を認める．この際，反対側の外耳道に冷水を注入すると共同偏位の方向は逆転する（23）．

しかし，発作直後やけいれん発作を伴う場合など，病巣が刺激性に働く場合にはこれと反対の偏位がみられる．また，テント上病変であっても，視床内側部の出血で第3脳室に血液が貯留した場合や続発性脳幹出血を伴った場合には，病巣反対側を向く共同偏位を認めることがある（いわゆる"wrong-way"deviation）．

脳幹の破壊性病変では，麻痺肢をみるような，病巣とは反対側を向く共同偏位がみられる．橋における側方注視中枢の障害によるもので，共同偏位は長く持続することが多い．通常カロリック反応はみられない（23）．

しかし，まれではあるが前頭葉注視中枢より外転神経核へ下行する経路の，外転神経核より上のレベルでの核上性障害では，橋の病変でありながら，カロリック反応は正常に保たれることがある．病巣が刺激性の場合は病巣を向く共同偏位となるが，まれである．

23 共同偏位と病巣部位

〈病巣側〉　　　〈麻痺側〉

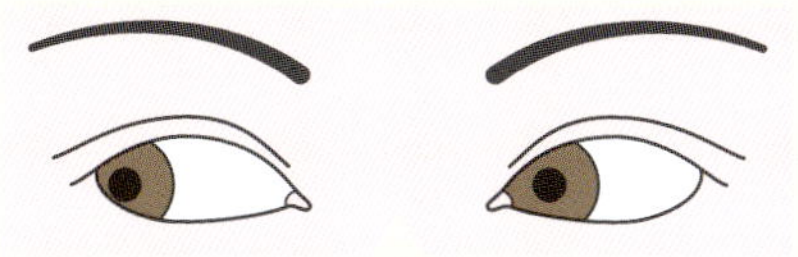

水平性共同偏位〔カロリック反応（＋）〕

大脳の障害：前頭葉側方注視中枢
被殻出血，内頸・中大脳動脈灌流域の梗塞，視床出血など

水平性共同偏位〔カロリック反応（－）〕

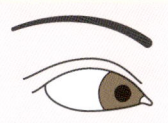

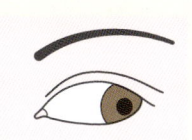

橋の障害：いわゆる側方注視中間中枢
小脳出血，脳幹梗塞，橋出血

垂直性共同偏位

下方あるいは下内方に向かう共同偏位は，視床出血の際の特徴的な徴候であるが，肝性昏睡のような代謝性抑制でも生じる（24）．

上方へ向かう共同偏位は，チェーン・ストークス呼吸の無呼吸期，てんかん発作時，眼球回転発作（oculogyric crisis），失神などの他，生理的には睡眠閉眼時（生理的ベル現象）にもみられる．脳血管障害ではまれであるが，小脳虫部の出血，虚血性脳幹障害，中・前大脳動脈閉塞でみられるという．その機序は不明である．

24

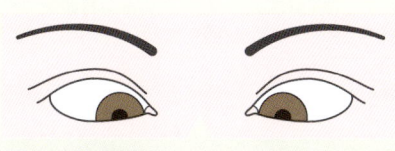

下方共同偏位〔カロリック反応（＋）〕

中脳の障害：後交連，内側縦束吻側間質核
視床出血，まれに橋出血，脳底動脈閉塞

斜偏位（skew deviation）

一方の眼は（内）下方に，他方の眼は（外）上方に偏位する（25）．通常内下方を向いた眼の側の橋腕に病巣があるとされる．しかし核間麻痺を伴っている場合は上方を向いた眼の側に病巣があることも多く，病巣側の診断には慎重でなければならない．斜偏位は橋の血管障害（とくに梗塞）によることが多いが，中脳視蓋前域（midbrain skew），延髄の病変によるものも少なくない．また，小脳出血でもみられる．

25

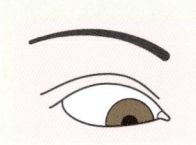

斜偏位

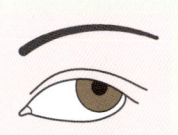

脳幹梗塞，橋出血，小脳出血

眼球運動

意識障害があり，患者が医師の命令に応じられない場合，眼球運動障害の有無をみるには，患者の自発眼球運動を注意して観察し，ベル現象，頭位変換眼球反射，眼球前庭反射を検査する．

眼球の自発性運動

■ 眼球彷徨（roving eye movement）

眼球が水平方向にゆっくりと行きつ戻りつランダムに徘徊する運動である．この眼球運動がみられることは，脳幹機能が保たれていることを示し，眼筋麻痺，注視麻痺，核間性麻痺があるとそれらの影響を受ける．例えば，眼球彷徨を観察していて，一眼の水平運動がまったくみられず，他眼は中央の位置より外側へのみ行ったり来たり移動するのがみられれば，一眼半水平注視麻痺（one-and-a-half）症候群である．

自発性異常眼球運動

■ 眼振（nystagmus）

眼振は，眼球-前庭系と大脳皮質との相互作用により制御されているので，意識障害が深くなり，皮質作用が減弱するにつれて出現しにくくなる．

■ 後退性眼振（retraction nystagmus）

眼球が眼窩内へ引き込まれるように急に嵌入し，ゆっくり元に戻る眼振である．一方，輻輳眼振（convergence nystagmus）は急速な輻輳と緩徐な開散（divergence）を繰り返す眼振である．意識障害が軽度の場合は上方視をさせると誘発されやすい．

後退性眼振と輻輳眼振は，現象的には異なるが本質的には同じものであるといわれている．責任病巣は中脳水道周辺灰白質にある．

■ シーソー眼振（seesaw nystagmus）

片眼が上昇・内旋し，他眼が下降・外旋する急速な振子状の眼振（26）で，視線を固定した際に最も出現しやすく，意識障害の強い例ではまれである．脳血管障害では脳幹梗塞急性期にきわめてまれにみられるが，24～48時間以内に消失することが多い．垂直眼球運動の協調に関与する領域，内側縦束上部を含む後交連の障害，まれに延髄外側ないし橋・延髄の前庭領域の病変により起こる．

■ 眼球浮き運動（ocular bobbing）

両側の眼球が間欠的に速やかに下方に偏位し，やや停滞した後，ゆっくり正常位に戻る異常な眼球運動（27）で，昏睡患者にみられる．この際，水平方向の眼球運動は障害されている．下部脳幹，とくに橋の病変に由来し，橋梗塞，橋出血，時に小脳出血の際にみられる．

26

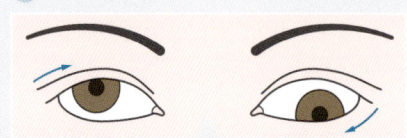

27

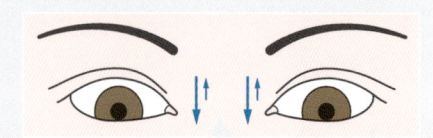

ベル現象

意識障害が比較的軽い場合には，眼瞼を挙上して角膜を刺激（28）し，その際，閉眼とともに眼球の上転（ベル現象）がみられるかどうかを検査する．

後交連付近の障害による核上性上方注視麻痺では，随意的にも，反射的にも上方への共同視が障害されるが，通常，ベル現象は保たれる．

核上性顔面神経麻痺，閉じ込め（locked-in）症候群では，上方注視は保たれるが，一般にベル現象は消失する．

意識障害患者で，角膜を刺激して閉眼とベル現象がみられれば中脳（動眼神経核）から橋下部（顔面神経核）へ至る橋被蓋路は侵されていないことを示す．

28

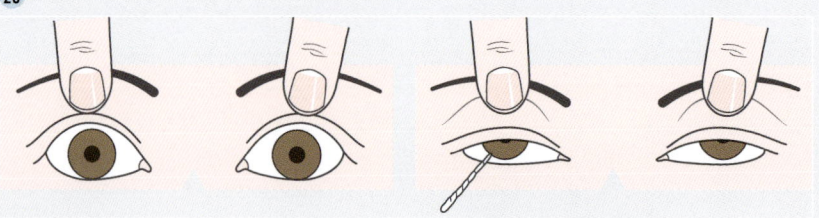

安静時　　　　　　　　ベル現象（角膜刺激時）

29 ベル現象と注視麻痺の局在診断（＋：正常　−：消失）

病巣＼現象	随意的共同視	自動的・反射的共同視	ベル現象
大脳皮質	−	＋	＋
後交連付近	−	−	＋
動眼神経核	−	−	−

（作田 学，他：Bell現象のメカニズムとその異常．神経内科 9：227-234, 1978 より）

頭位変換眼球反射・眼球前庭反射

意識障害患者の眼球運動障害は頭位変換眼球反射，眼球前庭反射の障害の有無により検査する．眼球運動障害がある場合は，病変が核上性か核下性かを推定できる．

頭位変換眼球反射
（oculocephalic reflex：OCR）
（人形の目現象）

頭部を受動的に左右に回転させたり，前・後屈させたりした際にみられる逆向きの眼球の反射運動（人形の目現象，30）で，この反射運動が障害されているかどうかによって，眼球運動障害の有無を判定する．

30 人形の目現象

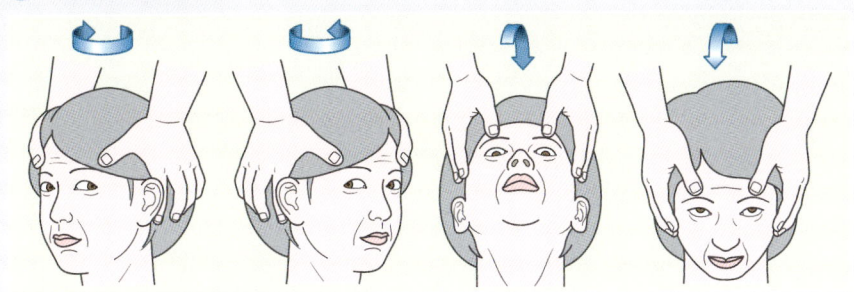

頭を前屈させた際に瞳孔が散大する場合は，脳ヘルニアを生じて呼吸麻痺などをきたす危険が大きいので，頭位変換眼球反射の検査は行わない．

眼球前庭反射
（oculovestibular reflex：OVR）
（カロリックテスト caloric test）

まず鼓膜が破れていないことを確認した後，臥位で頭部を水平より30°挙上し，外耳道に注射筒よりカテーテルを通じて，氷水または30℃の冷水を120 mLぐらいまで，眼振または共同偏位が出現するまでゆっくりと注入する（31 A）．

この検査により外側半規管が刺激され，健常者では急速相は刺激反対側へ，緩徐相は刺激側へ向かう水平性眼振が現れる．意識障害のある患者では，脳幹機能が正常であれば眼球は刺激側に偏位し，意識障害が軽ければ微細な眼振を伴い，意識障害が深くなると眼振を伴わなくなる．

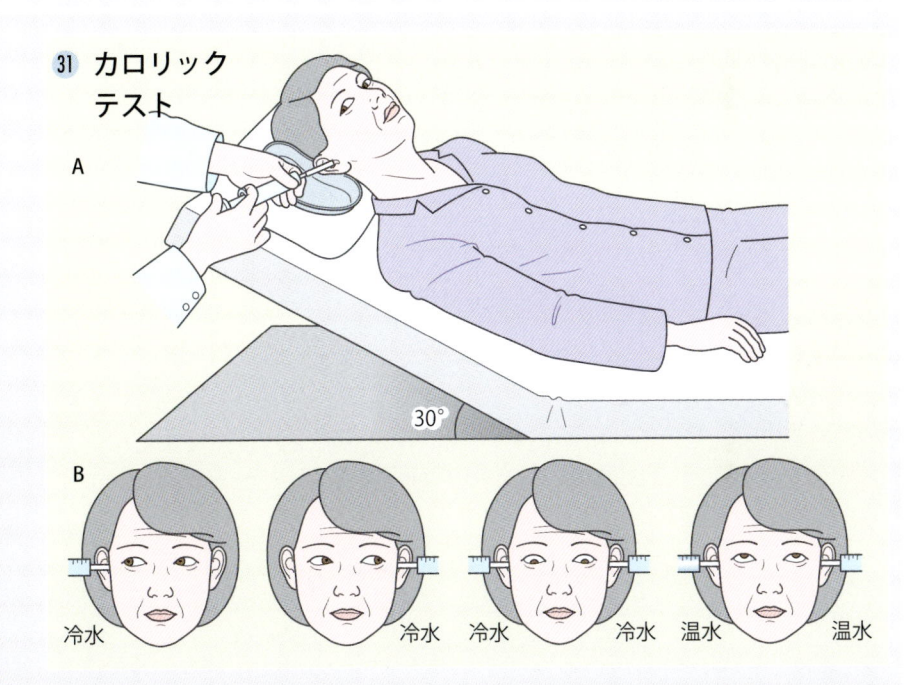

31 カロリックテスト

両側外耳道に同時に温水（44℃以下）を注入すれば上方への，冷水を注入すれば下方への偏位が誘発できる（31 B）．

MEMO 5　意識障害の深さと OCR，OVR (Nathanson et al, 1967)

意識が清明の場合，OCRは視線を1つの目標に固定させておき，首を左右に回旋，前後に屈伸して検査する．OVRは，温度眼振試験で眼振が誘発される．

OCR，OVRの現れ方は意識障害の程度により異なる．OCRは，軽い意識障害では頭の受動的回旋で容易に現れる．OVRは，軽い意識障害では冷水刺激で刺激側に偏位し微細な眼振を伴うが，意識障害が深くなると眼振を伴わなくなる．深昏睡では，すべての反射と同様OCR，OVRいずれも消失するが，この際，一般にOCRがOVRより先に消失する．

OCRとOVRとは診断上ほぼ同様の意義を有するが，まれに脳幹下部の病変で，OVRが失われてもOCRは保たれていることがある．

S：刺激する側，⇄：眼振

障害部位と頭位変換眼球反射・眼球前庭反射

■ 大脳半球病変(脳幹部損傷のない場合)

反射性眼球運動はすべて保持されている.

■ 前視蓋・中脳被蓋圧迫性障害

両側眼球は上転しない(32).

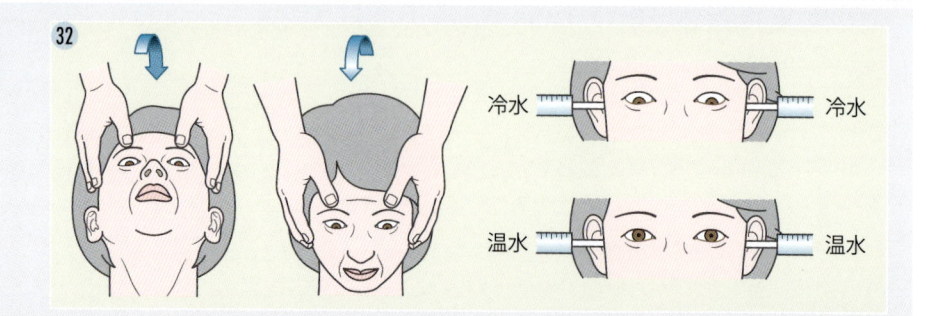

■ 中脳動眼神経核,核以下の末梢性障害(右)

右眼は内・上・下転しない(33).

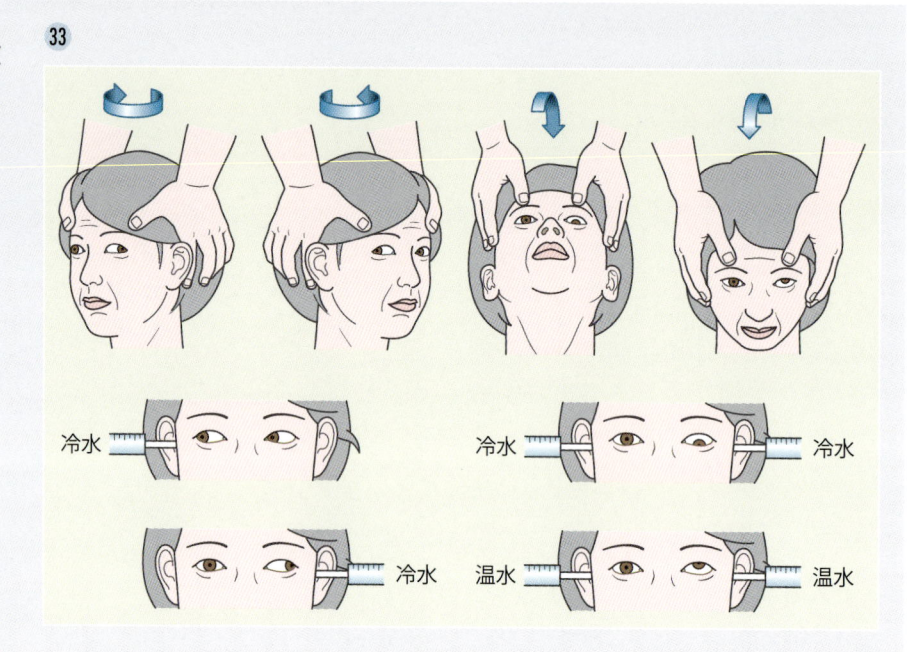

■ 中脳～橋内側縦束の障害(右)

右眼は内転せず,外・上・下転は保たれる(34).

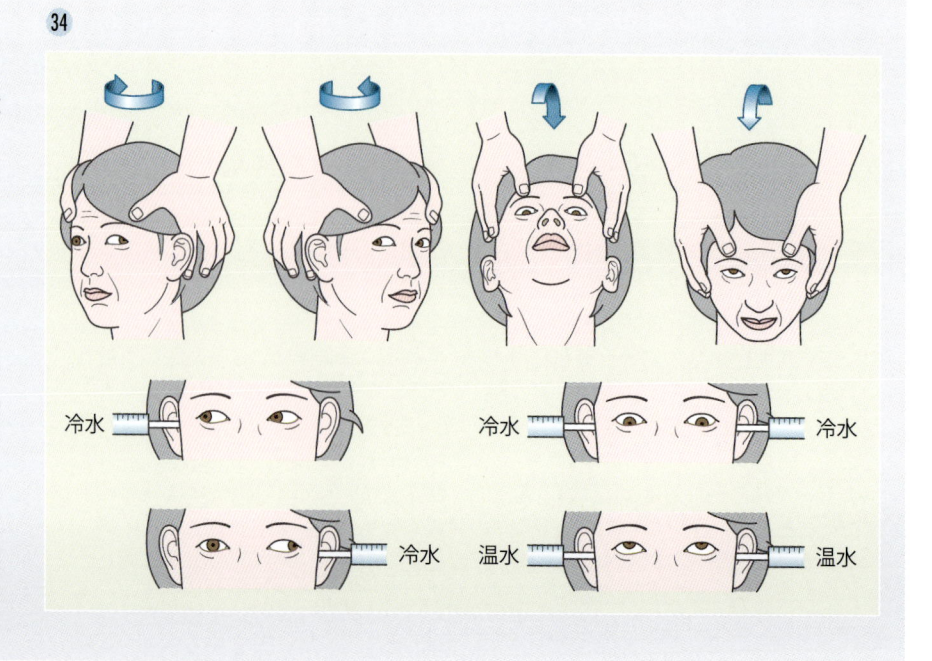

■ 橋下部外転神経核，核以下の末梢性障害（右）

右眼は外転しない．小脳出血の際，随意的には外転できないが，冷水刺激で外転する場合がある—偽性外転神経麻痺（pseudo-VIth nerve palsy）(35)．

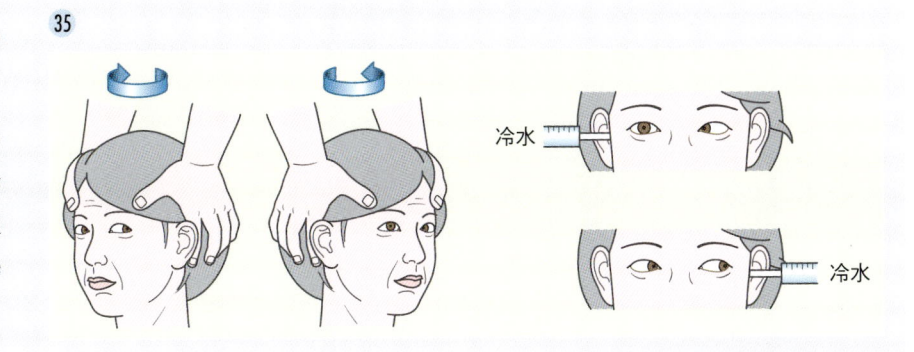

■ 下位脳幹の障害（前庭神経核両側性障害）

深昏睡：反射性眼球運動なし(36)．

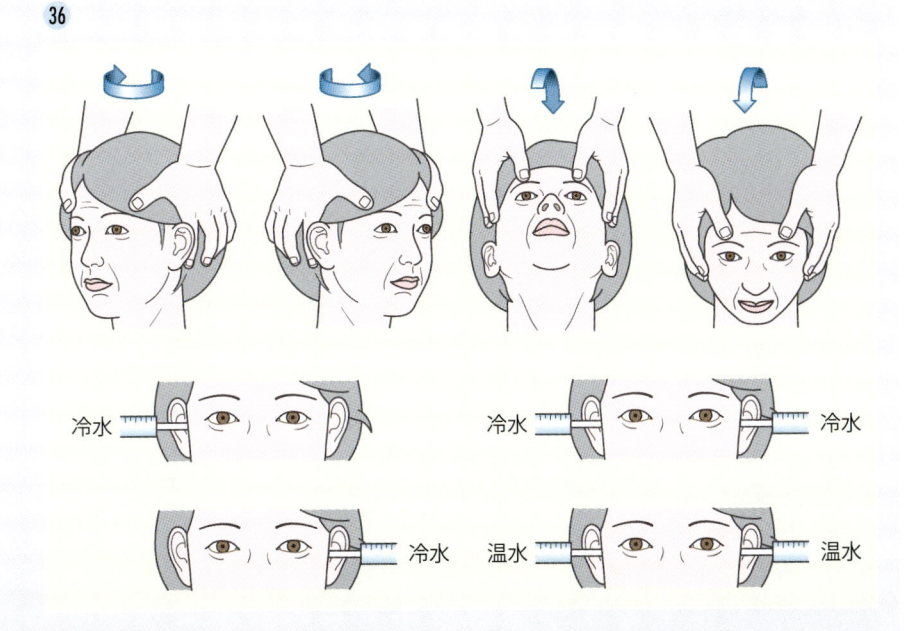

■ 大脳半球の障害による共同偏位

頭の回旋，冷水による刺激で正中位を越えて反対側に偏位する(37)．

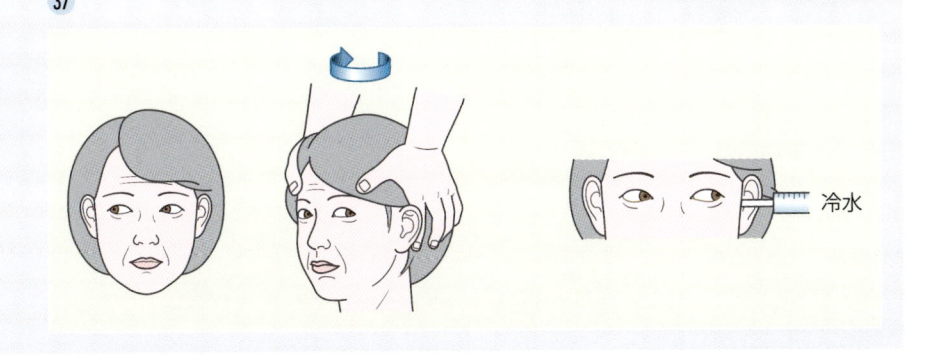

■ 橋の障害による共同偏位

頭の回旋，冷水による刺激に反応しない(38)．

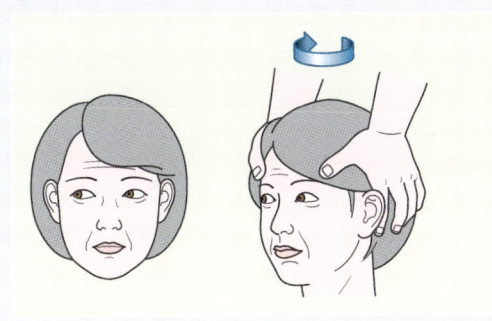

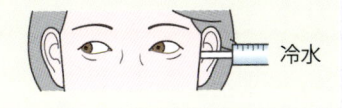

瞳孔

意識障害患者の瞳孔異常

　意識障害患者にみられる瞳孔異常は，意識障害の原因疾患と病巣部位の診断に役立つ．一般に代謝性疾患による意識障害では縮瞳傾向にあるが，対光反射は末期まで保たれている．したがって，対光反射の消失を認めた場合は，意識障害の原因が器質的疾患であることを念頭に置いて検索を進める (39)．

　脳血管障害の瞳孔異常と病巣部位診断については別に記す (63頁 9 参照)．

39 散瞳と対光反射の消失をきたす代謝性昏睡

両側散瞳	急性アルコール中毒 アトロピン・スコポラミン中毒 アンフェタミン中毒 重症バルビタール中毒 グルテチミド（ドリデン）中毒 重症低酸素血症（脳死）
両側縮瞳*	ヘロイン・モルヒネ中毒

*橋出血時にみられる針先瞳孔 (pinpoint pupils) に似ている．強い光を当てると対光反射がみられるという．

大きさ

瞳孔計による計測
　ハーブ (Haab) 氏瞳孔計を用いて瞳孔の大きさを測定する (40)．

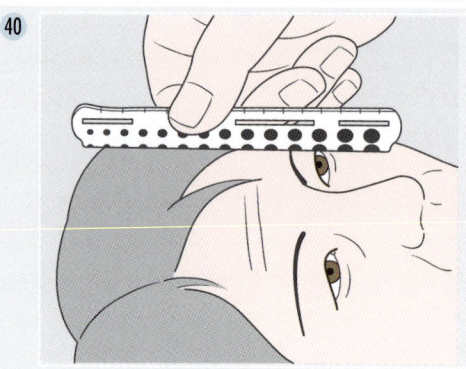

正常	2.5〜4 mm
縮瞳 (miosis)	2 mm 以下
散瞳 (mydriasis)	5 mm 以上
瞳孔不同 (anisocoria)	0.5 mm 以上の左右差

瞳孔不同

瞳孔不同（左右差）に加えて，著しい縮瞳，散瞳の有無に注意する (41)．時に瞳孔の大きさに動揺がみられる（瞳孔動揺 hippus）．

41

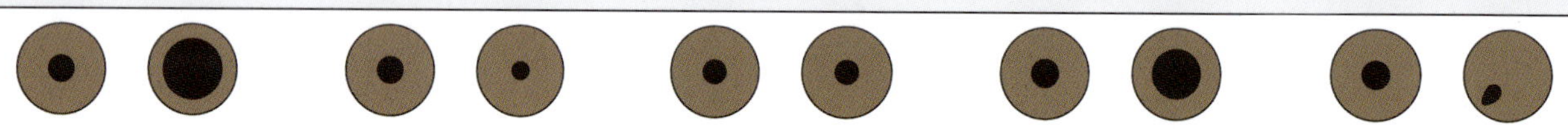

- 動眼神経麻痺（左）
  散瞳
  対光反射消失
  輻輳不全
- ホルネル症候群（左）
  縮瞳，眼裂狭小
  瞳孔不同
  （眼瞼下垂・下眼瞼軽度上昇）
  病巣側顔面の発汗障害
- アーガイル・ロバートソン瞳孔（両側）
  縮瞳，不正円形
  対光反射消失
  近見反射正常
- アディー症候群（左）
  散瞳
  強直性瞳孔
  （対光・近見反射の瞳孔収縮が非常に遅延）
- 瞳孔偏位 (corectopia)（左）
  卵円形瞳孔 (oval pupil)
  重症脳卒中で中脳の障害にみられる

対光反射

　一方の瞳孔に光を当てて，瞳孔が両側とも縮小するかどうか，すなわち光を入れた瞳孔が収縮する直接反射と，反対側も収縮する間接反射をみる (42)．このとき，十分明るい光を用いる．瞳孔が小さくて見づらい場合は拡大鏡を利用する．

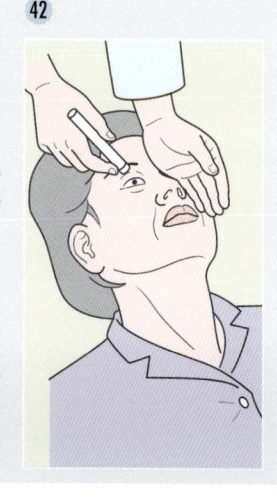

毛様体脊髄反射

　頸部の皮膚をつねり，疼痛刺激を与えると，瞳孔が散大する (43)．散瞳は刺激側に著明である．この反射は通常対光反射に並行するので，縮瞳して対光反射が見づらいときに有利である．求心路は頸部の脊髄神経や三叉神経，遠心路は頸部の交感神経であり，求心路と遠心路の接合部は脊髄内にあるので，脳幹機能の評価にはあまり役立たない．

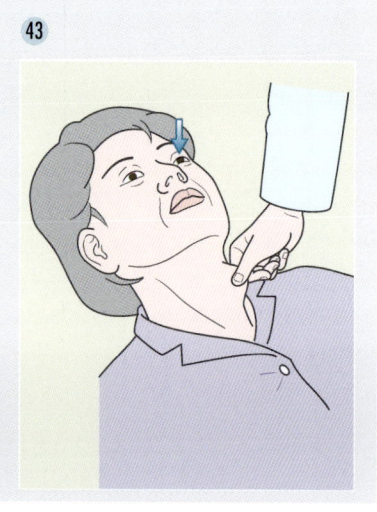

三叉神経

疼痛刺激

顔面を針でつついたり，つねったり，眼窩上縁内側を強く圧迫するなどして，同じ程度の疼痛刺激を左右の顔面に与え，顔のしかめ具合，手で払いのけようとする動作など反応に差があるかどうかをみる．

角膜反射

脱脂綿の先を細くしたもの（先端はやや湿らせておいたほうがよい）などで角膜に触れる（44）と両眼を迅速に閉じる．この際，眼球が上転するかどうか（ベル現象）も注意して観察する．刺激した角膜と同側の瞬目は直接反射，同時に起こる反対側の瞬目は共感性（間接）反射による．

角膜反射はいわゆる黒眼，結膜反射はいわゆる白眼（強膜）に対する刺激によって起こる瞬目反射である．結膜反射は正常人でも欠如することがあり，臨床的意義は少ない．

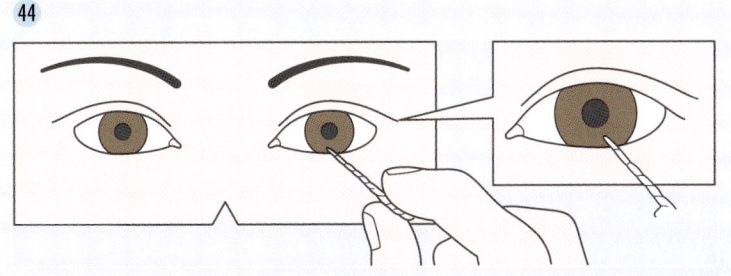

44

- 三叉神経障害では，障害側の刺激では両側とも閉眼しないが，健側の刺激では両側とも閉眼する．
- 顔面神経障害では，左右どちらの角膜を刺激しても障害側の閉眼が弱い．

〔注〕 角膜下顎反射は角膜を刺激した際，眼輪筋の収縮と同時に，下顎が反対側に偏位する現象をいうが，反射というよりも眼輪筋と外側翼突筋との異常な連合運動によると考えられている．重度昏睡の徴候であるとされ，橋中部三叉神経運動より上位の障害（核上性障害）の際みられる．

- 大脳半球の病変と角膜反射：大脳半球の病変で片側感覚消失がある場合，とくに視床出血などでは，感覚消失のある側の角膜反射が消失，減弱することがある（角膜反射に関する高位中枢の影響はまだ十分解明されていない）．
- 意識障害と角膜反射：意識障害があれば角膜反射は両側性に減弱し，強い刺激でないと反応しなくなり，進行すれば消失する．

MEMO 6 角膜反射の神経路

角膜反射の求心路は三叉神経第1枝で，角膜に始まり三叉神経主感覚核に至り，両側顔面神経運動核と連絡している．高位中枢の関与と橋の介在ニューロンについては諸説があり，必ずしも明らかではないが，MLF（内側縦束）を通っているともされている（Snell, 2006）．

遠心路は顔面神経で眼輪筋に達する．最近では温痛覚のみならず，触覚も角膜反射に関与しているともいわれている．

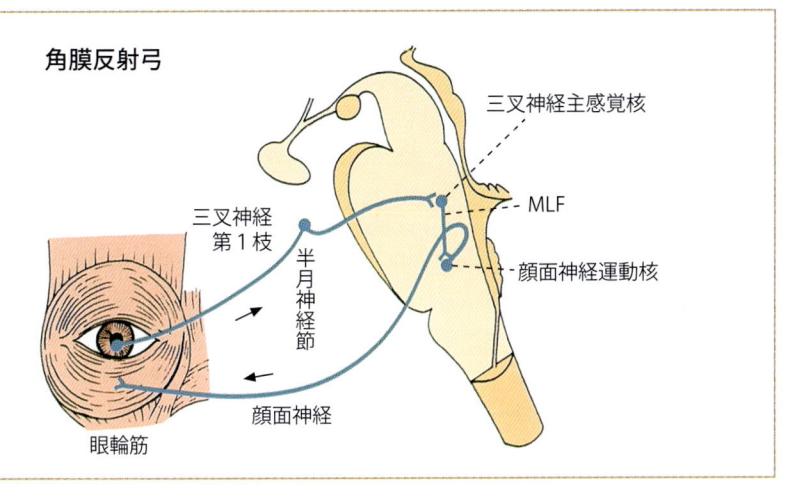

角膜反射弓

顔面神経（Ⅶ）

視診(45)

- 麻痺側の鼻唇溝は浅い（鼻唇溝の左右非対称性）．
- 麻痺側の頬は呼気とともに膨らむことが多い．
- 末梢性顔面神経麻痺があると，麻痺側の眼裂が健側に比べて大きくみえたり，左右の瞬目にずれがみられることもある(asynchronous blinking)．

45 顔面神経麻痺（左）

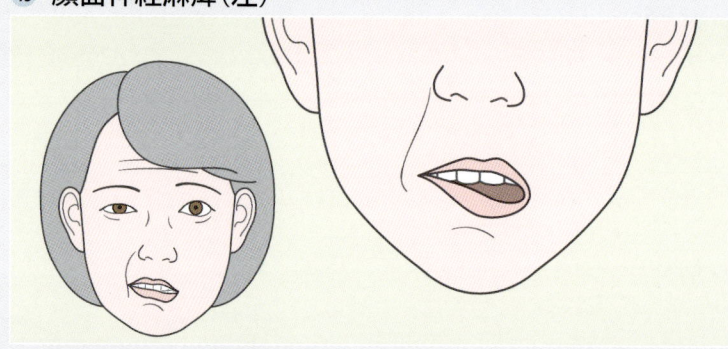

眼窩上縁圧迫試験(46)

眼窩上縁内側を指で強く圧迫して顔面のしかめ具合をみる．麻痺側（左）の顔面には反応がない．

46 眼窩上縁圧迫試験

まぶた持ち上げ試験(47)
(lid lifting test, eye-lid releasing test)

両側眼瞼を指で持ち上げて開眼させ，指を離したときに閉眼する様子をみる．顔面神経麻痺があれば，麻痺側（左）の閉眼が遅れる．

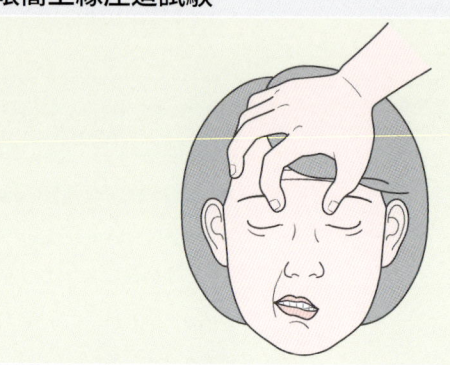

47 まぶた持ち上げ試験

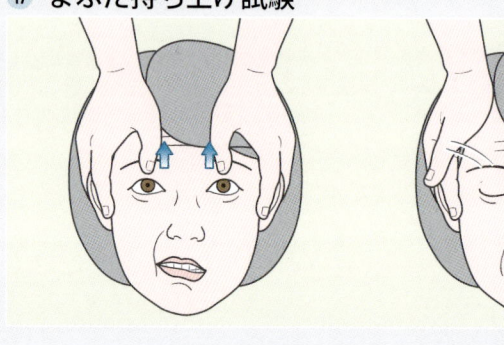

聴神経（Ⅷ）

手ばたき，その他大きな音に対するまばたき（瞬目）の有無で，聴覚の障害を推定できることがある(48)．

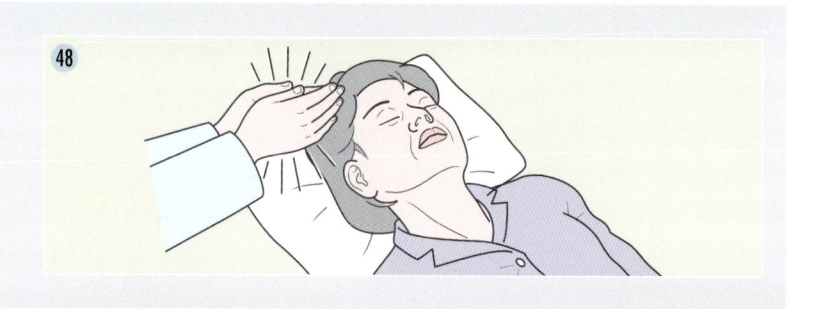

48

舌咽，迷走神経（IX，X）

咽頭反射（49）

咽頭後壁を触れにくい場合は舌圧子で舌を抑え，綿棒を用い，反射の有無，左右差をみる．

嚥下運動（50）

口の中に水をたらし，嚥下運動が起こるかどうかをみる．

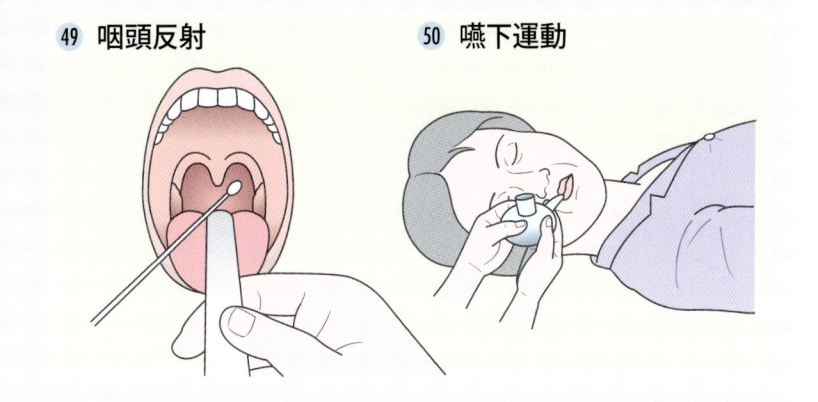

49 咽頭反射　　50 嚥下運動

副神経（XI）

顔面に痛覚刺激を与えた際，顔を反対側にそむけたり（51），首を枕から持ち上げるなど頭部の逃避運動より，麻痺側を判定できることがある．

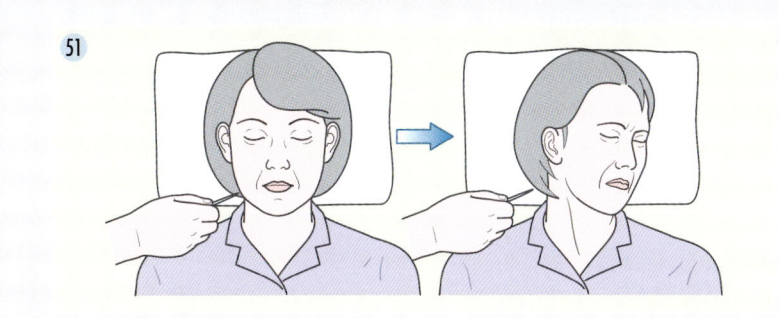

51

舌下神経（XII）

口唇の左右を舌圧子でこすったり（52），左右の口角に水をたらすなどして，舌を出しなめる運動が誘発できれば，麻痺の有無を推定できることがある．

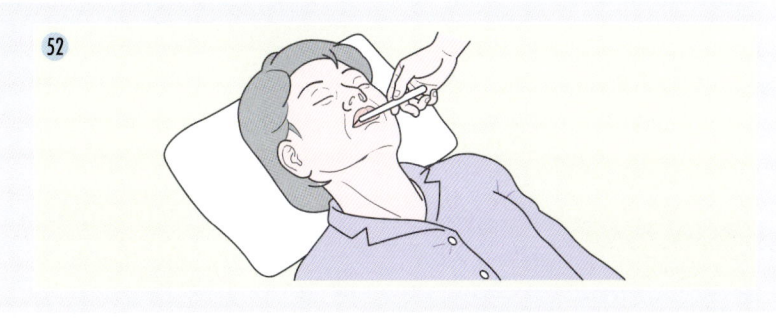

52

運動系の診かた

肢位・姿勢

患者が横たわっている際の頭・四肢の位置，自発運動の有無，疼痛刺激によって誘発される肢位・姿勢，運動反応などを注意して観察する．

片麻痺の肢位

通常，麻痺側上肢は回内位をとりやすく，下肢は外転・外旋位をとる．この際，顔が麻痺側の反対を向いていれば大脳半球の病変（53左）．麻痺側を向いていれば橋の病変が疑われる（53右）．

53

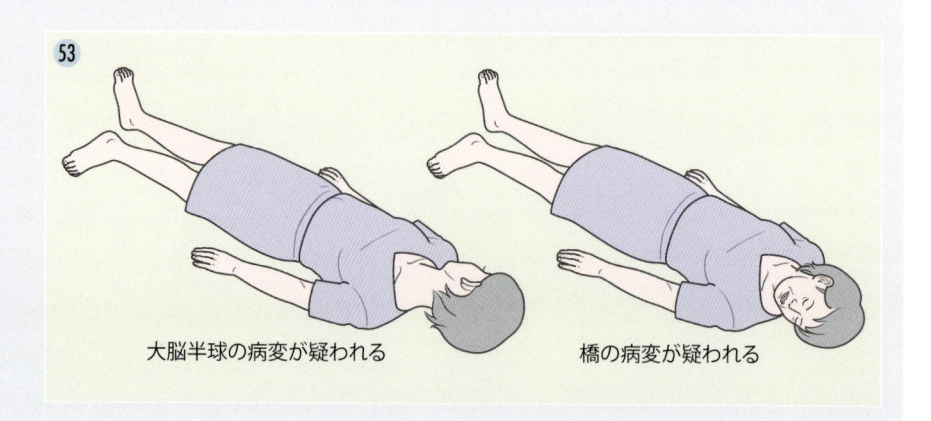

大脳半球の病変が疑われる　　橋の病変が疑われる

除皮質硬直
（decorticate rigidity）

典型的な場合は，上肢は内転して，肘関節・手関節・指はいずれも屈曲し，下肢は伸展・回内位をとり，足は底屈する（54）．内包・大脳基底核・視床など比較的高位の大脳半球の広範な障害でみられる．予後は必ずしも不良ではない．

54

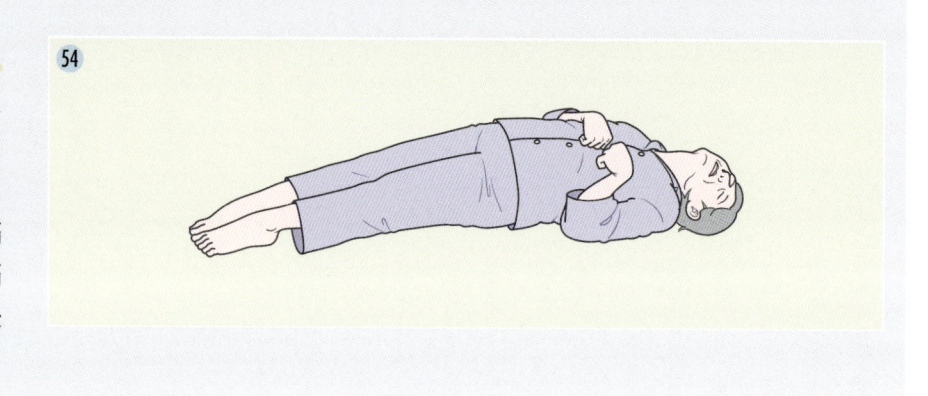

除脳硬直
（decerebrate rigidity）

定型的な例では，歯をくいしばり，上下肢ともに伸展・回内位をとり，足は底屈し，体幹は過伸展位をとる（55）．一般に，除脳硬直は直接的，間接的な中脳から橋に至る間の重篤な病変により脳幹と上部の脳との連絡が断たれたときにみられる．脳ヘルニアによる場合は除脳反応が一側のみに現れ，対側の上肢は疼痛刺激を避けるような運動をしたり，屈曲位をとったりすることがある．この場合，除脳反応は通常，大脳半球病巣の反対側にみられる．
　臨床的に除脳硬直は，①大脳半球，間脳の大きい両側性の病変，②脳ヘルニアの進行過程，③中脳あるいは橋上部を圧迫障害する後頭蓋窩の破壊性・占拠性病変，④重篤な代謝性障害（肝性昏睡，低血糖，無酸素症，薬物中毒など）でみられ，予後の悪いことを示す．

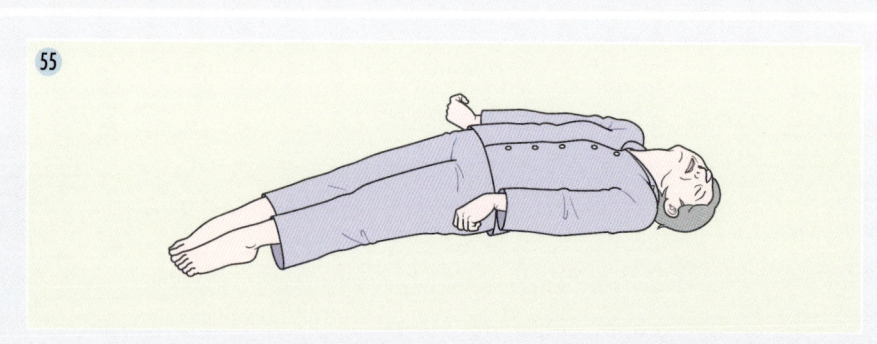

55

除皮質硬直，除脳硬直はいずれも自発性にみられることもあるが，疼痛刺激や気管内吸引などの刺激で誘発されることが多い．また，けいれんの形で現れることもある（decerebrate seizure）．

運動麻痺

上肢の麻痺

腕落下試験(arm-dropping test)

患者の両側の上肢を垂直に持ち上げて急に離すと，麻痺側上肢は抵抗なく急速に落下するが，健側では筋に緊張があり，顔面などを避けてゆっくり落下する(56)．

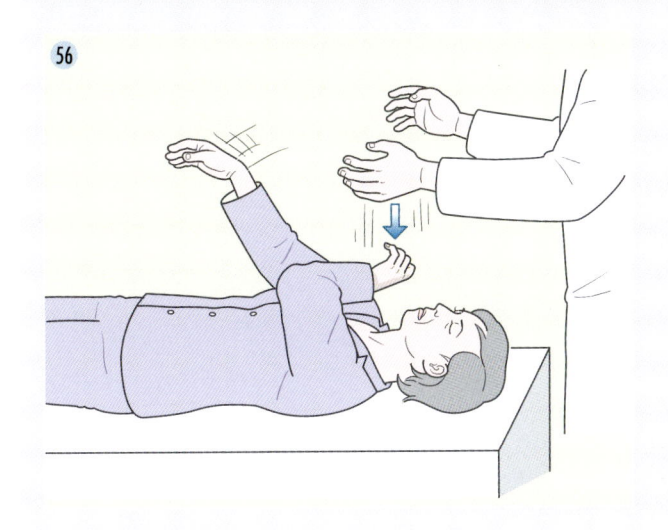

手首落下試験(wrist-dropping test)

患者の両側手首の近位部をつかみ，上肢を持ち上げ垂直に保持すると，麻痺側上肢の手首は直角に下垂する(57)．

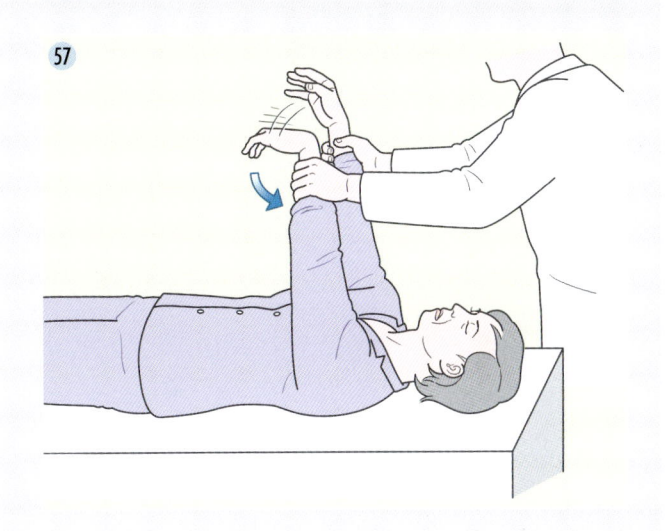

下肢の麻痺

下腿落下試験(leg-dropping test)

患者の両膝の下に検者の腕を入れて支え，下肢を屈曲した位置をとらせ，一側ずつ下腿を持ち上げて離し，下腿を落下させる．麻痺側の下肢は急速に落ちる(58)．

膝落下試験(knee-dropping test)

仰臥位で膝関節を約45°程度に曲げ，膝を立たせておき，急に支えていた手を離す．麻痺側の下肢は外側に倒れるか，あるいは膝が落下し，下肢は伸展しつつ外旋・外転位をとる(59)．

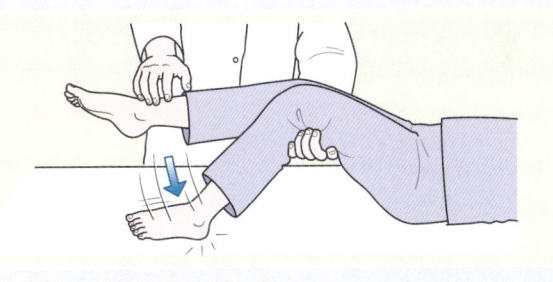

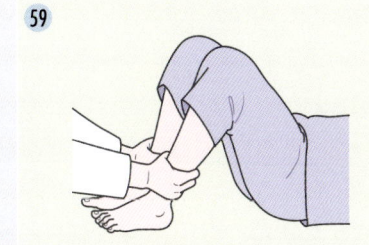

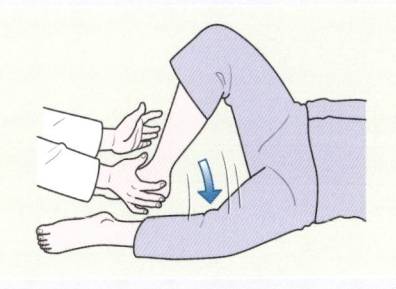

異常運動

けいれんは動脈瘤破裂によるくも膜下出血，脳塞栓，脳出血，硬膜下血腫に伴うことがある．

反射・感覚系・髄膜刺激徴候の診かた

反射の診かた

　通常と同じ要領で，すべての重要な腱反射，表在反射，病的反射を検査する．

　脳の局所病変を伴わない昏睡状態では，一般に腱反射，表在反射はいずれも消失する．

　脳卒中発作病初期に腱反射は，正常か減弱ないし消失していることが多いが，病的反射はしばしば認められる．経過とともに腱反射は亢進し，表在反射は消失し，病的反射はより確実に出現するようになる．

　両側性にバビンスキー反射を認めるようになれば，脳ヘルニアの進展が示唆される．表在反射は，一側で消失している場合に意義があり，錐体路障害の重要な徴候である．

感覚系の診かた

　左右半身の皮膚を針で突いたり，つねったりして疼痛刺激を加え，顔のしかめ具合，四肢の動きの左右差を注意して観察する．運動麻痺がある場合は麻痺肢の動きが悪いので，顔をしかめる具合をみることが重要である．

髄膜刺激徴候の診かた

■ 項部硬直（nuchal rigidity, nuchal stiffness）

　仰臥位で枕をはずし，患者の頭を持って首を前屈させる（60）．正常では，抵抗なく下顎が胸に触れるまで屈曲できるが，項部硬直があると抵抗や疼痛を認める．頭部を左右に回転させる際には抵抗はない．項部硬直はくも膜下出血，頭蓋内出血の脳室穿破，髄膜炎などの場合にみられるが，深昏睡では消失する．

〔注1〕意識障害患者では，不用意に首を前屈させると急激に呼吸停止を起こすことがあるので，慎重に検査する．首を前屈させたとき，瞳孔が開く場合には脳ヘルニアを起こしていると考えられる．
〔注2〕パーキンソン病などで頸部の筋肉に強剛がある場合は，頸部を左右に回転した際にも抵抗がある．

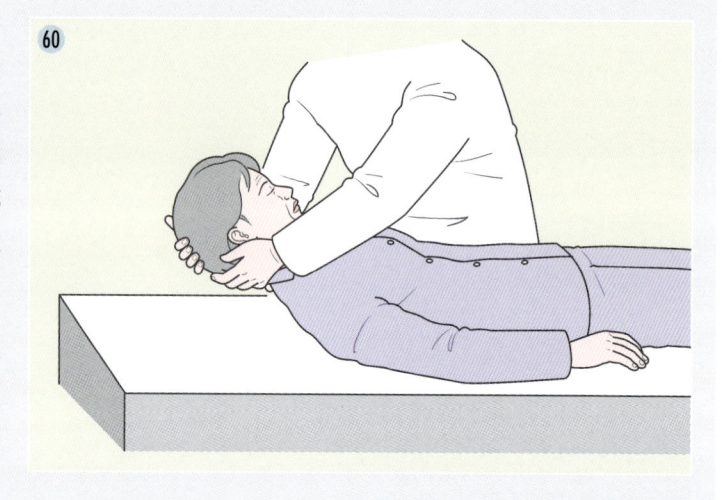

■ ケルニッヒ徴候（Kernig sign）

　髄膜刺激のある場合，仰臥位にある患者の下肢を伸ばしたまま持ち上げて股関節を屈曲させる（61）と，膝が不随意に屈曲し，伸展させることができない．あるいは，仰臥位にある患者で，膝を屈曲させたまま大腿を股関節で直角に曲げ，下肢を膝関節で伸展させると，十分伸展できず膝屈曲筋のスパズムによる疼痛，抵抗を認める．一般に膝を135°以上伸展できない場合，ケルニッヒ徴候陽性とされている．

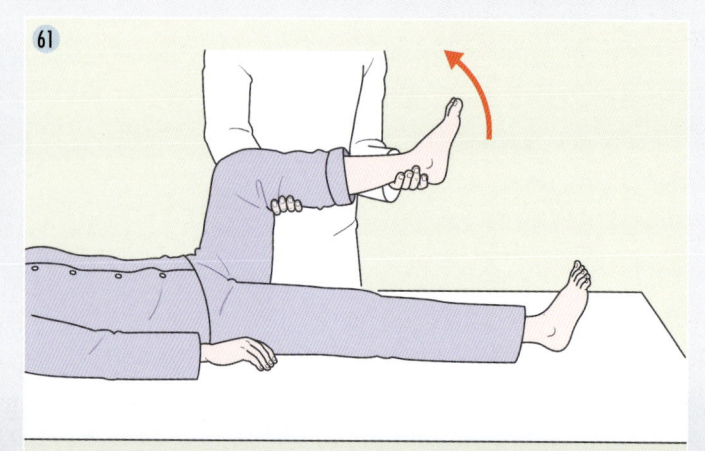

4 脳卒中スケール

　脳卒中患者の転帰や治療効果を客観的に評価するためには，患者の症候，重症度，ADL（日常生活動作）などを判定するための物差しが必要となる．この目的で使用されているものが脳卒中スケールである．

NIH Stroke Scale（NIHSS）

　このスケールは，もともとある脳梗塞急性期治療薬のパイロットスタディのために開発されたものである．意識，注視，視野，顔面麻痺，上肢および下肢の運動，運動失調，感覚，言語，構音障害，無視の計11項目からなり（62）．スコアの分布は0〜42点となる．

　現在，脳卒中急性期の患者の評価のために国際的に最もよく使われているスケールであり，t-PA静注療法の適応を決めるうえでも必須のものであるので，脳卒中診療に携わる者はこのスケールの取り方には十分習熟しておくべきである．NIHSS評価時の一般的注意事項，各項目での注意事項を63に示す．また，上肢，下肢の運動の評価は通常の診療で行われている方法とはやや異なるので，64に評価法とその注意事項をまとめた．

　NIHSSは慣れれば評価は比較的簡便であり，また信頼性，再現性，妥当性に優れているが，他の多くのスケールと同様に評価の尺度が順序尺度であり，厳密な意味での定量的なスケールではない点が欠点である．

62　National Institutes of Health stroke scale（NIHSS）

1a. 意識水準	気管内挿管，言語的障壁あるいは口腔の外傷などによって評価が妨げられたとしても，患者の反応をどれか1つに評価選択すること．痛み刺激を加えられた際に患者が反射的姿勢以外には全く運動を呈さない場合のみ3点とする． 0：完全に覚醒している，的確に反応する　1：覚醒していないが簡単な刺激で覚醒し，命令に従ったり，答えたり，反応することができる　2：覚醒していなくて，注意を向けさせるには繰り返し刺激する必要があるか，あるいは意識が混濁していて（常同的ではない）運動を生じさせるには強い刺激や痛み刺激が必要である　3：反射的運動や自律的反応だけしかみられないか，完全に無反応，弛緩状態，無反応状態である
1b. 意識障害-質問	今月の月名および年齢を尋ねる．返答は正確でなければならず，近似した答えには点を与えない．失語症または昏迷の患者には2点を与える．気管内挿管，口腔外傷，強度の構音障害，言語的障害あるいは失語症によらない何らかの問題のために患者が話すことができない場合には1点とする．最初の応答のみを評価することが重要であり，検者は言語的あるいは非言語的な手がかりで患者を助けてはならない． 0：両方の質問に正解　1：一方の質問に正解　2：両方とも不正解
1c. 意識障害-従命	「目の開閉」を命じ，続いて「手を握る・開く」を命じる．もし手が使えないときは他の1段階命令に置き換えてもよい．実行しようとする明らかな企図がみられるが，筋力低下のために完遂できないときは点を与える．もし患者が命令に反応しないときはパントマイムで示してみせる．外傷，切断または他の身体的障害のある患者には適当な1段階命令に置き換える．最初の企図のみを評価すること． 0：両方とも遂行可能　1：一方だけ遂行可能　2：両方とも遂行不可
2. 最良の注視	水平眼球運動のみ評価する．随意的あるいは反射的（oculocephalic）眼球運動を評価するがカロリックテストは行わない．共同偏視を有しているが，随意的あるいは反射的にこれを克服できるときは1点とする．単一の末梢性脳神経（Ⅲ，Ⅳ，Ⅵ）麻痺があるときは1点とする．注視はすべての失語症患者で評価可能なはずである．眼外傷，眼帯，病前からの盲，あるいは他の視野視力障害を有する患者は反射的運動あるいは適切な方法で評価する．視線を合わせ，患者の周りを横に動くことで注視麻痺の存在を検知できることがよくある． 0：正常　1：部分的注視麻痺．注視が一側あるいは両側の眼球で異常であるが，固定した偏視や完全注視麻痺ではないとき　2：「人形の目」手技で克服できない固定した偏視あるいは完全注視麻痺
3. 視野	視野（上下1/4）を対座法で動かしている指あるいはthreatで検査する．患者を励ましてもよいが，動いている指のほうを適切に向くのなら正常とする．一側眼の盲や単眼の場合は健常側の視野を評価する．1/4盲を含む明らかな左右差が認められたときのみ1点とする．もし全盲であればどのような理由であっても3点とする．この時点で両側同時刺激を行い消去現象があれば1点とし，その結果は項目11の評点に用いる． 0：視野欠損なし　1：部分的半盲　2：完全半盲　3：両側性半盲（皮質盲を含む全盲）
4. 顔面麻痺	歯を見せるか笑ってみせる，あるいは目を閉じるように命じるかパントマイムで示す．反応の悪い患者や理解力のない患者では痛み刺激に対する渋面の左右差でみる．顔面外傷，気管内挿管，包帯，あるいは他の身体的障壁のため顔面が隠れているときは，できるだけこれらを取り去って検査する． 0：正常な対称的な動き　1：軽度の麻痺（鼻唇溝の平坦化，笑顔の不対称）　2：部分的麻痺（顔面下半分の完全あるいはほぼ完全な麻痺）　3：完全麻痺（顔面半分および下半の動きがまったくない）
5. 上肢の運動	上肢は90°（座位のとき）または45°（仰臥位のとき）に置く．失語症患者には声やパントマイムで示すが，痛み刺激は用いない．最初は非麻痺側から評価する．切断肢や肩の癒合のときのみ9点とし，検者は9点とつけた理由を明記しておく． 0：下垂なし．90（または45）度を10秒間保持できる　1：下垂する．90（または45）度を保持できるが，10秒以内に下垂してくる．しかしベッドを打つようには落ちない　2：重力に抗しての動きがみられるが，90（または45）度の挙上または保持ができない　3：重力に抗しての動きがみられない．ベッド上に落ちる　4：全く動きがみられない　9：切断，関節癒合

（つづく）

62 つづき

6. 下肢の運動	下肢は30°（必ず仰臥位）に置く．失語症患者には声やパントマイムで示すが，痛み刺激は用いない．最初は非麻痺側から検査する．切断肢や股関節の癒合のときのみ9点とし，検者は9点とつけた理由を明記しておく．	
	0：下垂なし．30度を5秒間保持できる　1：下垂する．30度を保持できるが，5秒以内に下垂してくる．しかしベッドを打つように落ちることはない　2：重力に抗して動きがみられる．下肢は落下するが，重力に抗する動きが認められる　3：重力に抗しての動きがみられない．即座にベッド上に落ちる　4：全く動きがみられない　9：切断，関節癒合	
7. 運動失調	この項目は一側性の小脳損傷に関する症候を評価するものである．検査は開眼で行う．視野障害がある場合は健常側で検査を行う．指-鼻-指試験と踵-脛試験は両側で行い，運動失調は，筋力低下の存在を割り引いても存在するときのみありとする．理解力のない患者，片麻痺の患者は0点，切断肢や関節癒合が存在する場合，9とする．検者は9点とした理由を明記する．全盲の場合は伸展位から鼻に触れることで評価する．	
	0：なし　1：1肢に存在　2：2肢に存在　9：切断，関節癒合	
8. 感覚	知覚または検査時のpinprickに対する渋面，あるいは意識障害や失語症患者での痛み刺激からの逃避反応により検査する．脳血管障害に帰せられる感覚障害のみを異常と評価し，半側感覚障害を正確に調べるのに必要なできるだけ多くの身体部位（手ではなく前腕，下肢，体幹，顔面）を検査すること．重篤あるいは完全な感覚障害が明白に示されたときのみに2点を与える．従って昏迷あるいは失語症患者は恐らく1または0点となる．脳幹部血管障害で両側の感覚障害があるときは2点とする．無反応あるいは四肢麻痺の患者は2点とする．昏睡患者（項目1a＝3）は2点とする．	
	0：正常，感覚障害なし　1：軽度から中等度の感覚障害．pinprickをあまり鋭くなく感じるか障害側で鈍く感じる．あるいはpinprickに対する表在感覚は障害されているが触られているということはわかる場合　2：重度の完全感覚脱失．触られていることもわからない．	
9. 最良の言語	これより前の項目の評価を行っている間に言語理解に関する多くの情報が得られている．絵カードのなかで起こっていることを尋ね，呼称カードのなかの物の名前を言わせ，文章カードを読ませる．言語理解はここでの反応および前の神経学的検査の命令に対する反応から判断する．もし視覚障害によってこの検査ができないときは，手の中に置かれた物品の同定，復唱，発話を命ずる．挿管されている患者は書字するようにする．昏睡患者（項目1a＝3）は3点とする．昏迷や非協力的患者でも評点をつけなければならないが，患者が完全に無言か，1段階命令にまったく応じない場合にのみ3点を与えることにする．	
	1：軽度から中等度の失語．明らかな流暢性・理解力の障害があるが，表出された思考，表出の形に重大な制限を受けていない．しかし，発話や理解の障害のために与えられた材料に関する会話が困難か不可能である．例えば，患者の反応から検者は答えを同定することができる　2：重度の失語．コミュニケーションは全て断片的な表出からなっていて，聞き手に多くの決めつけ，聞きなおし，推測がいる．交換される情報の範囲は限定的で，聞き手はコミュニケーションの困難性を感じる．検者は患者の反応から答えを同定することができない　3：無言，全失語．有効な発話や聴覚理解は全く認められない．	
10. 構音障害	もし患者が失語症でなかったら，前出のカードの音読や単語の復唱をさせることから適切な発話の例を得なければならない．もし患者が失語症なら，自発話の構音の明瞭さを評価する．挿管，発話を妨げる他の身体的障壁があるときのみ9点とし，検者は9点とつけた理由を明確に記録しておく．患者にこの項目の評価の理由を告げてはならない．	
	0：正常　1：軽度から中等度．少なくともいくつかの単語で構音が異常で，悪くとも何らかの困難を伴うものの理解しうる　2：重度．構音異常が強いため，検者が理解不能である　9：挿管または身体的障壁	
11. 消去現象と注意障害（無視）	これより前の項目を行っている間に無視を評価するための十分な情報を得られている．もし2点同時刺激を行うことを妨げるような重篤な視覚異常がある場合，体性感覚による2点同時刺激で正常なら評価は正常とする．失語があっても両側に注意を向けているようにみえるとき，評価は正常とする．視空間無視や病態失認の存在は無視の証拠としてよい．無視は存在したときのみありと評価されるので，この項目は検査不能のはずはありえない．	
	0：異常なし　1：視覚，触覚，聴覚，視空間，あるいは自己身体に対する不注意，あるいは1つの感覚様式で2点同時刺激に対する消去現象　2：重度の半側不注意あるいは2つ以上の感覚様式に対する半側不注意．一方の手を認識しない，または空間の一側にしか注意を向けない	

63 NIHSS評価時の注意事項

| A・一般的注意事項 | ・リストの順に施行すること．
・逆に行ったり評点を変更してはならない（間違った答えを修正しても最初に言った答えについて評点する）．
・評点は患者がなしえたことを反映するのであって，患者ができるだろうと医師が推測したことではない．
・検査を施行している間に記録すること（記入シートなどを利用）．
・とくに指示されている部分以外では，患者を誘導してはならない（すなわち，何度も命令を繰り返すと患者は特別に努力してしまう）． | B・各項目での注意事項 | ①意識障害：失語症の患者に対して，1b：意識障害（質問）では，2点を与えることになっている．1c：意識障害（従命）では，パントマイムで示してもよいことになっている．それでもできなければ，2点を与える．
③視野：部分的半盲は1点とする．1/4盲，または同時刺激して片方を無視することがあれば1点を入れるという解説がされている．
④顔面麻痺：普通脳卒中の場合には顔面の半分だけであるが，この場合，末梢性の顔面麻痺が3点と一番高くなっている．顔面麻痺が検者間で一番一致率が悪いと報告されている．
⑤⑥上下肢の運動：失語症の患者でも評点する．9点は合計点には加えない．
⑧感覚：全く正常であれば0点で，全くわからないのは2点であり，その中間はすべて1点となる．
⑨最良の言語：失語がなければ0点，軽度から中等度の失語は1点，重度の失語は2点，全くの失語や昏迷は3点となる．
⑩構音障害：挿管をしている場合は9点となるが，合計点には加えない．
⑪無視：失語があっても，両側に注意を向けているようにみえれば0点を与える．視野刺激で問題があったときには1点を与える． |

〔http://melt.umin.ac.jp/nihss/nihssj-set.pdf および http://melt.umin.ac.jp/nihss/nihssj-caut.htm（2015年2月閲覧）より改変〕

64 上肢，下肢の運動評価時の注意事項

1. 上肢，下肢ともに必ず非麻痺側から片側ずつ評価する．左右同時に評価してはならない
2. 上肢は手掌を上向きにして挙上する
3. 評価中は上肢では10秒，下肢では5秒，声と指の両方でカウントしながら行うこと
4. 開始時の上肢，下肢の一過性の揺れは陽性にとらない
5. 上肢では肩関節，下肢では股関節に何らかの動きがみられれば，評点は3とする（4との違い）
6. 昏睡患者（1aで評点3）の患者の評点は4

modified Rankin Scale（mRS）

　このスケールは，Rankinらが脳卒中患者の機能回復の程度を評価するために開発したもので，NIHSSなどの神経症候や重症度を評価するスケールとは異なる．ランキンスケール（Rankin scale）は当初は5段階であったが，その後6段階に修正された

mRSが現在もっともよく使用されている．65に，わが国で行われたmRSの信頼性に関する研究でのスコアの判定基準を示す．

65 mRSの判定基準

	modified Rankin Scale	参考にすべき点
0	まったく症状がない	自覚症状および他覚所見がともにない状態である．
1	症状はあっても明らかな障害はない；日常の務めや活動は行える．	自覚症状または他覚所見はあるが，脳梗塞以前から行っていた仕事や活動に制限はない状態である．
2	軽度の障害；脳梗塞以前の活動がすべて行えるわけではないが，自分の身の回りのことは介助なしに行える．	脳梗塞以前から行っていた仕事や活動に制限はあるが，日常生活は自立している状態である．
3	中等度の障害；何らかの介助を必要とするが，歩行は介助なしに行える．	買い物や公共交通機関を利用した外出などには介助を必要とするが，歩行，食事，身だしなみの維持，トイレなどには介助を必要としない状態である．
4	中等度から重度の障害；歩行や身体的要求には介助が必要である．	歩行，食事，身だしなみの維持，トイレなどには介助を必要とするが，持続的な介助を必要としない状態である．
5	重度の障害；寝たきり，失禁状態，常に介護と見守りを必要とする．	常に誰かの介助を必要とする状態である．

〔注〕1）介助とは，手助け，言葉による指示および見守りのことを意味する．
2）歩行は主に平地での歩行について判定する．なお，歩行のための補助具（杖，歩行器）の使用は介助には含めない．
3）脳梗塞発症以前からある日常生活を制限するような障害は除いて判定する．

MEMO 7　FAST

　脳卒中かどうかを専門家でなくても簡単にチェックできる方法としてFASTが知られている．FはFace（顔面）で顔面神経麻痺の有無，AはArm（腕）で上肢麻痺の有無（バレー徴候），SはSpeech（言語）で言語障害の有無をチェックするもので，1つでも陽性であれば脳卒中の可能性がある（感度59％）．T（Time）は時間で，陽性であれば治療開始までの時間が大切であるので，米国ではすぐに救急車を呼んで専門施設を受診しようというキャンペーンに使われている．患者の周囲の人間が脳卒中かどうかをチェックする方法，救急隊が現場で脳卒中をチェックする方法として推奨される．ただし，局在徴候が出ることが原則であるので，脳梗塞，脳出血における診断的意義は大きいが，くも膜下出血では陰性となることが多いので注意が必要である．

まわりの人がやってみること（以下の3つのうち1つでも該当すれば脳卒中発症の疑いがあります）

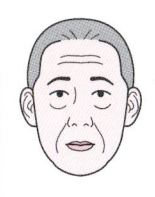

- ◆歯を見せるように笑ってもらう → ◆顔がゆがんでしまう　**Face**
- ◆両腕を挙げて目を閉じてもらう → ◆片腕が挙がらない，または片腕が下がってくる　**Arm**
- ◆ロレツが回らない，言葉が出ない，意味不明なことを言う　**Speech**

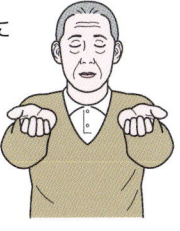

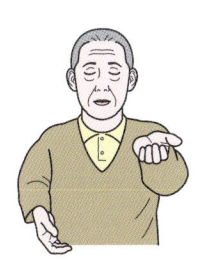

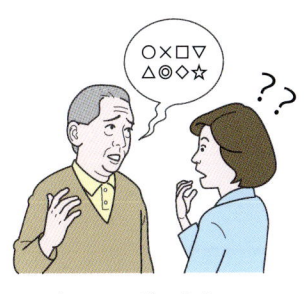

3 脳卒中の主要症候

1 視野障害
2 注視麻痺・共同偏位
3 瞳孔異常
4 運動障害
5 感覚障害
6 言語障害
7 失行・失認
8 嚥下障害
9 めまい
10 頭痛
11 意識障害・脳死

1 視野障害

脳卒中による視覚異常

視覚の神経路は網膜から後頭極まで頭蓋を前後に縦断している（❶）ので，視野の異常は脳の前後方向での病巣部位診断の有力な手がかりとなる（❷）．視野異常のベッドサイドでの診察は，意識障害のある患者では半盲の有無を知る程度にとどまるが，回復した患者では対座法でかなり正確に視野の計測ができる．

❶ 視覚路の病巣部位と灌流血管（図中の番号は❷と対応している）

上からみた図

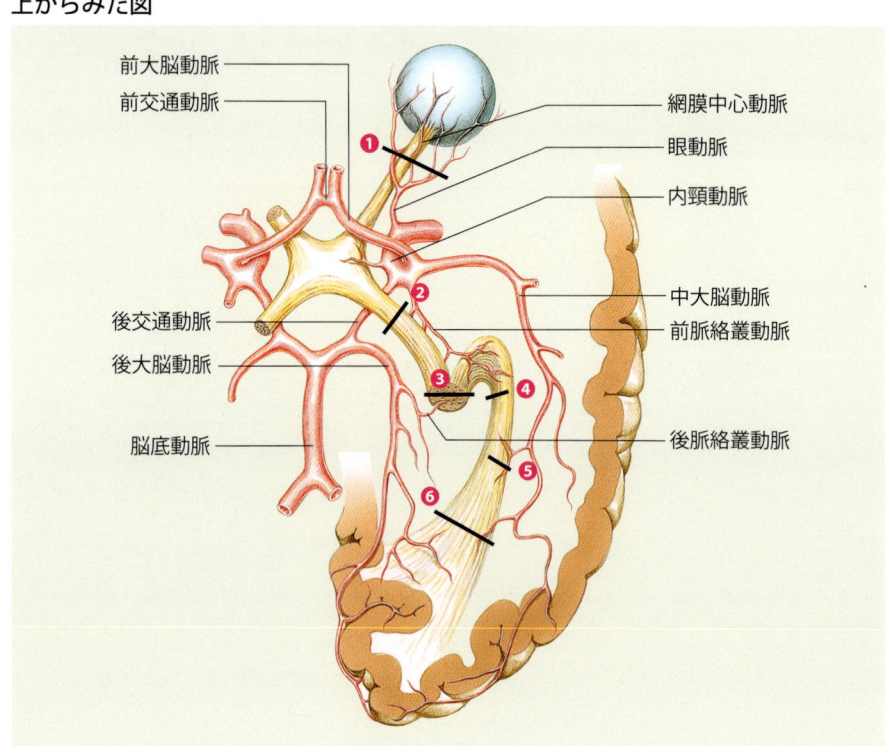

（Walsh FB, et al：The ocular complications of carotid angiography： the ocular sings of thrombosis of the internal carotid artery. J Neurosurg 9：517-537, 1952 より改変）

横からみた図

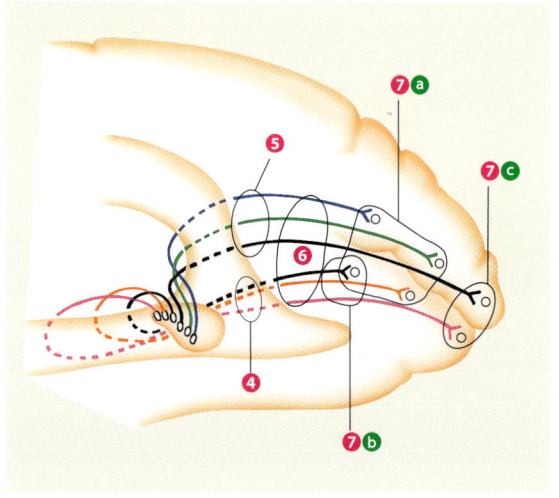

（Patten J：Neurological Differential Diagnosis. 2nd ed, Springer, London, 1996 より改変）

❷ 脳卒中による視野異常と病巣部位

	病巣部位	視野異常	灌流血管
①	網膜・視神経	一眼の失明〜視野欠損	網膜中心動脈，眼動脈，内頸動脈
②	視索	同名性半盲（非共同性）	前脈絡叢動脈，その他内頸動脈，前大脳動脈，中大脳動脈，後交通動脈
③	外側膝状体（前外側部）	上同名性四分盲（黄斑回避を伴う）	前脈絡叢動脈[注2]
③	外側膝状体（後内側部）	下同名性四分盲（黄斑回避を伴う）	後大脳動脈[注3]
④	視放線前下方部（側頭葉）	上同名性四分盲	後大脳動脈（主として後側頭動脈）
⑤	視放線内上方部（主として頭頂葉深部）	下同名性四分盲	中大脳動脈（主として頭頂，角回動脈）
⑥	視放線[注1]	同名性半盲	中大脳動脈，後大脳動脈
⑦ⓐ	一側の視覚領域	同名性半盲（黄斑回避を伴う）	後大脳動脈（鳥距動脈）
⑦ⓑ	一側の鳥距溝の下1/2	上同名性四分盲（黄斑回避を伴う）	後大脳動脈（鳥距動脈）
⑦ⓒ	一側の後頭極	傍中心同名性半盲	後大脳動脈（鳥距動脈）
⑦ⓓ	両側視覚領域	黄斑回避を伴った両側半盲	後大脳動脈（鳥距動脈）
⑦ⓔ	両側鳥距溝上唇	水平性下半盲	後大脳動脈（鳥距動脈）
⑦ⓕ	両側鳥距溝下唇	水平性上半盲	後大脳動脈（鳥距動脈）
⑦ⓖ	視覚領域の多発性病巣	交叉性四分盲	後大脳動脈（鳥距動脈）

〔注1〕 一般に視放線の障害による半盲では，視覚中枢に近いほど黄斑回避がみられ，外側膝状体に近いほど，左右の眼の同名性半盲の形，範囲が一致しなくなる（非共同性：incongruous）．
〔注2〕 視野の上半に相当する外側膝状体の前外側部を灌流．
〔注3〕 視野の下半に相当する外側膝状体の後内側部を灌流．視野の中心に相当する外側膝状体後端の大きい領域は，前脈絡叢動脈と後大脳動脈の両者より血管の分布を受けており，障害を受けにくく，黄斑回避を認めることが多い．

動脈瘤の視交叉部圧迫による視覚異常

視交叉部付近の動脈瘤は，ある程度以上大きくなると，視交叉を圧迫して種々の視覚欠損を，または視神経を圧迫して視神経萎縮，視力低下などをきたすことがある．これらの所見があれば破裂前に動脈瘤を発見する手がかりとなる．

内頸動脈床突起上動脈瘤

内頸動脈は視交叉の外側，動眼神経の内側にあり，床突起上動脈瘤は，後外側や外側から視交叉を圧迫する．したがって，まず同側眼の鼻側半盲が現れ，進行すると圧迫される部位，程度によって種々の視野障害がみられる（3）．

前大脳動脈・前交通動脈動脈瘤

ウィリス動脈輪前半にある動脈瘤（前大脳動脈動脈瘤，前交通動脈動脈瘤）は，上中央より視交叉を圧迫することが多い．視交叉が上方から圧迫されると，両耳側半盲がみられるが，まず比較的視野の下方が侵される．下中央から圧迫されると，両耳側半盲は視野の上方から侵される．

〔注〕視交叉部では，網膜の鼻側下部（耳側上部の視野）から出る線維は腹側前方で，網膜の鼻側上部（耳側下部の視野）から出る線維の背側後方でループを描き交叉する．黄斑部（視野の中心）から出る線維は，交叉するものとしないものがある．

3 視覚路における線維配列

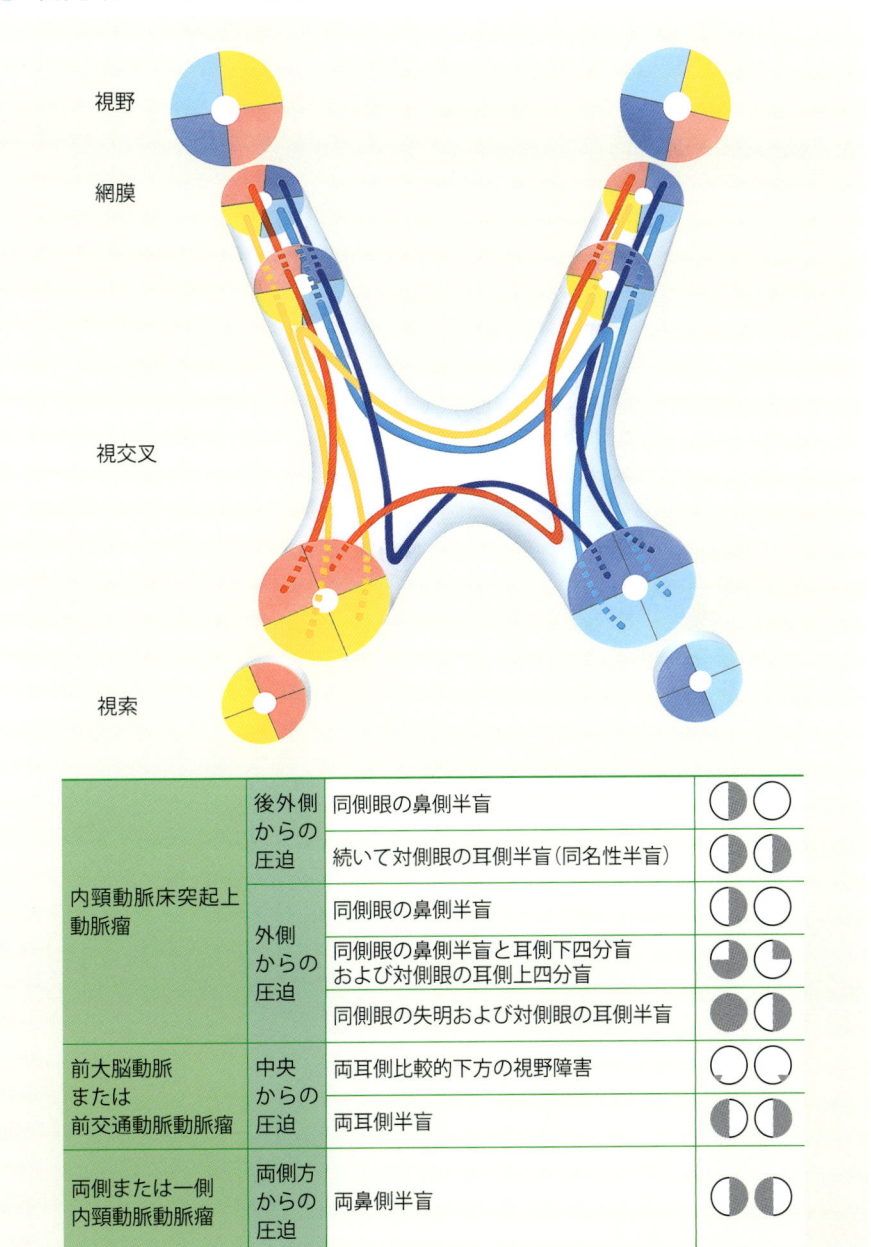

内頸動脈床突起上動脈瘤	後外側からの圧迫	同側眼の鼻側半盲	◐○
		続いて対側眼の耳側半盲（同名性半盲）	◐◐
	外側からの圧迫	同側眼の鼻側半盲	◐○
		同側眼の鼻側半盲と耳側下四分盲および対側眼の耳側上四分盲	◕◔
		同側眼の失明および対側眼の耳側半盲	●◐
前大脳動脈または前交通動脈動脈瘤	中央からの圧迫	両耳側比較的下方の視野障害	◔◔
		両耳側半盲	◐◐
両側または一側内頸動脈動脈瘤	両側方からの圧迫	両鼻側半盲	◑◑

（Patten J : Neurological Differential Diagnosis. 2nd ed, Springer, London, 1996 より改変）

MEMO 8　黄斑回避の機序 (Duke-Elder, 1971)

後頭葉の障害による半盲になぜ黄斑回避（macular sparing）がみられるかについては結論は得られていないが，黄斑部視野残存説が比較的有力である．

網膜の特定部位は，後頭葉視覚領域（有線領）の特定部位と対応している．網膜黄斑部は最も後方の後頭極に，網膜の周辺ほど前方の領域に対応し，また，網膜の上方部分（視野の下方部分）は皮質の上方の，下方の部分（視野の上方部分）は下方の皮質に対応している．

網膜の黄斑部は面積は狭いが細胞数が多いので，これに比例して黄斑に対応する視覚領域は，黄斑以外の領域よりはるかに大きな部分を占めている．このように黄斑に対応する広範な皮質は完全には障害されにくい．また黄斑部に対応する後頭極は中大脳動脈と後大脳動脈の両者によって灌流されているため，黄斑回避がみられるとするものもある．

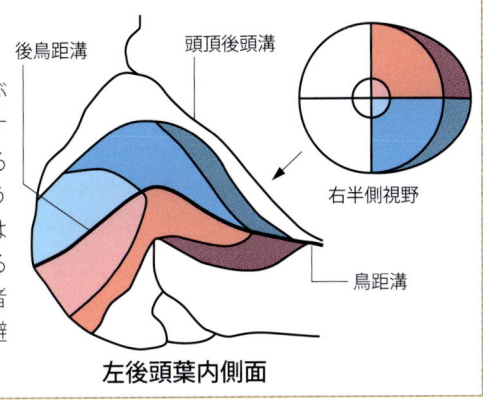

2 注視麻痺・共同偏位

　注視麻痺は，ある方向に向かっての両眼の共同運動が随意的にできなくなった状態で，拮抗筋の働きによる両眼の反対側への持続した偏位，すなわち共同偏位がみられることが多い．注視麻痺あるいは共同偏位の発生機序とかかわりをもつ眼球運動の神経支配は，ほぼ ④ ⑤ のとおりである．

④ 眼球共同運動の機序（図中のアルファベットは⑤と対応している）

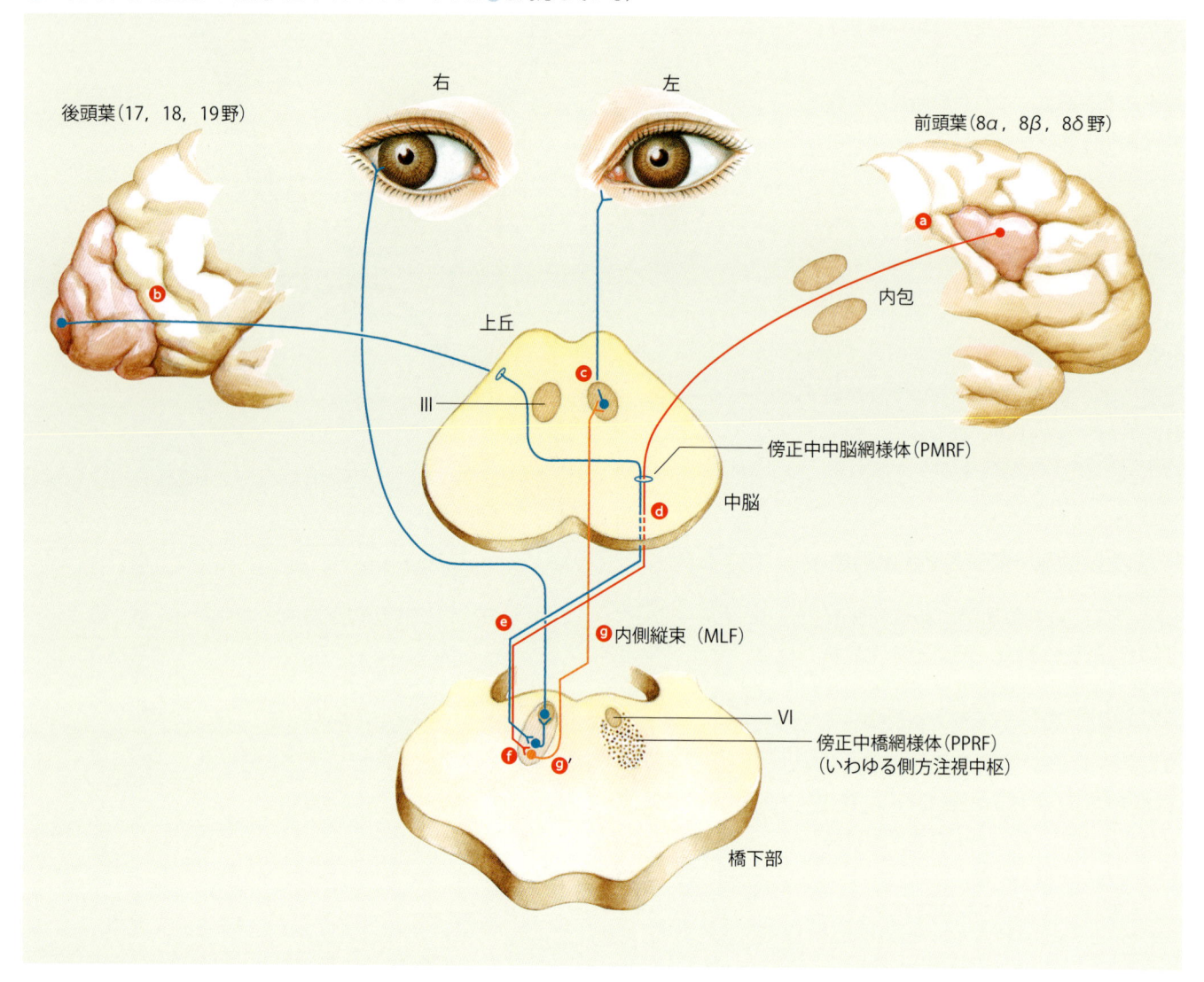

（図：後頭葉（17, 18, 19野），前頭葉（8α, 8β, 8δ野），右，左，内包，上丘，III，傍正中中脳網様体（PMRF），中脳，内側縦束（MLF），VI，傍正中橋網様体（PPRF）（いわゆる側方注視中枢），橋下部）

⑤ 眼球共同運動中枢経路の病変と所見

前頭葉の病変	病巣と反対側への水平注視麻痺 病巣側を向く共同偏位（頭部も眼と同じ方向を向く，反対側外耳道に冷水を注入することにより共同偏位の方向が逆転する）…ⓐ
後頭葉の病変	眼球は，随意的にはあらゆる方向に動くが，物体を追いかける場合にはスムーズに動かない（SPM の障害）…ⓑ
中脳の病変	・垂直注視麻痺，輻輳麻痺（パリノー症候群）…ⓒ ・垂直共同偏位（特に内下方を向く共同偏位） 〔注〕通常ベル現象は保たれる（核上性上方注視麻痺）．動眼神経核に病変が及ぶとベル現象は消失する． ・病巣反対側への側方注視麻痺．OCR, OVR は保持される．（中脳型フォヴィル症候群）…ⓓ
橋の病変	・病巣側への側方注視麻痺．OCR, OVR は保持される．（上部橋型フォヴィル症候群）…ⓔ，レーモン・セスタン症候群 ・病巣側への側方注視麻痺．OCR, OVR 消失—非解離性側方注視麻痺—（下部橋型フォヴィル症候群，狭義のフォヴィル症候群）…ⓕ，フォヴィル・ミヤール・ギュブレール症候群 ・側方注視の際，病巣側眼球の内転障害，反対側外転眼の水平性眼振，輻輳は正常（核間性眼筋麻痺，MLF 症候群）…ⓖ ・側方注視の際，病巣側眼球の内転・外転障害，反対側眼球の内転障害—左右側方注視の際，健側眼の外転のみ可能—，垂直注視，輻輳は可能（一眼半水平注視麻痺症候群 one-and-a-half 症候群）…ⓕ + ⓖ

SPM：滑動性追従運動（smooth pursuit movement），OCR：頭位変換眼球反射（oculocephalic reflex），OVR：眼球前庭反射（oculovestibular reflex）

側方注視に関与する神経路

　眼球運動には，命令による随意的な眼球運動，すなわち視標を見ようとするとき，視標と網膜中心窩とのずれを補正する速い眼球運動（衝動性眼球運動 saccadic movement：SM）と，視標を追跡する反射性眼球運動，すなわち動く指標を追いながら常に網膜中心窩に捉える滑らかな眼球運動（滑動性追従運動 smooth pursuit movement：SPM）がある．

　衝動性眼球運動の中枢は前頭葉運動前野（8野）に，滑動性追従運動の中枢は後頭葉（17，18，19野）にあるとされている．8野からの下行線維（fronto-mesencephalic pathway）は，内包膝部を通り，傍正中中脳網様体（paramedian mesencephalic reticular formation：PMRF），大脳脚の内側を下行し，中脳と橋上部の境界で交叉し，反対側の傍正中橋網様体（paramedian pontine reticular formation：PPRF）に達する．17，18，19野からの遠心線維の経路は十分には解明されていないが，視放線の内側，内包を経て同側上丘に入り，背側被蓋で交叉し，そこで前頭葉から来た線維と合流し橋上部で再び交叉して同側のPPRFに達するとされている．

　PPRFは橋の側方注視中間中枢と呼ばれることもあり，外転神経核の腹側，内側縦束（MLF）の腹外側にあるとされている．これより線維は①同側の外転神経核を経て外直筋と，②反対側内側縦束を上行し動眼神経核を経て反対側内直筋に達する．

垂直注視に関与する神経路

　垂直注視運動の中枢や遠心路については，十分には解明されていない．

　一般的には，8野から出る線維は，側方注視に関与する線維とともに大脳半球を通過し同側の動眼および滑車神経核に，後頭葉からの線維は前視蓋および後交連の神経核を経由して両側の動眼神経核に投射していると考えられている．

　側方注視の中間中枢であるPPRFに相当する垂直注視中枢は，最近では内側縦束吻側間質核（rostral interstitial nuclei of medial longitudinal fasciculus：riMLF）とされている．

　riMLFより，上方注視の線維は後交連を通り動眼神経および滑車神経核に達しているので，上方注視麻痺は後交連あるいは，その近傍の一側性病変で起こる．下方注視の線維は後交連を通らず直接動眼神経および滑車神経核に連絡しており，下方注視麻痺はriMLFの内尾側の両側性病変で起こる．上・下方（垂直）注視麻痺は両側riMLF全体の病変に由来する（6）．ちなみにriMLFはPPRF，MLFから線維を受け，動眼神経核に投射している．

6　垂直注視に関与する神経路と垂直注視麻痺の病巣部位

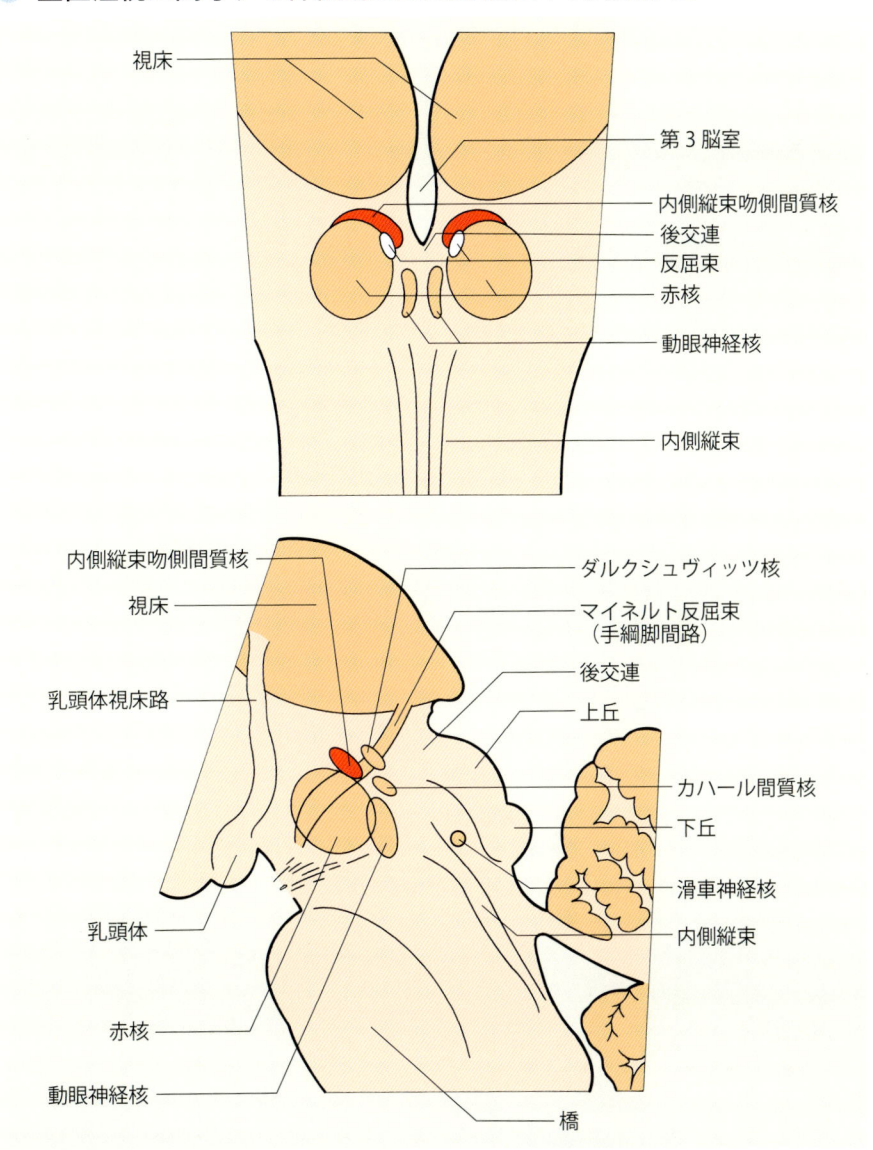

（Pierrot-Deseilligny CH, et al：Parinaud's syndrome：electrooculographic and anatomical analyses of six vascular cases with deductions about vertical gaze organization in the premotor structures. Brain 105：667-696, 1982 より改変）

3 瞳孔異常

一般に瞳孔は，副交感神経系が刺激されると縮小し，交感神経系が刺激されると散大する．副交感神経系（第3脳神経）が優位に障害されると散瞳，交感神経系がより強く侵されると縮瞳がみられる．

瞳孔の神経支配

瞳孔の副交感神経経路

対光反射（副交感神経瞳孔収縮反射）の経路は，求心路として網膜に始まり，視神経，視索を経て，視索が外側膝状体に達する前で視蓋前域核に入る．そしてここでニューロンを替えた後，一部は同側の，一部は後交連を経て対側の動眼神経副交感神経核（エディンガー・ウェストファール核）に終わる．ここからの遠心路は外眼筋に行く動眼神経線維とともに走行し，眼窩内で毛様体神経節に入る（副交感神経節前線維）．ここでニューロンを替えた短毛様体神経（節後線維）は瞳孔括約筋と毛様体筋に分布する（⑦）．

⑦ 瞳孔の副交感神経経路

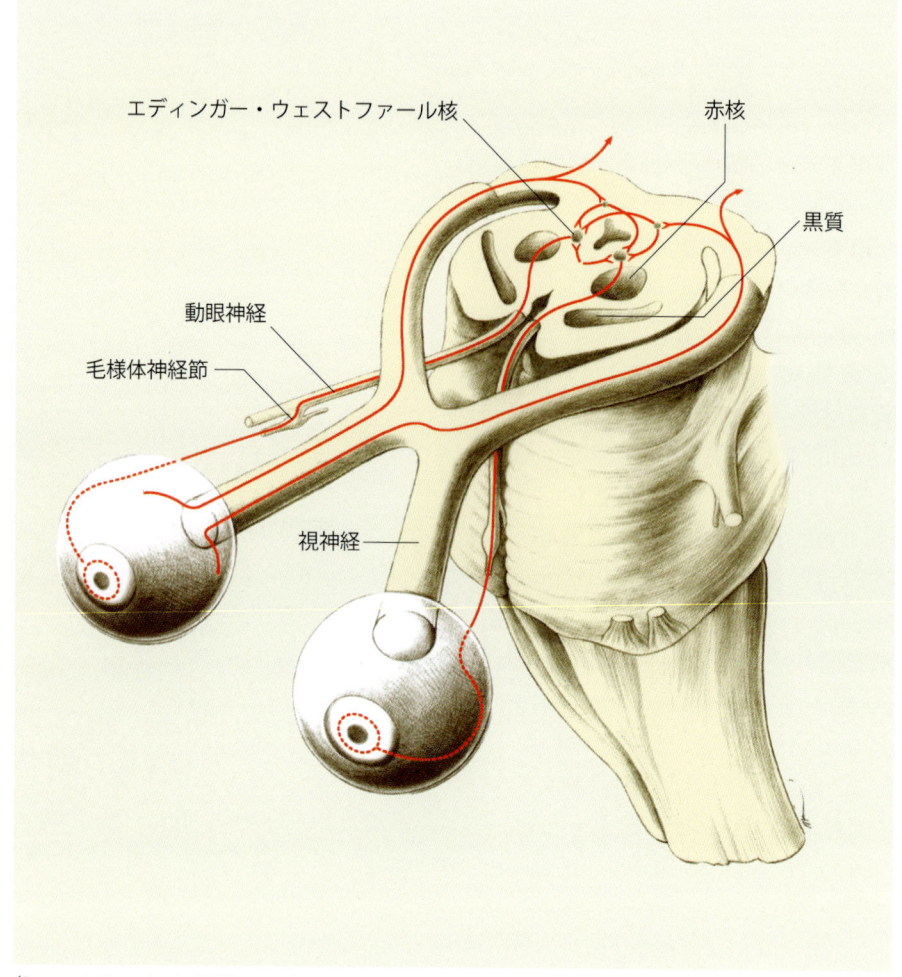

（Patten J : Neurological Differential Diagnosis. 2nd ed, Springer, London, 1996 より改変）

MEMO ⑨ 散瞳薬点眼試験によるホルネル症候群の病巣部位診断

ホルネル症候群の病変部位の診断には，散瞳薬を用いた点眼試験が用いられる．

中枢性障害では5％コカイン点眼により弱いながら散瞳がみられるが，1.25％L-エピネフリンには反応しない．交感神経終末よりノルアドレナリンを放出させ，間接的に作用を発現するチラミン（5％）点眼では，正常の散瞳効果がみられる．

節前・節後線維の障害では，コカインによる散瞳は，神経終末からのノルアドレナリンの放出が途絶えているので起こらない．他方 L-エピネフリン点眼では，脱神経による過敏状態（denervation hypersensitivity）のため，低濃度でも散瞳する．

節後線維の障害では，(1) ノルアドレナリンに対する過敏性獲得が顕著であるため，L-エピネフリン点眼による散瞳が著明であり，(2) チラミンを点眼しても交感神経終末でのノルアドレナリンの放出がないので，散瞳はみられないか，あっても微弱である．このことから，障害部位が節前にあるか節後かを判定できる．

	ホルネル症候群		
	中枢性障害	末梢性障害	
		節前	節後
コカイン点眼 （5.0％） 90〜120分	散瞳の減弱	散瞳しない	散瞳しない
L-エピネフリン点眼 （1.25％） 60分	過敏性獲得なし	弱い過敏性獲得	強い過敏性獲得
チラミン点眼 （5.0％） 45分	正常の散瞳	正常の散瞳	散瞳しない

瞳孔の交感神経経路

瞳孔散大筋を支配する交感神経系の遠心路は，主として視床下部（後部の介在核）に始まり，中脳と橋被蓋の外側を下行し，脊髄中間外側核（C8，Th1，Th2 の intermediolateral column；バッジ中枢）に達している（第1ニューロン—交感神経中枢路）．ここでニューロンを替えた線維は，前根より脊髄を出て星状神経節を通過し上頸部交感神経節に入る（第2ニューロン—節前線維）．さらに上頸部交感神経節でニューロンを替えた節後線維は，内頸動脈周囲で神経叢を形成しつつ上行し，三叉神経第1枝を介して，鼻毛様体神経と吻合し，長毛様体神経となって瞳孔散大筋に分布するとされている（❽）．

❽ 脳幹より瞳孔に至る交感神経，副交感神経の経路の病変

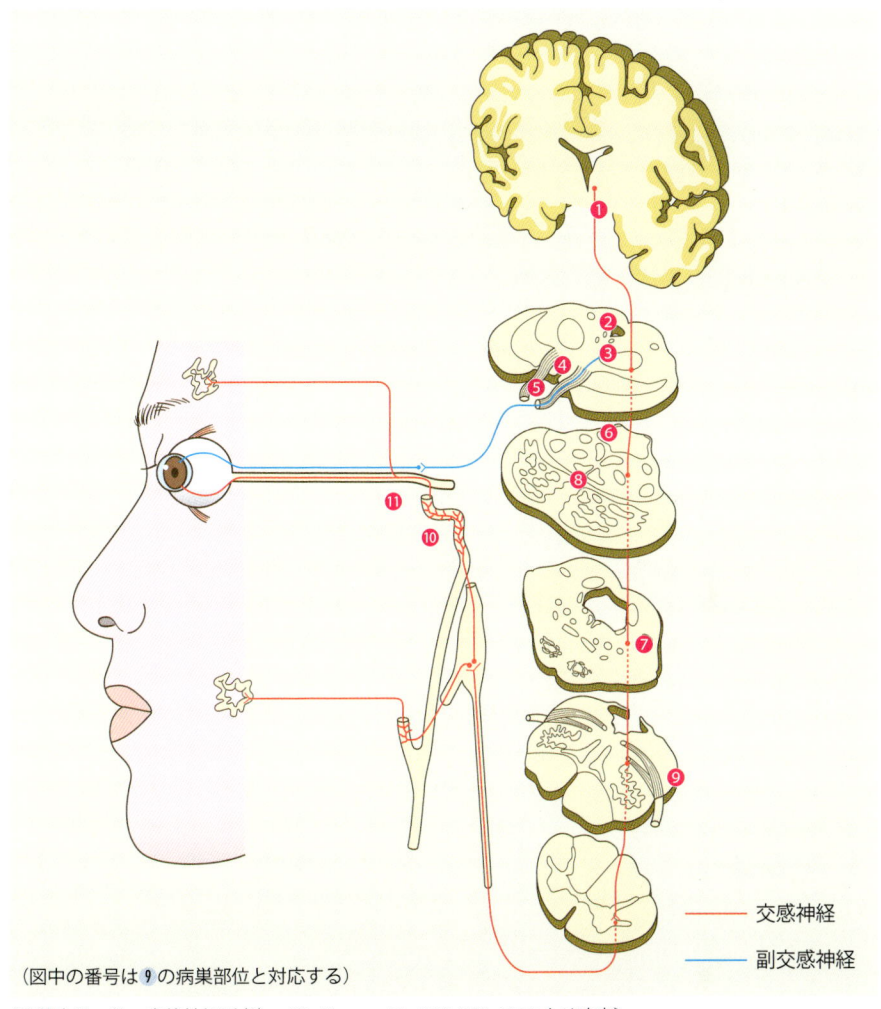

（図中の番号は❾の病巣部位と対応する）

〔後藤文男，他：自律神経系（2）．Clin Neurosci 3：360-361, 1985 より改変〕

❾ 脳血管障害にみられる脳幹より瞳孔に至る交感神経・副交感神経経路の病変

	病巣部位	瞳孔所見	備考
❶ 間脳	視床下部	縮瞳…同側性，進行すると両側性	ホルネル症候群 中心性ヘルニアの初期徴候として重要
❷	中脳蓋，視蓋前域	中間大ないし軽度散瞳（5～6 mm） 対光反射（−），毛様体脊髄反射（＋），瞳孔動揺	
❸ 中脳	被蓋（動眼神経核）	中間大（4～5 mm），対光反射（−）（mid-position fixed pupils），瞳孔不同	
❹	腹側（動眼神経）	散瞳，対光反射（−）	眼瞼下垂
❺	髄外末梢性（動眼神経）	散瞳，対光反射（−）	眼瞼下垂
❻ 橋	上部外側	縮瞳…同側性	ホルネル症候群[注1]
❼	下部外側	縮瞳…同側性	ホルネル症候群[注1]
❽	広範	針先瞳孔（pinpoint pupils）	交感神経下行線維の両側性，広範な障害による
❾ 延髄	外側・広範	縮瞳…同側性	ホルネル症候群[注1]
❿	内頸動脈周囲神経叢	縮瞳…同側性	ホルネル症候群（節後障害）[注2]
⓫	海綿静脈洞	軽度散瞳，対光反射消失	交感神経系と副交感神経系（動眼神経）両者の障害

〔注1〕中枢性障害によるホルネル症候群では眼瞼下垂はみられないこともあり不完全なものが多く，発汗障害も顔面に限局せず体幹に及ぶこともある．脳幹の小梗塞ではホルネル症候群が唯一の所見のこともあるが，交感神経下行路では脊髄視床路に近接して走行しているので対側に温痛覚障害を伴うことが多い．
〔注2〕節後線維の障害によるホルネル症候群では発汗障害は前額部に限局したり，みられないこともある．

4 運動障害

　随意運動をつかさどる錐体路（pyramidal tract）は，主として大脳中心前回の運動野（第4, 6野）の神経細胞に始まり，内包，大脳脚，橋底部，延髄錐体を経て対側に移行し（錐体交叉），さらに，脊髄を下行して前角細胞と連絡している．

前頭葉皮質の障害

　前頭葉運動領野内での中枢の局在は⑩のように，半球の内側面では下肢，外側面での上方では上肢，下方では顔面，舌などの脳神経支配領域となっている．手指・顔面などの微妙な運動に関与している領域は，大きな皮質面積を占めている．

単麻痺

　脳表在静脈血栓では，前頭葉運動領野の限局した病変によって，対側の上肢または下肢の単麻痺をきたすことがある．脳梁辺縁動脈（callosomarginal artery）の閉塞では，対側下肢の末梢に強い弛緩性麻痺がみられ，皮質性の感覚障害を伴う．

　一見，単麻痺にみえる場合でも，ていねいに診察すると片麻痺の存在が明らかとなることが少なくない．

片麻痺

　前大脳動脈閉塞による片麻痺では通常，上肢よりも下肢の麻痺が強い．ホイブナー動脈も同時に閉塞すれば顔面・上肢の麻痺も強くなる．

　中大脳動脈閉塞による片麻痺では，顔面や上肢の麻痺が下肢よりも強い．

　上矢状静脈洞血栓症に脳表在静脈血栓を合併したときにみられる静脈性片麻痺（venous hemiplegia）では，前大脳動脈閉塞の場合と同様，麻痺は上肢よりも下肢に著明であるが，上肢の麻痺は腕など近位側ほど高度である．初期より硬直を伴い，麻痺の程度は時々刻々，あるいは日々変化する．

⑩ 錐体路

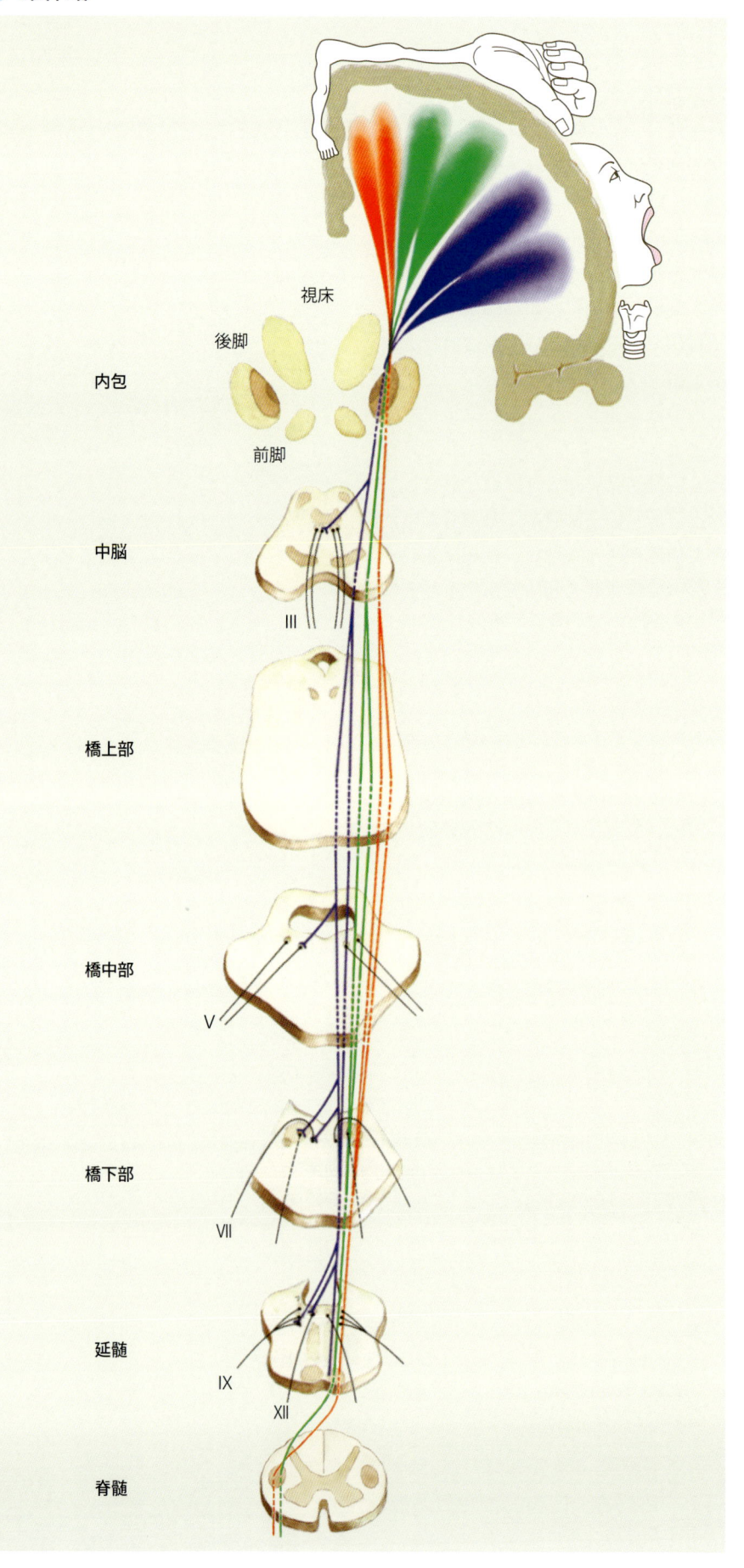

対麻痺

上矢状静脈洞血栓症，前大脳動脈幹閉塞（両側の前大脳動脈が1つの前大脳動脈幹から分岐している場合），前交通動脈動脈瘤破裂，両側硬膜下血腫などの際にみられる．

四肢麻痺―両側片麻痺

大脳の脳血管障害病変による四肢麻痺には，2回以上の発作によって，それぞれ左・右の片麻痺をきたして四肢麻痺となる場合とラクナ状態にみられるように潜在性，進行性に四肢の痙性不全麻痺が生じる場合とがある．この場合，構音障害・嚥下障害などの偽性球麻痺症状が加わるのが特徴である．

皮質下・内包の障害

大脳皮質を出た運動線維は，皮質下白質より放線冠を経て内包に集まる．内包における運動線維の位置は，放線冠から内包に移行する部では内包のほぼ中央部に位置するが，下方に移るに従って後脚の後方に限局する．

片麻痺

放線冠や内包では皮質からの線維が集束しているので，小さな病巣でも上・下肢が同時に麻痺する．前頭葉の運動野では手・足・顔の中枢は離れて存在しているので，上・下肢は同時には侵されにくい．放線冠，内包の障害による片麻痺では，通常は上肢の麻痺が下肢より高度で中枢性顔面神経麻痺も伴う．麻痺は脳卒中発作直後は弛緩性であるが，後に痙性となり，上肢屈曲，下肢伸展のウェルニッケ・マンの肢位を呈する．

四肢麻痺

ラクナ状態などにより病変が線条体や内包など大脳基底核付近を中心に両側性，広範にわたる場合は，通常痙性不全麻痺を認めるが，麻痺はごく軽度である．小刻み歩行となることが多く，パーキンソン病に似た症状を呈することもある．強制笑い，強制泣きなどの情動失禁，精神機能の低下もみられる．

脳幹部の障害

脳幹における錐体路の走行は，中脳では大脳脚の中央部約3/5を占めるが，橋に入るとその底部に広がり，橋核と横行線維の間を下行する．その間，上肢を支配する線維は内側に，下肢を支配する線維群は外側に位置する．

橋上部では錐体路の運動線維は分散しているので，小さい病巣では，病巣部位のわずかな違いから，異なる運動線維束が障害され，上・下肢で麻痺が均等に現れないことが多い．すなわち，この部位におけるラクナによる運動麻痺は，あるものは下肢に強く（下肢麻痺 crural paresis），あるものは手に強くなる（手不器用 clumsy hand）．

延髄に入ると，再び密に集束して錐体を形成する．

片麻痺

脳幹の障害による片麻痺は，病巣と反対の側にみられ，障害部位によっては障害側と同側の脳神経麻痺を伴う（交叉性片麻痺）．梗塞，出血のほかに，特殊な原因疾患として海綿状血管腫がある．

四肢麻痺

脳底動脈血栓症，橋出血などで橋底部（あるいは大脳脚）が広範に障害されると完全な四肢麻痺をきたし，被蓋への病変の広がりによっては閉じ込め症候群，無動無言となる．

しかし，橋底部の両側性病変による偽性球麻痺では，舌・口唇・軟口蓋の麻痺が強く，構音障害，嚥下障害が著明であるにもかかわらず，四肢の麻痺はあまり著しくないこともある．強制泣き，強制笑いはみられるが，通常知能低下は認めない．

MEMO 10　内包における錐体路の立体的分布 (Ross, 1980)

錐体路は放線冠から内包へ移行する部では，内包の中央部に位置するが，下方に移るに従って後脚の後方へ移動する．

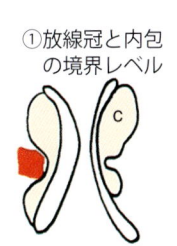

①放線冠と内包の境界レベル　②視床の上部レベル　③視床の中部レベル　④視床の下部レベル

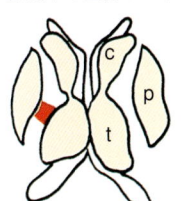

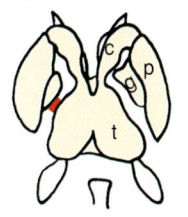

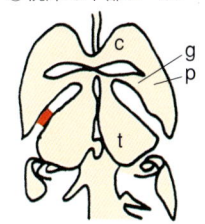

c：尾状核
p：被殻
g：淡蒼球
t：視床
■：錐体路線維の走行

5 感覚障害

頭頂葉皮質の障害

頭頂葉感覚野は中心溝の後部の後中心回にあり，視床の感覚核〔後内側腹側核(VPM)，後外側腹側核(VPL)〕からの第3次ニューロンが投射されている．その中枢における身体部位的局在は，運動中枢ほどは明確ではないが，反対側で上下が逆になった順序にあり，逆立ちしたホムンクルス(小人間像)のようになっている(⑪)．

複合感覚障害

頭頂葉皮質，皮質下の障害ではいわゆる皮質性感覚障害がみられる．
識別覚鈍麻：複合感覚障害があり，表在感覚障害は軽度である．
- 立体覚消失(astereognosis)
- 皮膚書字覚消失(graphanesthesia)
- 二点識別覚(two point discrimination)の障害
- 感覚消去(sensory extinction)

視床の障害

視床のVPM，VPLは感覚の中継中枢で，感覚機能上重要な部位である．VPLは内側毛帯と脊髄視床路より，VPMは腹側と背側三叉神経視床路より，さらに上行経路は不明ではあるが三叉神経中脳路核から線維を受けている．視床感覚核内には，ホムンクルスで示されるような身体各部に対応する感覚機能の局在があるとされている．

半身の感覚鈍麻

通常，深部感覚が表在感覚より強く障害される．きわめて高度な深部感覚障害に意識レベルの変動が加わると，一側上肢または下肢の喪失感を訴えることがある(⑫ A)．

---

⑪ 中枢神経系における感覚路

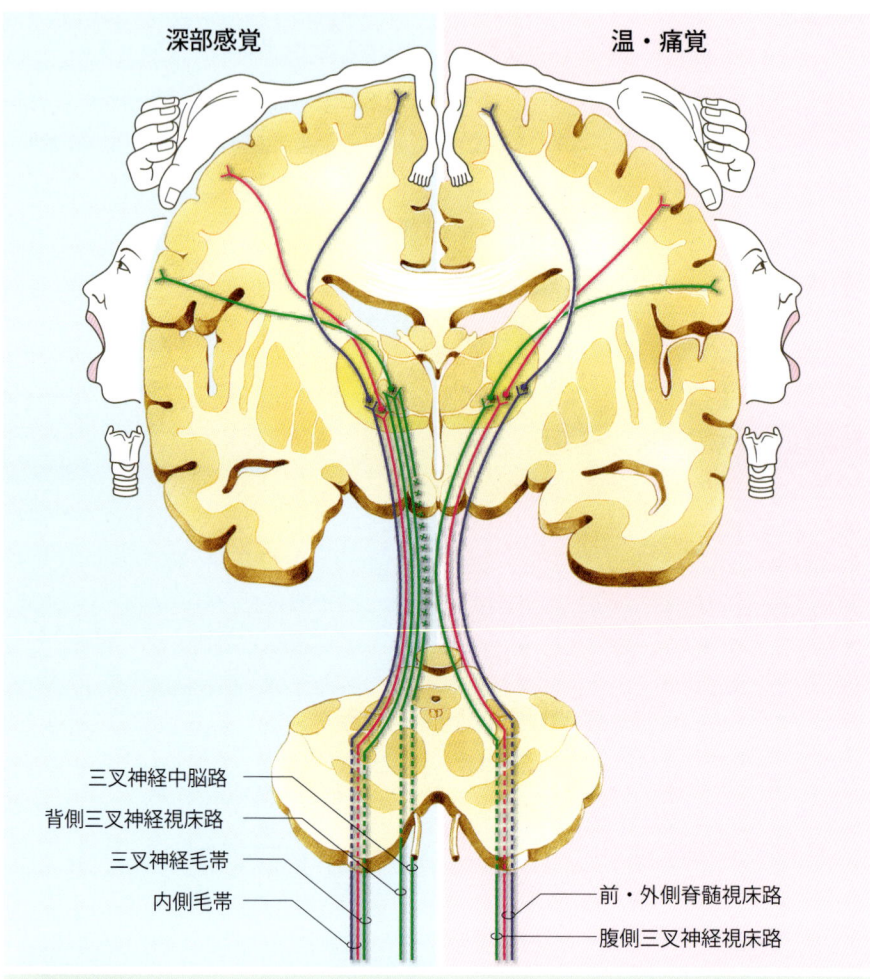

深部感覚 / 温・痛覚

- 三叉神経中脳路
- 背側三叉神経視床路
- 三叉神経毛帯
- 内側毛帯
- 前・外側脊髄視床路
- 腹側三叉神経視床路

顔面の感覚
- 温・痛覚：腹側三叉神経視床路(対側三叉神経脊髄路核より)→視床後内側腹側核
- 触覚：三叉神経毛帯(対側主感覚核より) / 背側三叉神経視床路(同側主感覚核より)→視床後内側腹側核
- 深部感覚(咀嚼筋)：三叉神経中脳路(咀嚼筋内受容体より)→三叉神経中脳路核→上行経路(不明)→視床後内側腹側核

四肢・体幹の感覚
- 温・痛覚，単純触覚(識別力のない触覚)：前・外側脊髄視床路[注](対側後角細胞より)→視床後外側腹側核

〔注〕従来前脊髄視床路は識別力のない触覚，外側脊髄視床路は温痛覚の経路とされていたが，解剖学的には両者の区別は必ずしも明確なものでない．

- 深部感覚，識別力のある触覚：内側毛帯(薄束核-体下部より，楔状束核-体上部より)→視床後外側腹側核

⑫ 視床病変による感覚障害

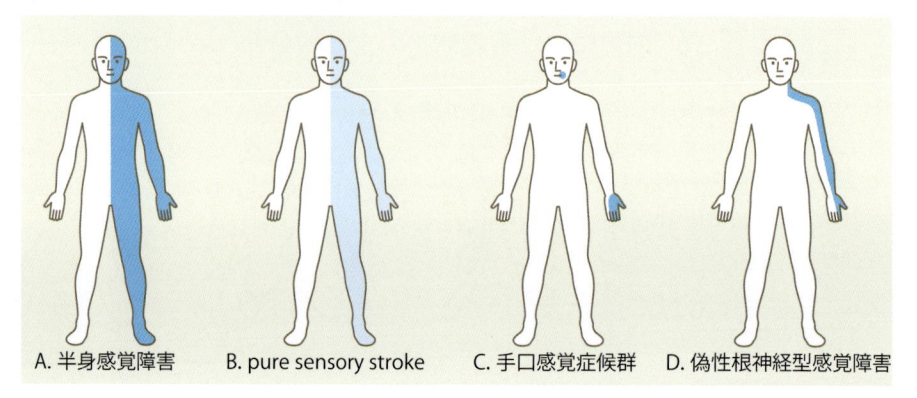

A. 半身感覚障害　B. pure sensory stroke　C. 手口感覚症候群　D. 偽性根神経型感覚障害

Pure sensory stroke

一側の顔面，上・下肢を含む半身に主として自覚的な異常感覚（しびれ感）をきたす発作（pure paresthetic stroke）で，他覚的感覚障害を伴うことも伴わないこともある．

Partial sensory syndrome

感覚障害は上・下肢を含む半身すべてに認められるとは限らず，手と口周囲に（手口感覚症候群，12 C），または上肢の橈側半分，尺側半分，下肢の腓骨神経領域に限局することもある〔偽性根神経型（12 D）または偽性末梢神経型〕．

手口感覚症候群では視床後外側腹側核（VPL）と後内側腹側核（VPM）の境界部，偽性根神経型感覚障害はVPL内に病変がみられる．

視床感覚核内の病変で，手と口という組合せの，あるいは偽性根神経型の感覚障害が起こるのは視床感覚核内の身体部位局在（13）によるとされている．なお，口の周囲と手の感覚障害は，後中心回の大脳皮質感覚野，上部脳幹の病変でも起こる．

ヒペルパチー（hyperpathia）

視床の障害による感覚障害では対側半身に感覚鈍麻を認めるにもかかわらず，ここに刺激を与えると異常に強い不快な痛みを訴えることがある．これがヒペルパチーで，痛覚過敏（hyperalgesia）では，刺激閾値が低下し，少しの刺激でも強い痛みを感じるのに対し，ヒペルパチーでは刺激閾値は高くなっているが閾値を超えると，それ自体は軽い刺激でも激しい痛みが起こる．

視床痛

視床の病変によって起こる反対側半身の耐えがたい疼痛で，通常，脳血管障害の発作から数週～数か月経過し，感覚障害が改善してきた時期に疼痛を認めるようになる．視床症候群（デジュリン・ルシー症候群）の主要症状の1つである．小さい限局性の病変では，自発痛は半身性でなく身体の一部に限局することもある．このような視床痛は，出血，梗塞の他，腫瘍などによっても起こるが，とくにVPL核の小出血によることが多く，ある程度以上に大きい病巣で非特殊感覚核〔正中中心核（CM），束傍核（PF）など〕までも障害が及ぶ病変ではむしろまれである．視床痛の発生機序としては，VPLに生じた病変が隣接する非特殊感覚核を刺激するためとされているが，視床痛は右視床障害例に圧倒的に多いので，優位・劣位半球の関与もうかがえる．

脳幹の障害

延髄・橋では，身体の識別触覚・深部感覚の伝導路である内側毛帯と温・痛覚の伝導路である脊髄視床路は離れて走行しているので，同時には障害されず解離性感覚障害を呈することが多い．また，顔面の温・痛覚の伝導路は，三叉神経脊髄路として頸髄上部まで下行し，三叉神経脊髄路核でニューロンを替え，交叉して反対側の腹側三叉神経視床路を上行している．

これに対して，顔面の触覚の経路は，橋中部の三叉神経主感覚核でニューロンを替え，大部分は交叉して反対側内側毛帯を，一部は交叉せず背側三叉神経視床路を上行している．咀嚼筋の深部感覚の経路は三叉神経中脳路核に達しニューロンを替えているが，その先の上行経路は不明である．

このように必ずしもすべてが明らかではないが，三叉神経の脳幹における走行は複雑，多彩であるので，脳幹障害による顔面の感覚障害は多様である．橋中部の三叉神経主感覚核より下

13 視床感覚核における身体部位的局在

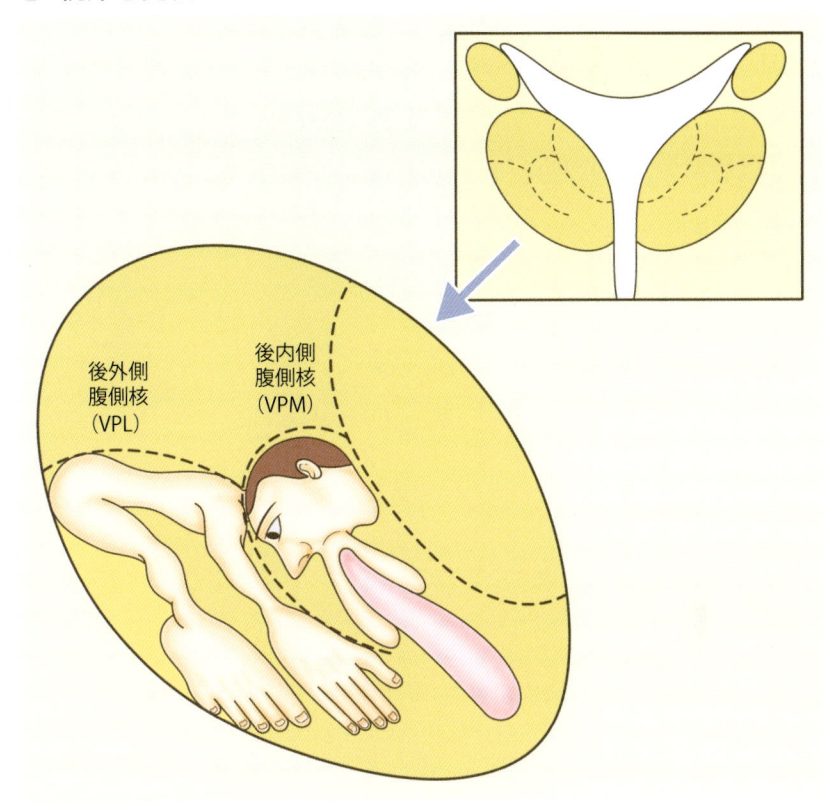

（後藤文男，他：知覚路．Clin Neurosci 2：4-5, 1984 より改変）

のレベルの外側病変では病巣側の顔面と対側の四肢・体幹に感覚障害をきたし，いわゆる交叉性半側感覚障害がみられる．

■ 内側症候群の感覚障害

脳底動脈の傍正中枝，椎骨動脈の分枝（前脊髄動脈）の閉塞では内側毛帯が障害されるので，身体反対側の触・振動・位置感覚の障害がみられ，脊髄視床路は障害されないので温・痛覚は保たれ，いわゆる脊髄癆型解離性感覚障害を呈する．このような臨床像は，内側毛帯が正中線近くで前後方向に位置する延髄で最も典型的に現れ（デジュリン症候群），内側毛帯が横に長く外側に寄っている橋上部ではまれである．

■ 外側症候群の感覚障害

▪ 顔面の感覚障害

臨床的に捉えられる顔面の感覚障害は原則的には⑭に示すとおりである．

橋上部の外側部病変では，三叉神経視床路が障害され対側の温・痛覚障害がみられる．さらに病変が被蓋に及ぶと，内側毛帯も障害され全感覚障害となる．橋中部では三叉神経主感覚核と線維が障害され，典型例では病巣側の温・痛・触覚障害が，橋下部病変では，三叉神経脊髄路と核が障害され典型例では病巣側の温・痛覚障害がみられる．

延髄では，同様に典型的な場合は三叉神経脊髄路と核が障害され，病巣側に痛み，しびれ感，温・痛覚障害がみられる．

▪ 四肢・体幹の感覚障害

脳幹外側部の病変では（橋中部では，病変が被蓋に及べば）脊髄視床路が侵食され，対側に温・痛覚障害がみられる．

⑭ 脳幹病巣レベルと顔面感覚障害

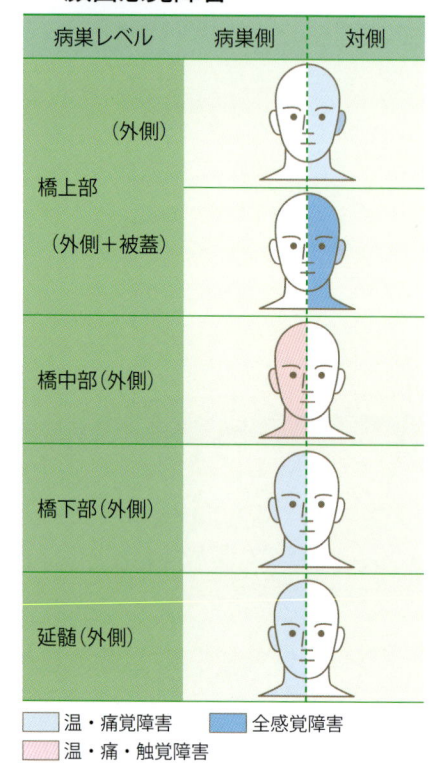

病巣レベル	病巣側	対側
橋上部（外側）		
橋上部（外側＋被蓋）		
橋中部（外側）		
橋下部（外側）		
延髄（外側）		

□ 温・痛覚障害　■ 全感覚障害
□ 温・痛・触覚障害

延髄外側症候群にみられる感覚障害（136頁参照）⑮

延髄外側症候群では，定型的な例では三叉神経脊髄路および核と外側脊髄視床路が破壊されるので，同側顔面の温・痛覚障害と，反対側体幹および上下肢の温・痛覚障害が認められる（⑮a）．しかし，三叉神経脊髄路と核が障害されず腹側三叉神経視床路と外側脊髄視床路だけが障害されれば反対側顔面・体幹・上下肢の温・痛覚障害がみられる（⑮b）．三叉神経脊髄路や核，腹側三叉神経視床路の両者と外側脊髄視床路が障害され，両側の顔面と反対側の体幹・上下肢の温・痛覚障害をきたす（⑮c）．外側脊髄視床路のみ障害されるときは，顔面の感覚障害はみられない（⑮d）．

MEMO ⑪
橋上部外側症候群にみられる感覚障害（133頁参照）

橋上部の外側症候群では，脊髄視床路が障害されるため，反対側半身で温・痛覚が障害される．深部感覚は，内側毛帯が外側部で強く障害されるため，内側毛帯内の線維の配列より上肢より下肢で強く障害される．

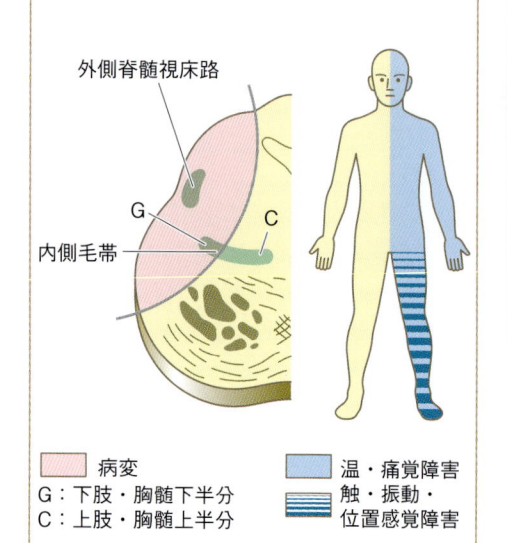

外側脊髄視床路
内側毛帯

□ 病変　■ 温・痛覚障害
G：下肢・胸髄下半分　▤ 触・振動・位置感覚障害
C：上肢・胸髄上半分

⑮ 延髄外側梗塞にみられる感覚障害

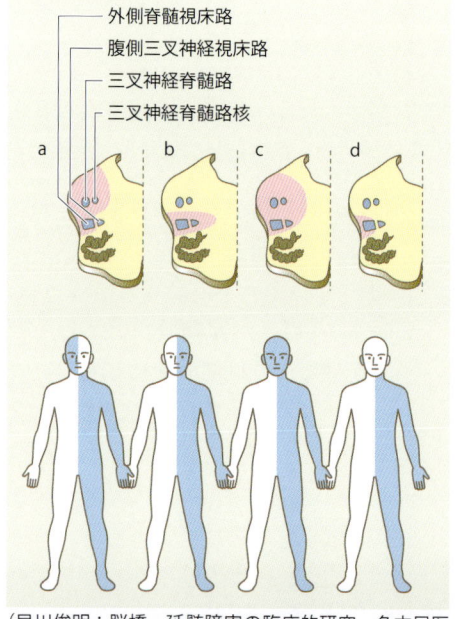

外側脊髄視床路
腹側三叉神経視床路
三叉神経脊髄路
三叉神経脊髄路核

a　b　c　d

（早川俊明：脳橋，延髄障害の臨床的研究．名古屋医学 76：381-403, 1958 より一部改変）

6 言語障害

脳卒中でみられる言語障害には，構音障害と失語がある．

構音障害

言葉の発音が障害された状態で，言葉の音をつくり出す咽頭，喉頭の筋の動きに障害が起こると，構音障害となる．痙性，弛緩性，失調性，運動減少性，運動過多性の構音障害がある．

痙性構音障害は両側性に上位運動ニューロンが障害された際に生じる．弛緩性構音障害は，下位運動ニューロン以下の障害で生じ，明瞭さに欠ける言語となり，嗄声なども伴う．失調性構音障害は小脳，脳幹の障害で起こり，断綴性言語となる．運動減少性構音障害は錐体外路系の障害によって生じるが，小声となるのが特徴である．運動過多性構音障害も錐体外路系の障害で生じ，構音筋に不随意運動が起こり，抑揚などの異常が生じる．

脳血管障害でみられる構音障害は，痙性，弛緩性，失調性が多い．下部脳幹部の血管障害で球麻痺を認めるような場合には，弛緩性構音障害を認める．一方，テント上の一側性の梗塞の既往のある患者が対側に新たな梗塞をきたした際には，いわゆる偽性球麻痺を認めるが，その際には痙性構音障害を呈する．また，小脳あるいは小脳脚を含む血管障害では失調性構音障害を認める．

失語

失語は脳の言語野に障害を受けたとき，音声・文字などの言語の表現と理解の言語活動が崩壊した状態である．

言語能力の優位性は，右利きの人では99％，左利きの人でも60％が左大脳半球にある(⑯)．したがって脳血管障害で失語がみられる場合，その障害はほとんど左大脳半球にあると考えてよい．

CT，MRIなどの検査手段により，失語の局在診断もかなり確立(⑰)し，臨床神経学上失語の理解がより重要となっている．

⑯ 言語中枢の解剖（左大脳半球外側）

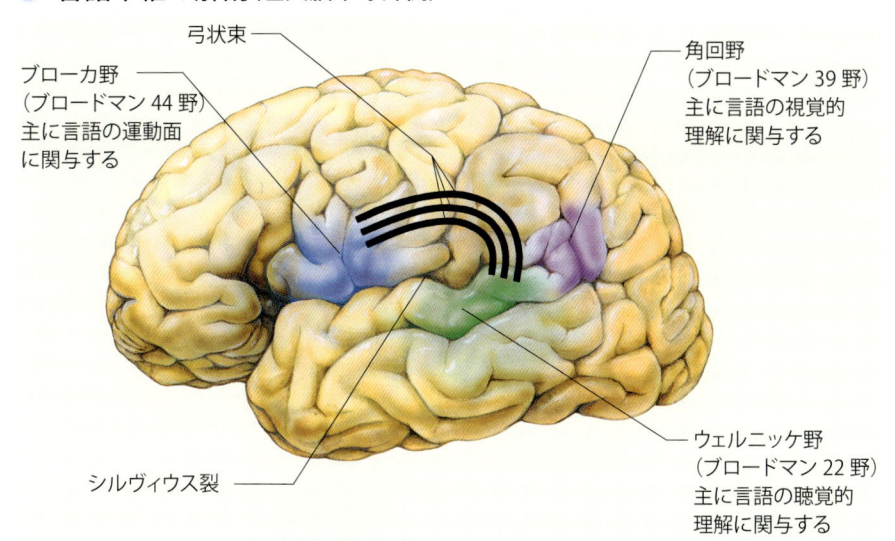

- 弓状束
- ブローカ野（ブロードマン44野）主に言語の運動面に関与する
- 角回野（ブロードマン39野）主に言語の視覚的理解に関与する
- シルヴィウス裂
- ウェルニッケ野（ブロードマン22野）主に言語の聴覚的理解に関与する

⑰ 言語中枢の解剖（CT水平断面）

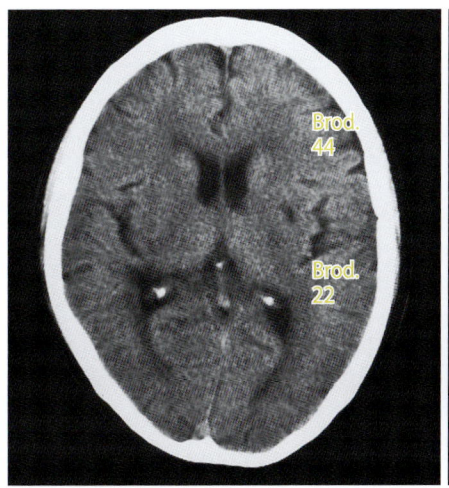

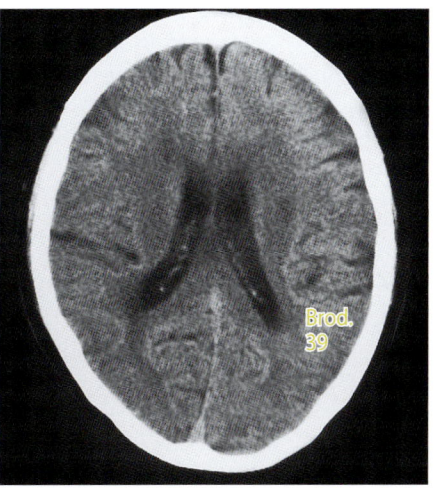

⑱ 失語の分類

	自発言語	話し言葉の理解	復唱	呼称	書字	音読	文章理解
全失語	非流暢性	×	×	×	×	×	×
ブローカ失語	非流暢性	△	×	△	×	×	△
ウェルニッケ失語	流暢性	×	×	×	×	×	△
伝導性失語	流暢性または非流暢性	○	×	△	△	△	△
健忘性失語	流暢性	○	○	×	×	△	△
超皮質性運動性失語	非流暢性	○	○	△	△	△	○
超皮質性感覚性失語	流暢性	×	○	×	×	×	×
超皮質性失語（混合型）	非流暢性	×	○	×	×	×	×

障害程度　○：軽度　△：中等度　×：重度

言語中枢

言語中枢としてこれまでとりあげられているものには，ブローカ野（下前

頭回後方ブロードマン44野)，ウェルニッケ野(上側頭回後方1/3，ブロードマン22野)，角回野(頭頂葉下部，ブロードマン39野)の3つが知られている．またブローカ野とウェルニッケ野を連絡する皮質下線維束である弓状束(arcuate fasciculus)も重要視されている．これらの部位は，いずれも中大脳動脈の灌流領域にある(⑯)．

失語の種類と障害部位

失語の診断には，自発言語の流暢さ，理解力(聴く，読む)，書字の他，音読や復唱，呼称などの機能を検査することが必要で，これらの成績により失語は8つの型に分類される(⑱)．

まず自発言語の特徴から，流暢性(fluent)と非流暢性(nonfluent)の2つに大別される．流暢性失語の代表はウェルニッケ失語で，発語が多く，しかも話し方が流暢でなめらかであるが，錯語(paraphasia)(語性錯語，字性錯語，新造語など)により話の内容は支離滅裂なことが多い．

非流暢性失語の代表はブローカ失語で，発語量が少なく，急性期にはしばしば無言(mutism)の状態となる．発語がみられても，表出面の障害が強いため話し言葉はたどたどしく，リズム・メロディも障害される(韻律障害dysprosody)．

伝導性失語では，話し言葉は概ね流暢であるが，非流暢のこともある．健忘性失語でも，語健忘が顕著の場合は発語量が著しく減るため非流暢となる．

全失語(⑲)

全失語(global aphasia)は言語の表出面(話す，書く)，理解面(聴く，読む)のすべてが著明に障害される最も重症型である．病巣は，シルヴィウス裂周辺の前頭葉，頭頂葉，側頭葉の言語領全域に及び，CT上異常所見は中大脳動脈領域の全域を占める．全失語

⑲ 全失語

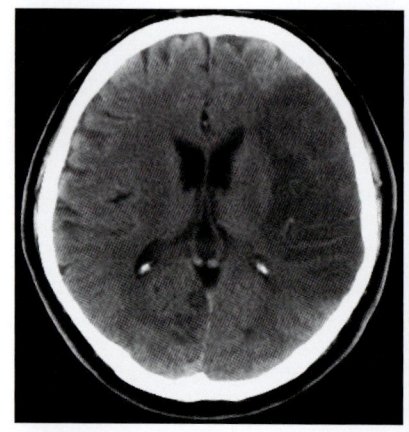

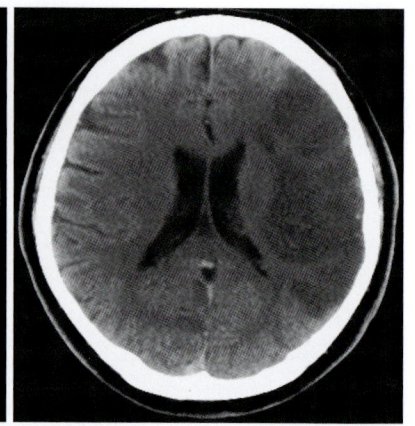

⑳ ブローカ失語

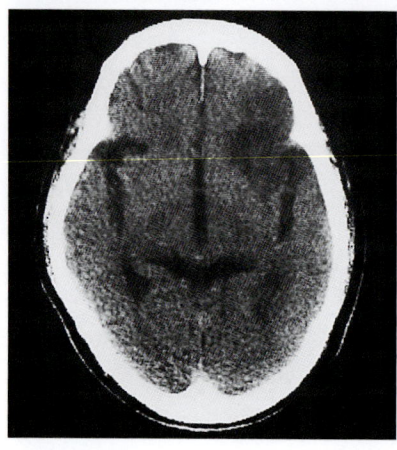

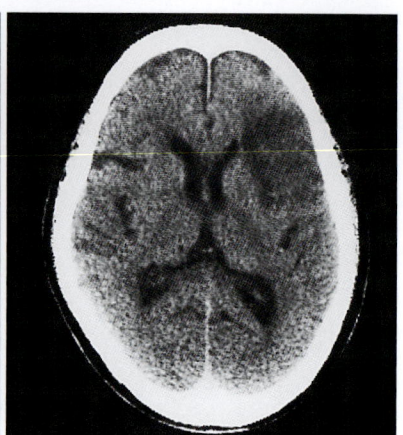

㉑ ウェルニッケ失語

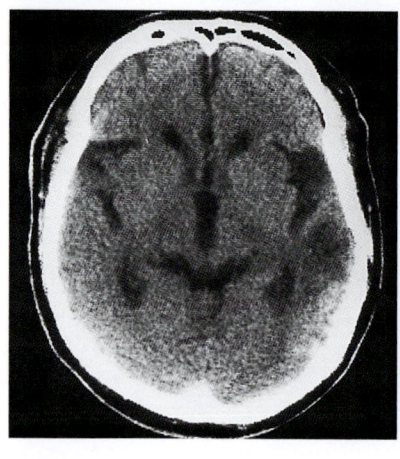

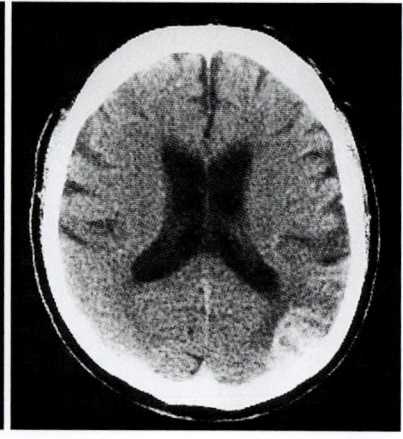

は回復期にブローカ失語に移行することもある．通常，高度の片麻痺，感覚障害，同名性半盲などを伴う．

ブローカ失語(⑳)

ブローカ失語(Broca aphasia)では，理解力は比較的良いが表出面の障害が強く，自発言語をはじめ，復唱，音読，呼称のすべてに障害がみられる．

また，話し言葉の韻律(プロソディ)の障害(抑揚，リズムの障害)や書字障害(漢字，仮名)，失文法(agrammatism)などがみられる．ふつう，顔面と上肢に麻痺の高度なbrachiofacial型の片麻痺がみられる．ブローカ失語症例ではブローカ野から下前頭葉，下頭頂葉にかけて広範な病巣がみられることが多い．ブローカ野のみの病変で

は，一過性の運動性失語あるいは構音失行といわれる病像を呈する．

ウェルニッケ失語(21)

ウェルニッケ失語(Wernicke aphasia)では，言語の聴覚的理解の障害がみられるのが特徴である．読むこと（視覚的理解）もさまざまな程度に損なわれる．病初期には聴覚的フィードバックも不良だが，比較的楽天的で病識を欠くことが多い．自発言語は流暢であるが，前述のように錯語が多く，話は一方的でコミュニケーションを図ることができない．復唱も困難で語健忘も強い．

ウェルニッケ失語はウェルニッケ野を含む左側頭・頭頂領野の障害で生じる．右同名性半盲を伴うことが多い．片麻痺がみられることは少ない．損傷が頭頂葉に及ぶと，発病初期には観念運動失行を伴うこともある．

伝導性失語(22)

伝導性失語(conduction aphasia)では，言語の理解は良好である．他の言語症状に比べ，復唱が障害されているのが特徴である．自発言語は流暢性のことが多いが，非流暢性のこともある．言語症状では，話す言葉（自発言語，復唱，呼称，音読など）や仮名の書字で字性錯語がみられるのが特徴である．この失語の責任病巣は弓状束にあるとされているが，実際には島・縁上回，ウェルニッケ野の深部の比較的

22 伝導性失語

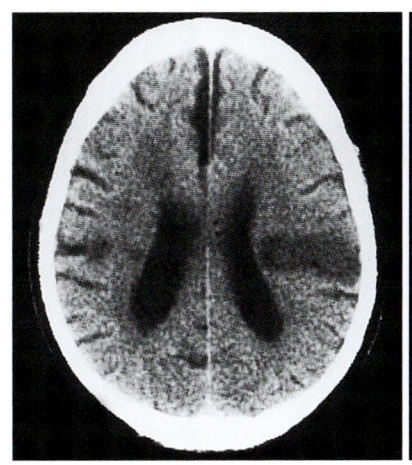

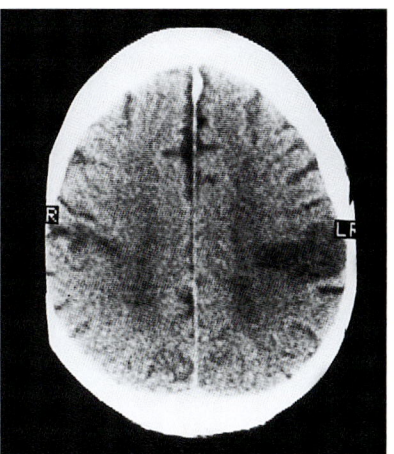

小さな病巣のことが多い．

健忘性失語

物品の名称の想起が障害される状態を語健忘という．語健忘はすべての失語で多かれ少なかれみられる．健忘性失語(amnestic aphasia)では，理解力や復唱はよく保たれるが，著しい語健忘がみられるため，発語量の割に話の内容は空虚となる．錯語や保続・迂言もみられる．健忘性失語では縁上回を中心に下頭頂葉に病巣がみられる．この失語ではゲルストマン症候群や，構成失行・失読・失書などが同時にみられることが多い．

超皮質性失語

超皮質性失語(transcortical aphasia)では，復唱機能のみが残存する．混合型や感覚性では語義理解の障害が著しく，検者の話しかけた言葉をおうむ返しにそのまま繰り返す反響言語(echolalia)がみられる．書字や音読では仮名文字が保たれている．

超皮質性運動性失語は，補足運動野を含む前大脳動脈領域の障害でみられるといわれているが，混合型や超皮質性感覚性失語については，病巣との対応は確定していない．

失語症の予後

失語症の予後は，病巣部位と病巣の大きさによって決まる．この他，年齢，利き手なども関係する．発症年齢は若いほど，また，左利きのほうが右利きより予後が良いといわれる．失語症の言語治療の有効性については現在なお議論がなされており，結論が出ていない．

MEMO 12　小脳性認知感情障害

neuroimagingの研究において，小脳が高度な認知機能に関与している可能性が指摘されていた．1998年にSchmahmannらは20例の小脳障害（小脳梗塞13例，小脳炎3例，小脳萎縮3例，小脳虫部切除1例）で，遂行機能障害，言語の障害，視空間認知の障害，感情・行動の障害などを認め，これらの症状が小脳の障害に起因すると考え，"cerebellar cognitive affective syndrome"という概念を提唱した．とくに小脳梗塞例での検討では，認知障害は主に後下小脳動脈(PICA)灌流領域の梗塞でみられることも指摘した．その後のExner(2004)の検討でも，PICA灌流領域の梗塞例では認知機能障害はみられるが，上小脳動脈(SCA)灌流領域の梗塞例では認知機能障害はみられないことが報告された．

以上のように，小脳梗塞では運動障害のみではなく，認知機能障害や感情・行動の異常を呈する可能性があることを念頭に置いて診療にあたる必要があると考えられる．

7 失行・失認

失行

失行（apraxia）とは，麻痺，失調，不随意運動などの運動障害や，感覚障害や認知症がなく，しかも行うべき動作について理解しているにもかかわらず，その動作を遂行することができない状態である．

失行には，大別して，次の3つがある．
1. 肢節運動失行（limb-kinetic apraxia）
2. 観念運動失行（ideomotor apraxia）
3. 観念失行（ideational apraxia）

肢節運動失行

運動麻痺が回復する過程に多く，たとえば，麻痺はほぼ完全に回復しているのにボタンをはめる動作が拙劣である状態をいう．

観念運動失行

観念運動失行は，対象となる脳部位の個々の運動記憶は保たれているが，それと他の脳部位と連動させることができず，動作が空間的，時間的に正しく行われない状態をいう．たとえば，さよならと手を振る，歯ブラシで歯を磨くなどの動作の障害である．

観念失行

観念失行は複数の物品を用いた連続的動作で現れる障害で，簡単な動作は一般に障害されない．たとえば，ろうそくとマッチ箱を渡して，ろうそくに火をつける動作などが障害される．

病巣部位 (23)

病巣部位との関係については，左中心領域（中心前回と中心後回の皮質白質）の障害で肢節運動失行が起こり，左頭頂葉の主に白質損傷で観念運動失行が起こり，左頭頂後頭領域の障害で観念失行が起こるといわれている．また，麻痺がなければ失行の症状は通常，左右の上肢に等しく出現する．

着衣失行

特異な失行として，着衣失行がある．これは着衣をするための運動能力は保たれているにもかかわらず，衣服をうまく着られないという症状で，右頭頂葉を中心とする病巣で起こる．

歩行失行

明らかな麻痺，小脳失調，感覚障害などがないのに，歩行開始が著しく困難で，スタンスを広くとり，小さな歩幅のすり足歩行を示し，前頭葉症状を伴うとき，歩行失行という．両側前頭葉の障害が考えられる．

23 失行の病巣部位

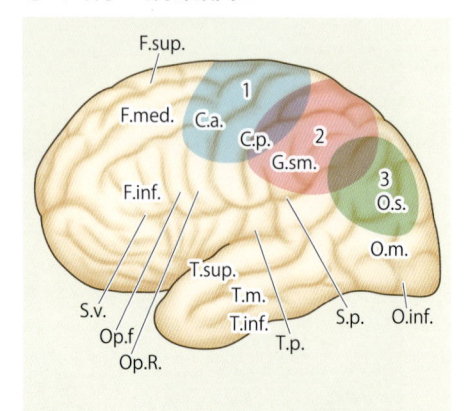

1. 肢節運動失行の病巣
2. 観念運動失行の病巣
3. 観念失行の病巣

（石合純夫：高次神経機能障害．新興医学出版社，東京，1997 より）

失認

感覚障害，知能障害，意識障害などがないにもかかわらず，感覚を通して呈示された物の認知が障害される状態で，視覚失認，聴覚失認，触覚失認などがある．

視覚失認

物は見えても，それが何かわからないが，それを触ったり，音を聴くなど視覚以外の感覚情報があれば何かわかる状態．両側の側頭-後頭葉病巣による症例が多いが，左半球後頭-側頭葉内側の病巣のみの報告もある．見た物品の呼称ができないが，触ってみれば呼称できるようなとき，視覚失認を疑う．

相貌失認・地誌的失見当

特異的な視覚失認に相貌失認と地誌的失見当がある．相貌失認は熟知した人物を相貌によって認知する能力の障害で，よく知っている人でも顔を見ただけでは誰であるかがわからない状態をいう．しかし，声を聞けば即座にわかり，また，その人の衣服や髪型など，顔以外の特徴からも同定できる．病巣としては右後頭-側頭葉接合部の内側が重視されているが，両側病変をもつ症例の報告も多い．

地誌的失見当は，よく知っている土地や建物の中で迷ってしまう状態である．病巣としては，右側頭-後頭葉内側部が重視されている．

聴覚失認

聴覚失認は非言語音の認知のみが障害される場合と，言語音も含めての認知障害を呈する場合がある．病巣として，前者は右上側頭回付近，後者では両側上側頭回が重視されている．

触覚失認

触覚失認は，要素的な体性感覚障害

がないか軽微であるにもかかわらず，物体を触覚的に認知できない状態である．病巣は，左または右の下部頭頂葉から側頭葉後部と考えられている．

病態失認

片麻痺の存在を無視あるいは否定する症状を片麻痺に対する病態失認という．主に右中大脳動脈領域の脳梗塞など右半球の広範な損傷でみられる．また半盲があっても，その存在に気づかないという半盲に対する病態失認もときどきみられる．

半側空間無視

半側空間無視は，左半側空間にある対象を無視する症状で，主に右頭頂葉後部とくに下頭頂小葉の病変によって生じる．右半球損傷に伴う神経心理学的症状の中で最も頻度が高い．程度の強い場合には患者は視線を右に向け，左から声をかけても左側を見ようとしない．また，お膳の左半分を食べ残すことがよくあり，1つの食器の中でさえも左半分を残すことがある．さらに，歩行時にも左側の障害物に衝突したり，左側の曲がり角を通り過ぎて自宅で迷子になることもある．このような症状は，生活をともにしている家族が気づいていることが多いことから，家人から詳しく問診することが大切である．また，半側空間無視には同名半盲を伴うことが多いが，無視のために同名半盲と同じ診察所見を示すことがあるので，画像診断で半盲をきたしうる病巣かどうかを確認することが必要である．

半側空間無視の検査法

半側空間無視をとらえる検査法としては，直線の二等分，探索抹消課題，模写課題などがよく用いられる．

■ 直線の二等分試験

白紙に横に引いた直線の中点と思うところに印をつけさせると，患者による「中点」が病巣側に偏る(24)．脳血管障害急性期など仰臥位の患者の場合では，聴診器のゴムの部分を水平に出し，真ん中をつままさせることによっても検査できる．

24 直線の二等分試験

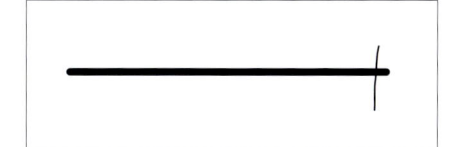

白紙に横に引いた直線（実際の図では10 cmの長さ）を患者の正面正中に置き，中点と思うところに印をつけさせたところ，患者の「中点」は極端に右側に偏位した．
（入野誠郎，他：脳卒中における右半球の神経心理学．カレントテラピー 13：1725-1728, 1995 より）

■ 探索抹消課題

紙面に多数の短い線分を配置してすべてに印をつけて抹消させる線分抹消試験（アルバート法）が広く用いられている(25)．無視の重症度によって右側の数本しか抹消しない例から左側をわずかに残す例まで，さまざまな程度がある．

25 線分抹消試験

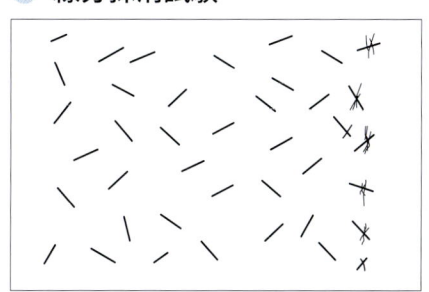

40本の短い線分を，すべて印をつけて抹消させたところ，右端の7本の線分だけが二重三重に抹消されたが，大部分が無視された（図版の大きさはB4判）．
（入野誠郎，他：脳卒中における右半球の神経心理学．カレントテラピー 13：1725-1728, 1995 より）

■ 図形・絵の模写

花，家の絵などが課題としてよく用いられる．左半側に省略が起こることで無視をとらえることができる．複数の要素を含む絵を模写させると，絵の全体としての半側が省略され，さらに描かれている要素のそれぞれも半側が省略されることがある(26)．

26 絵の模写

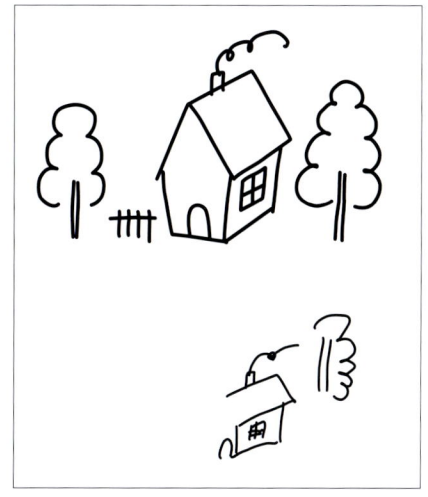

手本（上段）をみせて模写させたところ，絵の全体の左半側が省略され，さらに描かれている木や家のそれぞれも左半分が省略された．
（入野誠郎，他：脳卒中における右半球の神経心理学．カレントテラピー 13：1725-1728, 1995 より）

■ 読み（漢字と横書き単語）

正しく読んだとき，偏のみ，あるいは旁（つくり）のみを読んだときに読みの変わる漢字（仙・借・伏など）と前半または後半のみを読んでも意味のわかる単語（海水浴場・特別急行列車・てんぷらうどんなど）を横書きにして読ませる．

左半側無視の症例では，「仙」を「ヤマ」と読んだり，「左右」という横書きの単語を「ミギ」と読んだり，「特別急行列車」を「急行列車」と読むなど単語の左側を省略して右半分のみを読むという，読み誤りをすることがある．

8 嚥下障害

食物はまず歯により粉砕され，唾液との混合により食塊形成を終えた後（27 A）に嚥下反射が引き起こされる．その第一段階である嚥下口腔期（27 B）は，食塊を咽頭へ送り出す時期であり，舌の蠕動様運動により食塊移送が起こる．舌と口蓋との接触が前方から後方に向かって連続した波動として広がっていき，食塊が舌に沿って後方へと押し込まれる．これに伴い，顔面筋による口唇閉鎖や頬の内側への押し込み，咀嚼筋による顎の固定，舌骨上筋群による舌骨挙上などが観察される．口腔期に続く嚥下咽頭期（27 C）は完全に反射性であり，舌の後下方への押し込み運動と咽頭収縮筋の蠕動様運動，喉頭の挙上の相乗作用が起こり，食塊は咽頭を通過し食道へと送られる（嚥下食道期，27 D）．食塊が食道の入り口を通過するときには，輪状咽頭筋が約0.5秒間完全に弛緩し，食塊の通過後に強く収縮する．輪状咽頭筋は安静時には一定の収縮力を保ち，食塊の逆流を防いだり，空気の食道内流入を防ぐ役割ももつ．

嚥下機能が障害される状態には，球麻痺と偽性球麻痺がある．

球麻痺

球麻痺は，延髄の舌咽神経，迷走神経の嚥下機能をつかさどる神経核そのものの障害による．延髄外側症候群（136頁参照）などではこの球麻痺による嚥下障害がみられる．

偽性球麻痺

一側の大脳皮質から，両側の延髄の疑核，迷走神経背側核に神経線維を送っているため，皮質球線維の一側の障害では一般に球麻痺症状は出現しない．しかし，対側の皮質球線維にも障害が生じ両側性となると，急に球麻痺症状が出現する．すなわち，嚥下障害，構音障害が著明となる．また，発声障害もみられ，大きな声が出なくなり，言葉が聞き取りにくくなる．この状態を偽性球麻痺と呼ぶ．偽性球麻痺は，多発性脳梗塞にみられることが多い．嚥下障害が強いと，誤嚥性肺炎を起こすことが多く，予後に影響するので，介護上も注意が必要となる．

27 嚥下期における食塊（赤で示す）の位置

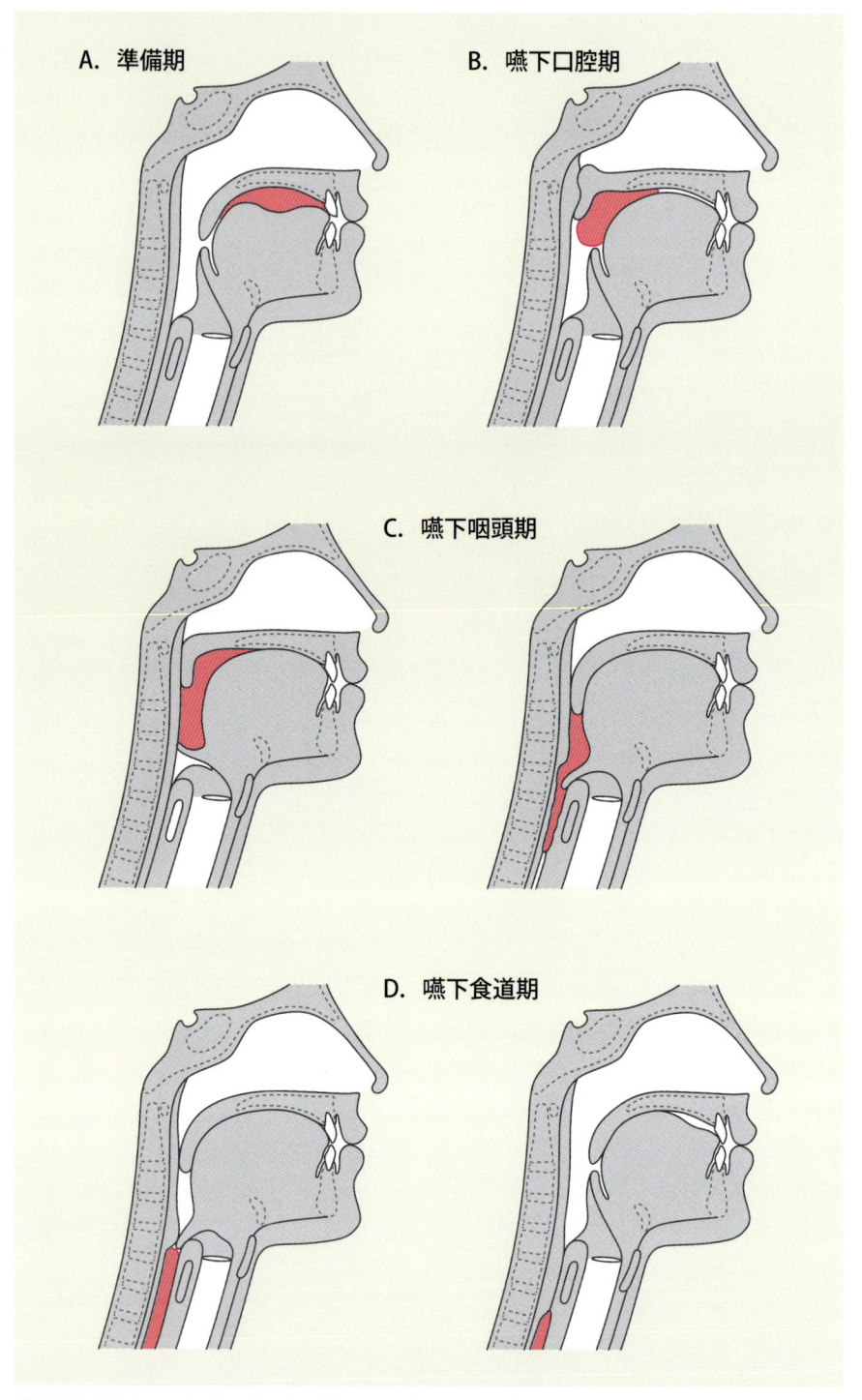

A. 準備期
B. 嚥下口腔期
C. 嚥下咽頭期
D. 嚥下食道期

嚥下開始と同時に，舌，軟口蓋，喉頭蓋，喉頭，食道入口部が円滑な食塊の移送と気道の保護のために働く．
（井上　誠：摂食・嚥下障害患者への対応を考える前に必要な知識の整理—摂食嚥下の生理学を中心に—．日補綴会誌 5：254-264, 2013 より）

28 運動線維（錐体路）の走行

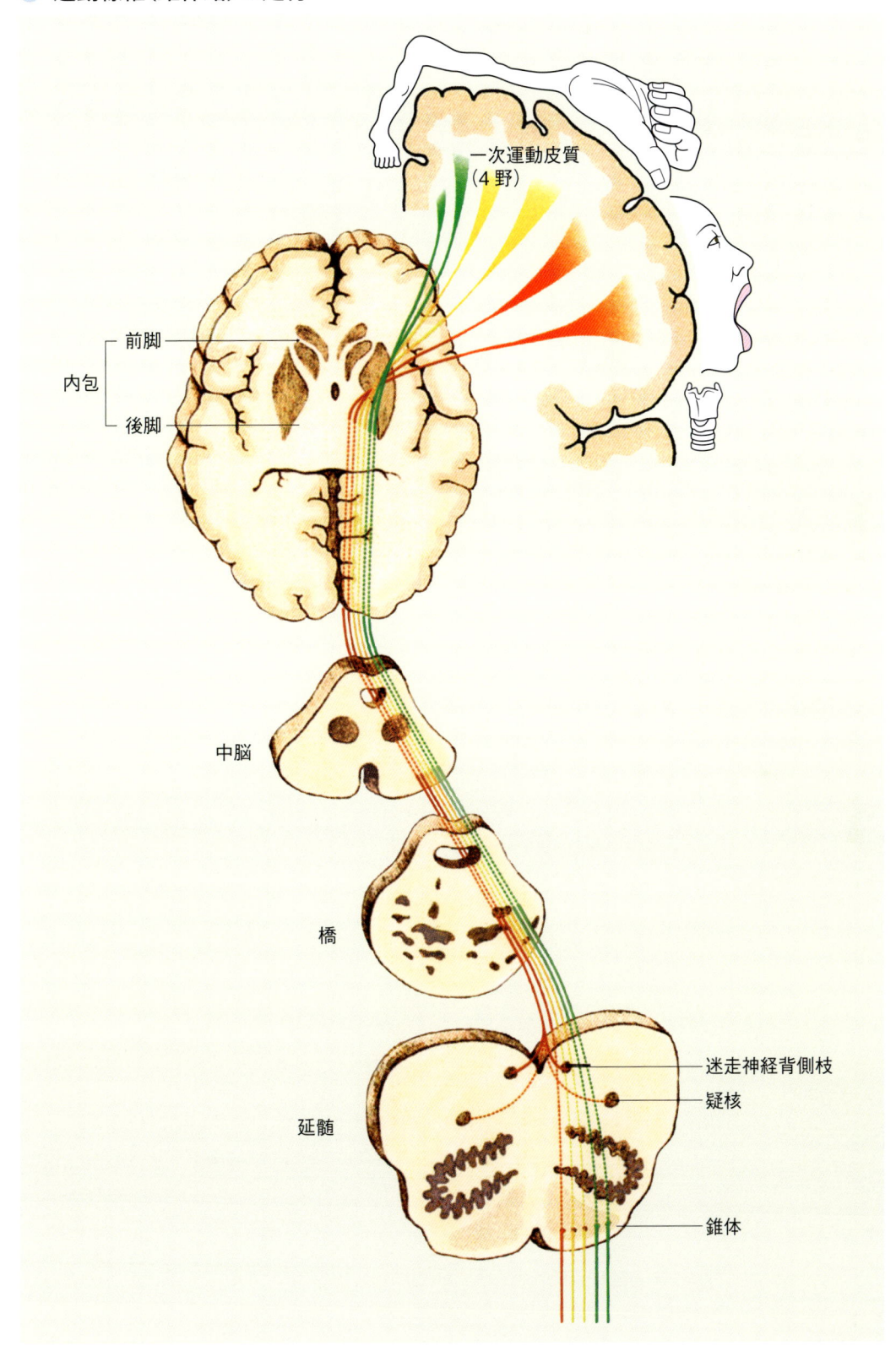

9 めまい

めまいとは，自分あるいは周囲のものが動いていないのに，動いているように感じる異常感覚である．一般的にめまいは，vertigo（回転性めまい，真性めまい）とdizziness（浮動性めまい，仮性めまい）に分けられる（29）．vertigoは自己または周囲が回転するめまいで，dizzinessはふらふらする動揺感が主体となり，他に船に乗って揺られている感じや頭がふわーとする感じなどのめまい感が含まれる．

回転性めまいは末梢前庭系の障害で，内耳，前庭神経，脳幹・小脳のいずれかの部位の急性障害でみられる．脳幹や小脳以外の中枢神経系疾患に伴うめまいは，一般に回転性めまいよりも浮動性めまいのほうが多いとされている．

椎骨脳底動脈不全

高齢者で，短時間の回転性めまいを訴え，眼振も短時間でおさまるときは，椎骨脳底動脈不全が考えられる．椎骨脳底動脈不全では，意識障害を伴わず，前兆なく急に倒れる脱力発作（drop attack）もみられることがあるが，めまいの頻度は高い（129頁参照）．

ワレンベルグ症候群

ワレンベルグ症候群（延髄外側症候群）では，突然の回転性めまいで発症することが多い．他に嚥下障害，構音障害，眼振，ホルネル症候群，顔面の温痛感覚障害，小脳性運動失調，頸部以下の健側の温痛感覚障害がみられれば同症候群であると診断できる．その他，上小脳動脈閉塞や前下小脳動脈閉塞の際にも回転性めまいを伴うことが多い（136頁参照）．

小脳出血

小脳出血でも突然の回転性めまいがよく起こる．突然のめまいと悪心・嘔吐，激しい後頭部痛を呈し，明らかな麻痺がみられないにもかかわらず，運動失調のため起立・歩行が困難となる場合は小脳出血の可能性が大きい．浮動性めまいのこともある．急激に意識障害を呈することも少なくない（146頁参照）．

29 めまいの鑑別診断

めまい	回転性	耳鳴・難聴（＋）	一方向性眼振（他の神経症候なし＝内耳障害）		メニエール病 突発性難聴 その他の内耳疾患
		耳鳴・難聴（−）	一方向性眼振（他の神経症候なし）	発作性	良性発作性頭位めまい
				持続性	前庭神経炎
			注視方向性眼振（他の神経症候あり＝脳幹小脳疾患）		椎骨脳底動脈不全症 小脳出血 ワレンベルグ症候群
					多発性硬化症
	非回転性	動揺型	注視方向性眼振→時に頭痛，三叉神経・顔面神経障害（ブルンス眼振）		聴神経腫瘍 他の小脳橋角部腫瘍
			眼振なし（他の神経症候なし；しばしば頭痛を伴う）		緊張型頭痛 貧血 高血圧，低血圧 更年期障害
		失神型	起立の影響（＋）	起立性低血圧 神経症候（＋）	シャイ・ドレーガー症候群（多系統萎縮症） 脊髄癆 糖尿病性ニューロパチー
				起立性低血圧 神経症候（−）	過労 長期臥床 降圧薬などの影響 特発性起立性低血圧症
			起立の影響（−）	姿勢のくずれ（＋） 脈拍の異常 呼吸異常 血圧低下	アダムス・ストークス症候群 過換気症候群 大量の消化管出血
				姿勢のくずれ（−） 自動症	精神運動発作

（濱口勝彦：めまい．PO神経内科―問題志向型神経内科．朝倉書店，東京，1995より改変）

10 頭痛

頭蓋内の痛覚感受部位

　頭蓋内で痛覚を有するのは血管系と硬膜の一部で，脳実質などでは疼痛を感じることはできない．中硬膜動脈は末梢に至るまで疼痛には敏感である．脳動脈では，脳底部主幹動脈，内頸動脈と中大脳動脈，前大脳動脈の起始部付近は痛覚を有する(30)．また，椎骨動脈と後下小脳動脈起始部も疼痛を感じる．

　上矢状静脈洞では，前1/3は疼痛に対して鈍感であるが，後方に向かうにつれ鋭敏となる．横静脈洞，直静脈洞，海綿静脈洞も痛覚を有し，また，これらの静脈洞に近接した架橋静脈と海綿静脈洞付近にも痛覚が存在する．

　血管系以外で疼痛を感じるのは硬膜であるが，前頭蓋窩底部でとくに鋭敏で，なかでも嗅窩部で最も鋭い．また，蝶形骨上面や鞍背部にも痛覚が存在する．しかし，中頭蓋窩底部では，中硬膜動脈およびその分枝に沿った部分を除き，ほとんど痛みを感じない．

　軟膜，くも膜で痛覚の存在するのは，内頸動脈からウィリス輪前半部近傍のみで，その他の部位には存在しない．

　上記以外の部位，すなわち脳実質，脳室壁上衣層，脈絡叢，円蓋部皮質動静脈，円蓋部の軟膜やくも膜，大脳鎌，円蓋部硬膜などには，痛覚は存在しないと考えられている．

30 脳動脈の痛覚感受部位

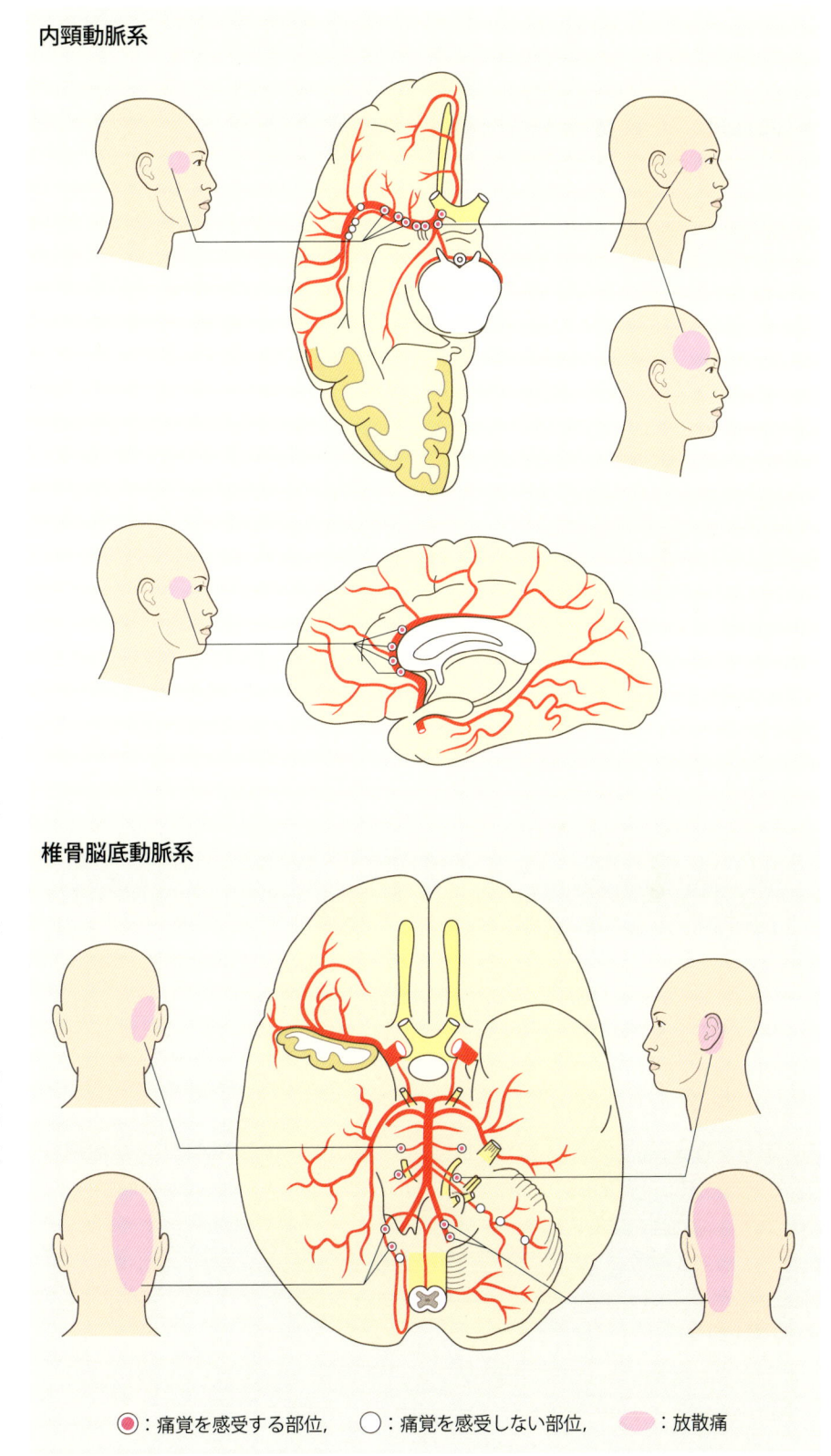

内頸動脈系

椎骨脳底動脈系

●：痛覚を感受する部位, ○：痛覚を感受しない部位, ●：放散痛

〔Dalessio DJ (ed) : Wolff's Headache and Other Head Pain. 4th ed, Oxford University Press, New York, 1980 より〕

脳血管障害と頭痛

脳血管障害の中で，くも膜下出血では頭痛が初発症状としてみられるが，他の脳血管障害では初発症状として頭痛がみられることは比較的少ない．しかし，時には頭痛を訴えて来院することもある(31)．

くも膜下出血

くも膜下出血では，頭痛は必発である．脳動脈瘤の破裂時，頭痛は破裂直後や短時間内に最高度に達し，以後は漸減する．

動脈瘤破裂時の激痛の原因は，大量の血液が脳主幹動脈周囲に急激に流れ込み，直接血管を刺激，圧排するためとされている．

動脈瘤の部位と頭痛の部位との関係も検討されている．前交通動脈瘤では，頭全体もしくは両側性の頭痛を訴えるものが90％以上，片側性の頭痛を訴えるものが約10％である．内頸動脈動脈瘤と中大脳動脈動脈瘤では，約25％の例が片側性の頭痛を訴え，大半が動脈瘤破裂側の頭痛を訴える．

脳出血

Fisherによると被殻出血の13％，視床出血の32％，小脳出血の50％に頭痛がみられ，橋出血ではまれであった．また，亀山らによると，被殻出血の20％，視床出血の19％，小脳出血の62％，橋出血の23％に頭痛がみられた．

脳梗塞

従来から脳出血に比べて，脳梗塞では頭痛を伴うことはまれとされていたが，内頸・中大脳動脈領域の脳梗塞における頭痛の頻度は約20％であるのに対して，後大脳動脈を含め，椎骨脳底動脈領域の脳梗塞では約70％に頭痛がみられている．

梗塞領域と頭痛の発現部位との関係については，内頸動脈閉塞時の頭痛が同側の前頭部・側頭部に，中大脳動脈領域の脳梗塞においては同側の眼窩後部・上部に，後大脳動脈領域の脳梗塞では同側の前頭部に，椎骨動脈閉塞時は，肩，頸，後頭下部などに疼痛がみられる．

また，ラクナ梗塞では約3〜5％に頭痛がみられるのみで，頻度は低い．

動脈解離

内頸動脈の解離では，同側の頭痛，とくに眼周囲の疼痛を訴える．頭痛側のホルネル徴候もみられることが多く，その後同側の内頸動脈領域の虚血症状をきたす．

椎骨動脈に解離を生じると強い後頭部痛を訴え，脳幹部の虚血症状を示す．

上矢状静脈洞血栓症

上矢状静脈洞の血栓形成に伴い脳の循環障害を生じ，梗塞巣の形成や二次出血をきたす．頭痛は一般に最も早期に出現する症状で，頭蓋内圧亢進によると考えられている．初期の報告では，非常に強い頭痛が強調されていたが，最近では比較的軽度の頭痛の例も多くみられる．

一般に片側性の持続性頭痛が多いが，前頭部や側頭部などに限局することもある．

---

31 頭蓋内の痛覚を感受する組織と感受しない組織

痛覚を感受する組織

1. 硬膜動脈
    中硬膜動脈全域
    前硬膜動脈主幹部
    前・後篩骨動脈主幹部
    後硬膜動脈主幹部
    後頭・椎骨・上行咽頭動脈硬膜枝主幹部
2. 頭蓋内静脈洞および流入静脈
    上矢状静脈洞と洞に近接する架橋静脈
    横静脈洞・静脈洞交会（直静脈洞）と洞に近接する架橋静脈
    後頭静脈洞
    海綿静脈洞
3. 硬膜その他
    前頭蓋窩底部とくに嗅窩部
    蝶形骨縁・鞍背部・前床突起基部
    後頭蓋窩底部
    小脳テント
    軟膜・くも膜（脳底部動脈近傍のみ）
4. 脳動静脈
    内頸動脈
    中大脳動脈水平部（M_1部）
    前大脳動脈（A_1〜A_3部）
    椎骨動脈・後下小脳動脈
    橋動脈・内耳動脈
    中大脳静脈（シルヴィウス静脈）
    （海綿静脈洞から3〜4cmの範囲）

痛覚を感受しない組織

1. 頭蓋骨（一部骨膜を除く）
2. 円蓋部硬膜
3. 中頭蓋窩底部硬膜
4. 大脳鎌
5. くも膜顆粒・血管裂孔
6. 下矢状静脈洞
7. 円蓋部軟膜・くも膜
8. 円蓋部皮質動静脈
9. 脳実質
10. 脳室壁上衣層
11. 脈絡叢

(Dalessio DJ (ed)：Wolff's headache and other head pain. 4th ed, Oxford University Press, New York, 1980；太田富雄，他：脳神経外科学．改訂10版，金芳堂，東京，2008の表を基に筆者改変)

11 意識障害・脳死

意識障害

意識が正常に保たれている状態とは，自己と周囲の環境を正しく認識し，周囲の環境に対して適切に反応できる状態である．意識障害とは，この状態が障害された状態である．意識障害には，覚醒反応の低下と周囲から与えられる刺激に対する意味のある反応としての認知反応の低下が含まれる．意識障害の判定に用いられるJapan Coma Scale (JCS)やGlasgow Coma Scale (GCS)では，これら両方の要素を含んでいる(38頁参照)．

上行性網様体賦活系と視床皮質反響回路

意識を正常に保つには，Magounらの提唱した延髄から中脳に広がる脳幹網様体から大脳皮質に達する神経機構である上行性網様体賦活系と，最近注目されている視床皮質反響回路が重要な働きをしている．また，視床下部には視床が障害されたときなどに別経路として働く視床下部調節系がある(32)．

意識障害をきたす疾患

意識障害は，脳幹網様体の障害を生じる限局性の病変でも，大脳皮質を広汎に両側性に障害する病変でも起こる(33)．

また脳血管障害に限らず，脳の代謝障害を起こすような状態である低酸素血症，低血糖，肝不全，電解質異常などでも意識障害をきたす．

せん妄

せん妄は軽度の意識混濁に種々の程度の意識変容を伴う意識障害の1つの型である．原因となる身体症状に伴って発症し，身体症状の回復に伴って改善するのが特徴で，日内変動を伴うのが一般的である．

実際の医療現場では，せん妄は「不

32 覚醒の神経系

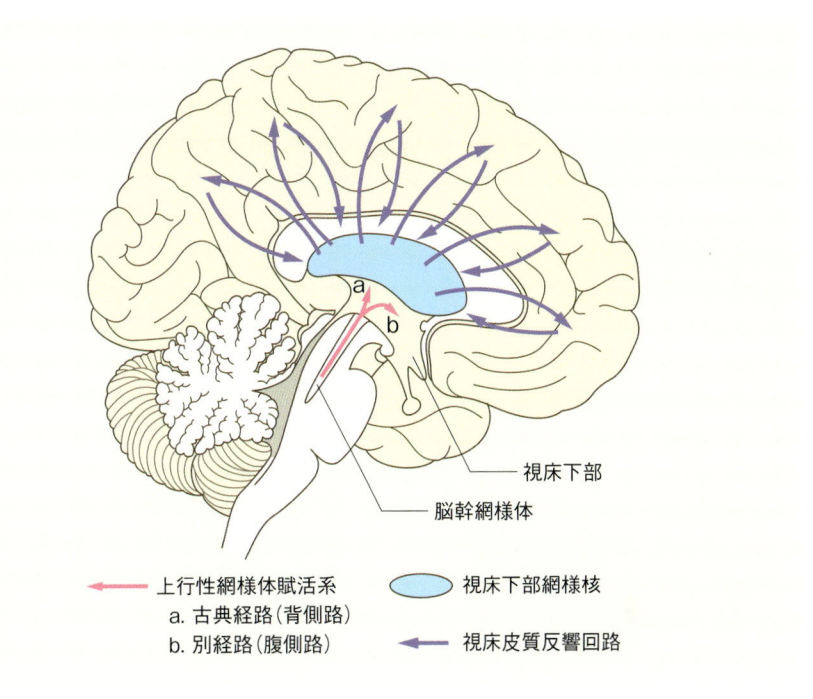

- 視床下部
- 脳幹網様体
- ← 上行性網様体賦活系
  - a. 古典経路（背側路）
  - b. 別経路（腹側路）
- 視床下部網様核
- ← 視床皮質反響回路

(前田敏博：覚醒の神経機構．Clin Neurosci 20：386-389, 2002 より)

33 意識障害をきたす疾患(病変部位および原因からの分類)

1.	局在性テント上病変	頭部外傷 脳血管障害：脳出血，梗塞（両側視床，大梗塞），硬膜下血腫 脳腫瘍 脳膿瘍 脳静脈洞血栓症 その他：ヘルペス脳炎（側頭葉病変），血管炎による多発梗塞
2.	局在性テント下病変	脳血管障害：橋出血，小脳出血，脳底動脈閉塞症，小脳梗塞 テント下腫瘍 小脳膿瘍 その他：脳底動脈片頭痛（若い女性）
3.	びまん性または多巣性病変	くも膜下出血 髄膜炎，髄膜脳炎 高血圧性脳症 てんかん重積 その他：ライ症候群（小児），脂肪塞栓（骨折を伴う外傷後），アルツハイマー病末期，クロイツフェルト・ヤコブ病末期，多発性硬化症
4.	脳代謝障害を起こす疾患	低酸素血症 低血糖 代謝疾患：肝不全，腎不全，糖尿病，肺疾患，電解質異常（Na，Ca，Mg，P），甲状腺疾患，副甲状腺疾患，副腎不全 中毒：毒物，薬剤（向精神薬，鎮静剤） 高体温，低体温
5.	精神科疾患	ヒステリー 統合失調症

〔岡安裕之：意識障害．篠原幸人，他（編）：日本医師会生涯教育シリーズ　脳神経疾患のみかたABC．p120, 日本医師会, 東京, 1993 より〕

穏」として捉えられることが多いが，実は意識障害である．医療事故はせん妄との関係で起こることが多いので，注意を要する．

せん妄は，過活動型，低活動型，混合型に分けられる．過活動型せん妄は，脳幹網様体の機能障害に大脳辺縁系の機能亢進を伴った状態で，幻覚，妄想，精神運動興奮，不穏などを認める．低活動せん妄は，脳幹網様体の機能障害に広範な大脳機能低下を伴った状態で，覚醒状態が保てず傾眠傾向を示し，注意や集中ができない．

せん妄の原因は，34 に示すようにさまざまなものがあるが，循環器疾患，呼吸器疾患，代謝性疾患の悪化などの他，感染症を含む全身状態の悪化や環境変化，薬剤によるものがあり，注意を要する．せん妄の原因を早急にみつけ，対応することで状態はかなり改善することが期待できる．

遷延性の意識障害

- 無動性無言（akinetic mutism）
- 失外套状態（apallic state）
- 持続性植物状態（persistent vegetative state）
- 最小意識状態（minimally conscious state）

34 せん妄の原因疾患

①中枢神経疾患	脳血管障害，慢性硬膜下血腫，髄膜炎，脳腫瘍，脳膿瘍，頭部外傷など
②循環器系疾患	うっ血性心不全，急性心筋梗塞，不整脈，ショックなど
③呼吸器系疾患	呼吸不全（低酸素血症，高炭酸ガス血症など）
④代謝性疾患	脱水，電解質異常，低血糖，腎不全，肝不全，甲状腺機能異常，クッシング症候群など
⑤感染症	尿路，呼吸器など
⑥その他の全身疾患	貧血，悪性腫瘍，感覚遮断（視覚，聴覚），全身麻酔，外科手術，断眠，疼痛，尿閉，便秘など
⑦環境変化・精神ストレス	入院（とくにICU），入所，旅行，転居など，各種の精神的ストレス
⑧薬剤	抗コリン薬，抗不安薬，睡眠薬，抗うつ薬，抗けいれん薬，抗パーキンソン病薬，ジギタリス，利尿薬，H_2ブロッカー，テオフィリン，消炎鎮痛薬，抗ヒスタミン薬，アルコール，市販感冒薬など

（安野史彦：せん妄．北川泰久，他（監修）：神経・精神疾患診療マニュアル．日本医師会雑誌 142〔特別号(2)〕：S122, 2013 より）

これらはいずれも自分自身および周囲を認識できない状態を指す．昏睡と異なり睡眠覚醒のリズムはみられるが，種々の刺激に対してまったく反応はみられない．一般に持続性植物状態と総称されることが多く，わずかでも反応がみられる場合は最小意識状態と呼ばれる．無動性無言は脳幹や前頭葉にかけての網様体賦活系の障害，失外套症候群は広範な大脳皮質または白質の不可逆性な損傷の場合に使われることがあるが，症候学的な鑑別は困難である．持続性植物状態の二大原因は心停止後の無酸素性虚血性脳症と重症頭部外傷であるが，無酸素性虚血性脳症では3か月，重症頭部外傷では1年間植物状態が持続すると，その後の意識回復は難しいとされる．持続性植物状態は，意識が保たれている閉じ込め症候群（137頁 MEMO 参照）との鑑別が重要である．

脳死

脳死は脳機能の不可逆的喪失を意味し，機能死の概念である．脳死を概念化するにあたり，全脳死と脳幹死の2つの概念があるが，世界的に前者が一般的であり，米国，ドイツ，わが国の竹内基準も前者である．後者の代表は英国である．いずれの立場をとるにしても，基準の骨格は脳幹機能の不可逆的消失を確認することにある．

脳死判定の3本柱は深昏睡，脳幹反射の消失，自発呼吸の消失である．わが国の竹内基準を 35 に示す．この基準をもとに，脳死判定手順に関する研究班の1999（平成11）年報告書として，『法的脳死判定マニュアル』がまとめられ，その後，法的脳死判定（臓器移植法に基づく脳死判定）はこのマニュアルに従って行われている〔最新版は2010（平成22）年報告書〕．脳死と判定するための必須項目は 35 の判定基準に示すが，7つの脳幹反射のすべてが消失していることを確認することが重要である．

なお，持続性植物状態は，脳幹機能が保持されている点において，脳死とは根本的な違いがある．

35 脳死判定基準の概要

■対象例
器質的脳障害により深昏睡，および自発呼吸を消失した状態と認められ，かつ器質的脳障害の原疾患が確実に診断されていて，原疾患に対して行い得るすべての適切な治療を行った場合であっても回復の可能性がないと認められる者．

■除外例
- 生後12週未満
- 急性薬物中毒
- 低体温（直腸温などの深部温が32℃未満，6歳未満は35℃未満）
- ●代謝・内分泌障害（機能検査の結果の異常に注目）

■判定上の留意点
- ●中枢神経作用薬（投与量，方法，期間，最終投与からの経過時間，薬物の有効時間などに対する考慮が必要），筋弛緩薬の影響（神経刺激装置を用いる）を除外する
- 収縮期血圧は90 mmHg以上

■判定基準
- 深昏睡（Japan Coma Scale で300，Glasgow Coma Scale で3）
- 瞳孔の固定（瞳孔径が左右とも4 mm以上）
- 脳幹反射の消失〔以下の1)〜7)のすべてを確認する〕
  1) 対光反射の消失
  2) 角膜反射の消失
  3) 毛様脊髄反射の消失
  4) 眼球頭反射の消失
  5) 前庭反射の消失
  6) 咽頭反射の消失
  7) 咳反射の消失
- 平坦脳波 2.5 μV/mm 以上の感度が必要（日本脳波・筋電図学会の指針に準じる）
  ＊聴性脳幹誘発反応の消失：必須条件ではないが，確認することが望ましい
- 自発呼吸の消失（無呼吸テストは，人工呼吸を中止して $PaCO_2 \geq 60$ mmHg，中止の方法は問わないが，テストの前・中の100%酸素投与は必須）
  ＊検査の順序として無呼吸テストを最後にする
  ＊現行では，上記脳幹反射のいずれが欠けても，脳死と判定できない
  ＊検査結果が曖昧なときは，脳死と判定しないか再検査する

観察時間
- 6時間経過を見て変化がないことを確かめる（きっちり6時間後に2回目の検査を行わなければならないという意味ではない）
- 6歳以上では6時間以上，6歳未満では24時間以上

〔注〕●はとくに総合的判断が大切となる．

4
脳ヘルニア

1 脳ヘルニア
2 テント切痕ヘルニアの症状

1 脳ヘルニア

脳組織は硬い頭蓋骨で覆われ頭蓋内に納まっているが，頭蓋腔は小脳テントによってテント上腔とテント下腔（後頭蓋窩）に分けられ，この両者はテント切痕により連絡している．テント上腔は，さらに，大脳鎌によって左・右両腔に，蝶形骨縁によって前・中頭蓋窩に分けられる．

脳血管障害による病変，すなわち血腫，浮腫などが，そのいずれかの区画に発生すると，局所的に頭蓋内圧が上昇する．そのため脳実質の一部は隣接する頭蓋内の区画へ特定の抵抗の弱いところから押し出され移動する（❶）．これが脳ヘルニアで，進行性の意識障害をきたし，脳血管障害の直接死因として最も重要である．

脳ヘルニアのCT診断

下行性テント切痕ヘルニアは，その進展過程に応じて種々のCT像を呈する（❷）．それらは脳ヘルニアによる生命予後と密接に関連するので，CTによる正確な把握がきわめて重要である．

Stovringの記載に基づいて，半田らは❸のように分類している．すなわち，下行性テント切痕ヘルニアのごく早期には，鉤の内方への偏位によってCT上は鞍上槽の外側に変形がみられる．次いで，脳幹の捻転と嵌入した側頭葉による脳幹の対側への圧排により，病巣側の脚槽，迂回槽，橋外側槽が拡大する．造影CTで同側の後大脳動脈と後交通動脈が内側に引き伸ばされているのをみることがある．進行すると，視床下部の下方偏位のために鞍上槽が閉塞する．テント切痕部には，視床下部，嵌入した側頭葉，圧迫された中脳などがぎっしり詰まっているので，脚間槽，脚槽，迂回槽，四丘体槽などの中脳周囲の脳槽はCT上いずれも認められなくなる．中脳の圧迫によって中脳水道は閉塞され，内水頭症をきたす．この際，圧の影響を比較的受けにくい部分の脳室拡大が特徴で，最もしばしばみられるのは病巣反対側の下角の拡大である．反対側の後角の拡大や，時に反対側の側脳室全体の拡大をみることもある．後大脳動脈領域に梗塞を認めることもある．これらの変化はMRIで，より詳細に描出することができるが，全身状態が不良なためMRI検査が行えないことが多い．

❶ 脳ヘルニアの起こる部位

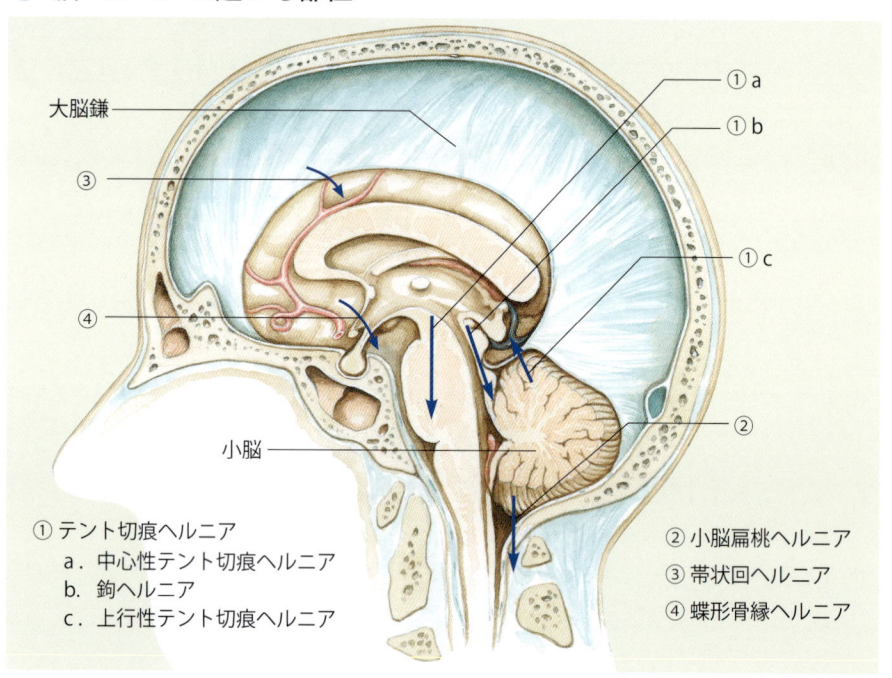

大脳鎌　③　①a　①b　①c　②　小脳

① テント切痕ヘルニア
　a．中心性テント切痕ヘルニア
　b．鉤ヘルニア
　c．上行性テント切痕ヘルニア
② 小脳扁桃ヘルニア
③ 帯状回ヘルニア
④ 蝶形骨縁ヘルニア

❷ 下行性テント切痕ヘルニアのCT像

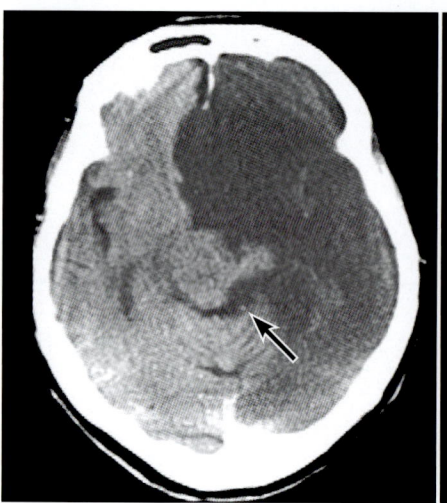

Grade II：中大脳動脈領域脳梗塞急性期．中脳の圧排により，病巣側迂回槽の拡大（↑）を認める．

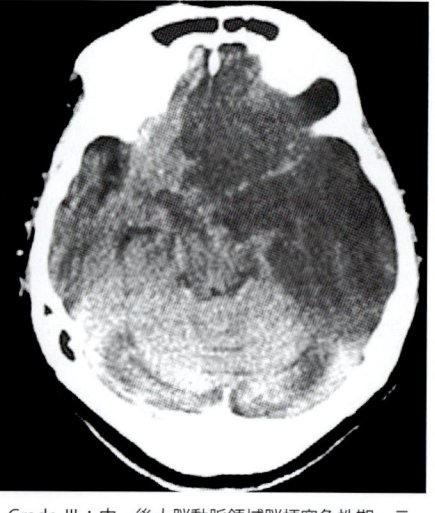

Grade III：中・後大脳動脈領域脳梗塞急性期．テントレベルでの脳槽の消失を認める．

❸ 半田らの分類

Grade 0	無所見
Grade I	外方からの鞍上槽の圧排所見を認める（impending herniation）．
Grade II	病巣側の脚槽，迂回槽の拡大を呈する（actual herniation）．
Grade III	テントレベルでの脳槽の消失を認める（advanced stage of herniation）．

（半田裕二，他：被殻出血急性期症例におけるdescending tentorial herniation signの検討．脳神経 37：263-267, 1985 より）

脳ヘルニアの種類（4）

テント切痕ヘルニア

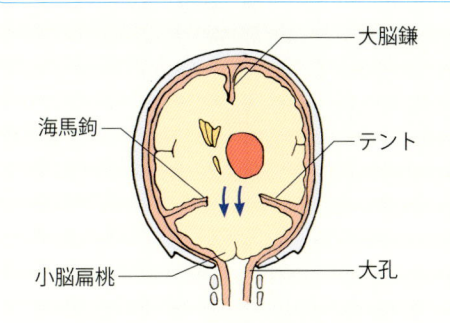

a. 中心性テント切痕ヘルニア
　大脳半球の正中に近い部，両側性の病変（脳出血，急性脳腫脹，急性硬膜下・硬膜外血腫など），あるいは急速に進展する占拠性病変により頭蓋内圧が高くなると，視床下部，乳頭体の下方偏位，両側鉤の内下方突出，脳幹部の下方圧排が起こる．この状態が中心性ヘルニアで早期に意識障害が出現する．

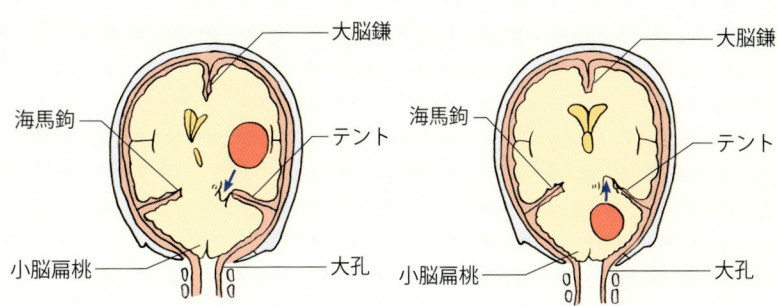

b. 鉤ヘルニア
　側頭葉など一側大脳半球の病変により頭蓋内圧が高くなり，側頭葉の内下部すなわち鉤，海馬回がテント切痕から内下方に押し出された状態．

c. 上行性テント切痕ヘルニア
　後頭蓋窩の圧上昇により小脳虫部がテント切痕を越えて上方に突出した状態．上小脳動脈がテント切痕縁で圧迫されて小脳梗塞を起こすことがある．

小脳扁桃ヘルニア

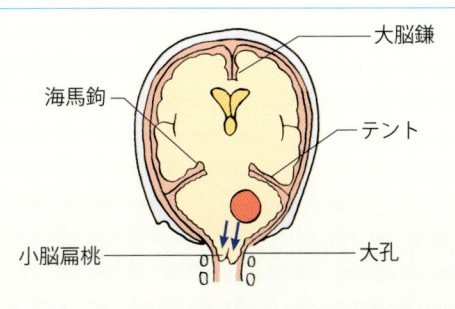

　テント下，時にテント上の病変によって後頭蓋窩の圧が脊椎管内の圧より著しく高くなり，小脳扁桃が大孔を越えて脊椎管内に突出した状態．この際第4脳室も圧迫・閉塞され，急性の内水頭症となり，頭蓋内圧はさらに上昇する．臨床的には，血圧上昇と徐脈（クッシング現象），項部硬直，呼吸異常，意識障害などを認めるが，とくに後頭蓋窩の病変による小脳扁桃ヘルニアでは，意識障害などの前駆症状なく，突然呼吸停止が起こる場合もある．一般にテント切痕ヘルニアに比べて症状の発現は急速で，多くの場合救命が困難である．

帯状回ヘルニア

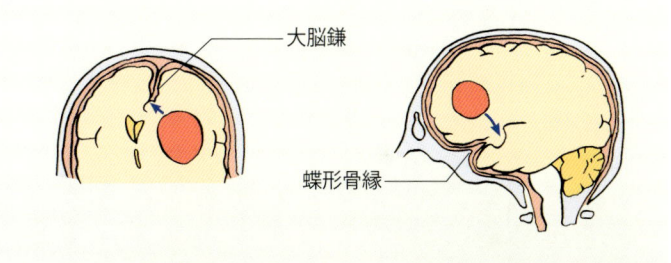

　一側大脳半球が腫脹すると，大脳鎌のため下部の帯状回のみが大脳鎌の直下で対側へ突出する．この状態を帯状回ヘルニアといい，脳浮腫を助長するが臨床症状からは捉えにくい．

蝶形骨縁ヘルニア

　前頭葉に病変があり，前頭葉が蝶形骨稜を越えて中頭蓋窩に突出した状態．比較的まれで，臨床的にも捉えにくいが，時に視交叉部症候群を認める．

これらの脳ヘルニアのうち，臨床的に最も重要なのはテント切痕ヘルニアと小脳扁桃ヘルニアである．

MEMO 13　テント切痕ヘルニアと眼症状

　動眼神経麻痺の発生機序については89頁参照．
　滑車神経は，中脳背側下丘の後方から出て，前方に回り込み，大脳脚をまいてテントの下面に到達し，海綿静脈洞に入っており，常にテントの下にあり，上方からのヘルニアの影響を受けにくい．
　外転神経は，橋と延髄の境界部から髄外に出て，橋の腹側を上行し，硬膜外に出て側頭骨の錐体尖で鋭角をなし海綿静脈洞に入っている．このように，外転神経は頭蓋内における走行距離が長く，テント切痕ヘルニアで脳幹が下方に偏位すると引っ張られ，錐体尖の部分で障害されやすい．

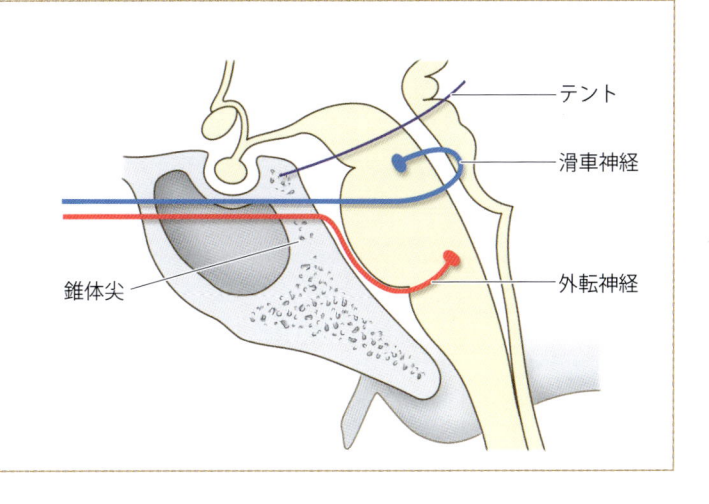

2 テント切痕ヘルニアの症状

臨床上重要なテント上の占拠性病変による脳ヘルニアはテント切痕ヘルニアで，上部脳幹に及ぼす影響により鉤ヘルニアと中心性テント切痕ヘルニアに大別される．

臨床的に両者を鑑別することは，必ずしも容易ではないが，呼吸，瞳孔，眼球運動，肢位・運動系の異常の出現，経過に注意することが肝要である．

鉤ヘルニア(5)

最も初期に必発する徴候は患側の散瞳である．眼瞼下垂，眼球運動障害がこれに続く．意識障害は通常，動眼神経麻痺に遅れて発現するが，その後の進行は早い．運動系では，カーノハン圧痕（Kernohan notch）を生じ，テント上病変と同側の片麻痺を認めること

	意識障害	瞳孔の大きさ 対光反射	頭位変換眼球反射 眼球前庭反射	刺激に対する反応肢位	呼吸
初期動眼神経期		中等度に散大（通常病巣側） / 遅鈍	共同性側方偏位または / 非共同性病巣側眼球の内障害	眼窩上縁を圧迫すると，払いのけようとする／反対側：抵抗症(Gegenhalten) / 反対側：伸展性足底反射	正常
晩期動眼神経期		著明に散大（病巣側） / 消失	非共同性（病巣側眼球の内転障害）	除皮質または除脳反射	持続性規則性過換気 / まれにチェーン・ストークス呼吸
中脳-橋上部期		中間位（4〜5mm）しばしば不正円形 / 消失	障害される 非共同性のこともある	反応なし / とくに病巣反対側除脳硬直	持続性規則性過換気 / まれにチェーン・ストークス呼吸
橋下部-延髄期		中間位 / 消失	無反応	反応なし，弛緩状態または / 足をこすると両側のバビンスキー徴候，時に下肢の屈曲反応がみられる．	正常呼吸であるが，しばしば正常よりも浅くて速いまたは / 緩徐, 不規則（失調性呼吸）

が多く，両側錐体路徴候，進行すると除脳硬直が現れる．

中心性テント切痕ヘルニア (6)

重要な初期徴候は，意識の清明度の変化と両側または一側の縮瞳（同側性ホルネル徴候）である．眼球運動は，初期には正常であるが，進行すると垂直方向および病巣反対方向への注視麻痺が現れる．運動系では反対側の片麻痺，同側の抵抗症（Gegenhalten）がみられ，かなり初期よりバビンスキー徴候は両側に出現する．昏睡が深まるにつれて，除皮質硬直，除脳硬直がみられるようになる．

6

意識障害	瞳孔の大きさ 対光反射	頭位変換眼球反射 眼球前庭反射	刺激に対する反応肢位	呼吸
初期間脳期	縮瞳（1〜3 mm） ⊕	共同性側方偏位	眼窩上縁を圧迫すると，麻痺していないほうの手で払いのけようとする． 両側：バビンスキー反射 病巣側：抵抗症	正常：ため息，あくびを伴う
晩期間脳期	縮瞳 ⊕	共同性側方偏位	反応なし 除皮質硬直	チェーン・ストークス呼吸 チェーン・ストークス呼吸
中脳-橋上部期	鉤ヘルニアに同じ	障害される．非共同性のこともある（核間性眼筋麻痺で内転障害がみられる）．	鉤ヘルニアに同じ	
橋下部-延髄期		鉤ヘルニアに同じ		

テント切痕ヘルニアの症状と病理，発生機序（7）

①臨床症状 | ②病理

病巣側動眼神経麻痺
散瞳と眼瞼下垂（ハッチンソン瞳孔），後に眼筋麻痺

動眼神経の損傷

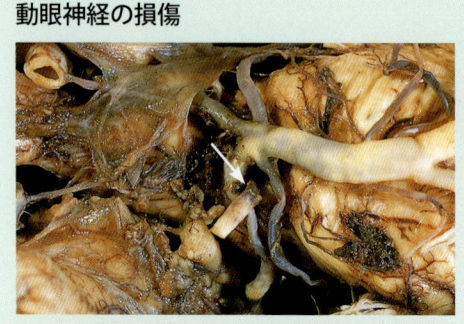

動眼神経の髄鞘染色
後大脳動脈と上小脳動脈によって絞扼された部位

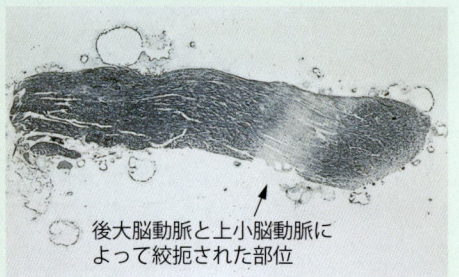

病巣側の片麻痺（偽性局所徴候）と両側錐体路徴候

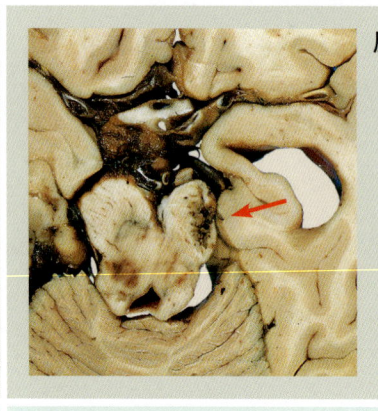

反対側大脳脚の圧迫（カーノハン圧痕）

チェーン・ストークス呼吸，昏迷〜昏睡，両側錐体路徴候，除脳硬直，散瞳，対光反射・毛様体脊髄反射消失，共同性眼球運動障害初期には頭位変換眼球反射は亢進するが，やがて頭位変換眼球反射，眼球前庭反射のいずれも消失する）

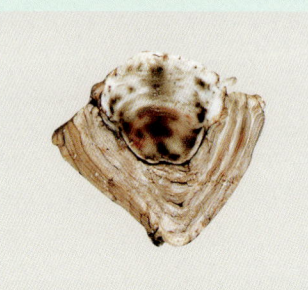

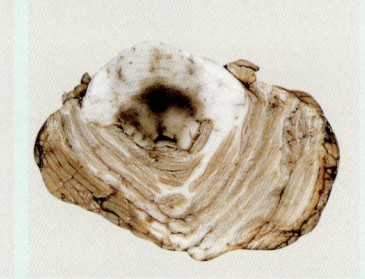

中脳の外側からの圧迫
視床下部・中脳・橋上部の被蓋と底部の壊死・出血（デュレ出血 Duret hemorrhage）

橋被蓋のデュレ出血

半盲
通常，半盲は昏睡中には捉えられない．回復過程で同名性半盲（片側性あるいは両側性）が明らかになる．

後頭葉の一側性あるいは両側性（出血性）梗塞

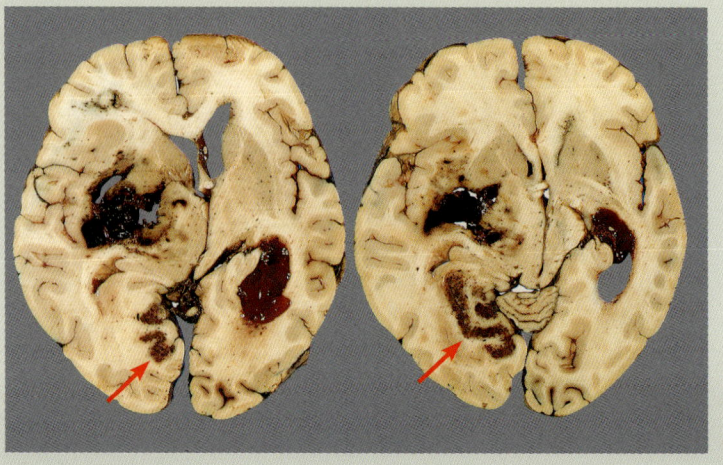

後頭葉の出血性梗塞

昏睡の進行，血圧上昇，徐脈

頭蓋内圧上昇と水頭症

③発生機序

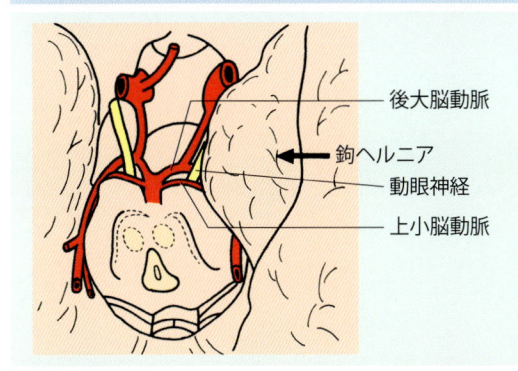

動眼神経がヘルニアを起こした組織（鉤）と内側錐体鞘状突起靱帯との間に絞扼される．その際，瞳孔を支配する副交感神経系の線維は動眼神経の表層を走行するので，圧迫によりまず瞳孔散大が起こる．

また，脳幹の下方への偏位によって動眼神経が後大脳動脈と上小脳動脈の間で絞扼され，障害されることもある．

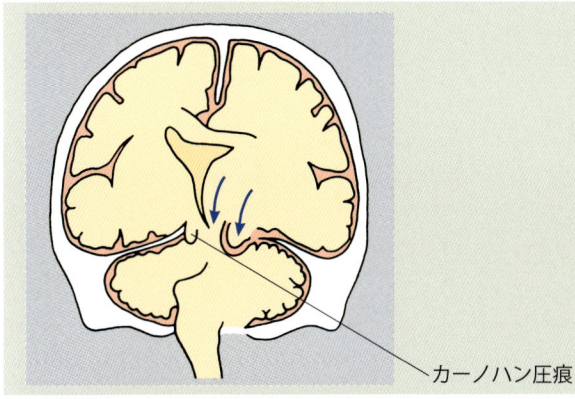

- 後大脳動脈
- 鉤ヘルニア
- 動眼神経
- 上小脳動脈

中脳が外側に偏位して反対側の大脳脚がテントの辺縁で圧迫されると，いわゆるカーノハン圧痕を生じ，原因疾患の病巣と同側の片麻痺を生じる．そのため原因疾患による片麻痺とあわせて四肢麻痺の状態となり，両側錐体路徴候を生じる．

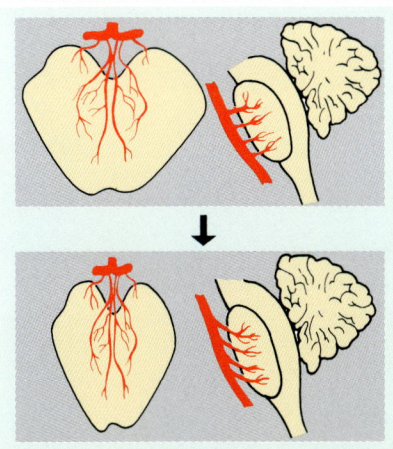

- カーノハン圧痕

中脳はヘルニアを起こした側頭葉と反対側のテントとの間に押しつぶされる．しばしば中脳・橋にみられる二次性の出血はデュレ出血ともいわれ，被蓋部に強い．出血の機序については諸説あるが，中脳が両側から圧迫されて傍正中動脈が伸展されたり，脳底動脈はウィリス動脈輪と椎骨動脈によって上下を固定されているにもかかわらず脳幹が下方に移動するため，血管と周囲組織との間にズレが生じ出血が起こるといわれている．

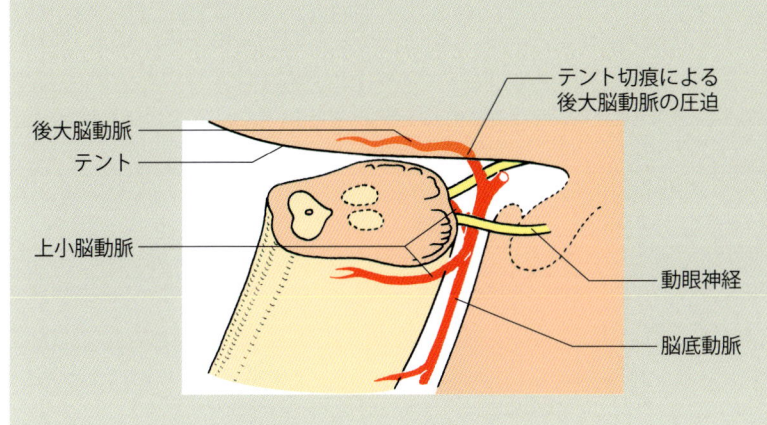

後大脳動脈の閉塞は後大脳動脈がヘルニアを起こした側頭葉により直接テントに圧迫されたり，脳幹の下方偏位によりテントの辺縁で絞扼されて起こる．

- 後大脳動脈
- テント
- 上小脳動脈
- テント切痕による後大脳動脈の圧迫
- 動眼神経
- 脳底動脈

中脳水道の外側からの圧迫と中脳周辺くも膜下腔の閉塞

5 脳卒中の主要疾患

脳卒中の分類
一過性脳虚血発作（TIA）
脳梗塞
脳梗塞の臨床病型による分類
1. アテローム血栓性脳梗塞
2. 心原性脳塞栓症
3. ラクナ梗塞
4. Branch atheromatous disease（BAD）

脳梗塞の閉塞血管と梗塞部位による分類
1. 内頸動脈閉塞
2. 前大脳動脈閉塞
3. 中大脳動脈閉塞
4. 後大脳動脈閉塞
5. 椎骨脳底動脈閉塞

脳出血
1. 被殻出血
2. 視床出血
3. 皮質下出血
4. 橋出血
5. 小脳出血
6. 脳室内出血

くも膜下出血と脳動脈瘤
無症候性脳血管障害
その他の脳血管障害
1. 脳動脈解離
2. もやもや病（ウィリス動脈輪閉塞症）
3. 奇異性脳塞栓症
4. 抗リン脂質抗体症候群
5. アミロイド血管症
6. 脳静脈洞血栓症
7. 脳血管奇形
8. MELAS
9. CADASIL
10. 慢性硬膜下血腫
11. 硬膜外血腫

5. 脳卒中の主要疾患

脳卒中の分類

卒中とは突然何かに中る(あたる)という意味で，脳卒中(stroke)とは卒中発作を特徴とする疾患である．したがって，無症候性の血管障害は脳血管障害の1つであるが，通常は脳卒中には含めない．脳血管障害の分類にはいくつかあるが，現在でも広く使われているのは米国NINDSの脳血管障害の分類第Ⅲ版(1990)である．この分類では脳卒中は①脳出血，②くも膜下出血，③動静脈奇形よりの出血，④脳梗塞の4つの病型に分類されているが，動静脈奇形よりの出血だけが脳卒中の原因について言及された分類になっているので，やや奇異な感じを受ける(①)．通常は，脳卒中は(1)脳出血，(2)くも膜下出血，(3)脳梗塞の3つに分類するのが一般的である．一過性脳虚血発作(TIA)はNINDS分類では脳卒中とは別立てとなっているが，TIAを脳卒中の1つの病型に含めることもある．

① NINDS-Ⅲ(1990)による脳卒中の臨床病型

A. 無症候性(asymptomatic)

B. 局所性脳機能障害(focal brain dysfunction)
 1. 一過性脳虚血発作(transient ischemic attacks : TIAs)
  a. 頸動脈系(carotid system)
  b. 椎骨脳底動脈系(vertebrobasilar system)
  c. 両者(both)
  d. 部位不明(uncertain location)
  e. TIA疑い(possible TIA)
 2. 脳卒中(stroke)
  a. 時間的側面(temporal profile)
   1) 改善期(improving)
   2) 増悪期(worsening)
   3) 安定期(stable)
  b. 病型(types of stroke)
   1) 脳出血(brain hemorrhage)
   2) くも膜下出血(subarachnoid hemorrhage : SAH)
   3) 動静脈奇形よりの出血(intracranial hemorrhage from arteriovenous malformation : AVM)
   4) 脳梗塞(brain infarction)
    ⓐ発症機序による分類(mechanisms)
     ・血栓性(thrombotic)
     ・塞栓性(embolic)
     ・血行力学性(hemodynamic)
    ⓑ臨床的病型分類(clinical categories)
     ・アテローム血栓性(atherothrombotic)
     ・心塞栓性(cardioembolic)
     ・ラクナ(lacunar)
     ・その他(other)
    ⓒ部位別の症候による分類(symptoms and signs by site)〔病巣局在(distribution)〕
     ・内頸動脈(internal carotid artery)
     ・中大脳動脈(middle cerebral artery)
     ・前大脳動脈(anterior cerebral artery)
     ・椎骨脳底動脈(vertebrobasilar artery)
       椎骨動脈(vertebral artery)
       脳底動脈(basilar artery)
       後大脳動脈(posterior cerebral artery)

C. 血管性認知症(vascular dementia)

D. 高血圧性脳症(hypertensive encephalopathy)

(Special report from the National Institute of Neurological Disorders and Stroke : Classification of cerebrovascular disease Ⅲ. Stroke 21 : 637-676, 1990 より)

5. 脳卒中の主要疾患
一過性脳虚血発作（TIA）

定義

一過性脳虚血発作（transient ischemic attacks：TIA）は脳虚血が原因となる一過性の局所神経症候で，症候の持続時間が24時間以内のものと定義され，24時間以上続いた場合は脳梗塞と診断される．この場合，従来は画像検査で梗塞巣の描出の有無は問わないとされてきた．しかし，最近の検討では臨床的にTIAと診断されても，画像検査，とくにMRI拡散強調画像（DWI）では高率に梗塞巣が描出されることが明らかとなっている（❷）．このため，最近は症候の持続時間にかかわらず画像検査（とくにDWI）で急性脳梗塞の所見がみられた場合は脳梗塞と診断し，症候が24時間以内に消失して画像検査が陰性の場合にTIAと診断するという考え方が主流になりつつある．

病態

TIAの病態として重視されているのは微小塞栓と血流不全である．微小塞栓は頸動脈病変など主幹動脈の狭窄性病変に伴うTIAの病態の多くを占める（❸）．実際に頸動脈狭窄の下流の中大脳動脈の血流を経頭蓋ドップラーでモニターすると微小栓子によると思われる信号（microembolic signal：MES）が捉えられることも少なくない（❹）．微小塞栓の原因となる栓子の主体は血小板血栓であるので，治療には抗血小板薬が有効である．

主幹動脈，とくに頸動脈の高度狭窄性病変があると，その灌流域の境界領域〔皮質枝（前大脳動脈と中大脳動脈）間の境界領域（表層型）と皮質枝と穿通枝（レンズ核線条体動脈）の境界領域にあたる終末領域（深部型）の2つがある〕に血流不全による脳梗塞を生じやすいことが知られている（116頁参照）．

❷ TIAの持続時間とDWI上の新鮮梗塞巣の陽性率
（MRIを用いた10件の研究808例の集積データ）

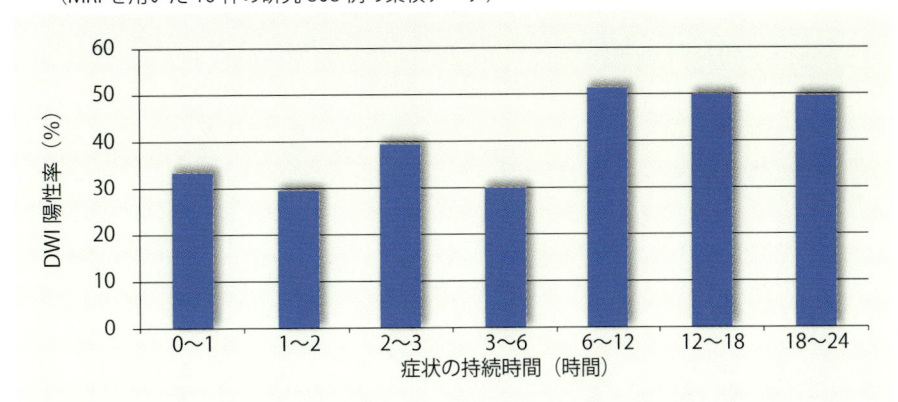

（Easton JD, et al : Definition and evaluation of transient ischemic attack : a scientific statement for healthcare professionals from the American Heart Association/American Stroke Association Stroke Council ; Council on Cardiovascular Surgery and Anesthesia ; Council on Cardiovascular Radiology and Intervention ; Council on Cardiovascular Nursing ; and the Interdisciplinary Council on Peripheral Vascular Disease. The American Academy of Neurology affirms the value of this statement as an educational tool for neurologists. Stroke 40 : 2276-2293, 2009 より）

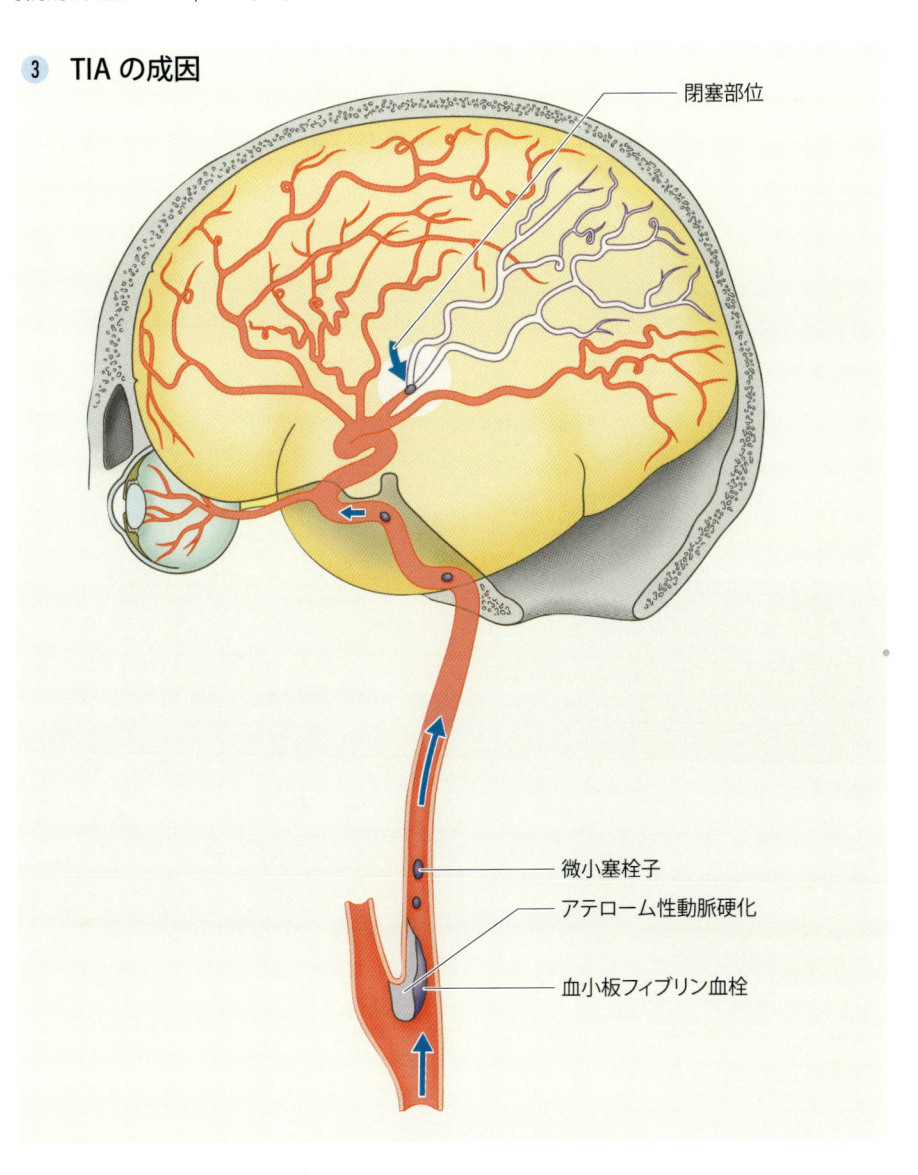

❸ TIAの成因

このため，TIA の中にも血流不全が原因となるものが少なくないとされてきたが，最近は明らかな全身血圧の低下などが誘因となる発作を除けば，そのような発作の多く，とくに皮質枝間の境界領域梗塞は微小塞栓が原因であると考えられるようになっている．

診断の進め方

　TIA を発症した場合は脳梗塞発症のリスクが迫っているので，診断プロセスは迅速に進める．患者の多くは来院時には症候は消失しているので，診断には病歴の聴取が重要である．TIA には，頸動脈系，椎骨脳底動脈系の症状として ⑤ のようなものが挙げられるが，症状だけでは ⑥ に挙げるような TIA 以外の一過性の神経症状を呈する疾患や病態との鑑別が難しいことも多い．TIA が疑われれば，症状の持続時間も聞いておく（⑦）．

　一般身体診察では，血圧（左右差を含む），脈拍（不整脈の有無を含む），心雑音の他，頸動脈雑音（頸部，眼窩）の有無をチェックすることも重要である（95 頁 MEMO 参照）．

　神経学的診察では発作が消失した後も神経学的な局在微候が残っていないかどうかに注意する．TIA 患者では通常は発作時を除いて神経学的に異常を認めない．

　病歴聴取と診察が終われば，できるだけ早く検査に進むべきである．まずは頭部画像検査が必須で，可能な限り DWI と頭蓋内 MRA を含む頭部 MR 検査を実施する．とくに臨床的に症候が消失して TIA と診断されても DWI で新鮮な梗塞巣が出現していないかどうかは予後にも影響する重要な点である．その後は TIA の原因を診断するための頸動脈エコー，心電図や心エコー，血液検査（末梢血，生化学，血液凝固，BNP など）を迅速に行う．TIA でも脳梗塞と同様に，その原因をアテローム血栓性（主幹動脈病変），心

④ 左内頸動脈狭窄症例に検出された中大脳動脈の MES（microembolic signal）

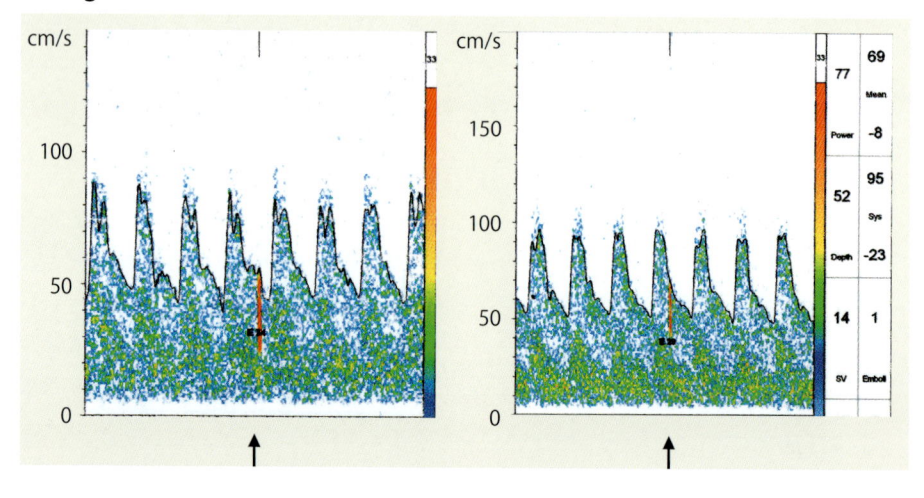

⑤ TIA の症状（NINDS-Ⅲ）

■左内頸動脈系〔典型的には以下の 1 つ以上の症状が急速（2 分以内）に完成〕
・運動障害（構音障害，右上下肢や顔面の脱力，麻痺，巧緻性の障害）
・左眼の視力消失（一過性黒内障），まれに同名半盲
・感覚障害（右上下肢や顔面を含む感覚消失または異常感覚）
・失語（言語障害）
■右内頸動脈系（上記と同様の症状が対側に起こる．ただし，失語が起こるのは右半球が言語について優位半球のときのみ）
■椎骨脳底動脈系〔以下の症状が急速（2 分以内）に完成〕
・上肢・下肢・顔面，左・右の種々の組み合わせの運動障害（脱力，麻痺，巧緻性の障害）
・左右または両方を含む感覚障害（感覚消失，しびれまたは異常感覚）
・一側または両側の同名半盲
・バランスの消失，回転性めまい，不安定性や平衡障害，複視，嚥下障害，構音障害は特徴的であるが，これらの障害が単独で起こったときは TIA とはみなさない

MEMO 14　頭蓋外における狭窄性血管病変の好発部位

　虚血性脳血管障害と関連する頭蓋外動脈の狭窄が好発する部位は，頸動脈の分岐部，次いで椎骨動脈近位部であり，明らかな左右差はない．これらの部位における閉塞の頻度は，狭窄の約 1/4 である．鎖骨下動脈近位部の狭窄も比較的高頻度にみられるが，これは左側に多く，閉塞は右側の 3 倍にも及ぶ．

　鎖骨下動脈盗血症候群（subclavian steal syndrome）は，左鎖骨下動脈の閉塞ないし高度の狭窄によるものが多い．

　わが国における TIA では必ずしも頭蓋外血管の病変は著明でなく，頭蓋内脳血管に病変をみるものも多い．アテローム性動脈硬化以外に，線維筋形成不全（98 頁 MEMO 参照），動脈瘤も微小塞栓子の源となりうる．

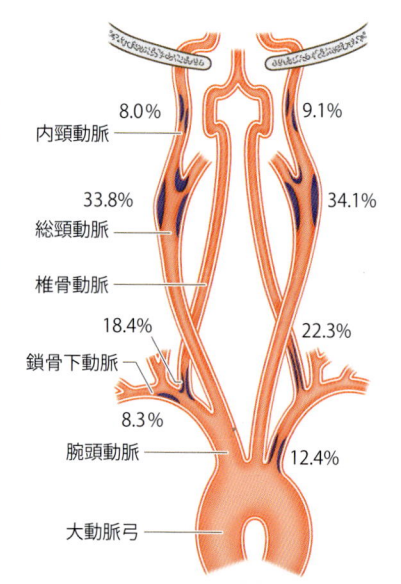

内頸動脈　8.0%　9.1%
総頸動脈　33.8%　34.1%
椎骨動脈　18.4%　22.3%
鎖骨下動脈　8.3%
腕頭動脈　12.4%
大動脈弓

(Hass WK, et al : Joint study of extracranial arterial occlusion Ⅱ. Arteriography, techniques, sites, and complications. JAMA 203 : 961-968, 1968 より)

6 TIA と鑑別すべき主な疾患

疾患	鑑別のポイント
失神	短時間の意識消失のみで明らかな局在性神経症候を認めない．原因としてまず心原性失神の精査が重要である．
良性発作性頭位めまい（BPPV）	ある一定の頭位をとることにより起こる短時間（1分以内）の回転性めまい．その他の神経症候を認めない．
てんかん発作	原則として TIA ではけいれんは起こらない．ただし，けいれん発作後の Todd の麻痺と TIA の鑑別に注意が必要である．
片頭痛の前兆	閃輝暗点が特徴的．TIA の症状が閃輝暗点だけのことはまれ．片頭痛では通常は閃輝暗点後に頭痛があるが，頭痛を伴わない閃輝暗点のみの発作もある．
一過性全健忘（TGA）	数時間以上続くことが多い一過性の記憶障害．発作中は前行性健忘（記銘力障害）により同じ質問を繰り返すことが特徴的．発作後には発作中のことは思い出せない．

7 TIA 診断の手引き

1	発作は血管由来の一過性 "局所" 脳機能不全によるものである
2	局所神経症状は一過性であり，24時間以内に消失する（通常 2〜15 分）．発作は急速で，5分以内（通常1分以内）に完成し，発作の消失も急激で，多くは30分以内に消失する
3	発作回数，間隔は種々で，1回だけのことも，1日に多発することもある
4	症状は 5 に示すように，内頸動脈，椎骨脳底動脈領域の神経症状がある
5	頭蓋内外脳血管のアテローム性動脈硬化（狭窄性病変）と関連する所見が多い	ⓐ頸動脈系の TIA では 　①頸動脈の脈拍の減弱 　②頸動脈あるいは眼窩で聴取される雑音（bruits） 　③網膜動脈の塞栓 　④虚血性網膜症の徴候　などがみられる ⓑ椎骨脳底動脈系の TIA では 　①腕頭動脈，鎖骨下動脈，椎骨動脈起始部のいずれかで聴取される雑音 　②上腕動脈血圧の一側での低下 　③橈骨動脈の一側の脈拍減弱　などがみられる
	ただし，これらの所見は TIA の病歴がない場合でも認められることがあるので注意を要する

MEMO 15　血管雑音の聴取 (Ⓐ)

①鎖骨下動脈（鎖骨上窩）：鎖骨中央部の上
②総頸動脈
③頸動脈分岐部：下顎角直下
④内頸動脈・椎骨動脈：乳様突起部（内頸動脈は側頭骨の頸動脈管を通る．大後頭孔を通る椎骨動脈もその近くにある）
⑤海綿静脈洞：眼窩部（Ⓑ）
⑥動静脈奇形：頭蓋

Ⓐ 血管雑音聴取部位

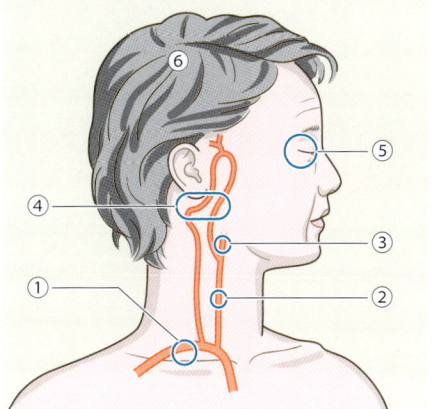

Ⓑ 眼窩部聴診

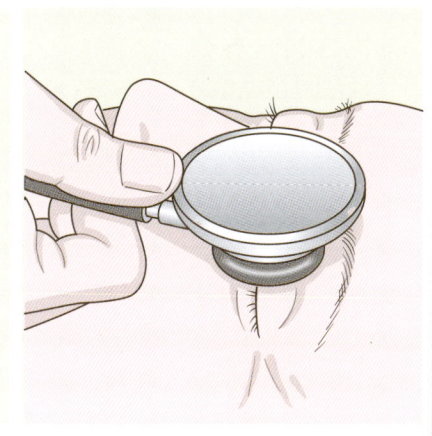

血管に狭窄があるか，その部の血流が増加している場合に血管雑音（bruit）が聴取される．狭窄があっても血管雑音を聴取しえない場合もある．
聴診器は，低音をよく聞くためにベル型のものを用いる．頸動脈分岐部は，きわめて重要なので，とくに注意を払い，正中位の他，頭を左右に回転して聴診する．

8 頸動脈狭窄症の画像診断

超音波所見

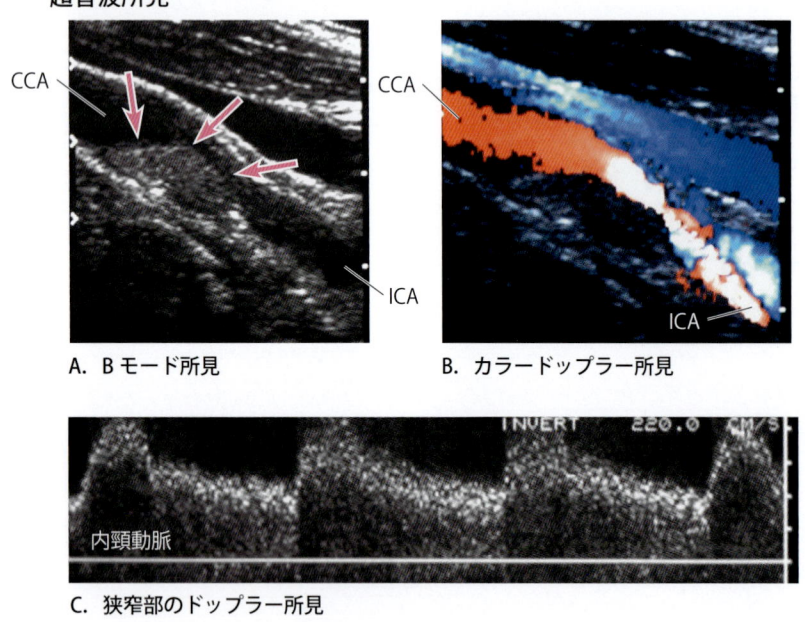

A. Bモード所見

B. カラードップラー所見

C. 狭窄部のドップラー所見

頸動脈撮影

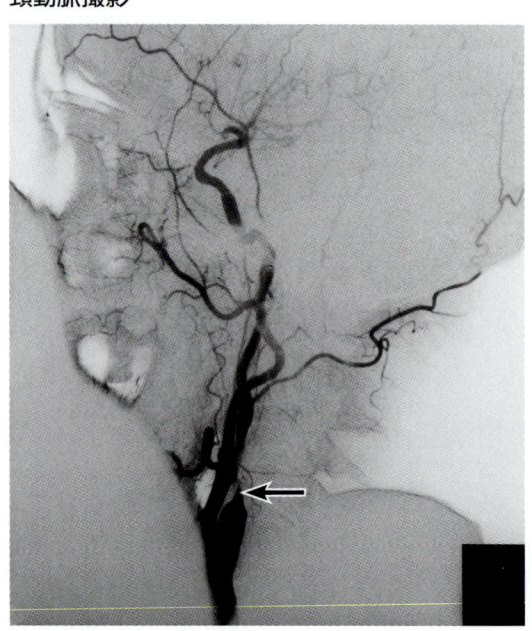

内頸動脈起始部の高度狭窄（←）

Bモードでは総頸動脈分岐部から内頸動脈起始部にかけて約70%程度の狭窄を伴うプラークがみられる（A）．プラーク内部のエコー輝度は比較的均質であり，安定型のプラークと考えられる．狭窄部のカラードップラーは血流速度の上昇により白色を呈している（B）．また，狭窄部を越えたところでは青色を呈する逆流成分も混在し，乱流を生じていることがわかる．狭窄部の血流速度を測定すると収縮期の最大血流速度は220 cm/秒と著明に増加しており，ドップラー所見上も高度狭窄の所見である（C）． CCA：総頸動脈，ICA：内頸動脈

塞栓性，ラクナ性（穿通枝病変）に分けることができる．これらの原因の中で最も頻度が高いのはアテローム血栓性である．心塞栓性はTIAを呈することは比較的少ないが（脳梗塞となりやすい），治療のうえからは，アテローム血栓性との鑑別は重要である．血液検査のBNP高値は他に決め手がないときに心塞栓性を疑う1つの参考となる．最近はTIAや脳梗塞の原因として頸動脈病変の頻度が増加しており，脳卒中発症や再発のリスクも高いので，とくに頸動脈病変の検索は重要である（⑧）．

予後

TIAは脳梗塞の前兆として重要である．英国のOxford Vascular Studyによれば，TIA後の脳卒中発症率は従来考えられていたよりも高率で，累積発症率は1週間で8.0％，1か月で

9 TIA後の脳卒中累積発症率〔Oxford Vascular Study（OXVASC）〕

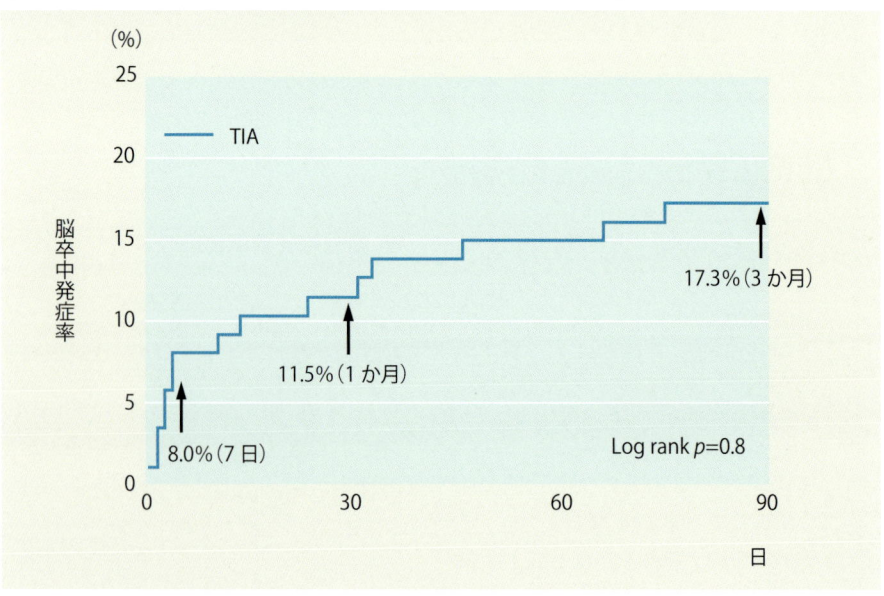

8.0%（7日）, 11.5%（1か月）, 17.3%（3か月）
Log rank p=0.8

（Coull AJ, et al：Population based study of early risk of stroke after transient ischaemic attack or minor stroke：implications for public education and organisation of services. BMJ 328：326, 2004 より改変）

11.5％，3か月で17.3％であった(9)．また24時間以内も5.1％でTIA後の脳卒中発症のリスクはすぐ間近に迫っていると考えるべきである．

　TIA後の脳卒中発症リスクの予測因子として有意義なものに，臨床所見と画像所見がある．臨床所見では年齢（A），血圧（B），症候の内容（C），持続時間（D），糖尿病（D）の4つが有用で，ABCD^{2}スコアとしてまとめられている(10)．ABCD^{2}スコアはベッドサイドで簡単に評価することが可能であるが，とくにスコアが4点以上では脳卒中発症のリスクが高い．画像所見としてはMRIのDWIでの急性脳梗塞の所見の有無が重要で，臨床的にTIAでもDWIで急性脳梗塞の所見がある場合（このようなタイプはtransient symptoms with infarction：TSIともいわれる）はとくに脳卒中発症のハイリスク群である．ABCD^{2}スコアとDWI所見をともに用いるとよりよくリスクを予測することができる(11)．

　また，この他に主幹動脈病変の存在も重要なリスク予測因子となる．とくに頸動脈病変を有するTIAがある場合は脳卒中発症のリスクが高い(12)．

■ 治療

　脳卒中の再発（二次）予防（227頁）を参照．

10　TIAからの脳卒中発症リスクの予測（ABCD^{2}スコア）

A（Age：年齢）
　60歳以上＝1点
B（Blood pressure：血圧）
　≧140 mmHg and/or ≧90 mmHg＝1点
C（Clinical features：臨床症状）
　一側の麻痺＝2点，言語障害（麻痺なし）＝1点，その他＝0点
D（Duration of symptoms：症状の持続時間）
　60分以上＝2点，10-59分＝1点，10分未満＝0点
D（Diabetes：糖尿病）
　あり＝1点

7日以内の脳卒中発症リスク：
　低リスク（3点以下）1.2％，中リスク（4〜5点）5.9％，高リスク（6〜7点）11.7％

（Johnston SC, et al：Validation and refinement of scores to predict very early stroke risk after transient ischaemic attack. Lancet 369：283-292, 2007 より改変）

11　ABCD^{2}スコアとDWI所見の組み合わせ

ABCD^{2}スコア≧4	DWI	症例数	脳卒中発症数	脳卒中リスク	リスクカテゴリー
−	−	121	0	0.0％	低リスク (1.2％；95％ CI, 0.0〜2.5％)
＋	−	201	4	2.0％	
−	＋	41	2	4.9％	高リスク (12.3％；95％ CI, 7.1〜17.4％)
＋	＋	114	17	14.9％	

（Ay H, et al：Clinical-and imaging-based prediction of stroke risk after transient ischemic attack：the CIP model. Stroke；40：181-186, 2009 より）

12　50％狭窄以上の頸動脈病変を有するTIAからの脳卒中発症率

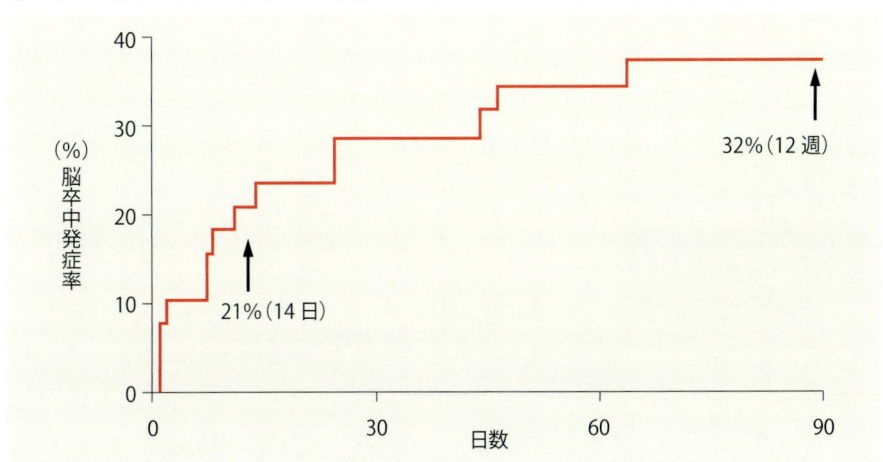

（Fairhead JF, et al：Population-based study of delays in carotid imaging and surgery and the risk of recurrent stroke. Neurology；65：371-375, 2005 より）

MEMO 16　一過性全健忘（TGA）

　一過性全健忘（transient global amnesia：TGA）は，急激に起こる一過性の記銘力障害で，近い過去に関する全健忘に，数日から数週にわたる逆向性健忘を伴う発作である．発作の持続時間は通常24時間以内，平均4～5時間であるが，回復後も発作中およびそれに先行する短時間の逆向健忘は残存する．過去の記憶は保持され，意識は清明で日常動作には異常はないが，ある程度病識があるので不安がることが多い．中年ないし高年者にみられる．病巣部位は両側ないし一側側頭葉の下内側面，とくに海馬を中心とした大脳辺縁系とされている．後大脳動脈系（後大脳動脈側頭枝）のTIAとみなされる場合もあるが，成因に関してはてんかん説もあり，多岐にわたる．予後に関しても，再発作，脳梗塞の発症はまれである．

　最近，MRIの拡散強調画像（DWI）で，発作後に海馬に高信号域がみられるとの報告が散見される．

TGAのMRI所見

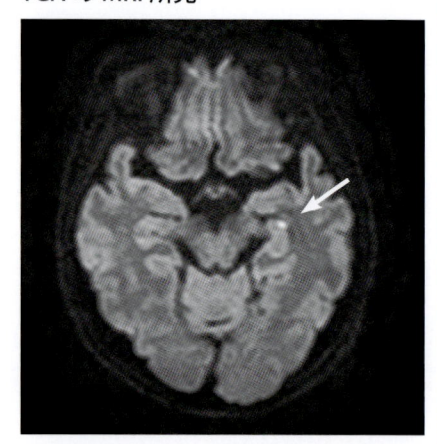

TGAの発作翌日のMRI拡散強調画像（DWI）．左海馬に小さな高信号域を認める（←）．

MEMO 17　頸頭動脈系の線維筋形成不全の診断の手引

　線維筋形成不全（cervico-cephalic arterial fibromuscular dysplasia：FMD）は腎血管性高血圧症の原因として広く知られているが，頸部頭蓋内動脈系にも同様の病変がみられ，脳血管障害の原因として，あるいは動脈瘤との関係，もやもや病（ウィリス動脈輪閉塞症）との類似などが注目されている．その特徴は次の通りである．

A．FMDの特徴
①乳児より高齢者まで全年齢層にわたるが，50歳以後発見されることが多い．
②女性に圧倒的に多い．
③臨床的に特有の症状はない．一過性脳虚血発作（TIA）や頭痛などの症状を呈することがある．無症状のこともある．また頸部に血管雑音を聴取することもある．
④脳血管障害（くも膜下出血，脳梗塞など），脳腫瘍，頭頸外傷の際に，検査で偶然発見されることも多い．
⑤他臓器の動脈系（腎，肝，冠，腹腔，腸間膜，鎖骨下，四肢の動脈など）に同様の病変を合併することもある．

B．臨床診断
　臨床診断には脳血管造影が必須である．頸部内頸動脈，椎骨動脈と頭蓋内動脈に下記の病変がみられる．大部分の症例で病変は第2頸椎の高さを中心として，0.5～6.0 cmの範囲にわたり，約80％は両側性である．
①典型的：いわゆる念珠状（string of beads）の病変（交互にみられる内腔の狭窄と拡張）（右図）．
②非典型的：
　ⓐ単発性の輪状狭窄．その末梢に拡張を伴うこともある．
　ⓑ単発性ないし多発性管状狭窄（tubular stenosis）．
　以上の所見は粥状硬化，血管攣縮，stationary arterial waveなどと鑑別する必要がある．

C．病理学的所見
　病理学的には多発性あるいは単発性に下記の病変がみられる．以下の②，③を参考として①を満たす必要がある．
①中膜の線維増生，平滑筋増生；内膜の線維筋性増生；中膜外層の線維増生；外膜の線維増生のいずれか，またはいくつかによる同心円性の狭窄．
②狭窄と動脈瘤状拡張とが連続していることが多い．この際拡張部には内弾性板の断裂，消失；中膜筋細胞の減少，消失；線維化がみられる．
③解離性動脈瘤を伴うこともある．

FMD血管造影

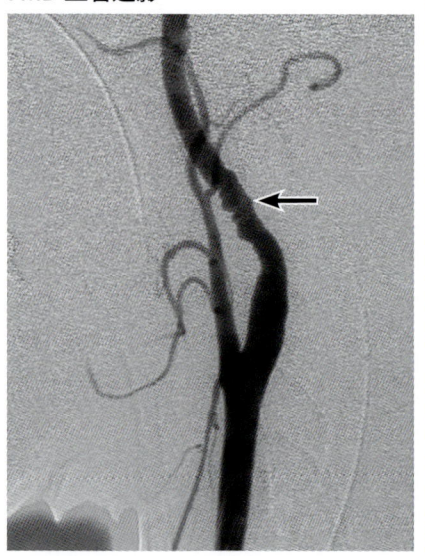

診断の基準：
確診：1．Aを参考とし，Bの①を満たすもの．
　　　2．A，Bを参考とし，Cを満たすもの．
疑診：Aを参考とし，Bの②のⓐあるいはⓑを満たすもの．

（厚生省特定疾患・ウィリス動脈輪閉塞症調査研究班，1979より）

一過性脳虚血発作(TIA) 99

MEMO 18 Subclavian steal 症候群（鎖骨下動脈盗血症候群）

Ⓐに示すように左鎖骨下動脈の起始部が閉塞すると，左椎骨動脈を逆流し左上肢へと向かう側副循環がみられることがある．この現象は，頭蓋内へ向かうべき椎骨動脈の血流が鎖骨下動脈に盗まれるという意味で，subclavian steal 症候群と呼ばれている．右の鎖骨下動脈の起始部閉塞によっても生じるが，左に比し頻度は少ない．鎖骨下動脈病変はアテローム硬化性によるものが多いが，わが国では大動脈炎症候群（高安病）による報告も多くみられる．

症状

特徴的な症状として，上肢の運動によって，めまいなどの椎骨脳底動脈領域の虚血症状が誘発されることが知られている．しかし，実際にこの現象が観察されることは比較的まれであり，一過性のめまい感やふらつき，失神発作などの非特異的症状の頻度が高い．また，まったく症状のない患者でも，上肢の血圧の左右差を契機に発見されることも少なくない．しばしば脳梗塞を起こすが，これは合併する頸動脈病変によるものが多く，梗塞巣も内頸動脈の灌流領域にみられることが多い．

診断

ほぼ全例に上肢の血圧の左右差が存在する．また鎖骨下動脈の病変が高度狭窄の場合には，鎖骨上窩に血管雑音を聴取することがある．診断には椎骨動脈血流の逆流を証明することが必要であるが，これには duplex ultrasonography などの超音波検査が最も安全な方法である．鎖骨下動脈の狭窄または閉塞の診断には CT アンギオや MRA が用いられるが，確定診断のためにはセルジンガー法による大動脈造影が最も確実な方法である（Ⓑ）．

Ⓐ Subclavian steal 症候群の発症機序

左鎖骨下動脈起始部の閉塞（↑）により，上肢への血流は椎骨動脈を逆流して供給されるため，椎骨脳底動脈領域の虚血症状をきたす．

Ⓑ 大動脈造影

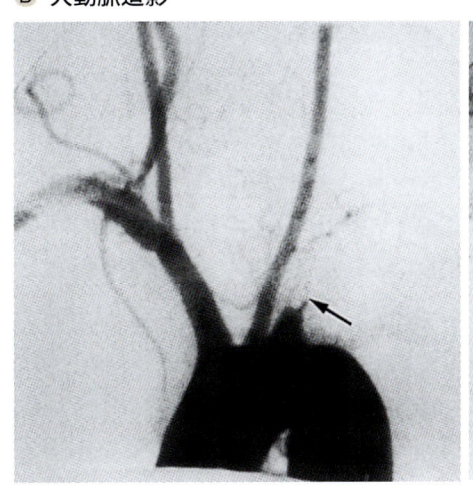

動脈相で左鎖骨下動脈の閉塞がみられる（←）．

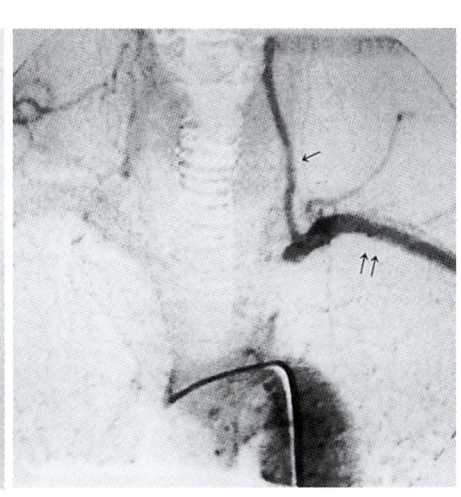

少し遅れて左椎骨動脈（↑）を逆流して，左鎖骨下動脈（↑↑）が造影される．

5. 脳卒中の主要疾患

脳梗塞

脳梗塞とは，虚血により脳実質が壊死に陥ったものをいう．血栓または塞栓による脳動脈の閉塞あるいは高度の狭窄のため，脳局所の虚血をきたし梗塞を生じる．また，脳静脈からの血流の流出が障害されて梗塞となることもある．

臨床的に急性期脳梗塞と診断するには，急性発症の神経脱落症候（脳卒中発作）があり，画像検査にてその症候を説明しうる新鮮な梗塞巣が認められることが必要である．

脳梗塞の診断プロセスは，まず急性発症の神経症状が①脳卒中発作かどうか？（てんかん発作や末梢性めまいなど脳卒中以外の原因によるものではないか），②脳卒中の可能性があるとしたら脳梗塞かどうか〔出血性脳卒中（脳出血とくも膜下出血）を否定できるかどうか〕，③脳梗塞ならば閉塞血管と梗塞部位はどこか，④脳梗塞の臨床病型と原因は何か，という順番で進めていく（⑬）．

梗塞巣を描出するための画像検査としては頭部CTとMRIが広く行われているが，画像検査は上記の診断プロセスの特に②③に威力を発揮し，④にも有用である．

脳梗塞の画像所見

脳梗塞発作後のCT所見の経過

脳梗塞発作当日から2か月までの経過を⑭に示す．

⑬ 脳梗塞の診断プロセス

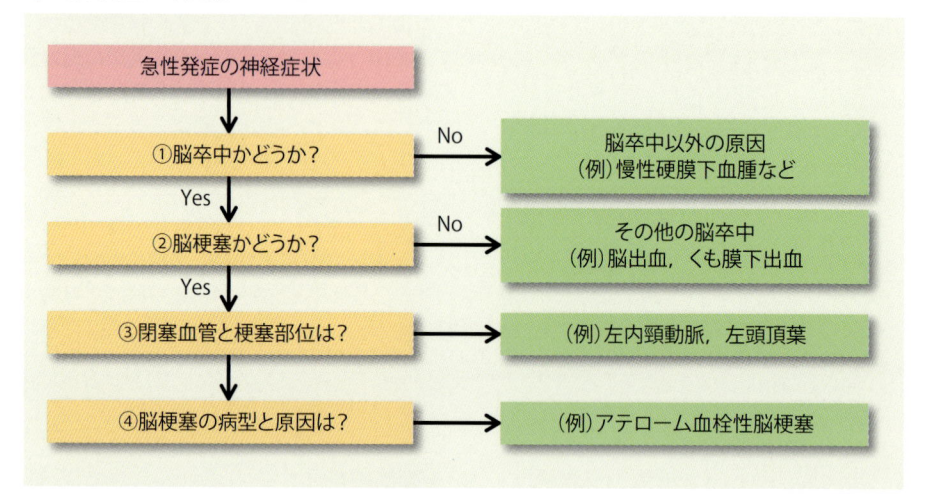

急性発症の神経症状
↓
①脳卒中かどうか？ →No→ 脳卒中以外の原因（例）慢性硬膜下血腫など
↓Yes
②脳梗塞かどうか？ →No→ その他の脳卒中（例）脳出血，くも膜下出血
↓Yes
③閉塞血管と梗塞部位は？ → （例）左内頸動脈，左頭頂葉
↓
④脳梗塞の病型と原因は？ → （例）アテローム血栓性脳梗塞

⑭ 脳梗塞発作後のCT所見の経過

発作当日

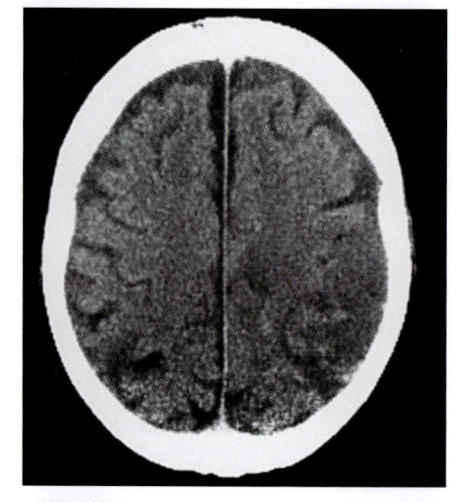

発作後数時間以内はCTでは異常所見がみられないことも多いが，注意深く読影すると数時間以内でもearly CT signといわれる脳梗塞の初期変化がみられることもある（次頁「脳梗塞の早期虚血性変化とその評価」参照）．出血性脳卒中では発作直後から出血により高吸収域がみられるので鑑別は容易である．
この症例では発作数時間後に左頭頂部に低吸収がみられる．皮質枝領域の梗塞では，病巣周辺に数日後から1～2週間にかけて脳浮腫（低吸収）がみられることが多い．

2週間後

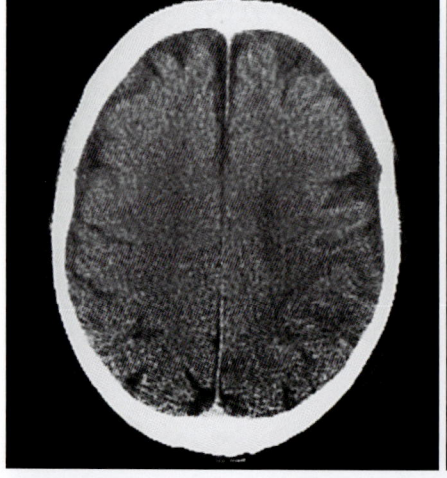

低吸収は数日から約1週間かけて完成するが，本症例のように発作後2～3週で低吸収が淡くなったり等吸収となることがある（fogging effect）．

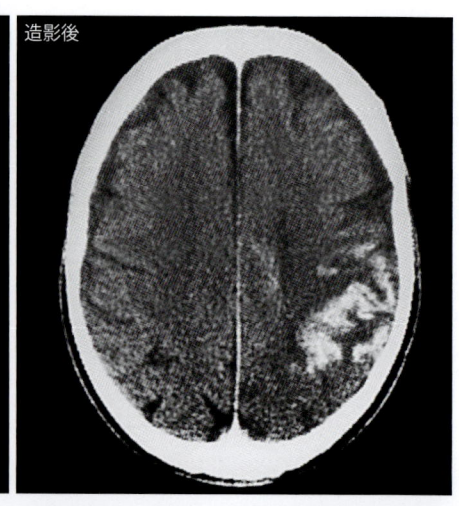

造影剤を使うと発作後1～3週に高頻度（約60％）で，増強効果（contrast enhancement）がみられる．本症例のようなgray matter enhancement（灰白質増強）は虚血性病巣に特徴的である．

脳梗塞の早期虚血性変化とその評価

　t-PA静注療法が普及するにしたがい，脳虚血発症後，早期に脳梗塞による異常所見を捉えることの重要性が高まっている．なぜならば，t-PAによる血流再開の効果は，いまだ梗塞に陥っていない救命可能な組織（日食の半影部分に例えてペナンブラpenumbraと呼ばれる，180頁①②参照）に対して期待できるものであり，すでに梗塞に陥っている組織への血流再開は出血性梗塞を誘発し，逆に病態を悪化させるリスクが高まるからである．したがって，血流再開療法を行う前に，できるだけ正確に脳梗塞の範囲を同定することの意義は大きい．

　脳梗塞の早期虚血性変化を捉える目的で，頭部単純CTとMRI拡散強調画像（DWI）が利用されている．DWIは発症30分程度で梗塞範囲が明瞭な高信号域として描出されるので，早期虚血性変化の判定は容易であるが，いつでもどこでもすぐに行えるとは限らない．その点，CTは多くの施設で迅速に検査を行えることが多いが，その所見の評価は容易ではない．

　CTの早期虚血性変化としてearly CT signs（⑮）として知られている所見には，脳虚血部位を示す「レンズ核構造の消失」「島皮質の消失」「皮髄境界不鮮明化」「脳溝の消失」と血管閉塞部位が高吸収となるhyperdense MCA sign（中大脳動脈主幹部閉塞）（⑯），dot sign（MCA分枝閉塞）などがある．CT上のhyperdense MCA signは，MRI $T_2{}^*$ 強調画像ではsusceptibility vessel signといわれる低信号としてみられる（⑯）．

⑭ つづき

1か月後

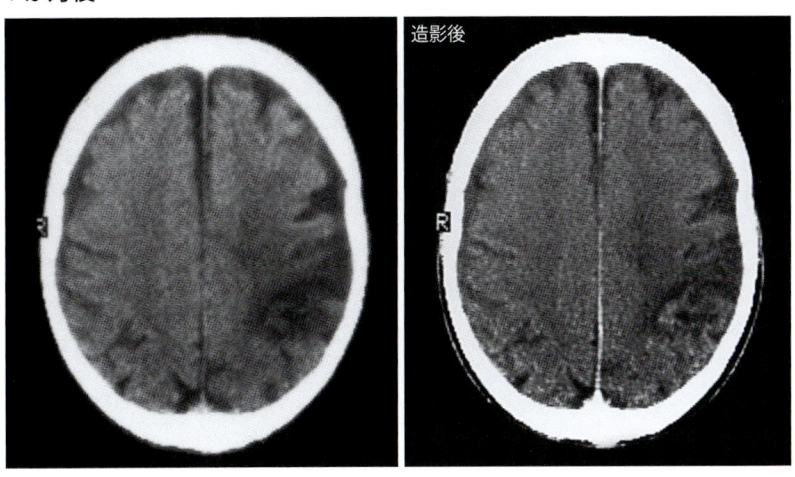

低吸収は再び明瞭となり，病巣の境界がはっきりする．造影増強はしだいに少なくなる．

2か月後

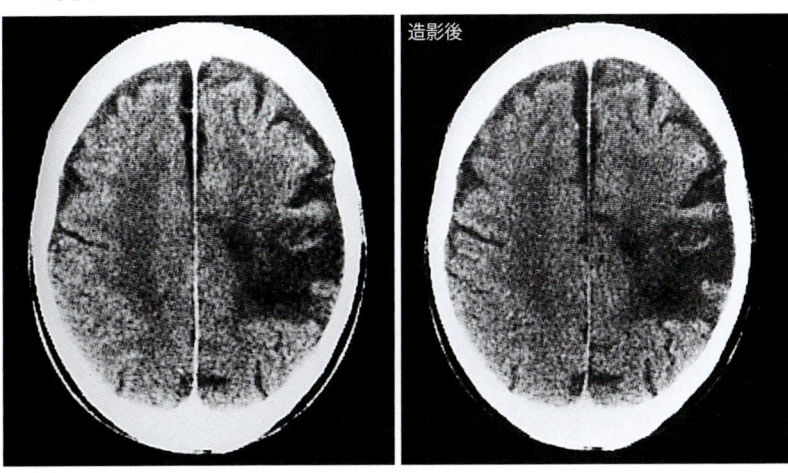

低吸収の程度はいよいよ深くなり，時には嚢状となる．造影増強は認められなくなる．

⑮ Early CT sign

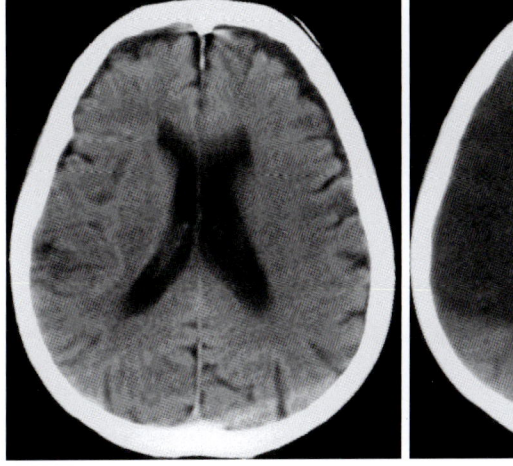

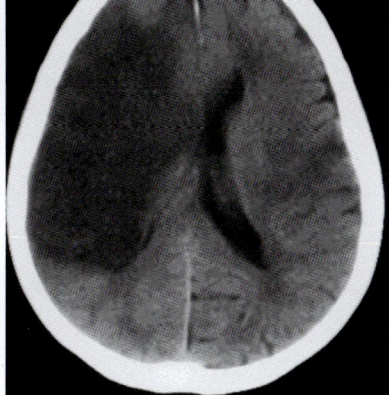

発症3時間後　　　　　　　　　発症3日後

発症3時間後に，すでに右脳溝の消失と浮腫がみられる．これはearly CT signの1つである．
発症3日後のCTでは，脳梗塞は明瞭な低吸収域となっている．

⓰ 血管閉塞の画像所見（右中大脳動脈閉塞例）

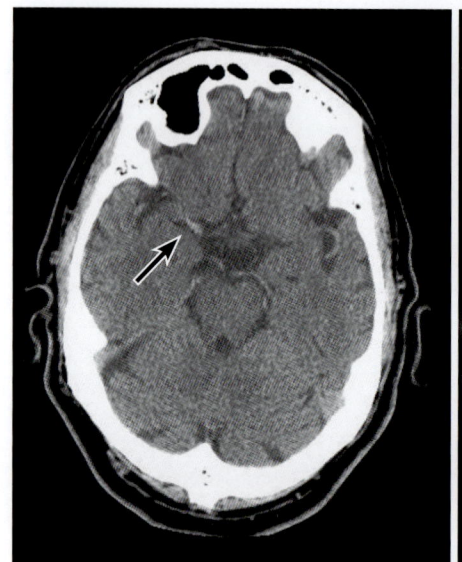

CT
hyperdense MCA sign

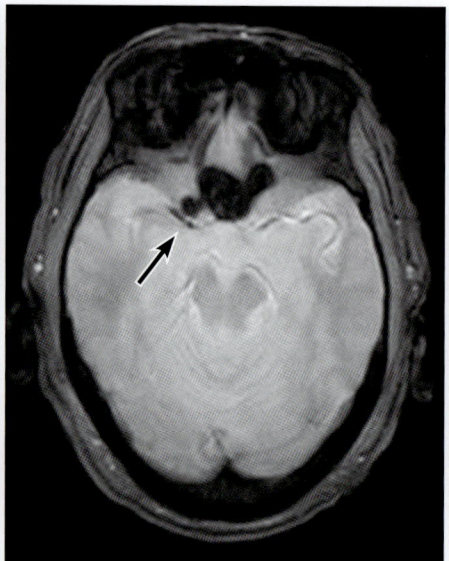

MRI（T$_2$*強調画像）
susceptibility vessel sign

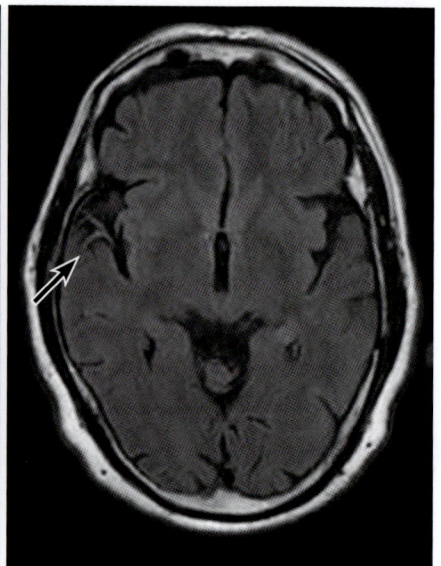

MRI（FLAIR 画像）
intraarterial signal

⓱ ASPECTS

脳虚血部位が中大脳動脈領域の 1/3 以上を占めるような広範な脳梗塞が疑われるときは，t-PA 静注療法は推奨されない．脳梗塞の早期虚血性変化の範囲の判定には CT または DWI を用いた ASPECTS（Alberta Stroke Program Early CT Score）が用いられている（⓱）．これは CT でレンズ核と視床を通る軸位断と，それより 2 cm 頭側のレンズ核が見えなくなった最初の断面の 2 断面にて，中大脳動脈領域を 10 か所に区分〔DWI-ASPECTS では深部白質（放線冠）を加えて 11 か所〕し，減点法で病変範囲を表す手法である．一般に ASPECTS 7 点が中大脳動脈領域の 1/3 に相当する．ASPECTS 評価の読影訓練には MELT-Japan（melt.umin.jp）や ASIST-Japan（assist.umin.jp）のトレーニングプログラムが有用である．

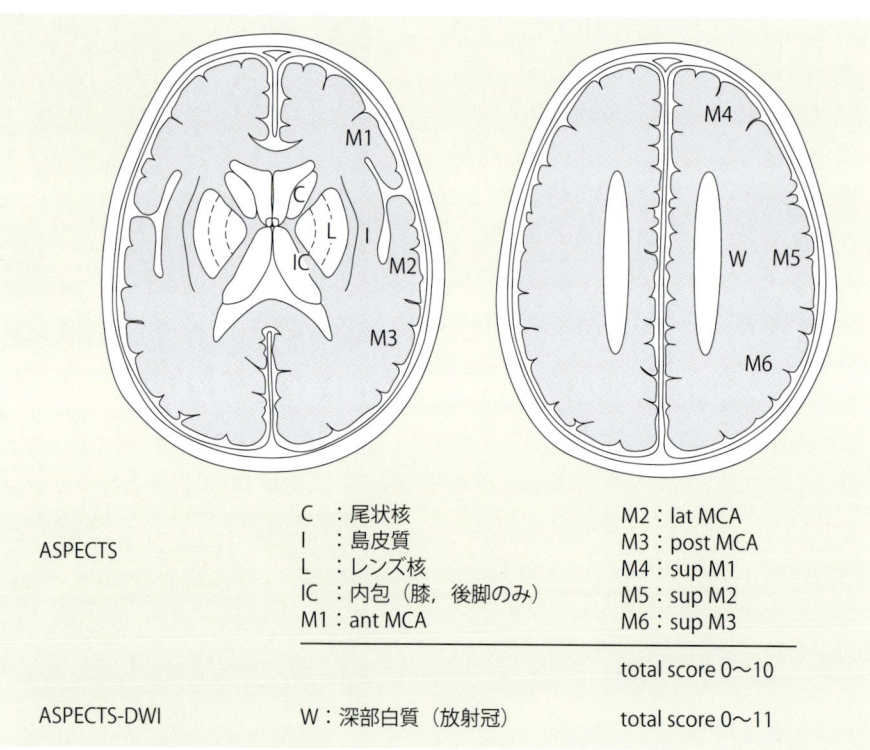

ASPECTS	C ：尾状核 I ：島皮質 L ：レンズ核 IC ：内包（膝，後脚のみ） M1：ant MCA	M2：lat MCA M3：post MCA M4：sup M1 M5：sup M2 M6：sup M3
		total score 0〜10
ASPECTS-DWI	W：深部白質（放射冠）	total score 0〜11

（Barber PA, et al : Validity and reliability of a quantitative computed tomography score in predicting outcome of hyperacute stroke before thrombolytic therapy. ASPECTS Study Group. Alberta Stroke Programme Early CT Score. Lancet 355 : 1670-1674, 2000 より）

Diffusion-perfusion mismatch

　脳梗塞発症後のMRI灌流強調画像（PWI）で広範囲に血流の低下がみられるにもかかわらず，DWIでは梗塞巣がみられないか，または一部にとどまる場合はdiffusion-perfusion mismatchといわれる．diffusion-perfusion mismatchの存在は，血流が低下して虚血に曝されているが，まだ死（梗塞）には至っておらず，救命可能な組織（ペナンブラ）が存在することを物語っている（⑱）．perfusion画像は造影剤を用いたCTでも描出できる（⑲）．perfusion画像が得られない場合でも，MRA-diffusion mismatch（MRAで主幹動脈閉塞があるが，DWIでは梗塞巣はないか狭い範囲にとどまる）やclinical-diffusion mismatch（臨床的に重症度が高いが，DWIで梗塞巣はないか狭い範囲）によっても，ある程度，ペナンブラの存在を推定することが可能である．

　一方，FLAIR画像では梗塞巣の早期描出はできないが，主幹動脈閉塞により血流の停滞があると血管内に高信号がみられるようになり，intraarterial signalといわれる（⑯）．広い範囲でintraarterial signalがみられるにもかかわらず，DWIで梗塞巣はないか狭い範囲にとどまるときも発症早期の虚血巣の存在を推定できる．

⑱ Diffusion-perfusion mismatchのMRI（中大脳動脈閉塞発症3時間後）

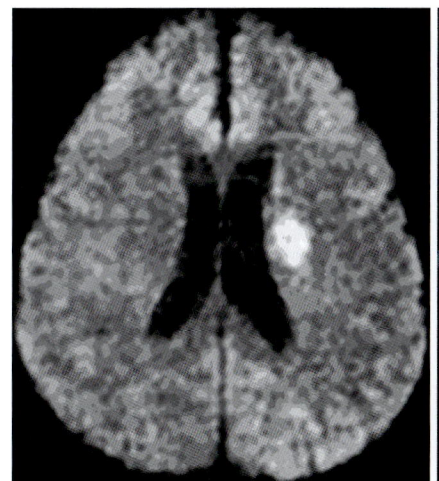

(a) 拡散強調画像（DWI）

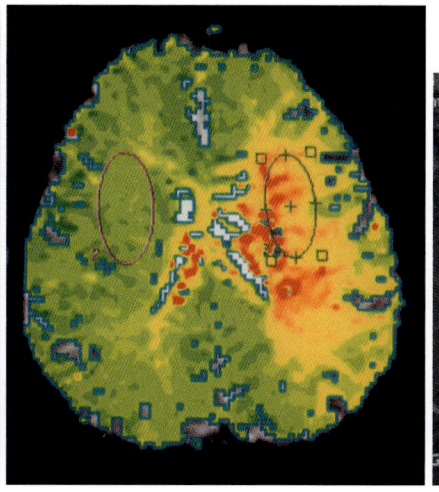

(b) 灌流強調画像（PWI）
低灌流の部分が赤くなっているが，左の拡散強調画像に示される病巣より広範囲である．

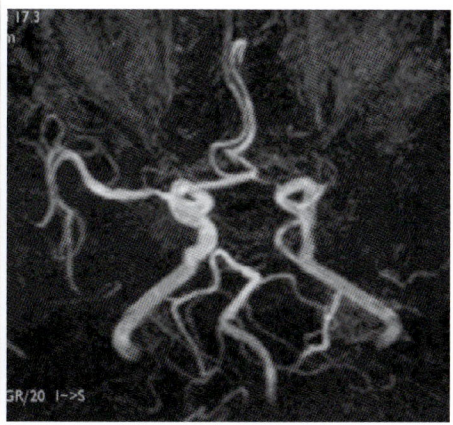

(c) MRA
左中大脳動脈が起始部より閉塞している．

⑲ Diffusion-perfusion mismatchのMRIおよびCT

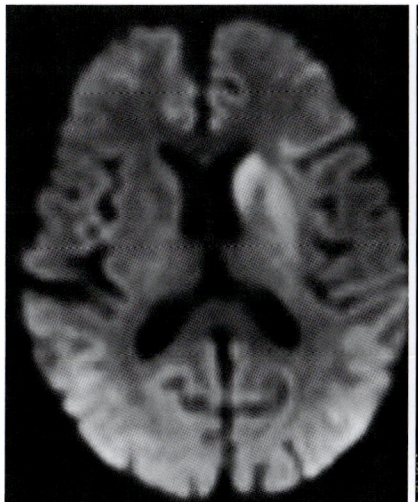

(a) MRI：拡散強調画像（DWI）

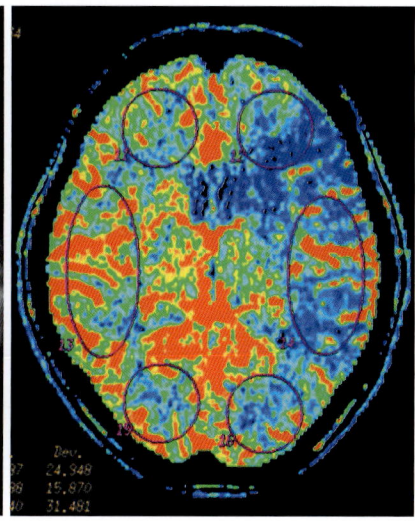

(b) perfusion CT
青い部分は脳血流量が低下しているが，左の拡散強調画像に示される病巣より広範囲である．

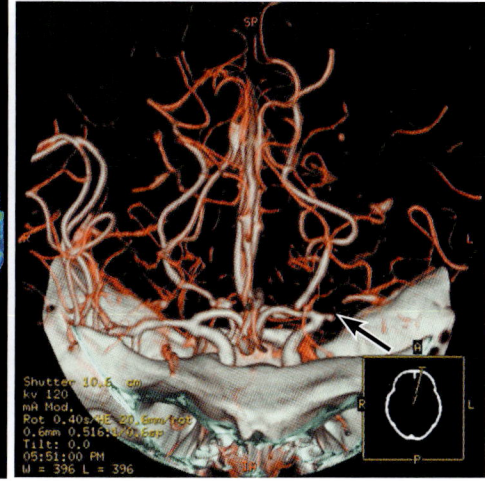

(c) 三次元CTA
矢印部分（中大脳動脈起始部）で血管が閉塞している．

脳梗塞の臨床病型による分類

米国 NINDS の脳血管障害の分類第Ⅲ版(1990)(92頁❶参照)では脳梗塞の臨床病型は(1)アテローム血栓性脳梗塞,(2)心原性脳塞栓症,(3)ラクナ梗塞,(4)その他の4つに分類される.

最近のデータによれば,わが国の急性期脳梗塞における(1)～(3)の各病型の頻度はほぼ同様で,約1/3ずつを占めるとされている.重症度からは心原性脳塞栓症が最も重症となりやすく,死亡率も高い.次いでアテローム血栓性で,ラクナは一回の発作の予後は最も良い.それぞれの病型の特徴を❷に示す.

脳梗塞の TOAST 分類

脳梗塞の臨床病型の分類ならびに診断基準としてよく使われるものに,TOAST分類がある.これはTOAST(Trial of Org 10172 in Acute Stroke Treatment)という米国で行われた多施設共同研究のためにつくられた基準であるが,比較的使いやすいことから,その後の多くの治験や臨床研究でも採用されている.

TOAST分類では,脳梗塞は次の5つの型に分けられている.
① 大きな動脈のアテローム硬化(large-artery atherosclerosis)
② 心原性塞栓症(cardioembolism)
③ 小さな動脈の閉塞(small-artery occlusion)
④ その他の原因によるもの
⑤ 原因の特定できないもの

①はNINDS-Ⅲのアテローム血栓性梗塞,②は心原性脳塞栓症,③はラクナ梗塞に該当する.NINDS-Ⅲでは,上記①～③の3つの型以外のものは「その他」として一括されているが,TOAST分類ではその他の原因によるもの(原因の特定されているもの)と原因の特定できないものに分けている.その他の原因による脳梗塞には,脳動脈解離,もやもや病(ウィリス動脈輪閉塞症),奇異性脳塞栓症,抗リン脂質抗体症候群などによるものがある(「その他の脳血管障害」157頁参照).原因の特定できないものは,さらに次の3つに分けられている.ⓐ 2つまたはそれ以上の原因が同定されるもの,ⓑ 明らかな原因が同定できないもの,ⓒ 不完全な評価で終わっているもの.

㉑はTOAST分類を参考にして,アテローム血栓性,心原性,ラクナの鑑別の要点をまとめたものである.アテローム血栓性は主幹動脈の50%以上の狭窄があること,心原性は塞栓源となる心疾患があることが必須であり,診断基準は明確であるのに対し,ラクナは原因となる穿通枝の閉塞を証明することが困難であるため,ラクナ症候群の存在と画像(CTまたはMRI)上の穿通枝領域の小梗塞(長径1.5cm未満)の存在を診断基準としている.

⑳ 脳梗塞の臨床病型による分類

アテローム血栓性脳梗塞	脳主幹動脈のアテローム硬化による狭窄,閉塞が原因となる脳梗塞.発症機序として血栓性,塞栓性(artery to artery embolism),血行力学性の3つの機序がある.	・急性期脳梗塞の約1/3を占める. ・高血圧,糖尿病,脂質代謝異常,喫煙が危険因子となる. ・TIAが前駆することが多い(約20～30%). ・急速に発症し,数時間から数日にわたって階段状に進行することが多い. ・軽度の意識障害や失語などの大脳皮質症状を伴うことが多い. ・梗塞巣は境界領域に生じることが多い. ・主幹動脈の狭窄,閉塞がみられる.
心原性脳塞栓症	心臓内にできた血栓が動脈内に流出し,脳血管を閉塞すること(心原性脳塞栓症)によって生じる脳梗塞.	・急性期脳梗塞の約1/3を占める. ・塞栓源となる心疾患(とくに心房細動)が危険因子となる. ・TIAが前駆することはまれである. ・発症形式は日中活動時の突発完成型が特徴である. ・重度の意識障害や失語などの大脳皮質症状を伴うことが多い.脳梗塞のなかでは最も予後不良である. ・境界明瞭な皮質梗塞または大型の穿通枝領域梗塞を生じることが多い.しばしば出血性梗塞や高度の脳浮腫を伴う. ・主幹動脈の閉塞または再開通所見がみられる.
ラクナ梗塞	脳穿通枝動脈の細動脈硬化(脂肪硝子変性,血管壊死,微小アテロームなど)による閉塞が原因となる脳深部の小梗塞.	・急性期脳梗塞の約1/3を占める. ・高血圧,糖尿病,高ヘマトクリット血症が危険因子となる. ・時にTIAが前駆する. ・夜間睡眠中または起床時に発症することが多い. ・神経症状は比較的軽度で,純粋運動性片麻痺が最も多い.意識障害や大脳皮質症状を伴うことはない. ・穿通枝領域の径1.5cm以下の小梗塞が特徴である. ・主幹動脈に有意の所見はみられない.

㉑ 脳梗塞臨床病型の鑑別

	アテローム血栓性梗塞	心原性塞栓症	ラクナ梗塞
臨床所見			
皮質症候	+	+	−
ラクナ症候群	−	−	+
脳画像所見			
皮質梗塞または皮質下梗塞 >1.5cm	+	+	−
深部穿通枝領域梗塞 <1.5cm	−	−	+
検査所見			
主幹動脈狭窄(>50%)	+	−	−
塞栓源となる心疾患	−	+	−

(Adams Jr. HP, Bendixen BH, et al : Classification of subtype of acute ischemic stroke. Definitions for use in a multicenter clinical trial. TOAST. Trial of Org 10127 in Acute Stroke Treatment. Stroke 24 : 35-41, 1993 より一部修正引用)

1 アテローム血栓性脳梗塞

脳を灌流する主幹動脈のアテローム硬化が原因で起こる脳梗塞．アテローム硬化には好発部位があり，頭蓋外では頸部の頸動脈分岐部，椎骨動脈起始部が，頭蓋内では内頸動脈サイフォン部，中大脳動脈水平部，脳底動脈主幹部などに起こりやすい．また，アテローム硬化は脳動脈だけでなく，全身に起こるものなので，アテローム血栓性脳梗塞には冠動脈疾患，末梢動脈疾患が合併することも多く，最近は合わせてアテローム血栓症と呼ばれることも多い（22）．アテローム血栓性梗塞の臨床的特徴は104頁20を参照のこと．

NINDS分類では脳梗塞の発症機序として血栓性，塞栓性，血行力学性の3つが挙げられているが，血栓性と血行力学性はいずれも血流不全によるものなので，塞栓性と血流不全性（または血行力学性）の2つに分類されることも多い．

塞栓性機序（動脈原性塞栓）
（artery to artery embolism）（23）

アテローム硬化による動脈壁の局所的な膨隆部をプラーク（粥腫）と呼ぶが，不安定プラークが破綻するとその部位に血栓が形成され，その血栓が塞栓子となって遠位部の動脈に流れ塞栓症を起こす塞栓性の機序（動脈原性塞栓）が，アテローム血栓性脳梗塞の発症機序として重要である．形成される血栓が主に血小板からなる微小血栓（白色血栓）の場合は，TIAまたは軽症脳梗塞となることが多いが，凝固系の活性化が起こりフィブリンが生成されると，大型の血栓（赤色血栓）が形成され，遠位に重症脳梗塞を起こしやすい．この機序による脳梗塞として，内頸動脈病変に伴う中大脳動脈閉塞，椎骨動脈病変に伴う後大脳動脈閉塞が，臨床的に頻度が高く重要である．動脈原性機序による脳梗塞は，心原性脳塞栓症と同様に血管支配領域に一致した境界明瞭な梗塞巣を示すことが特徴で

22 アテローム硬化→血栓の形成→アテローム血栓症

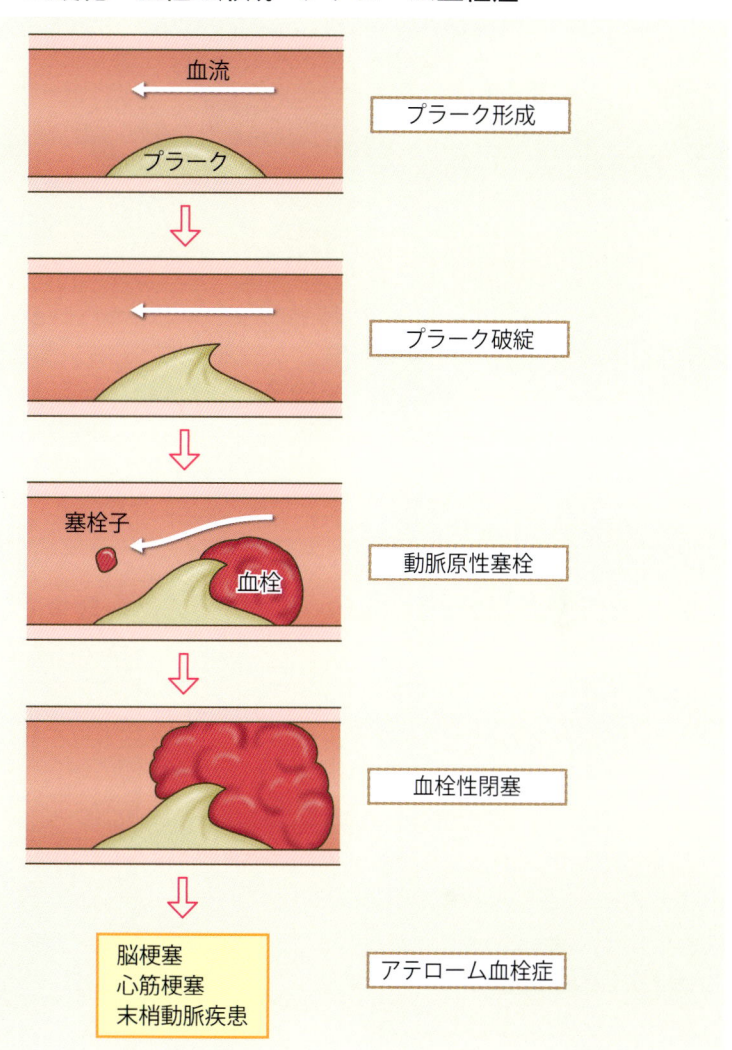

23 アテローム血栓性脳梗塞の発症機序

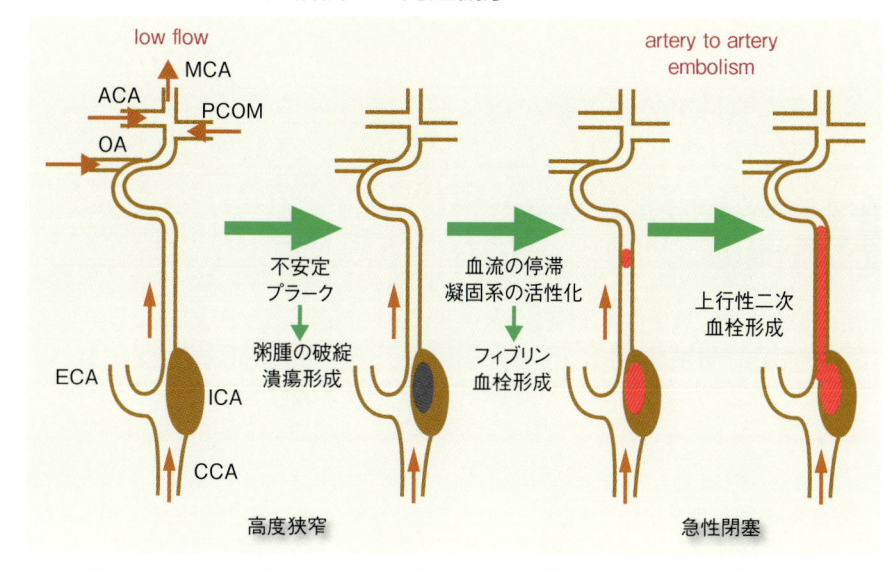

CCA：総頸動脈，ICA：内頸動脈，ECA：外頸動脈，ACA：前大脳動脈，MCA：中大脳動脈，PCOM：後交通動脈，OA：眼動脈

㉔ 大動脈原性脳塞栓症の一剖検例

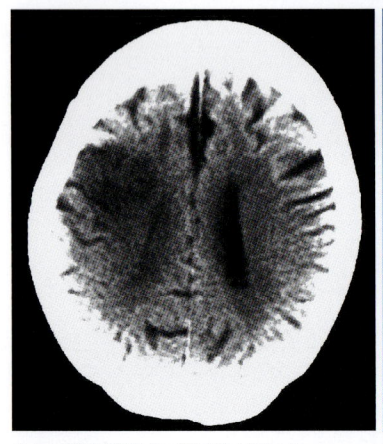

右中大脳動脈領域の脳梗塞を認める．

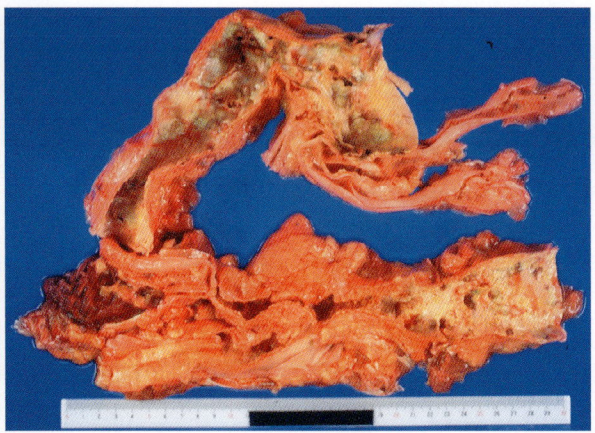

剖検にて大動脈に高度のアテローム硬化を認める．

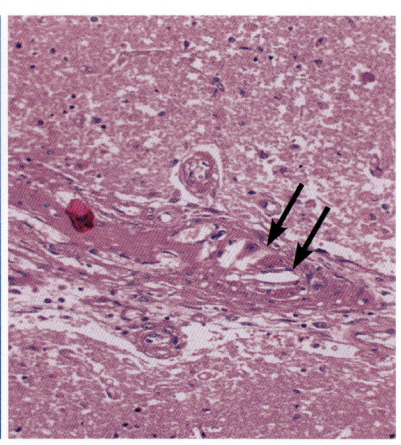

梗塞巣内の小動脈にコレステリン結晶を含む塞栓子（→）が認められ，大動脈のアテローム由来の塞栓症が考えられる．

あるが，栓子の大きさを反映して，一般に心原性脳塞栓症よりも梗塞巣の大きさは小さい．

特殊な動脈原性塞栓として血栓ではなく，プラークそのものの内容物（主にコレステリン結晶）が塞栓症を起こすことがある．その代表が大動脈弓の高度なプラークが原因となる大動脈原性塞栓症（aortogenic embolism）がある（㉔）．以前から心臓カテーテル検査に合併する脳梗塞の原因として知られていたが，高齢者では自然発症例も少なくなく，臨床的に脳塞栓症が疑われるが，塞栓源不明な場合に考慮すべきものである．経食道エコーで上行大動脈から弓部にかけて4mm以上の厚さや可動性のあるプラークの存在が診断の参考になる（㉕）．

㉕ 経食道心エコー（TEE）による大動脈プラーク

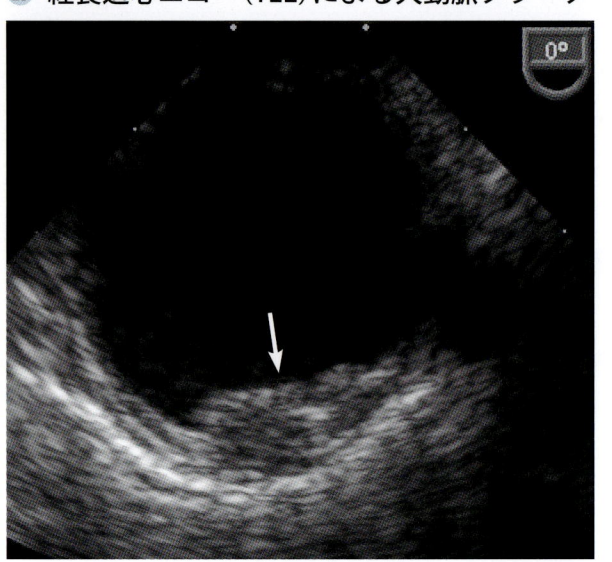

（横浜脳血管医療センター中溝先生提供）

血流不全性（または血行力学性）機序

アテローム硬化による高度狭窄または閉塞があり，灌流域の側副血行が十分でないと血流低下による脳虚血が発生する．SPECTやPETなどによる脳血流検査では脳血流低下領域の存在が証明できる．血流不全による脳梗塞は境界領域（116頁参照）に起こることが多く，無症候性であることもまれではない．したがって頸動脈の灌流域に境界領域梗塞が疑われる梗塞巣をみたときは，頸動脈病変の存在を疑って検索する必要がある．

2 心原性脳塞栓症

心臓内にできた血栓が脳動脈に塞栓症を起こすことによる脳梗塞である．塞栓源となる心疾患にはさまざまなものがあるが（26），7〜8割を占めるのが高齢者に多い非弁膜症性心房細動（NVAF）である．NVAFでは左心房内に血栓ができるが，ここにできる血栓は凝固系の活性化による赤色血栓が主体であるので，動脈内にできる血栓より大型となりやすく，太い主幹動脈を閉塞するので，脳梗塞も重症となりやすい．頸動脈系では内頸動脈終末部，中大脳動脈水平部に，また椎骨脳底動脈系では脳底動脈先端部を閉塞することが多い．心原性脳塞栓症では突発的に血管閉塞が起こるので，高度の虚血となり血管閉塞から梗塞が完成するまでの時間は短いが，この時間に血栓を溶解または除去することができれば症状の劇的な改善も見込めるので，再開通（再灌流）療法の最も良い適応となる病型である．

心原性脳塞栓症の臨床的特徴は

26 塞栓源となる心疾患
（TOAST分類における高リスク疾患）

- 人工弁
- 心房細動を伴う僧帽弁狭窄症
- 心房細動（lone AFを除く）
- 左心房/心耳の血栓
- 洞不全症候群
- 最近発症の心筋梗塞（4週以内）
- 左室内血栓
- 拡張型心筋症
- 左室の無収縮部分
- 心房粘液腫
- 感染性心内膜炎

27 中大脳動脈起始部閉塞（塞栓）によって生じた出血性梗塞とCT像

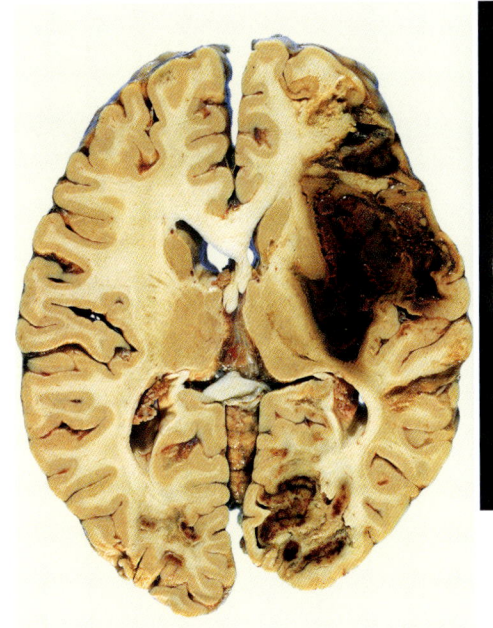

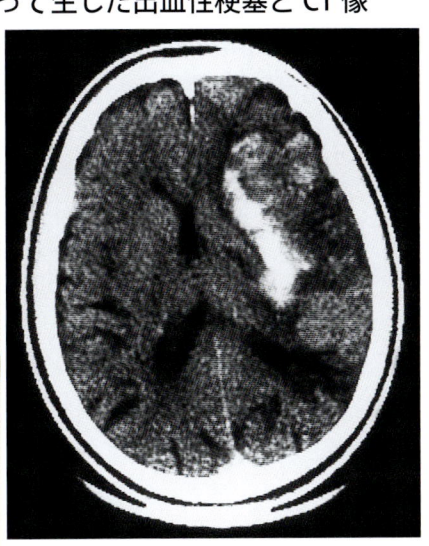

中大脳動脈領域の広範な低吸収域の中に高吸収域を呈する部位が皮質・基底核領域にみられる．

脳ヘルニア（テント切痕ヘルニア）による後大脳動脈領域の出血性梗塞も伴っている．

28 出血性梗塞の発生機序

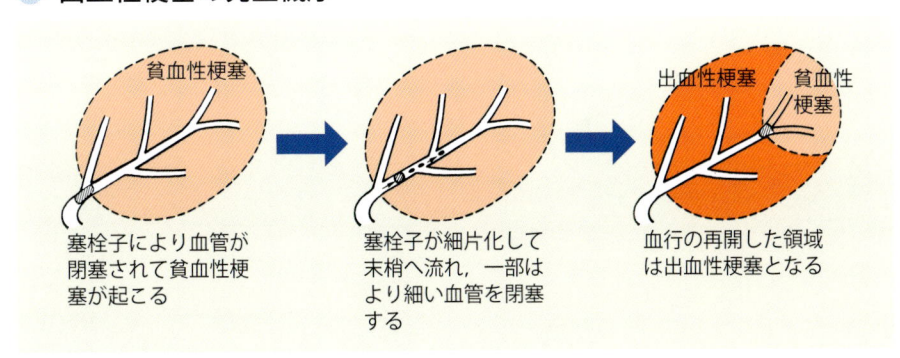

塞栓子により血管が閉塞されて貧血性梗塞が起こる → 塞栓子が細片化して末梢へ流れ，一部はより細い血管を閉塞する → 血行の再開した領域は出血性梗塞となる

104頁 20 を参照のこと．

出血性梗塞 27

出血性梗塞は，全梗塞例の約20％にみられるが，とくに塞栓例では約60％と高率にみられることが特徴である．これは脳血管の再開通現象と密接に関連しており，塞栓症の発症後1〜3病日に生じることが多い．

MEMO 19 Embolic stroke of undetermined source（ESUS）(Hart RG et al, 2014)

従来から虚血性脳卒中（脳梗塞）には原因不明が少なくなく，潜因性脳卒中（cryptogenic stroke）といわれてきた．潜因性脳卒中の多くは，明確な塞栓源は不明であるが，タイプとしては塞栓症であることが示唆されており，最近は塞栓源不明の塞栓性脳卒中 embolic stroke of undetermined source（ESUS）といわれ，注目されている．

ESUSの塞栓源としては，低リスク塞栓源となるさまざまな心疾患，潜在性発作性心房細動，大動脈粥腫，卵円孔開存などが知られている．診断基準として，(1)画像上，非ラクナ梗塞を認める，(2)脳梗塞近位部の頭蓋外，頭蓋内動脈に50％以上の狭窄を認めない，(3)高リスク塞栓源となる心疾患がない，(4)その他の脳卒中の特殊な原因を認めない（動脈炎，解離，片頭痛/血管攣縮，薬剤乱用など）の4つの条件が提唱されている．

ESUSの予防にはNVAFと同様に抗凝固薬，特にNOACの有効性が期待されており，現在，アスピリンとNOACの効果を比較検討する臨床試験が行われている．

病理

　出血性梗塞は，虚血によって傷害を受けた血管壁より梗塞巣中に漏出性出血を生じたものである．血管周辺に無数の融合性の点状あるいは血腫状の出血を呈するが，血腫状になる場合も病巣内に虚血に陥った脳組織が明らかに残存していることが脳出血と異なる点である．出血の多くは灰白質に生じるが，脳深部白質にみられることもある．

成因

　出血性梗塞の発生機序は28に示すとおりである．すなわち，塞栓子により血管が閉塞されると，まずその血管の支配領域に貧血性梗塞が広範に生じる．塞栓子は比較的融解しやすいので，その後細片化し末梢へ流れていくため血行が再開されるが，梗塞巣内の血管がすでに虚血性変化を受けているため血液は血管外へ漏出し，貧血性梗塞から出血性梗塞へ移行する（29）．

臨床診断

　診断は，CT，MRI，脳血管造影などの所見によってなされる．

29 血腫形成型の出血性梗塞

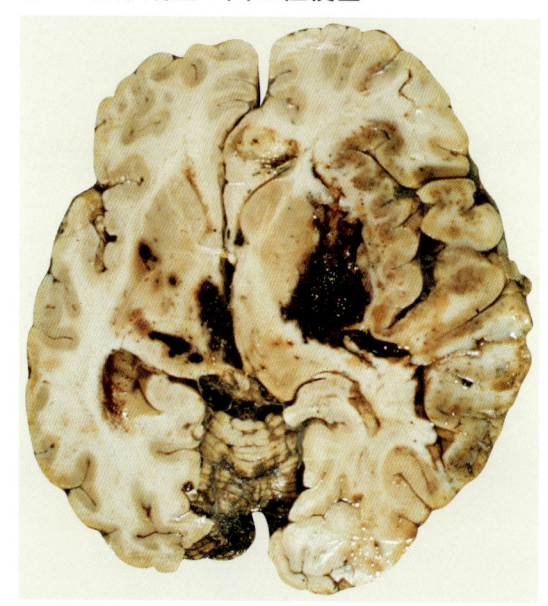

中大脳動脈起始部の閉塞により広範囲に貧血性梗塞が生じた後，塞栓子が三叉部まで移行したため穿通枝（lenticulostriate artery）部が再開通し，基底核部に血腫形成型の出血性梗塞がみられたものである．病理学的所見では皮質，皮質下にも広範な点状出血が認められた．

画像診断

　出血性梗塞のCT像の特徴は，梗塞巣を示す低吸収域の中に不規則に高吸収あるいは等吸収がみられるが，よくみると均一性ではなく斑状融合の状態であることがわかる．点状出血の場合は，CTでは出血は確認できないのが普通である．血腫状の場合は圧排効果を伴うことが多い．造影増強は，皮質ではびまん性に著明にみられ（100頁14参照），深部病変では ringed enhancement を示すことがある．

　MRIでは，通常の脳梗塞の所見に加えて，出血は T_1 強調画像上の高信号，$T_2{}^*$ 強調画像の低信号によって確認される．

　出血性梗塞では，いったん閉塞した血管に再開通がみられるのが特徴である 30 31．再開通後の脳血管造影では，血管口径の局所性狭小化，capillary blush，圧排効果などがみられる．

30 内頸動脈サイフォン上部塞栓

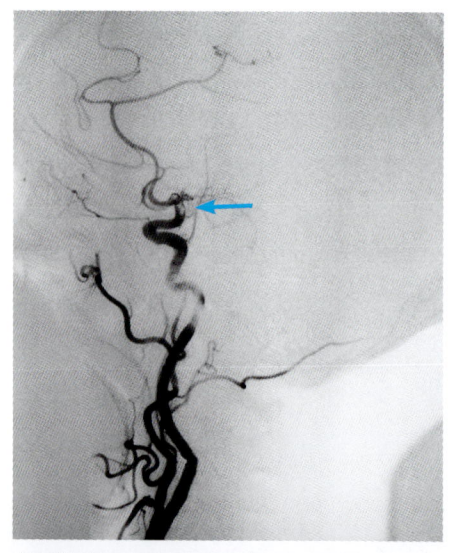

内頸動脈サイフォン上部血管内腔に塞栓子がみられる（←）．中大脳動脈は描出されず細小化した前大脳動脈のみが認められる．

31 30 の再開通後

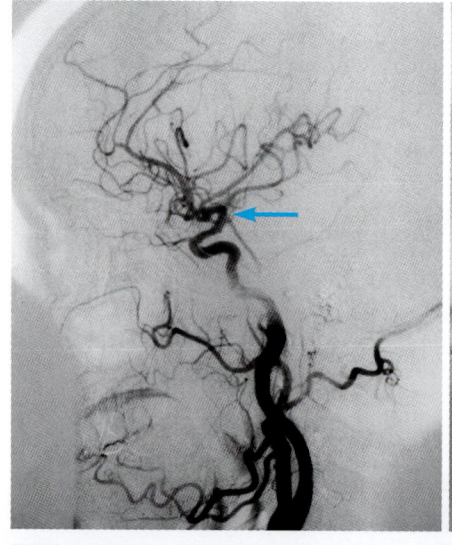

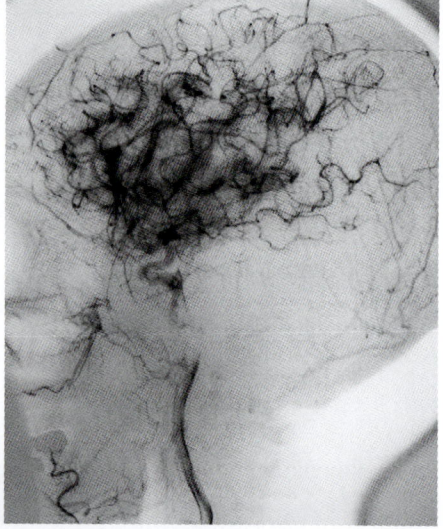

数日後に再度施行した血管造影では，サイフォン部の塞栓子が流出し（←），前・中大脳動脈が十分に描出されている．

3 ラクナ梗塞

ラクナ（小窩 lacuna）は，ラテン語で小さい空洞を意味し，高齢，高血圧患者の脳深部，脳幹に見出される小さい空洞よりなる小梗塞である．通常，蒼白な色をしているが，時に褐色のこともあり，その大きさは0.5〜15 mmで，10 mm以上の大きなラクナはgiant lacunaとも呼ばれる(32)．

ラクナの成因については，病理学的には必ずしも一致した見解は得られないが，一般的には，大脳基底核，視床あるいは橋などを灌流する1本の穿通動脈（穿通枝）の閉塞による小梗塞であると考えられている(33)．直径3〜7 mmの小さいラクナは，その部を灌流する直径200μm以下の血管壁に生じる高血圧と関連の深い脂肪硝子変性（lipohyalinosis），あるいは血管壊死（angionecrosis）による閉塞に由来するものが多い．ちなみに，このような血管病変は高血圧性脳出血や微小出血の成因ともなる．その他，心あるいは太い動脈に由来する小塞栓による閉塞，まれに小動脈の解離（dissection）もラクナの成因となるとされている．

ラクナの好発部位

ラクナは，その約1/3がレンズ核，とくに被殻にみられ，橋，視床，尾状核，内包とくにその後脚と，前頭葉や側脳室外側などの白質にもみられる．脊髄，大脳皮質には通常みられない．

ラクナは一般に多発することが多く，フィッシャーの剖検例での検討では，約3/4の症例に2個またはそれ以上のラクナがみられ，1つの脳にみられるラクナの数は平均して3個という(34)(35)．

ラクナ症候群

ラクナによる卒中発作をラクナ発作という．

ラクナは発生部位によって(36)に示すいくつかの特徴ある神経症状を呈し，ラクナ症候群とも呼ばれる．ラクナが

32 両側大脳基底核にラクナが散在している

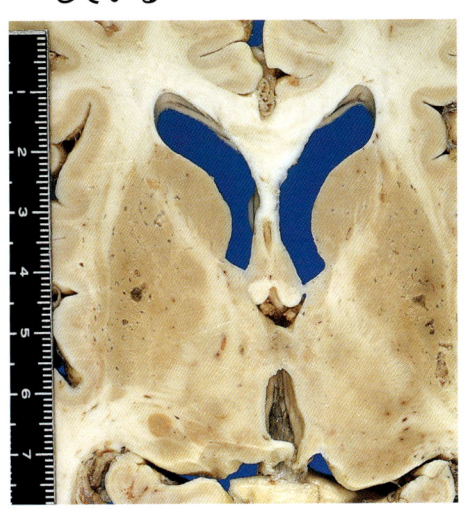

33 ラクナは穿通動脈の閉塞によるものが多い

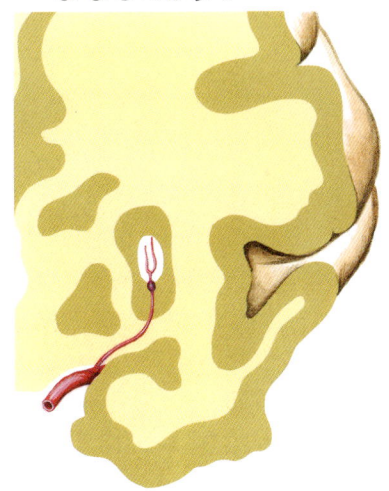

（Fischer CM：Lacunes：small, deep cerebral infarcts. Neurology 15：774-784, 1965 より）

34 橋底部背側のラクナ（↓）

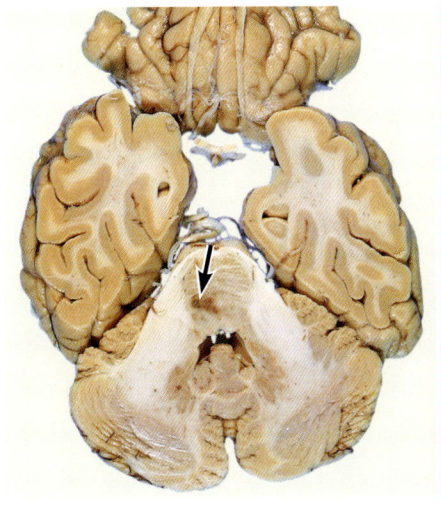

35 ラクナの光顕像（HE染色）

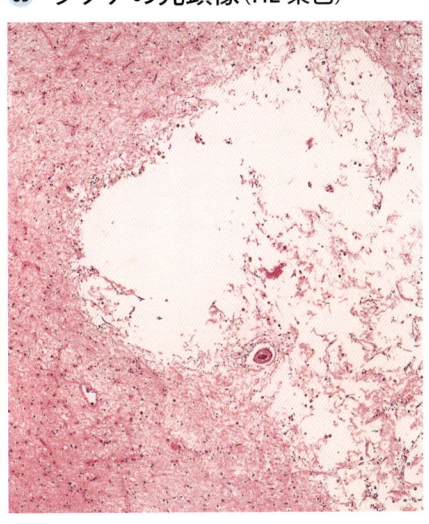

多発している場合でも，病理学的に検出された病巣と生前の臨床症状をかなり正確に関連づけられることも多い．とくに重要な症候には次のものがある．

純粋運動性片麻痺
（pure motor hemiparesis：PMH）

急性期より顔面を含む不全片麻痺のみをきたす発作で，意識障害，感覚障害，同名性半盲，失語，失認，失行などを伴わない．ラクナ症候群の中で最も頻度が高い．

責任病巣は，次のいずれかにある．
①内包後脚前2/3と後1/3の境界．
②皮質脊髄路の線維が集合して錐体を形成する橋下部の底部．
③まれに大脳脚中央部．

純粋感覚性発作
（pure sensory stroke）

一側の顔面，上・下肢を含む半身に主として自覚的な異常感覚（しびれ感）をきたす発作で（pure paresthetic stroke），他覚的感覚障害を伴うことも伴わないこともある．

異常感覚は，顔面，上・下肢すべてにみられるとは限らず，顔面では頬，口唇のみ，上・下肢でも末端のみのこともある．しびれ感が持続するもの

と，TIAの型をとるものとがある．
　責任病巣は視床の後腹側核にあると考えられている．

■ 運動失調不全片麻痺
（ataxic hemiparesis）

　一側の脱力（時に顔面を含む），腱反射亢進，病的反射と，罹患肢の小脳性運動失調に類似した測定異常，反復拮抗運動不能をきたす発作で，軽度の構音障害，眼振，一側へのよろめきを認めることがある．責任病巣は，フィッシャーによれば麻痺肢とは反対側の橋上1/3と下2/3の境界部底部にあるとされるが，CT，MRIでは内包・放線冠に所見を認めることも多い．

■ 構音障害・手不器用症候群
（dysarthria-clumsy hand syndrome）

　構音障害が目立ち，さらに嚥下障害，一側の手の巧緻運動障害，軽度の脱力，書字障害，腱反射亢進，病的反射を伴う発作で，中枢性顔面神経麻痺，舌の偏位，指鼻試験拙劣（明確に小脳性のものとはいえない）などもみられる．歩行はやや不安定で腕の振りが減弱する．運動失調不全片麻痺の亜型とみなされる．責任病巣は，①橋底部（背側）上1/3と下2/3の境界部，②内包膝部最上部にあるとされている．

■ 診断

　ラクナ症候群の症状を呈するからといって，それがすべてラクナによるものとは限らない．たとえば，PMHはラクナ以外に，内頸動脈閉塞，中大脳動脈皮質枝・前大脳動脈・後大脳動脈灌流域の梗塞，出血，腫瘍，硬膜外血腫，硬膜下血腫，転移性脳腫瘍，脱髄疾患でもみられる．ラクナ発作が脳深部，脳幹の穿通枝の閉塞による小梗塞であることを重視すれば，ラクナ症候群は本症診断に際して必ずしも必須条件とはならない．いずれにしても，ラクナ発作は大脳基底核，橋底部など脳深部を灌流する穿通枝によることに留意すれば臨床症状と画像所見から診断でき，CT，MRIなどの画像診断が普及した現在では，ラクナ発作は穿通枝閉塞，穿通枝領域の小梗塞と診断されることが多い．

　本症を他の脳梗塞（アテローム硬化性血栓症，塞栓）とは別の病型として取り上げる臨床的意義は，本症では臨床的に予後の良好なものが多いこと，危険因子として高血圧の関与が大きいことなどの特徴にあると思われる．

36 ラクナ症候群の頻度

ラクナ症候群　　　　　報告者	ドナンら	ワイズバーグ
純粋運動性発作	36（52.2%）	11（45.8%）
純粋感覚性発作	0	2（ 8.3%）
運動失調不全片麻痺	4（ 5.8%）	3（12.5%）
構音障害・手不器用症候群	6（ 8.7%）	0
感覚運動性発作	1（ 1.4%）	8（33.3%）
その他	22（31.9%）	0
計	69	24

（Donnan GA, et al : A prospective study of lacunar infarction using computerized tomography. Neurology 32 : 49-56, 1982 ; Weisberg LA : Lacunar infarcts. Clinical and computed tomographic correlations. Arch Neurol 39 : 37-40, 1982 より改変）

37 ラクナ状態

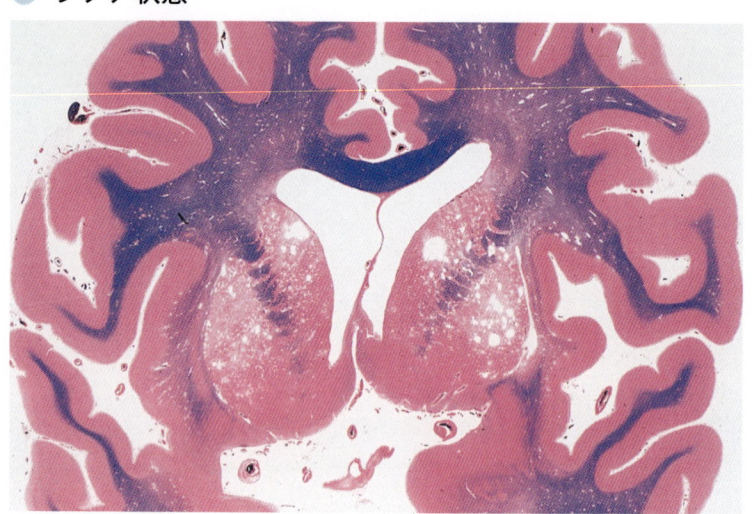

両側大脳基底核に多数のラクナが散在している（大脳冠状断，HE-LFB染色）．

■ ラクナ症候群各型の頻度

　ラクナ発作の中で最も頻度の高いものは，フィッシャーの記載によれば純粋感覚性発作である．一方，ラクナ発作各型の頻度をまとめたドナンら，ワイズバーグの報告では純粋運動性片麻痺の頻度が高く，純粋感覚性発作はまれである（36）．

■ ラクナ状態

　ラクナ発作の特徴的な諸症状は，いずれも単一のラクナにより出現する．ラクナの多発した場合，すなわちラクナ状態（lacunar state, état lacunaire,

38 ラクナ状態のMRIと新鮮脳梗塞

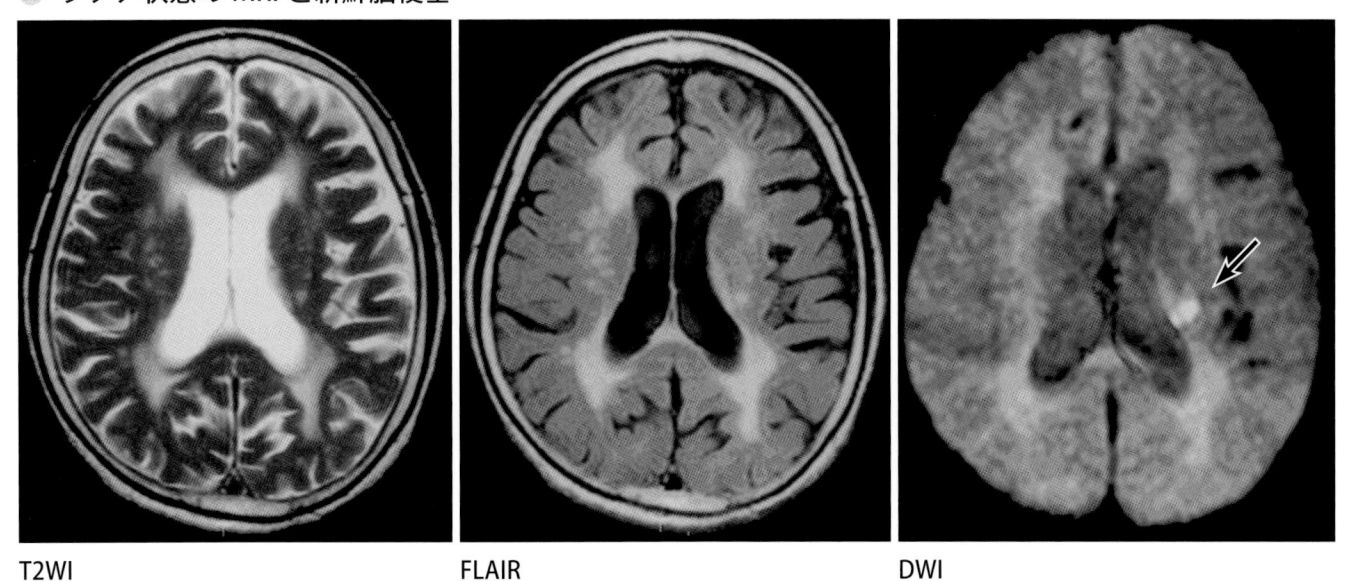

T2WI　　　　　　　　　　　FLAIR　　　　　　　　　　　DWI

両側基底核から大脳白質にかけて無数のラクナがみられる．脳室周囲にも高信号域がみられる（periventricular high intensity（PVH））．DWIはラクナ状態に合併した新たな梗塞巣（ラクナ梗塞）を示す（←）．

37 38）では，多発性のラクナが両側の内包，大脳白質や橋底部などにあって，皮質脊髄路や皮質延髄路が両側性に障害されると，構音障害，嚥下障害などの偽性球麻痺を呈する．

言語は不明瞭で，子音，とくに口唇音，歯音が障害される．嚥下，とくに液体の嚥下が障害され，しばしばむせるようになる．進行すると嚥下性肺炎，窒息の原因となる．

腱反射は，両側性に亢進し，バビンスキー反射などの病的反射が出現する．強制泣きや強制笑いを伴うことが多い．また，患者は顔面の表情に乏しく，無動，四肢の筋強剛，小刻み歩行などパーキンソン病類似の症状を呈することもあるが，振戦は少ない．認知症もしばしばみられる．危険因子として，高血圧の関与が大きいことなどは，ラクナ発作と同様である．

4 Branch atheromatous disease (BAD)

ラクナ梗塞との違い

　BADはカプラン(Caplan, LR)により提唱された穿通枝領域の脳梗塞の成因の1つである．1本の穿通枝が閉塞することによって生じる穿通枝領域の小梗塞はラクナ梗塞といわれる．従来，穿通枝閉塞の原因の多くは穿通枝末梢に生じる高血圧性病変である脂肪硝子変性(リポヒアリノーシス)(わが国では，血管壊死といわれることが多い)であると考えられてきた．しかし，カプランは橋梗塞の臨床病理学的検討から，穿通枝領域梗塞の中には高血圧性のラクナ梗塞とは異なり，穿通枝が主幹動脈から分岐する入口部近傍がアテローム硬化により閉塞するものがあることに注目した．そして穿通枝の入口部近傍のアテローム硬化性病変として，①主幹動脈の壁在プラーク，②主幹動脈から穿通枝に入り込む合流部プラーク，③穿通枝起始部の微小アテロームの3つを提示した(39)．

　NINDSの分類ではラクナ梗塞とアテローム血栓性梗塞の中間に位置する梗塞であり，臨床的にはラクナ梗塞とも，またアテローム血栓性梗塞とも診

39 Branch atheromatous disease (BAD) の機序

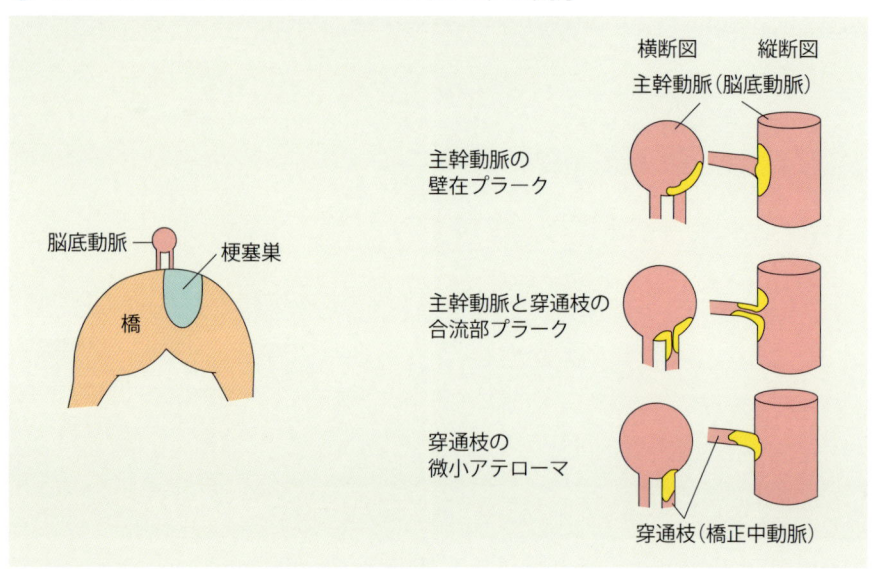

(Caplan LR : Intracranial branch atheromatous disease : a neglected, understudied, and underused concept. Neurology 39 : 2140-2150, 1989 より改変)

40 橋の BAD（傍正中橋梗塞）

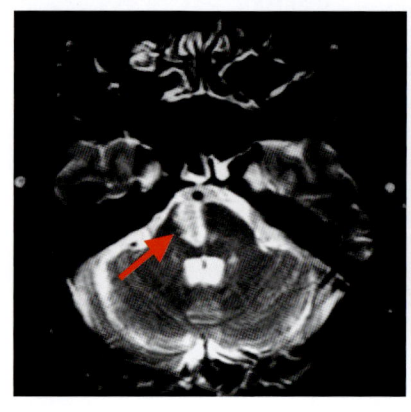

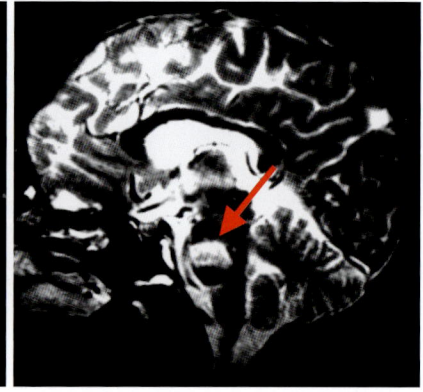

41 テント上の BAD（外側線条体動脈領域梗塞）

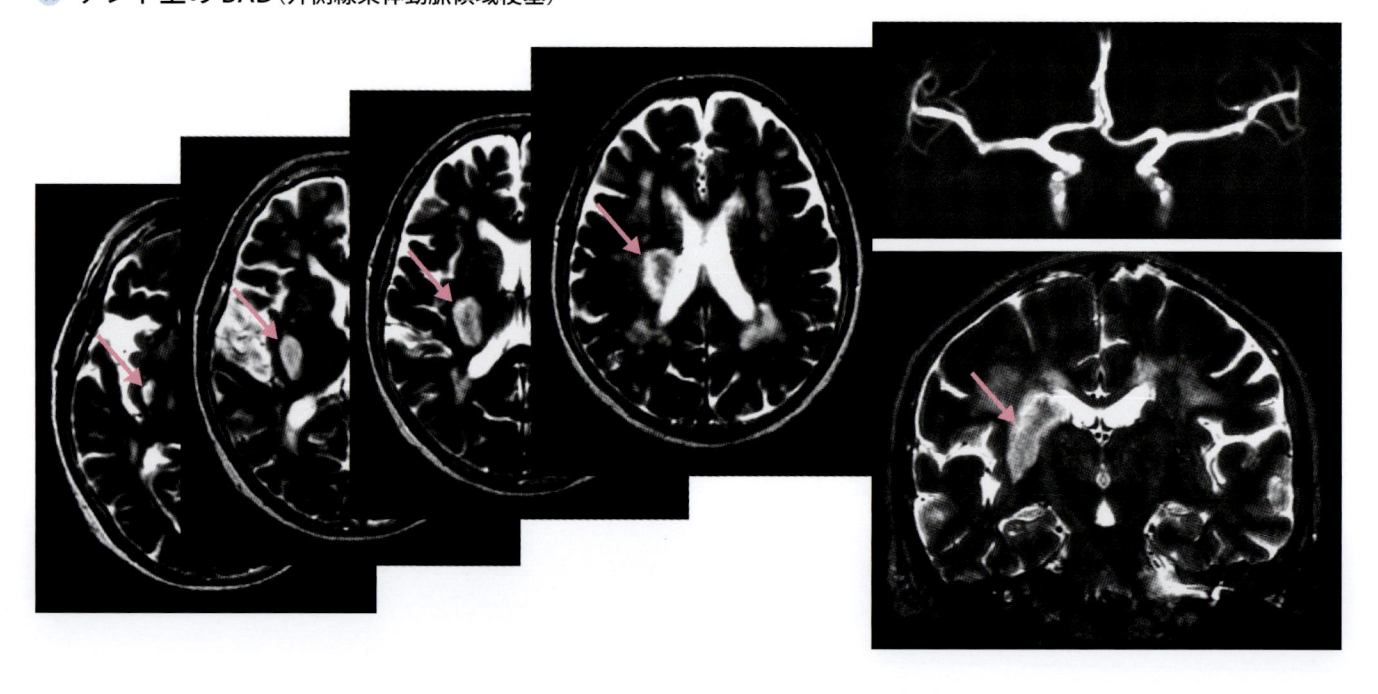

断されている場合があるので，注意が必要である．TOAST分類ではラクナ梗塞，またアテローム血栓性梗塞のいずれの診断基準も満たさないので，原因の特定できないものに分類される．

その後の臨床的検討によりBADは橋の傍正中橋動脈領域だけではなく，テント上の外側線条体動脈領域にも好発することが明らかになっている．傍正中橋動脈も外側線条体動脈も径の太い穿通動脈で，アテローム硬化が発生しやすいことがBADの好発部位となる理由と考えられる．画像上，橋底部では梗塞巣が腹側に接すること(40)，テント上では梗塞巣が基底核下部から上方へ円錐状に広がること(41)が特徴とされている．

テント上(外側線条体動脈領域)のBADと画像上，鑑別すべき大型の穿通枝領域梗塞として，striatocapsular infarction(123頁参照)，終末領域梗塞(terminal zone infarction)(116頁参照)がある．

臨床的特徴

BADの臨床的特徴の1つは，発症時は軽症であっても，その後数日にわたって症状(とくに片麻痺)が進行することが多い点である．症状の進行に伴って画像上は梗塞巣の拡大がみられる(42)．しかも現段階では多くの内科的治療に抵抗性で，治療に難渋することが多い．

BADは糖尿病，高脂血症(脂質異常症)，肥満などのアテローム硬化の危険因子をもつ者に多くみられるが，欧米に比し頭蓋内動脈のアテローム硬化が強いわが国で頻度が高く，急性期脳梗塞の約10%を占め，また傍正中橋動脈領域，外側線条体動脈領域の穿通枝梗塞の約40%を占めるという報告もある(43)．

42 進行型BADのMRI(DWI)

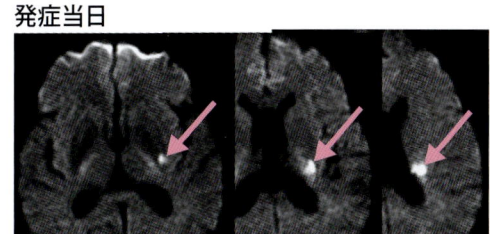

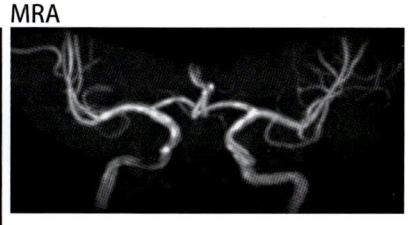

発症当日

MRA

発症6日目

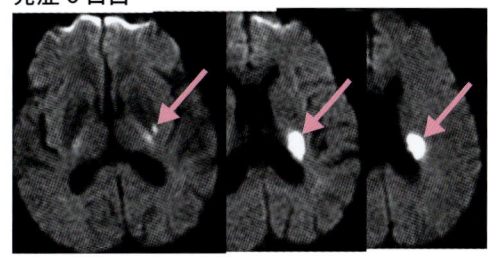

43 BADの頻度

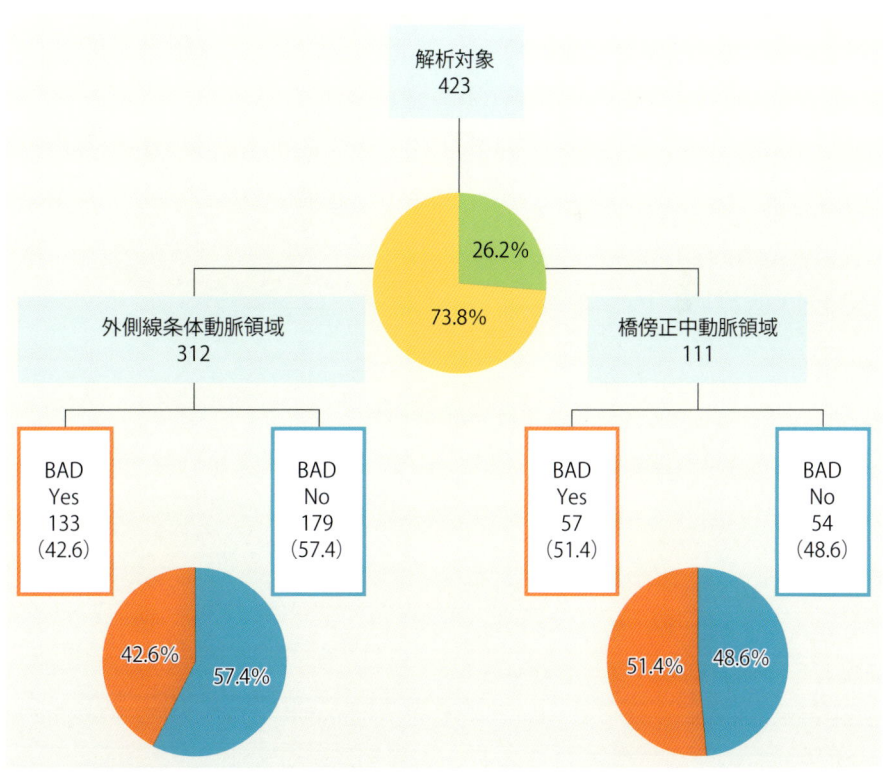

国内7施設が参加して行われたJ-BAD Registryでは，1年間の急性期脳梗塞入院例2,142例中，外側レンズ核線条体動脈(LSA)領域に限局した梗塞は312例，橋傍正中動脈(PPA)領域に限局した梗塞は111例であった．このうち，LSA領域の133例(42.6%)，PPA領域の57例(51.4%)がBADと診断された．急性期脳梗塞に占めるBADの割合は8.9%(190/2,142)であった．
(星野晴彦，他：Branch atheromatous diseaseにおける進行性脳梗塞の頻度と急性期転帰．脳卒中33：37-44, 2011より)

脳梗塞の閉塞血管と梗塞部位による分類

脳を灌流する主幹動脈と主な穿通枝（穿通動脈）は以下の通りである．

頸動脈系：
① 内頸動脈
② 前大脳動脈（穿通動脈：内側線条体動脈，ホイブナー動脈）
③ 中大脳動脈（穿通動脈：外側線条体動脈（レンズ核線条体動脈））

椎骨脳底動脈系：
④ 後大脳動脈（穿通動脈：傍正中視床動脈（視床穿通動脈），視床膝状体動脈など）
⑤ 椎骨脳底動脈

1 内頸動脈閉塞

わが国では脳血管病変は頭蓋内に多いとされているが，最近は頭蓋外脳血管の硬化病変も増加する傾向にあり，頸動脈病変が原因となる脳梗塞は約10%に認められる．

原因

血栓性の場合も塞栓性の場合もあるが，起始部閉塞は血栓によることが多く，塞栓はまれである．頭蓋内サイフォン部における内頸動脈閉塞はアテローム血栓症の好発部位の1つであるが，終末部（内頸動脈分岐部でT-junctionともいわれる）閉塞は心原性脳塞栓症における栓子がトラップされやすい部位でもある．血栓性では症状は変動しながら徐々に進行するが，塞栓性では数秒から数分で症状が完成する．

内頸動脈血栓性閉塞では，血管内に生じた血栓が流出し，artery to artery embolism（動脈原性塞栓）により中大脳動脈起始部の塞栓を生じることもある（45）．まれに，若い女性にみられる脈なし病（高安病）に伴って発症することもある．

症状

内頸動脈閉塞は，一般に高齢者に多くみられるが，時に若年男性にもみられる．その症状は無症状のものより発症2～3日で死に至るものまで，非常に異なることが特徴である．

症状の相違は，発症の緩急，側副循環の発達の如何によることが多い．たとえば，ウィリス動脈輪である前交通

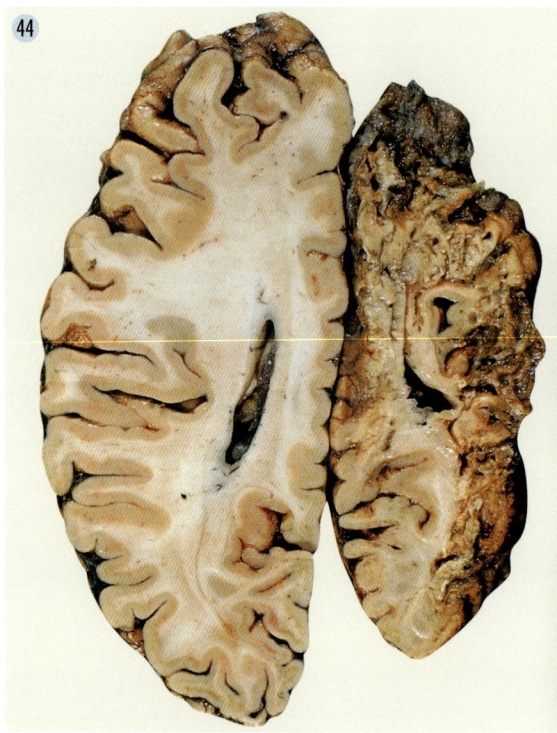

44

前大脳動脈と中大脳動脈領域には広範な陳旧性の脳梗塞がみられるが，後大脳動脈領域は比較的よく保たれている．

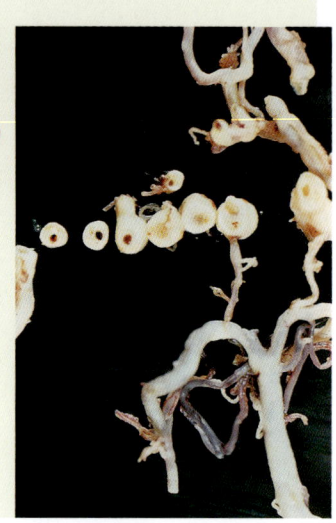

ウィリス動脈輪を中心に主幹動脈に著しいアテローム性動脈硬化がみられ，内頸動脈から中大脳動脈起始部は閉塞している．

45 内頸動脈閉塞の脳血管造影

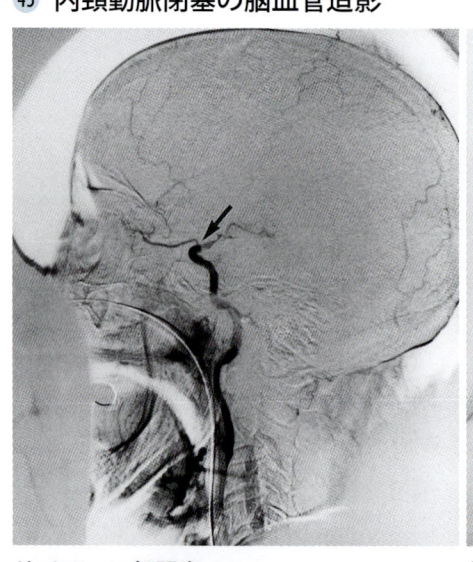

サイフォン部閉塞　　起始部閉塞

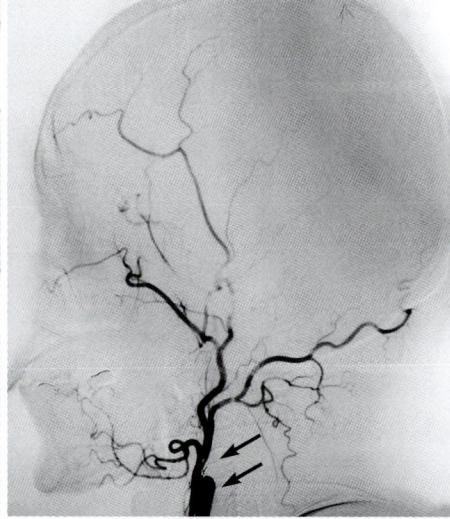

狭窄，閉塞は，上図のようにサイフォン部（↑）と起始部（↑↑）にみられることが多い．
欧米では起始部の病変が高頻度にみられるが，わが国では，狭窄病変は頭蓋内のサイフォン部にもかなりの頻度でみられる．

動脈を通じて血流が十分保たれれば，内頸動脈は閉塞しても前大脳動脈領域は梗塞に陥らないこともある．

また，内頸動脈は視神経と網膜に血液を供給しているので，発作前に一過性黒内障（amaurosis fugax）をみる場合がある．わが国では欧米より少ないとされているが，決してまれではない．

全領域の梗塞（48 A）

全領域の大梗塞では，閉塞側の前・中大脳動脈領域のすべて，すなわち大脳半球の前2/3と大脳基底核，内包を含めた部位に広範な梗塞を生じる．前脈絡叢動脈領域も合わせて障害される．原因の多くは心原性脳塞栓症である．

症状は急激に昏迷・半昏睡など意識障害をきたすと同時に，対側の運動・感覚障害を生じる．左側の病巣では，失語が加わり中大脳動脈起始部閉塞の症状に類似する．症状の増悪するものでは脳ヘルニアが進行し，数日中に死亡する．

部分的梗塞（48 B）

部分的梗塞のうち中大脳動脈分枝領域の障害は前方の分枝に生じる頻度が高く，内頸動脈よりの動脈原性塞栓によることが多い．上肢・顔面・舌の運動・感覚障害を生じる．後方の分枝の障害は心原性脳塞栓症に多くみられ，感覚性失語・同名性半盲などをきたす．

境界領域梗塞（48 D）

灌流圧が下がり，閉塞・狭窄側の内頸動脈の血流が著明に減少したときは，中大脳動脈と前または後大脳動脈との境界領域や中大脳動脈穿通枝と皮質枝の境界領域の虚血が生じやすい．境界領域梗塞（borderzone infarction）では緩徐あるいは階段状に進行することが多い．意識障害・上肢に強い片麻

46 内頸動脈サイフォン部狭窄（MRA）

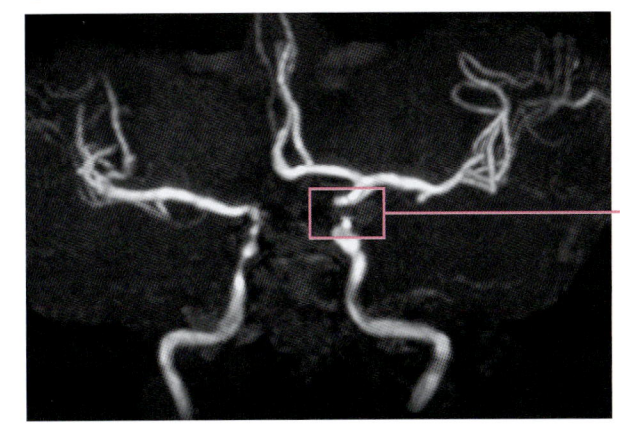

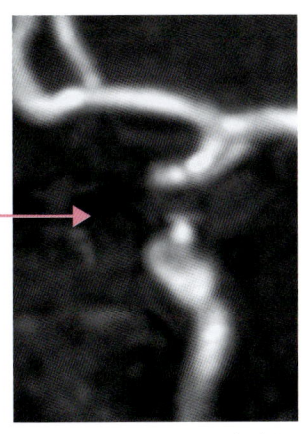

MRAにて左内頸動脈サイフォン部に血流信号の途絶があり，高度狭窄が疑われる．左眼窩に血管雑音が聴取される．

47 内頸動脈起始部狭窄

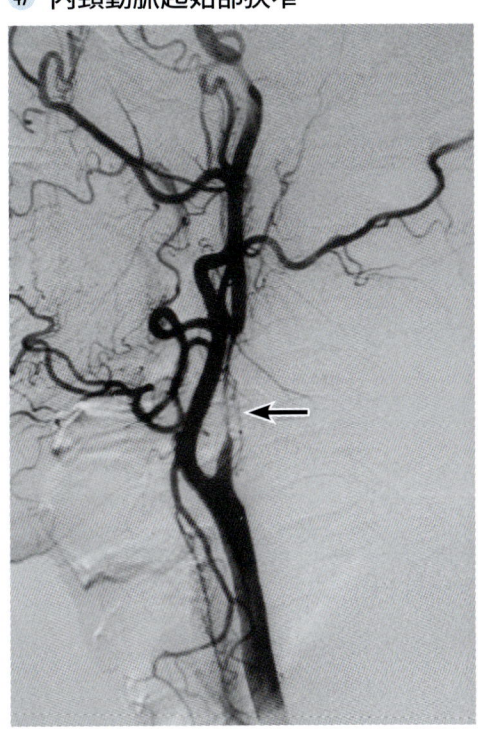

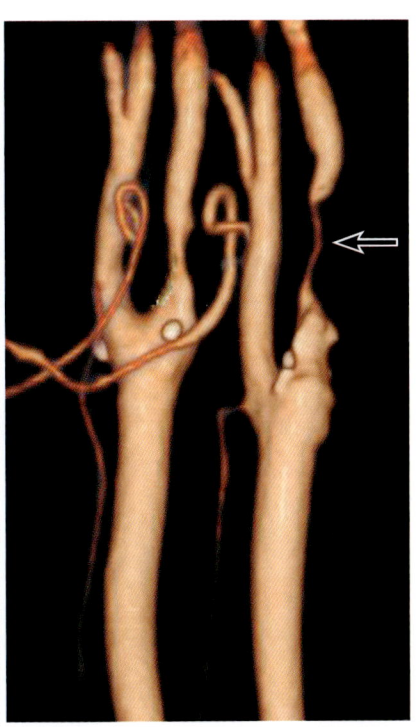

脳血管造影　　　　　　　　　　3D-CTA

左内頸動脈起始部は糸状に細くなっており，高度狭窄が疑われる（脳血管造影と3D-CTAはそれぞれ別症例の画像所見）．

痺・同名性半盲・失語などがみられるが，いずれも程度は軽く，時に無症候性である．

ほとんどの症例で脳血管造影上側副循環は良好である．

前・中大脳動脈の皮質枝灌流領域の境界は，上前頭溝に沿って穹窿部を前頭葉から頭頂葉に向かって前後方向に分布する（50 A）．中・後大脳動脈の

灌流領域の境界は，下側頭回に沿った側頭葉および後頭葉の内側面である（50 B）．頭頂・側頭・後頭葉の接する部分は，前・中・後大脳動脈の3つの動脈の灌流領域の境界（三角部）（50 C）にあたり，とくに虚血性変化をきたしやすい（49）．

また，中大脳動脈穿通枝（レンズ核線条体動脈）と皮質枝の境界領域は，

48 内頸動脈閉塞による梗塞の部位

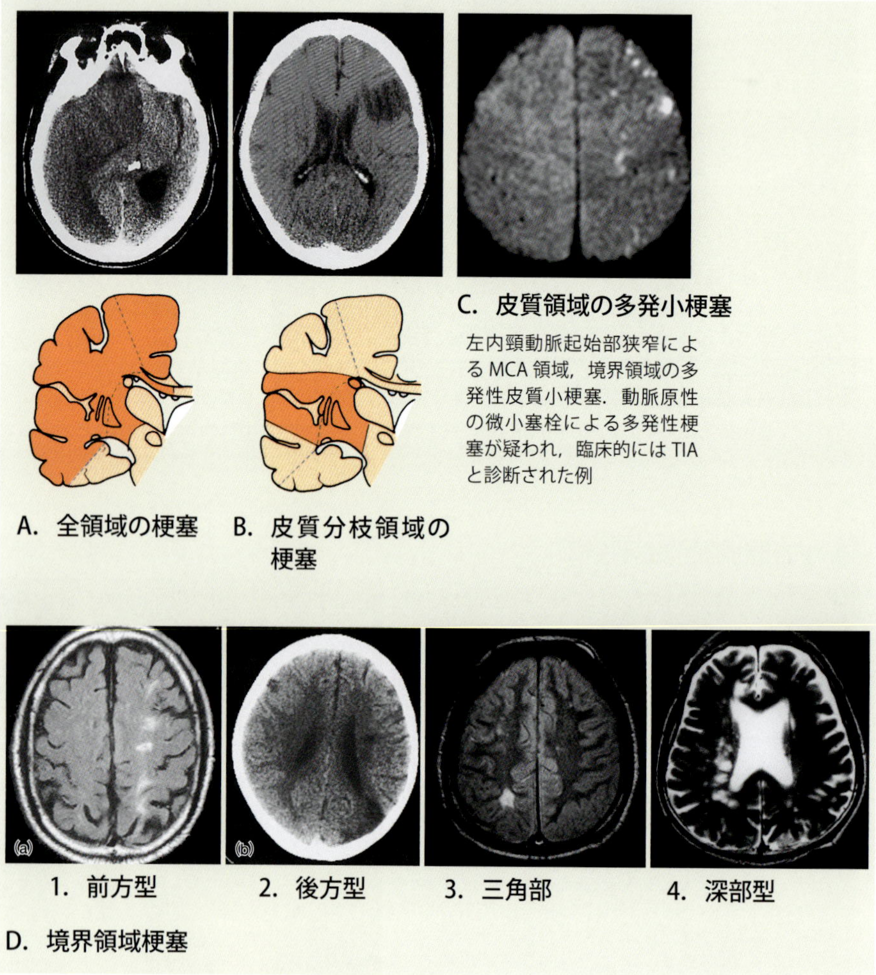

A. 全領域の梗塞
B. 皮質分枝領域の梗塞
C. 皮質領域の多発小梗塞

左内頸動脈起始部狭窄によるMCA領域，境界領域の多発性皮質小梗塞．動脈原性の微小塞栓による多発性梗塞が疑われ，臨床的にはTIAと診断された例

D. 境界領域梗塞
1. 前方型
2. 後方型
3. 三角部
4. 深部型

高位放線冠のレベルの皮質下白質に相当し，この近辺における梗塞は深部型境界領域梗塞，終末領域（terminal zone）梗塞または内部境界領域（internal borderzone）梗塞といわれている．

診断

血管雑音 bruit

頸部で収縮期のみでなく拡張時にも血管雑音を聴取しうるとき，分岐部狭窄の可能性がある．

総頸動脈・外頸動脈の狭窄でも雑音は聴取され，また大動脈弁での雑音が頸部まで伝達されることがあるので注意が必要である．

49 境界領域梗塞（分水嶺梗塞）の分類

- 表層型境界領域梗塞
  - 前方型（ACA皮質枝とMCA皮質枝の境界）
  - 後方型（MCA皮質枝とPCA皮質枝の境界）
  - 三角部（ACA，MCA，PCA皮質枝の境界）
- 深部型境界領域梗塞
  （終末領域梗塞，内部境界領域梗塞）
  〔MCA穿通枝と皮質枝の境界（主に高位放線冠）〕

50 境界域梗塞（広義）の分布

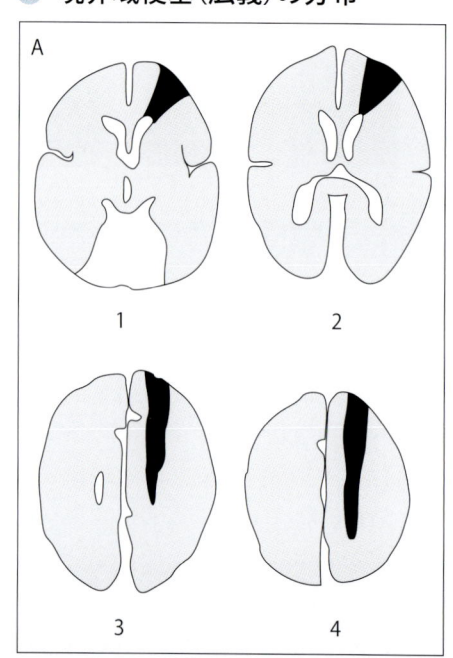

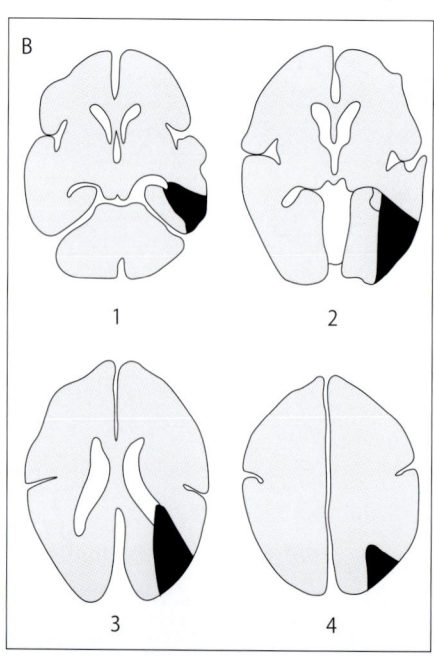

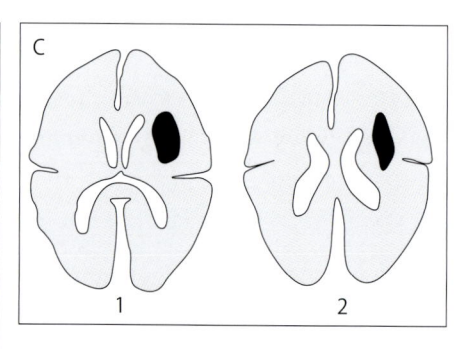

A：前方型（ACA/MCA間）
B：後方型（MCA/PCA間）
C：深部型（穿通枝/MCA皮質枝間）

(Bogousslavsky J, et al：Unilateral watershed cerebral infarcts. Neurology 36：373-377, 1986 より改変)

51 内頸動脈閉塞の超音波所見

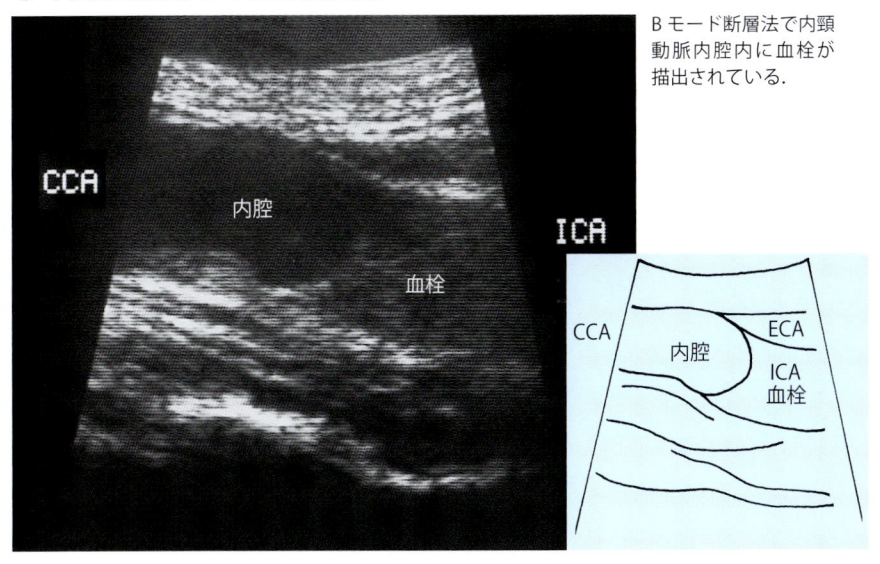

Bモード断層法で内頸動脈内腔内に血栓が描出されている.

A. 内頸動脈起始部閉塞

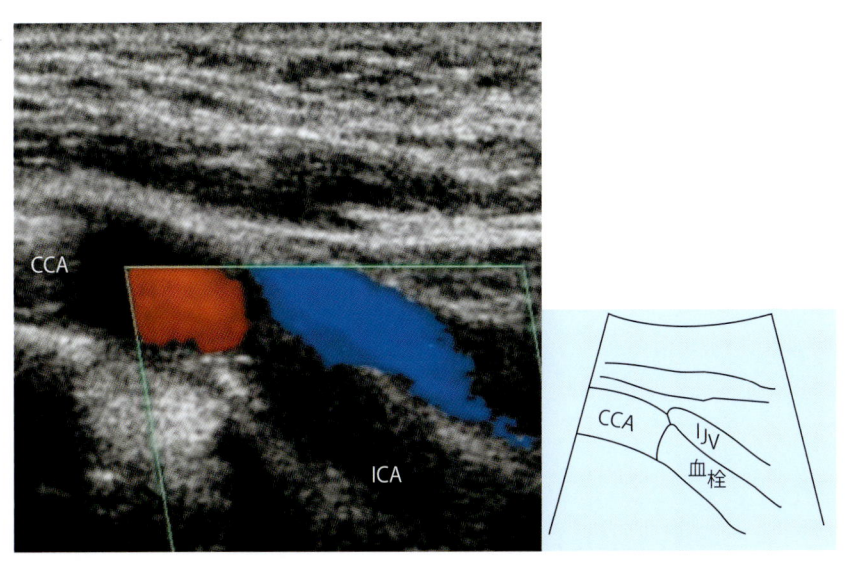

B. Bモード画像に血流を表すカラードップラー画像を重ねた写真
赤色で示される動脈内のドップラー信号は内頸動脈(ICA)の起始部で途絶しており，同部で閉塞していることがわかる. 青色のドップラー信号は，内頸動脈と並走する内頸静脈(IJV)の血流を示す(内頸動脈とは血流方向が反対である).

眼窩上で明らかな雑音を聴取しうるときはサイフォン部の狭窄が推測される. また, 対側の頸動脈が閉塞したため, 健常側の血流が増加し健常側に雑音を聴取することがある.

超音波検査(51)

超音波検査では，Bモード法による血管内腔内の形態的診断(51 A)と，ドップラー法による血流の測定を組み合わせた duplex ultrasonography (51 B)は, 内頸動脈病変の無侵襲的診断法として有用である. 内頸動脈起始部閉塞は，Bモード法で血管内腔内の血栓を描出することで診断できる. 内頸動脈起始部閉塞(47)で断端(stump)を

52 内頸動脈閉塞のMRA所見

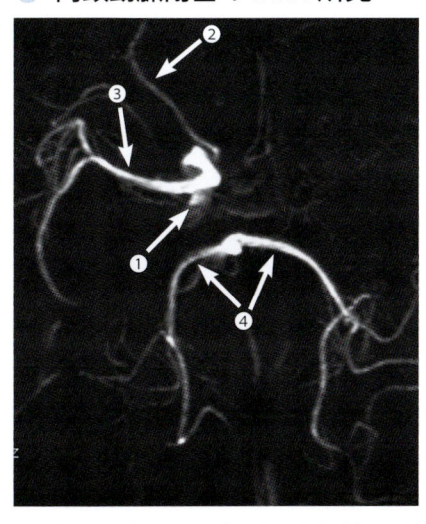

右の内頸動脈①，眼動脈②，中大脳動脈③，両側の後大脳動脈④は描出されているが, 右側と対称的に描出されるべき左内頸動脈, 中大脳動脈が描出されない. 両側の前大脳動脈も描出されていないが, この症例では両側とも前大脳動脈は左内頸動脈より灌流されているために, 左内頸動脈の閉塞に伴い両側とも描出されないと考えられる.

MEMO 20　虹彩ルベオーシスと白内障

内頸動脈が閉塞すると網膜中心動脈の虚血により，視力障害・虹彩ルベオーシス・片側の白内障・網膜萎縮をきたすことがあり，診断上有用なことがある.

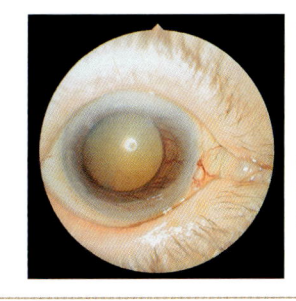

虹彩ルベオーシス

虹彩ルベオーシスより内頸動脈閉塞が診断されることがある.
(鴨下眼科クリニック 鴨下泉先生提供)

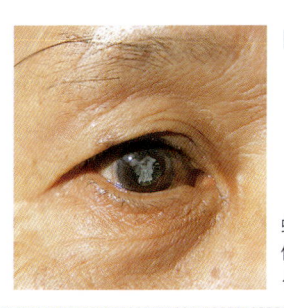

白内障

虹彩ルベオーシスの後, 片側性の白内障が進行してくる.

MEMO 21　内頸動脈閉塞時の側副循環

ウィリス動脈輪を介する側副循環

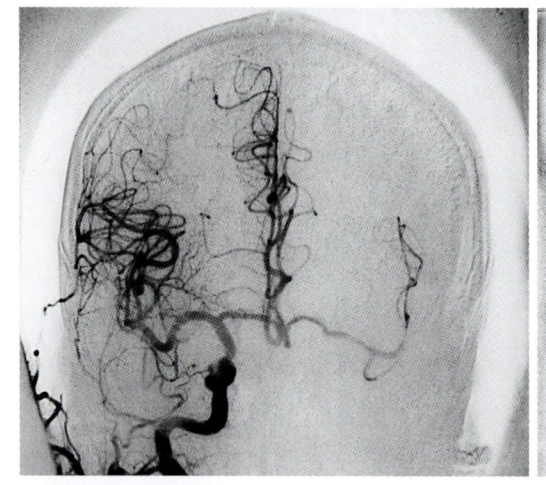

前交通動脈を介して 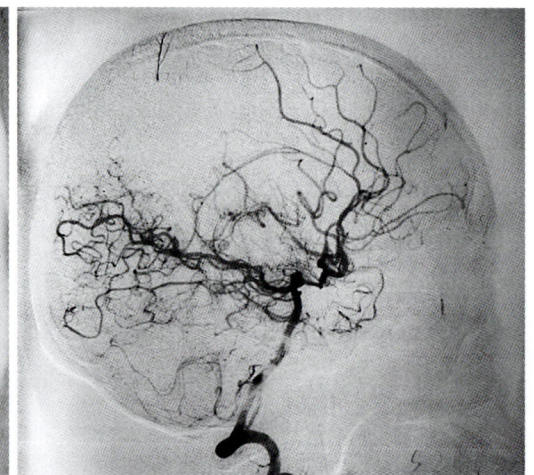　　　　　　　後交通動脈を介して

眼動脈を介する側副循環　　　**軟膜血管を介する側副循環**

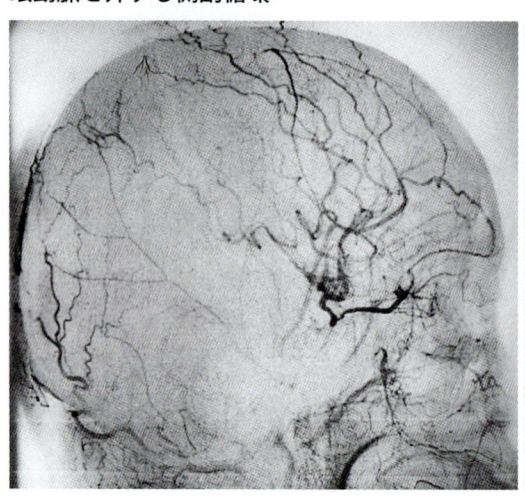

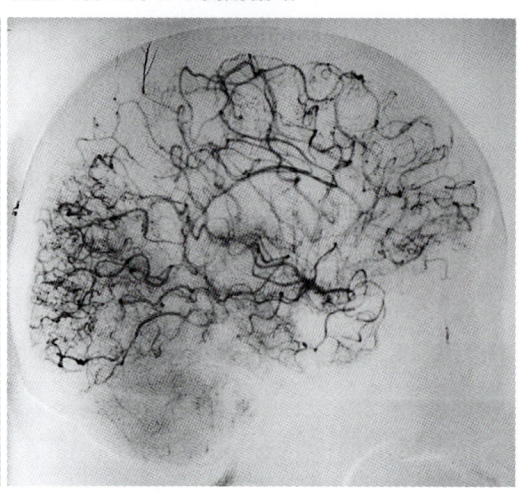

　内頸動脈閉塞時の側副循環には，大別して3つの系統がある．
　すなわち，①ウィリス動脈輪を介する経路，②眼動脈を介する外頸動脈との経路，③軟膜血管を介する皮質枝との経路，である．
　最も有効な側副循環路は前交通動脈あるいは後交通動脈を通じて血流を受ける側副循環であり，この循環路が十分である場合，症状が軽度か全くないこともある．

　眼動脈を介する側副循環はウィリス動脈輪が有効に働かないときにみられることが多いが，ウィリス動脈輪に次ぐ有力な側副循環路である．ゆっくりした閉塞機序が進行したときに，ことに発達が良好である．軽症～中等症の梗塞時にみられる．
　第3の道として，椎骨脳底動脈から軟膜側副血管を介しての側副循環もみられるが，最も不十分である．

伴う場合やサイフォン部閉塞では，Bモード法で血管内腔に異常がなくても，ドップラー法で血流を認めなかったり血流波形に異常がみられることから診断可能である．

MRAとCTA

　頸部内頸動脈の高度狭窄ないし閉塞の非侵襲的診断にきわめて有用である（52）．MRAでは，必ずしも造影剤を必要としない．

血管造影

　サブトラクション法による血管造影は，少量の造影剤で施行でき，内頸動脈の狭窄または閉塞の診断にはきわめて有用である．

脳梗塞—脳梗塞の閉塞血管と梗塞部位による分類　2 前大脳動脈閉塞　119

2 前大脳動脈閉塞

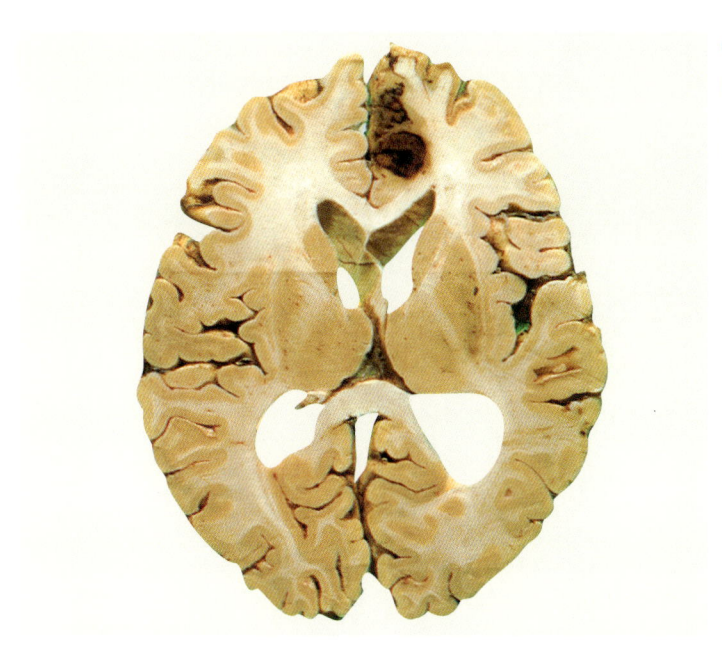

53 前大脳動脈閉塞の肉眼像
前大脳動脈領域に比較的新しい出血性梗塞がみられる．

前大脳動脈の閉塞は中・後大脳動脈に比してまれである．症状は梗塞巣の部位と大きさにより決まるが，前交通動脈より近位側の閉塞ではウィリス動脈輪を介する側副循環により症状を示さないことが多い．また，両側の前大脳動脈が1本の幹から出る場合は両側性の症状を呈する．閉塞の原因は血栓性よりも心原性脳塞栓症および頸動脈病変からの動脈原性塞栓が多いと考えられている．また，前大脳動脈は椎骨動脈についで脳動脈解離が起こりやすいことも知られている．

54 前大脳動脈起始部閉塞のCT像

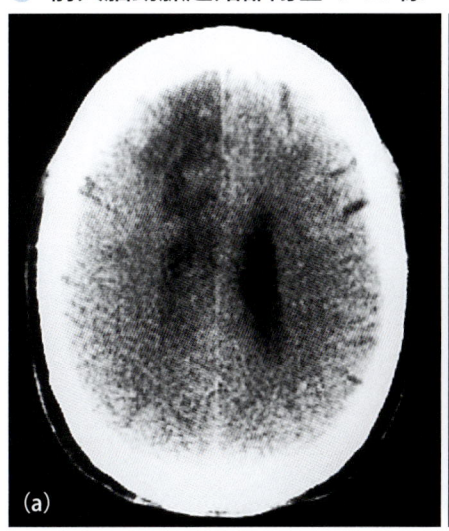

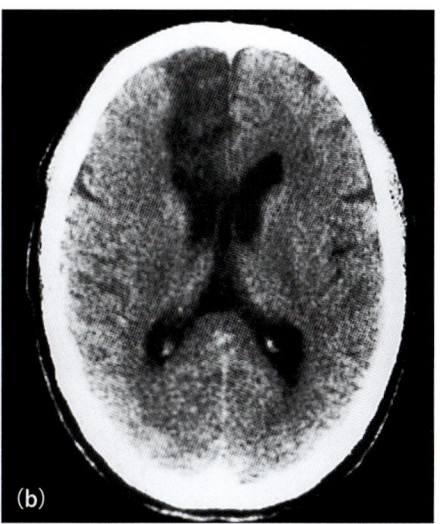

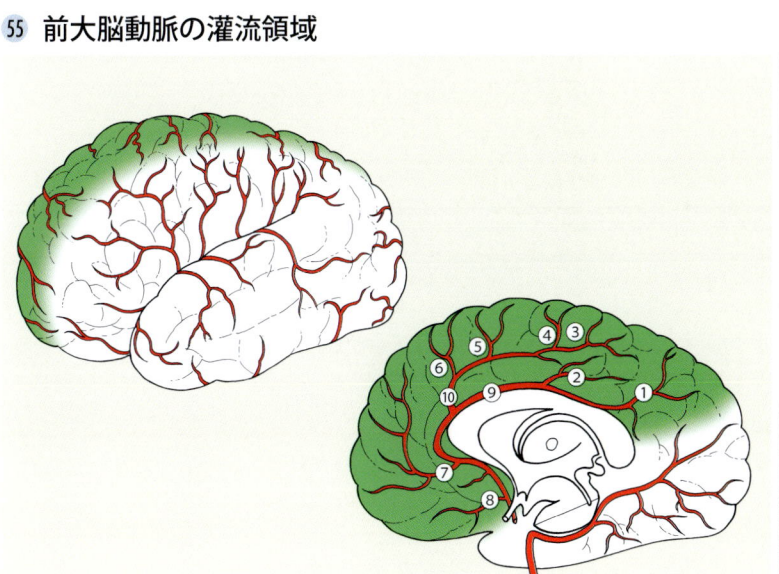

(a)　(b)

56 前大脳動脈と分枝
（脳血管造影像）
①下内頭頂動脈（inf. internal parietal a.）
②上内頭頂動脈（sup. internal parietal a.）
③傍中心動脈（paracentral a.）
④後内側前頭動脈（post. internal frontal a.）
⑤中内側前頭動脈（middle internal frontal a.）
⑥前内側前頭動脈（ant. internal frontal a.）
⑦前頭極動脈（frontopolar a.）
⑧眼窩前頭動脈（orbitofrontal a.）
⑨脳梁周動脈（pericallosal a.）
⑩脳梁縁動脈（callosomarginal a.）

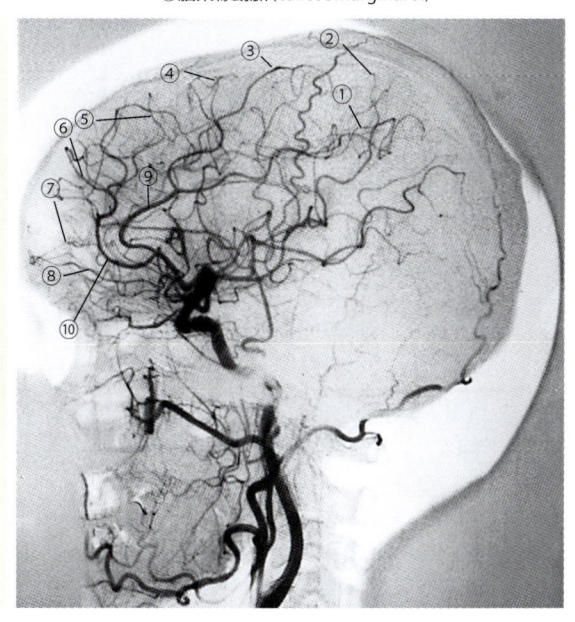

55 前大脳動脈の灌流領域

症状

ウィリス動脈輪より末梢における一側前大脳動脈の閉塞では，下肢に強い対側の麻痺・失禁・失語・吸引反射・把握反射・活動性の低下・無為（abulia）などをきたす．

皮質枝のうち，眼窩前頭動脈，前頭極動脈と脳梁縁動脈の分枝である前内側前頭動脈の領域は前頭連合野（55 56）で，この部の障害では判断の障害・うつ状態・失語・把握反射・吸引反射がみられる．

脳梁縁動脈の分枝である中および後内側前頭動脈の閉塞では，motor synchronization area の障害により対側への共同偏位，対側の手指・体幹の共同運動障害がみられる．

傍中心動脈は運動野を灌流するが，この動脈の閉塞により対側の下肢の麻痺，両側の閉塞により失禁をきたす．また，この動脈と上内頭頂動脈および脳梁周動脈の分枝である下内頭頂動脈は感覚領域を灌流し，この領域の前半部の障害では痛覚・触覚など一次的な感覚障害をきたし，後半部の障害では複合感覚の障害・失認などをきたす．

脳梁周動脈その他の動脈により，辺縁系線維と関連の深い帯状回が灌流されており，この部の障害で記銘・感情の障害が生じ，運動・感情活動の低下が重要な徴候とされる．また，脳梁の障害により，右大脳半球より優位半球への連絡が断たれ，左側大脳半球障害でも命令により左側の身体を動かすのが困難となることがある（観念運動失行 ideomotor apraxia）．

前大脳動脈起始部より分岐し，穿通動脈のうち内側線条体動脈を構成するホイブナー動脈（Heubner 動脈，58）は，内包前脚・尾状核の頭部・被殻の一部を灌流している．この動脈の閉塞（57）では顔面・上肢近位部に強い麻痺をきたし，筋痙縮が著しく，感覚障害は伴わないことが多いとされる．また，下肢の麻痺はきたさないが運動の開始が困難であるため歩行が止まることがある．また，優位側の障害では一過性の失語があり自発言語の消失がみられる．

57 ホイブナー動脈閉塞

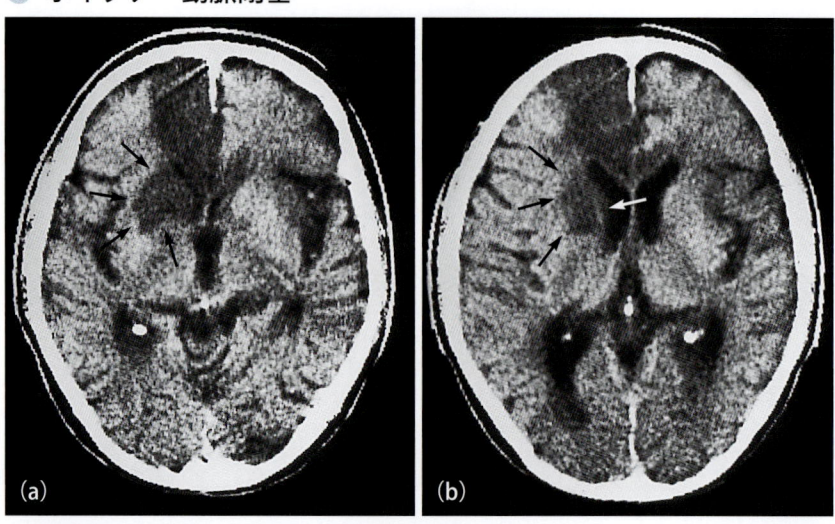

前大脳動脈領域の梗塞例であるが，尾状核頭部から内包前脚の一部にかけての陳旧性脳梗塞（↑）はホイブナー動脈の閉塞によると思われる．

58 ホイブナー動脈の走行

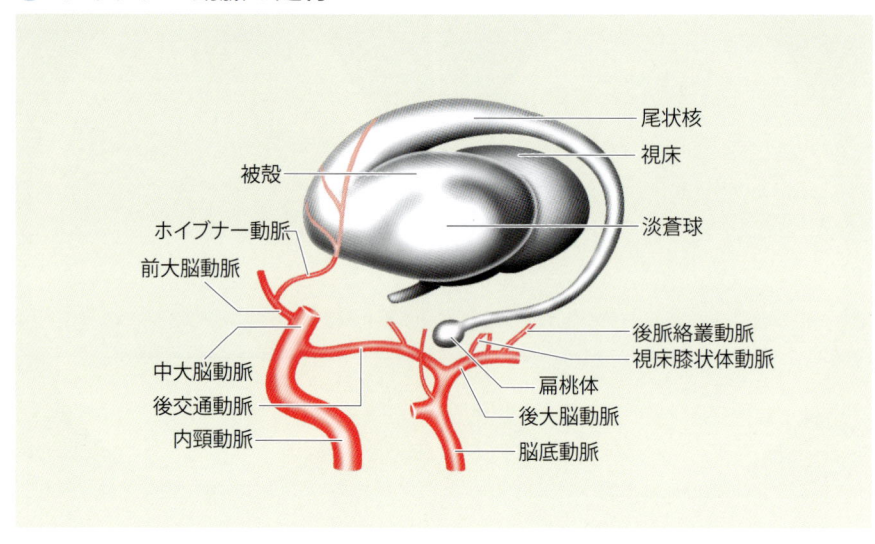

3 中大脳動脈閉塞

中大脳動脈は皮質枝が大脳半球の側面，すなわち前頭葉の側・下部（皮質運動野・側方注視中枢・ブローカの運動性言語中枢など）・頭頂葉（皮質感覚野・角回・縁上回）・側頭葉上部と島を灌流し，穿通枝は被殻，尾状核の頭・体部，淡蒼球外節，内包後脚，放線冠を灌流する（61 62）．

中大脳動脈領域の梗塞の発生頻度は非常に高く，全梗塞の70～80％を占める．

起始部閉塞・皮質枝閉塞とも血栓による場合もあるが，塞栓によることも多い．穿通枝領域の血管閉塞は主に脂肪硝子変性（lipohyalinosis）によるが，最近はBAD（112頁参照）によるものも多いことが注目されている．しかし，発症が突然完成する場合は塞栓の可能性もある（striatocapsular infarction, 123頁参照）．

CTでは発作当日は低吸収域がはっきりしないことが多いが，注意深く読影すると発症から数時間以内でもレンズ核境界の不鮮明化，島回リボンの消失，脳溝の消失などのearly CT sign（101頁15参照）といわれる脳梗塞の初期変化が観察されることがある（60）．

59

中大脳動脈領域に一致して境界の比較的鮮明な梗塞と正中構造の対側への偏位がみられる．前および後大脳動脈領域は保たれている．

60 起始部閉塞（発症3日目）

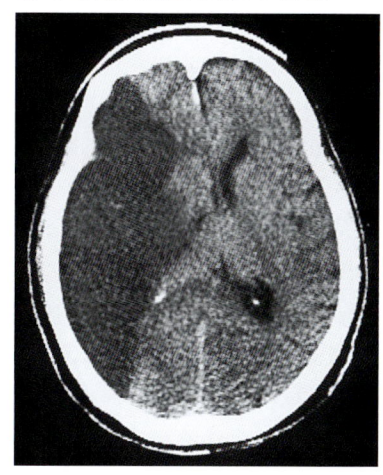

中大脳動脈全領域の明瞭な低吸収域，病巣側の側脳室の圧迫と中心線の偏位がみられる．

61 中大脳動脈の灌流領域

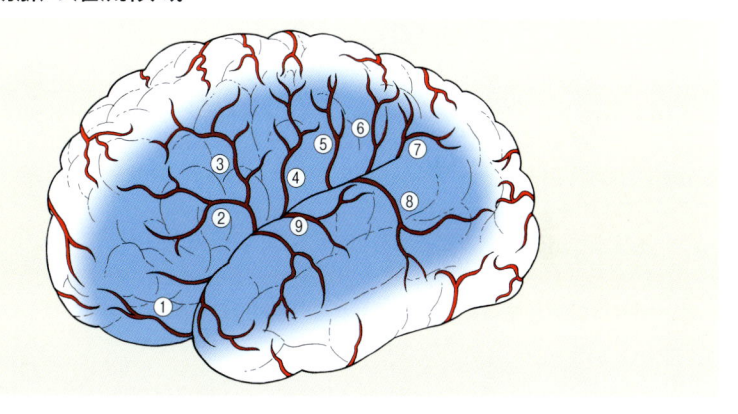

63 中大脳動脈閉塞の脳血管造影

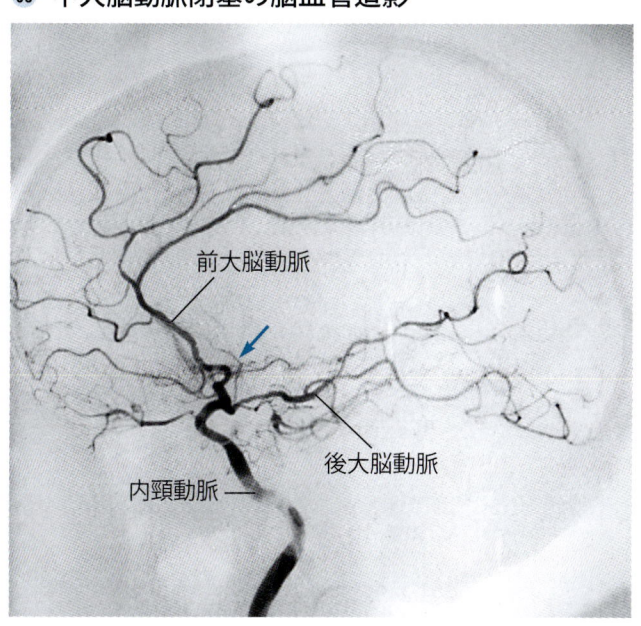

中大脳動脈が起始部で閉塞している（➢）．

62 中大脳動脈と分枝（脳血管造影像）

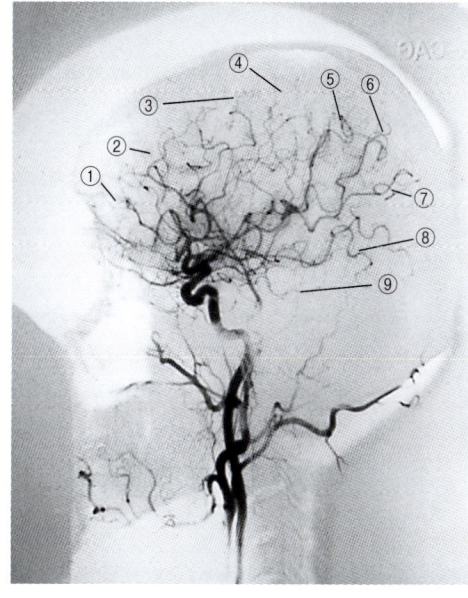

①眼窩前頭動脈（orbitofrontal a.）
②前頭前動脈（prefrontal a.）
③中心前動脈（precentral a.）
④中心動脈（central a.）
⑤前頭頂動脈（ant. parietal a.）
⑥後頭頂動脈（post. parietal a.）
⑦角回動脈（angular a.）
⑧後側頭動脈（post. temporal a.）
⑨中側頭動脈（middle temporal a.）

MRIでは拡散強調画像(DWI)が最も早期に梗塞巣を描出することができる(103頁参照).

検査所見として,MRA(103頁参照),CTA(103頁参照),脳血管造影などの血管検査で中大脳動脈起始部の閉塞あるいは皮質枝の欠損を認めることが直接的な血管閉塞の証明となる(62 c,103頁参照).その場合,血管造影で閉塞部位に塞栓子を証明するか,あるいは繰り返して施行した血管検査で再開通現象を認めれば塞栓によるものと考えられる.

塞栓を疑った場合,塞栓源として心原性のものや頸動脈や大動脈などの近位の動脈からの動脈原性塞栓症(artery to artery embolism)について検索する.

動脈硬化性病変以外では,塞栓の他に,老年者では,側頭動脈炎,悪性腫瘍などに伴う凝固能亢進〔トルソー症候群(167頁)参照〕,若年者では,脳動脈解離,各種動脈炎(高安病など),抗リン脂質抗体症候群,もやもや病(ウィリス動脈輪閉塞症)・線維筋形成不全(fibromuscular dysplasia：FMD)などを念頭に置いて検索する.

全領域の閉塞

中大脳動脈の起始部閉塞により一側大脳半球に広範な梗塞を生じた場合は意識障害(昏迷から半昏睡)を伴うことが多い.同時に対側片麻痺・感覚障害・同名性半盲ないし下四分盲,さらに,優位半球障害の場合は失語,非優位半球の場合は対側の視空間失認,病態失認などが高頻度にみられる.

失語は発症時全失語であり,回復しても意思を通じ合えるようになることはまれである.

皮質枝領域の梗塞

中心前動脈(precentral artery)(64)

意識障害はない.麻痺は顔面・上肢が主で,下肢は軽いか障害されない.感覚障害はない.

左脳の障害では発作時全失語となることもあるが,次第に運動性の成分のみとなる.時に韻律障害(dysprosody)のみのこともある.

MEMO 22 前脈絡叢動脈症候群

前脈絡叢動脈が単独に閉塞することはきわめてまれである.この動脈は内頸動脈の後交通動脈分岐部より末梢で中大脳動脈分岐部との間より分枝し,視索の表面・外側膝状体外側部・内包後脚の腹側部から大脳脚にかけてと,側脳室脈絡叢などを灌流する.

症状としては,①顔面・上肢・下肢を含む不全片麻痺,②半身の感覚障害,③外側膝状体が障害されると不定型な半盲を生じる.一方,失認・失語など皮質症状のないことが重要である.

CTやMRIでは,左内包膝部から内包後脚に伸びる棍棒状の特徴的な梗塞巣がみられる.しかし,CTでは側頭葉内下面や鉤,外側膝状体の病変は明らかではない.MRIを用いると,側頭葉内側面,鉤から淡蒼球,内包に伸びる連続性の高信号がみられ,本症候群の診断が容易となる.

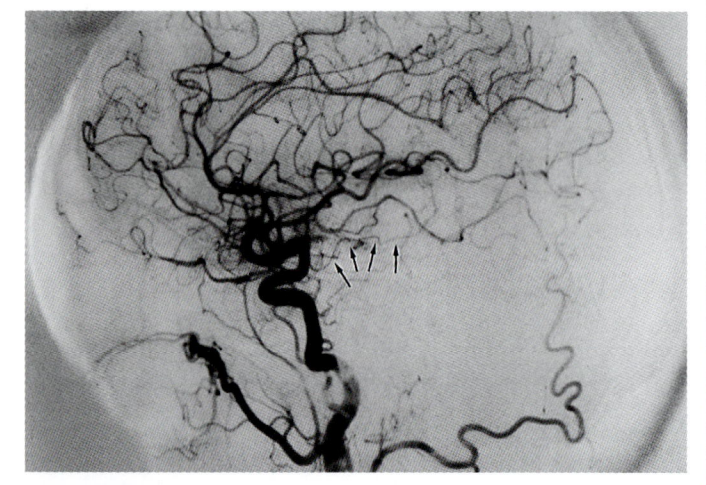

前脈絡叢動脈の走行

脳血管造影像

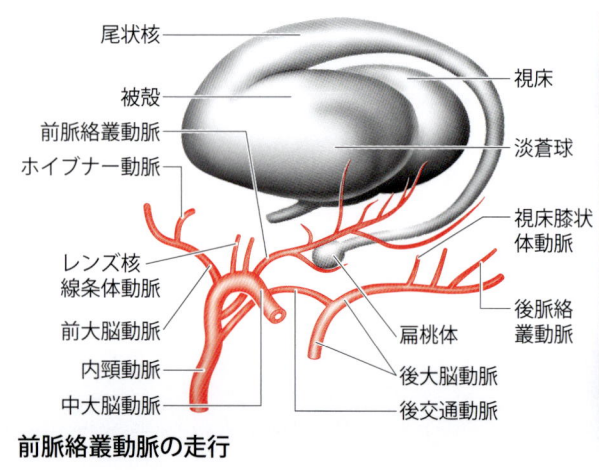

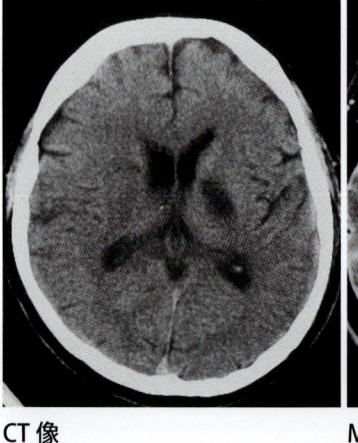

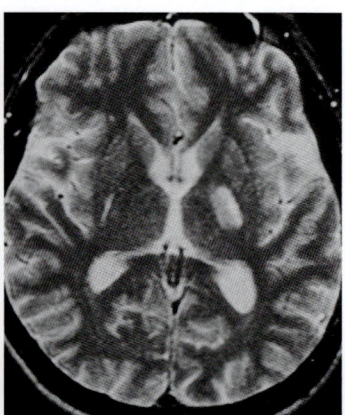

CT像

MRI T₂強調画像

64 中心前動脈領域梗塞　　**65** 中心動脈領域梗塞 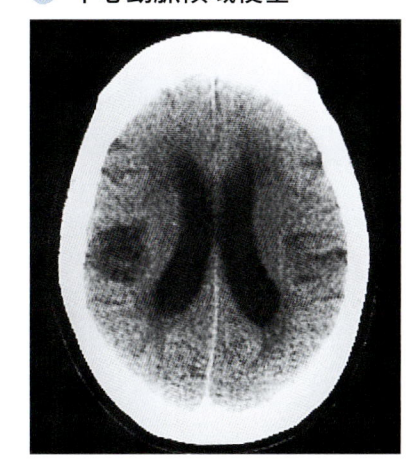　　**66** 前・後頭頂動脈領域梗塞

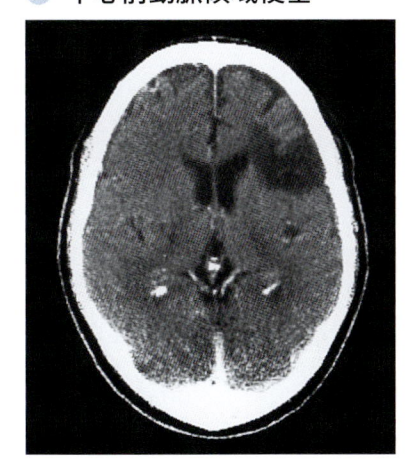

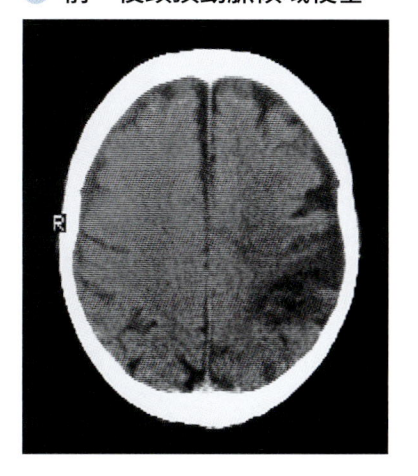

67 角回動脈領域梗塞 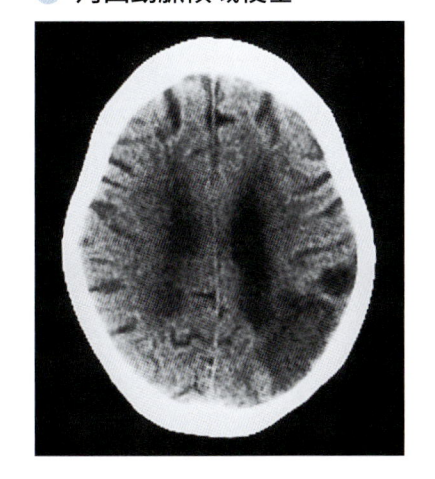　　**68** 後側頭動脈領域梗塞 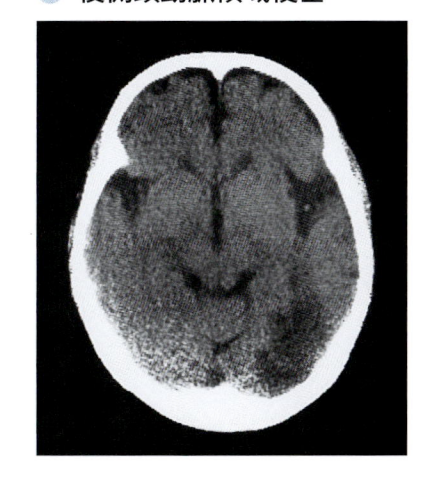　　**69** 穿通枝領域梗塞（striatocapsular infarction）

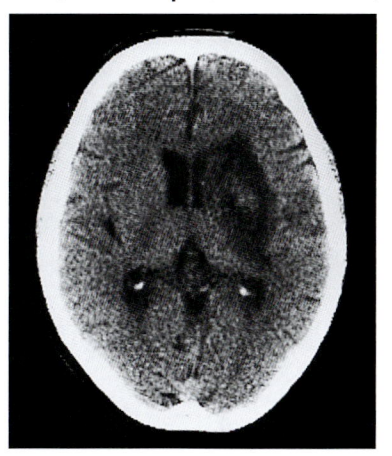

中心動脈（central artery）(65)

運動・感覚障害あるいは純粋運動性片麻痺（pure motor hemiplegia）をきたす．失語はきたさないが，構音障害を認めることが多い．中心前回の一部である precentral knob は手の運動領域と考えられており，この部に限局した梗塞では対側の手の麻痺だけがみられることがある．

前および後頭頂動脈(66)
（anterior and posterior parietal arteries）

優位半球障害では，運動・感覚の障害は明らかでなく，主に復唱が障害される 伝導性失語（conduction aphasia），観念運動失行（ideomotor apraxia）などがみられる．

角回動脈（angular artery）(67)

一過性の運動・感覚の軽い障害と同名半盲～下四分盲・立体覚障害・頭頂葉症候群（位置感覚・振動覚・二点識別覚の障害，構成失行，半側空間無視，身体の失認，病態失認，運動失調）をみる．優位半球の障害ではゲルストマン症候群（手指失認・左右障害・失書・失計算）を認める．

後側頭動脈(68)
（posterior temporal artery）

同名半盲～上四分盲がみられる．また，優位半球障害では感覚性失語がみられるが，数週から数か月で改善することが多い．

穿通枝領域の梗塞(69)

主幹部の閉塞で穿通枝領域のみに梗塞がみられることもある．外側線条体動脈（レンズ核線条体動脈）の全領域の梗塞は striatocapsular infarction（SCI）と呼ばれるが，これは心原性脳塞栓や頸動脈からの動脈原性塞栓などで中大脳動脈起始部閉塞が原因となっていることが多い．

症状としては，発作時意識が障害されることもあり，片麻痺，感覚障害とともに，失語，左半側空間無視，片側身体失認などの大脳皮質症状を一過性にきたす場合もある．

外側線条体動脈の起始部から近位部にかけたアテローム硬化による閉塞（BAD）では基底核レベルから上方に向けて扇形に広がる大型の穿通枝領域梗塞を呈する（112頁参照）．

4 後大脳動脈閉塞

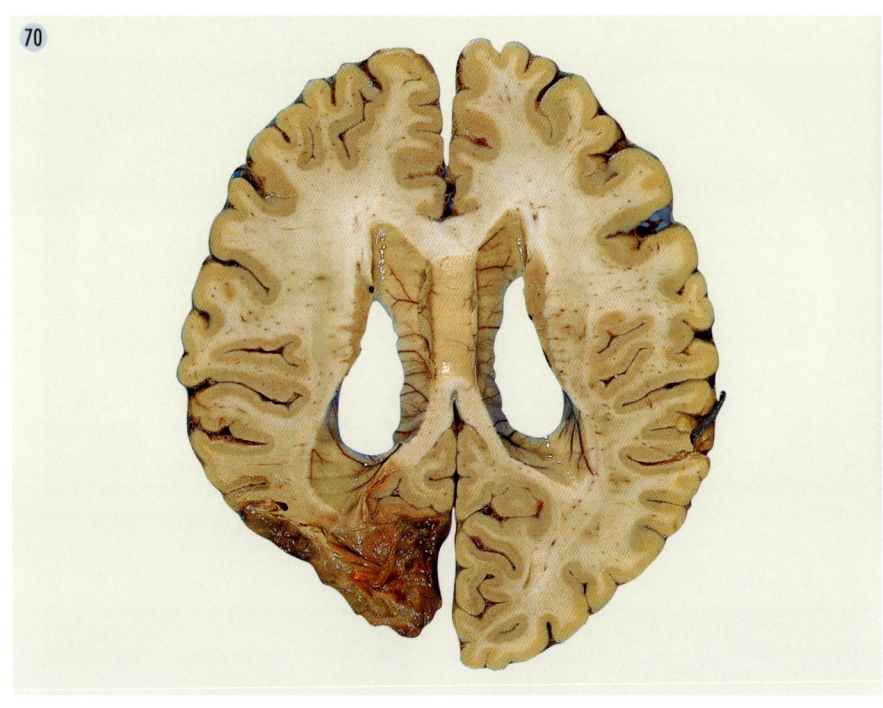

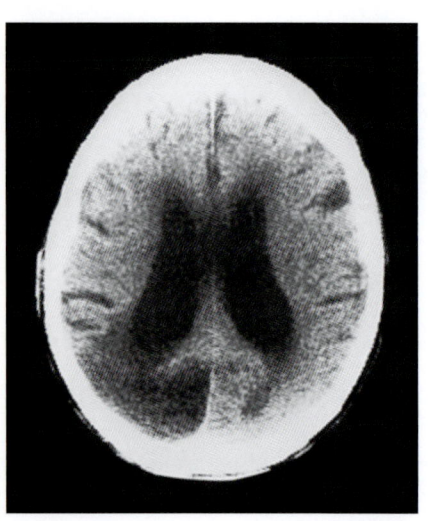

後大脳動脈領域に限局して陳旧性の出血性梗塞がみられる．

　後大脳動脈の閉塞は，全梗塞の5〜8％にみられる．側副循環の発達の程度により症状が著しく異なることが知られている．多くは塞栓性閉塞で，血栓性閉塞は5〜15％程度である．

皮質枝領域の梗塞

　後大脳動脈は，通常，橋の上端ないし中脳のレベルで脳底動脈より直接分枝する．そして，中脳周囲の迂回槽の中を小脳テントの遊離縁に沿って後方に走行し，テント切痕を通り，後頭葉および側頭葉の下内側面を灌流している（71　72）．後交通動脈との分岐部より遠位部では皮質枝として，次の動脈を分枝している．

　前側頭動脈（anterior temporal artery）
　後側頭動脈（posterior temporal artery）
　頭頂後頭動脈（parietooccipital artery）
　鳥距動脈（calcarine artery）
　海馬動脈（hippocampal artery）
　脳梁膨大部動脈（splenial artery）

症状

　後交通動脈分岐部より遠位の後大脳動脈主幹部の閉塞では，同名性半盲，

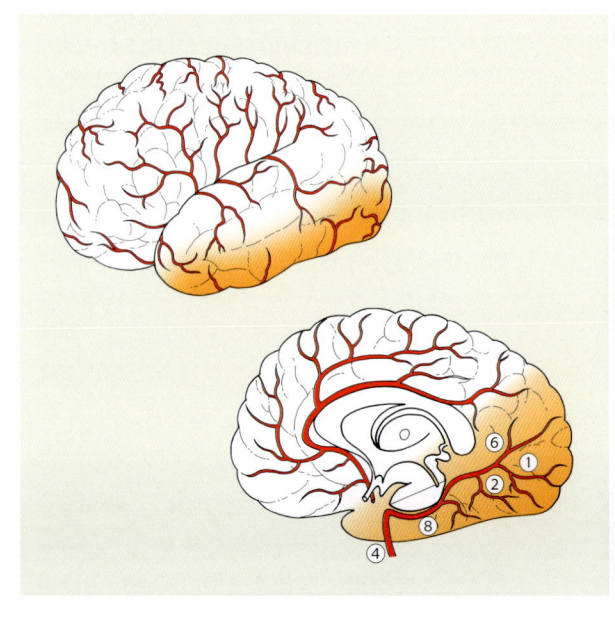

71 後大脳動脈と分枝（脳血管造影像）
①鳥距動脈（calcarine a.）
②後側頭動脈（post. temporal a.）
③上小脳動脈（sup. cerebellar a.）
④脳底動脈（basilar a.）
⑤椎骨動脈（vertebral a.）
⑥頭頂後頭動脈（parietooccipital a.）
⑦後脈絡叢動脈（posterior choroidal a.）
⑧後大脳動脈（posterior cerebral a.）

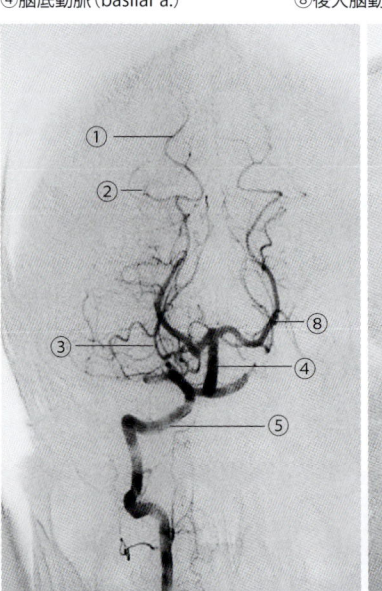

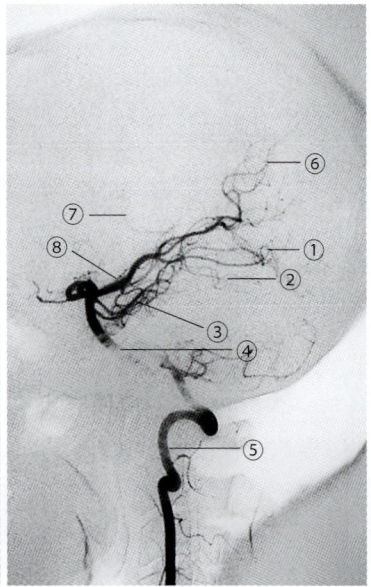

72 後大脳動脈の灌流領域

73 鳥距動脈閉塞のCT像

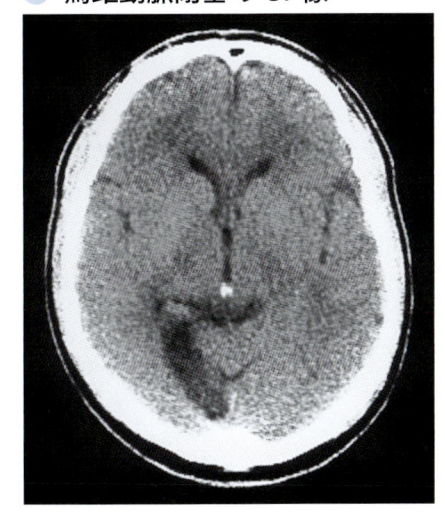

一過性の不全片麻痺，半身感覚鈍麻，優位半球障害では失語・失読，記銘力障害がみられ，その他，不随意運動，視床症候群がみられることもある．

鳥距動脈

皮質枝で最も主要な症状を呈するのは鳥距動脈の閉塞(73)であり，鳥距皮質の障害で対側の同名性半盲をきたす．この場合，中心視野中枢は側副循環のため残存することがある．両側性閉塞では皮質盲となり，見えないことに気づかず否定するアントン徴候を呈する．全盲より回復期に黄斑回避がみられることがある．変形視・幻視などもみられる．劣位半球の障害では相貌失認をきたすこともある．

頭頂後頭動脈・後側頭動脈

優位半球における鳥距溝の上下の部位は視覚関連領域で，頭頂後頭動脈の閉塞では不随意眼球運動機能の障害が，後側頭動脈の閉塞では視覚性失認が起こる．このため固視を持続することができなかったり，視野の半分を無視したり，物を見てもそれが何であるかわからないが，触れるとすぐわかることがある．

前側頭動脈

前側頭動脈の閉塞では，前側頭下面の障害によって呼称が障害される．

海馬動脈の閉塞では海馬が障害され，両側あるいは優位側の障害で著明な記銘力障害がみられる．

脳梁膨大部動脈

脳梁膨大部動脈は脳梁の後半分を灌流し，この血管の閉塞により右半球から左優位半球への連絡線維が切断され，命令に従う左半身の機能の調節が障害される(離断症候群 disconnection syndrome)．たとえば，左後頭葉と脳梁膨大部が障害された場合，左視野で見た文字は視放線によって正常な右半球後頭葉に画像として投射されるが，さらに連絡線維により，左半球に信号を送って文字として認識する過程が不可能となるので，文字は読めない(失読)が書字はできるという症状が出現する(純粋失読 pure alexia, alexia without agraphia)．

穿通枝領域の梗塞

脳底動脈の上端から後交通動脈分岐部に至る間は脳底交通動脈または中脳動脈とも呼ばれ，多くの穿通枝を分枝し，視床，大脳基底核，間脳，中脳に血液を供給している．

ここからの分枝としては，視床穿通動脈(thalamoperforating a.)が有名であるが，最近では傍正中視床動脈(paramedian thalamic a.)と呼ばれることが多い．その他，ここから傍正中中脳動脈(paramedian mesencephalic a.)，四丘体動脈(quadrigeminal a.)が分枝する(130頁参照)．

後交通動脈分岐部より末梢の後大脳動脈からは穿通枝として，視床膝状体動脈(thalamogeniculate a.)，後脈絡叢動脈の内側枝・外側枝などを分枝する．とくに視床膝状体動脈は臨床上，視床症候群の責任血管として，また，梗塞のみならず出血を起こすことも多いので重要である．

MEMO 23　後大脳動脈灌流域の梗塞による半盲

鳥距皮質とその近傍に病変を有する一側の後大脳動脈灌流域の梗塞による半盲は，中大脳動脈閉塞に由来する視放線の損傷によるそれとは異なり，以下の特徴がある(Caplan, 1980)．①半盲を自覚する．②視運動性眼振の群発は抑制されない．③時に半盲視野内に部分的に視力が保たれる．④同名性半盲の視野欠損が不均等で上1/4と下1/4とで異なることがある．⑤半盲野の縁にしばしば閃輝症がみられる．⑥視覚保読を認めることがある．⑦通常，視覚性無視(visual neglect)はない．⑧行動異常(behavioral defect)として，左後頭葉梗塞では，失名辞失語(anomic aphasia)，失書を伴わない失読，一過性コルサコフ様健忘症候群，視覚性失認を，右後頭葉梗塞ではシャルコー・ウィルブランド症候群を合併することがある．

視床梗塞

視床の構造と機能

視床は脳幹と大脳半球の間に位置し，異なる機能をもった多数の神経核よりなる(74)．視床の機能に関しては，不明な点が少なくないが，現在までに判明している視床の機能としては，精神機能(記憶・情動など)，運動，感覚，意識水準の維持などが挙げられる(76)．

精神機能

視床前核(AN)，背内側核(DM)は大脳辺縁系と密接に関係し，記憶，情動などの精神活動に重要な核群である．この部の限局性の障害で健忘(とくに記銘力の障害)，見当識障害，自発性の低下，失計算など，種々の精神症状が出現することが知られている．両側または優位側病変ではこれらの症状が強く現れ，視床性認知症といわれることもある．

運動

前腹側核(VA)，外側腹側核(VL)は大脳基底核，小脳からの情報を受け，大脳皮質運動領へ投射する核で，運動の統合・調節に重要な部位である．この部の障害で対側の小脳性運動失調や不随意運動が出現することがある．

感覚

後外側腹側核(VPL)は脊髄視床路，内側毛帯を介して四肢・体幹の感覚を，また，後内側腹側核(VPM)は，三叉神経第2次上行路を介して顔面の感覚を受け，いずれも大脳皮質感覚領へ投射する．VPL，VPMの障害で対側半身の全感覚障害が出現する．

意識

視床の内髄板の中に存在する髄板内核を代表する核として，正中中心核(CM)と束傍核(PF)が重要である．これらは視床非特殊核として脳幹網様体と密接に関係し，意識の明るさ(覚醒度)に重要な核である．この部の障害で意識障害が出現するが，とくに両側性の障害ではその程度が強く，持続期間も長くなる．

74 視床の構造

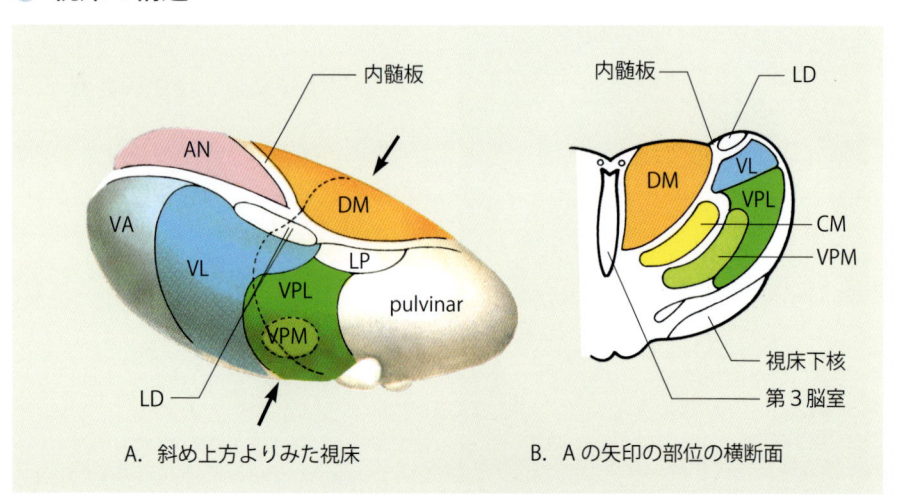

A. 斜め上方よりみた視床
B. Aの矢印の部位の横断面

AN : anterior nucleus 前核, CM : centromedian nucleus 正中中心核, DM : dorsomedial nucleus 背内側核, LD : nucleus lateralis dorsalis 背外側核, LP : nucleus lateralis posterior 後外側核, VA : nucleus ventralis anterior 前腹側核, VL : nucleus ventralis lateralis 外側腹側核, VPL : nucleus ventralis posterolateralis 後外側腹側核, VPM : nucleus ventralis posteromedialis 後内側腹側核, pulvinar : 視床枕
〔Carpenter MB, et al : Human Neuroanatomy. 8th ed. Williams & Wilkins, Baltimore, 1983；近藤尚武，他(訳)：カーペンター神経解剖学(原著第8版の訳)．西村書店，1955より〕

75 視床の支配血管

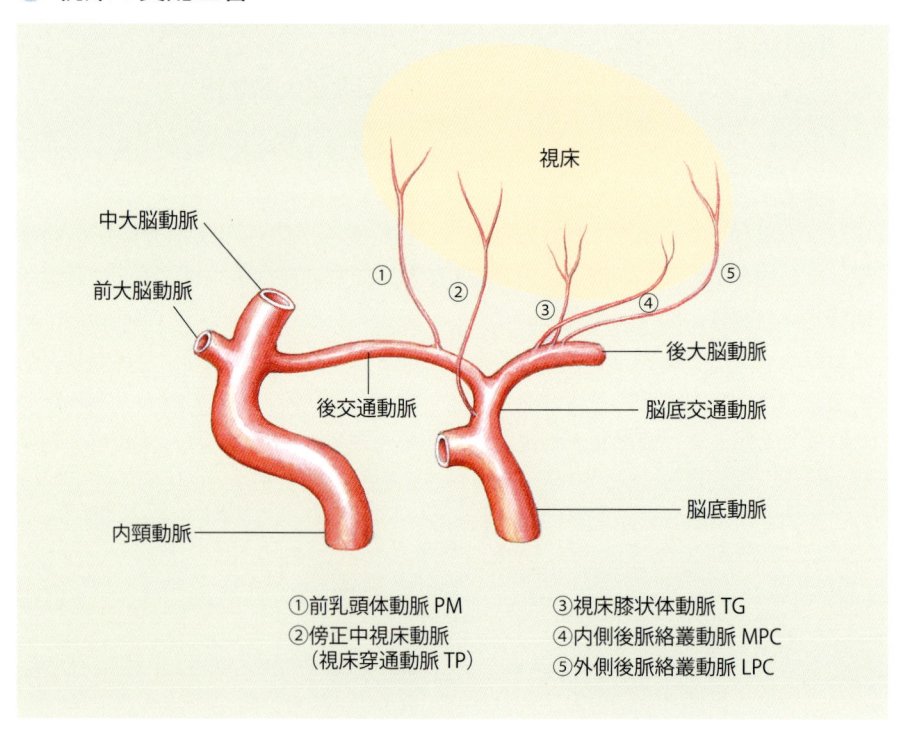

①前乳頭体動脈 PM
②傍正中視床動脈
　(視床穿通動脈 TP)
③視床膝状体動脈 TG
④内側後脈絡叢動脈 MPC
⑤外側後脈絡叢動脈 LPC

視床の血管支配とvascular syndrome (77)

視床は75に示すように，後交通動脈と後大脳動脈から分岐する穿通枝により栄養される．

前乳頭体動脈
（premammillary artery：PM）

前乳頭体動脈は後交通動脈より分岐し，主に視床の前部（AN，DM，VA，VLなど）を灌流する．この血管は30〜40％の症例で欠損するといわれ，この場合は後述する傍正中視床動脈がこの部も灌流する．PMの灌流領域の脳梗塞では急性期に自発性の低下，失見当識などがみられ，優位側病変では，健忘，失計算が，劣位側病変では対側の視空間や身体の認知障害が出現することがある．

傍正中視床動脈（視床穿通動脈）
〔paramedian thalamic artery（thalamoperforating artery）：TP〕

傍正中視床動脈は視床穿通動脈に相当し，視床の内側部（CM，DM，PFなど）の他，一部は後内腹側核（VPM）にも分布する．また中脳にも血流を供給しており，その灌流域にあたる両側内側核，乳頭視床路の障害により自律神経障害，気分変調，妄想，認知症などの精神症状がみられる（内側視床症候群）．傍正中視床動脈は一側の脳底交通動脈から共通幹が出る例もみられる（128頁MEMO参照）．このような例では，共通幹から左右に分かれ，両側の視床，視床下域を灌流するため，しばしば一側の閉塞で両側性の視床梗塞を起こす．傍正中視床動脈の灌流領域の脳梗塞では，前乳頭体動脈領域の梗塞と同様の精神症状を示すが，前乳頭体動脈の場合とは異なり急性期に意識障害を示すことが多い．とくに両側性の梗塞では，意識障害が強く，長期間昏睡状態となることがある．また，傍正中視床動脈の灌流域では，視床における病巣が前方になるほど（前傍正中視床・視床下域動脈 anterior thalamosubthalamic paramedian artery）認知症の要素が強くなり（視床性認知症），後方になるほど（後傍正中視床・視床下域動脈 posterior thalamosubthalamic paramedian artery）意識障害の要素が強くなるとされている．

視床膝状体動脈
（thalamogeniculate artery：TG）

視床膝状体動脈は，主に視床の外腹側部（VPL，VPM，VL）を灌流する．この血管の支配領域の脳梗塞（78）は，古くから視床症候群（デジュリン・ルシー症候群）をきたすことで知られている．すなわち，病巣反対側の深部および表在感覚の鈍麻がみられる（VPL，VPMの障害）．痛覚障害がより著しくみられ，痛覚鈍麻があるにもかかわらず，その部位の刺激で耐え難い疼痛を感じる（有痛性感覚消失 anesthesia dolorosa）．この他，VPLと隣接する内包後脚への影響により対側の一過性の片麻痺を生じたり，不随意運動（hemiballism），対側の同名性半盲，軽度の失語などがみられることもある．VPLとVPMの隣接部の限局性の障害では，一側の手掌と口周囲にしびれ感を生じる（手口感覚症候群）．

76 視床の主な核とその機能

視床核	略語	支配血管	主な機能	障害時の神経症状
前核	AN	PM	記憶，情動	健忘，自発性の低下，見当識障害，他
背内側核	DM	PM，TP	記憶，情動	
前腹側核	VA	PM	運動のコントロール	不随意運動，小脳性運動失調
外側腹側核	VL	PM，TG	運動のコントロール	
後外側腹側核	VPL	TG	体性感覚（四肢）	感覚障害（四肢，体幹）
後内側腹側核	VPM	TG，TP	体性感覚（顔面）	感覚障害（顔面）
正中中心核	CM	TP	意識活動	意識障害
束傍核	PF	TP	意識活動	

〔注〕略語は126頁の74 75を参照のこと．

77 視床の vascular syndrome

	前乳頭体動脈 (premammillary artery)	傍正中視床動脈 (paramedian thalamic artery)	視床膝状体動脈 (thalamogeniculate artery)	後脈絡叢動脈 (posterior choroidal artery)
同義語	anterior internal optic a. polar a. tuberothalamic a.	posterior internal optic a. thalamoperforating a. interpeduncular profunda a.		
支配核	AN，DM，VA，VL	CM，DM，PF	VPL，VPM，VL	pulvinar，LGB，MGB*
神経症状	自発性の低下 見当識障害 健忘（優位側） 失計算（優位側） 半側空間無視（劣位側）	意識障害 垂直性眼球運動障害 動眼神経麻痺 その他，前乳頭体動脈領域の症状	対側の全感覚障害 手口感覚症候群 対側の不全片麻痺 視床痛 まれに対側の不随意運動と小脳性運動失調	同名性半盲

〔注〕略語は126頁の74を参照のこと．　　*LGB：外側膝状体，MGB：内側膝状体

5. 脳卒中の主要疾患

78 視床膝状体動脈閉塞

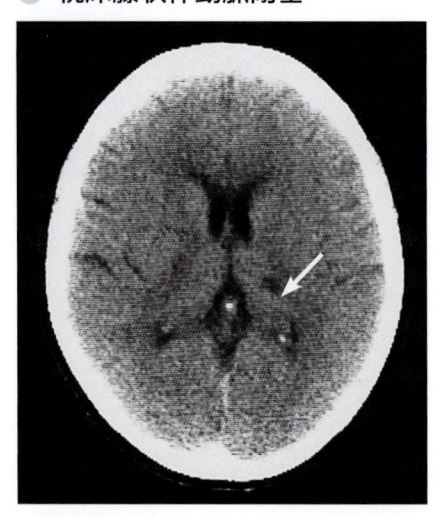

後脈絡叢動脈
(posterior choroidal artery : PC)

後脈絡叢動脈は，後大脳動脈より分岐した後，内側，外側に分かれ，主に視床の後部，上部(pulvinar, LGB, MGBなど)を灌流する．この血管の灌流は，側副循環が豊富で，脳梗塞を生じることはまれであり，その vascular syndrome は不明な点が多い．

MEMO 24　傍正中視床・中脳動脈起始部のバリエーション (Percheron, 1982)

傍正中視床動脈は，脳底交通動脈より分岐するが，その起始部にはバリエーションが多い．

1. 左右の傍正中視床動脈（A）
 - type I：左右の脳底交通動脈より両側対称性に起始するもの．
 - type II：一側の脳底交通動脈から，別々に（II a），または共通幹として（II b）起始するもの．
 - type III：左右の脳底交通動脈を結ぶ動脈弓より起始するもの．

2. 傍正中視床動脈と傍正中中脳動脈（B）

両者が共通幹から起始するもの（type R）が，別々に起始するもの（type S）より多い．

このような傍正中視床・中脳動脈起始部のバリエーションにより，視床や中脳に由来する症状を合併したり，一側性の閉塞でも，視床あるいは視床下部に両側性の梗塞が起こることが多い．

A 傍正中視床動脈

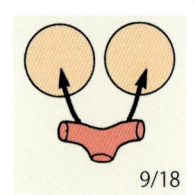

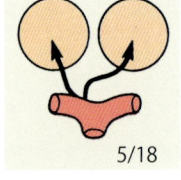

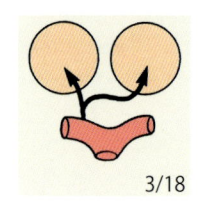

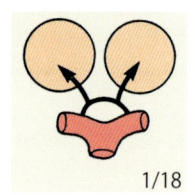

type I　9/18　　type II a　5/18
type II b　3/18　　type III　1/18

B 傍正中視床・中脳動脈起始部

type R　18/26　　type S　8/26

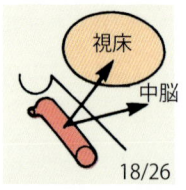

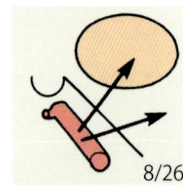

C 両側視床内側梗塞

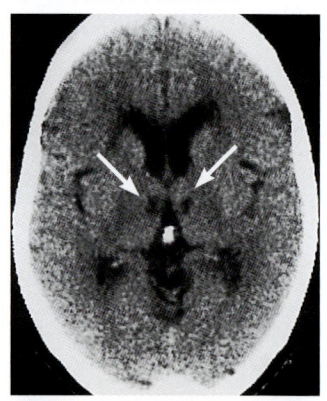

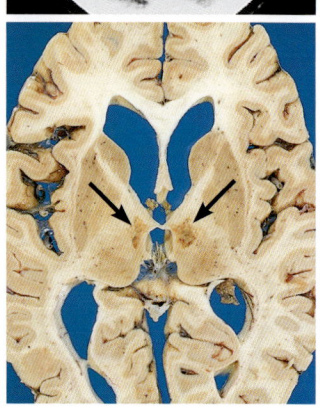

MEMO 25　脳底動脈先端症候群 (Caplan, 1980)

脳底動脈先端症候群（top of the basilar syndrome）とは，脳底動脈遠位端の閉塞により，後大脳動脈（脳底交通動脈），後交通動脈の灌流域である中脳・視床・後頭葉・側頭葉に梗塞巣をつくり，多彩な神経症状を呈する症候群である．視覚・眼球運動・行動の異常に関連する一連の神経症状がみられるが，目立った運動機能障害はない．中脳の梗塞では，眼球運動障害，瞳孔異常，傾眠，鮮明な幻覚，覚醒機能の異常などを，側頭葉や後頭葉の梗塞では，特徴的な半盲（125頁MEMO参照），バリント症候群，健忘，焦燥性せん妄などを呈する．

5 椎骨脳底動脈閉塞

椎骨動脈や脳底動脈が閉塞(79)すると，脳幹部を中心に，小脳，後頭葉，間脳などに限局性ないし散在性に梗塞を生じる．本書では椎骨動脈，脳底動脈による脳梗塞を梗塞の部位別に解説する(中脳，橋，延髄，小脳，80)．

79 脳底動脈と椎骨動脈の血栓

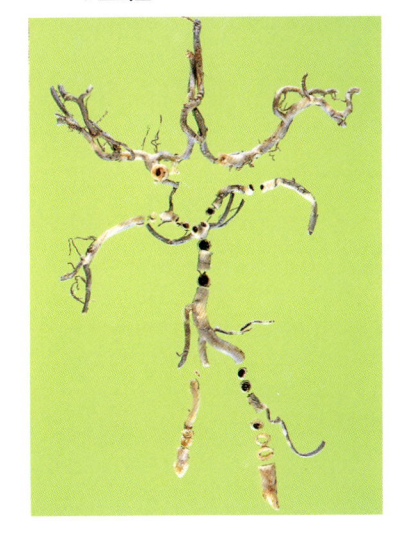

80 橋および小脳の梗塞巣

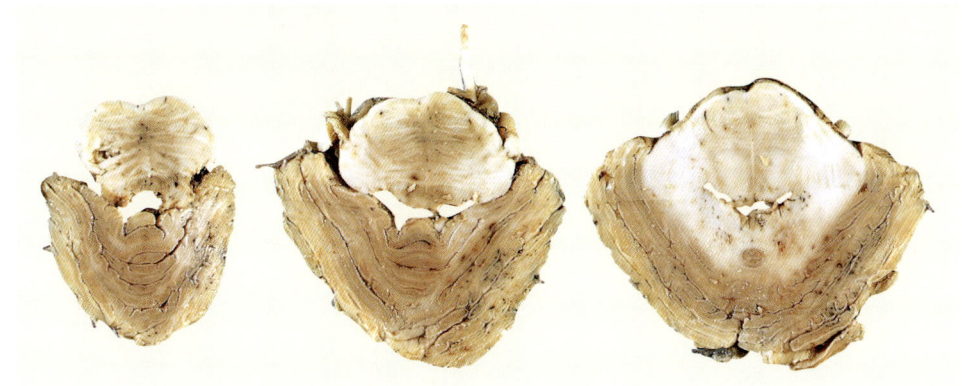

脳底動脈と左椎骨動脈は血栓により完全に閉塞し，橋の上・中部と小脳に新鮮な梗塞がみられる．

脳底動脈閉塞

脳底動脈閉塞(81)は脳梗塞の中では最も重症で，急死することもある．アテローム血栓性の脳底動脈閉塞では，発作前にしばしば前駆症状として，一過性のめまい，意識障害，頭痛，構音障害，四肢の筋力低下などを認める．塞栓性閉塞ではこのような前駆発作を伴わずに突然完成型の発症することが多い．血栓性では発作が起こると多くの場合進行性で，神経症状は段階的に，あるいは症状の程度に動揺を認めつつ悪化する(切迫脳卒中 impending stroke)．したがって，この時期には悪化した意識障害が一過性に回復することがある．また，片麻痺は一側から他側に交代しながら四肢麻痺に移行することが多い．

意識障害は本症ではほとんど必発で，塞栓性閉塞では発症後急激に昏睡に陥ることが多い．頭痛を伴うことも少なくない．ベッドサイドでは脳出血との鑑別が問題となる．瞳孔不同，縮瞳(針先瞳孔 pinpoint pupils)を認めるが，対光反射は注意深く観察すれば保たれているのが普通である．眼球は病巣とは反対側を向く共同偏位，斜偏位を示したりする．水平性あるいは垂直性眼振，眼球浮き運動(ocular bobbing)，回転性眼振，シーソー眼振(seesaw nystagmus)などをみることもある．

除脳硬直，除皮質硬直は強い疼痛刺激や気道吸引などの際に誘発されることがあり，本症の診断には重要な所見である．著しい発汗，40℃以上の高熱，呼吸異常などがみられ，早期に死亡するものが多い．

長期生存例では無動性無言，閉じ込め症候群 locked-in syndrome (137頁 MEMO参照)，偽性球麻痺症状などを認める．

81 脳底動脈閉塞の CT 像と MRI 像

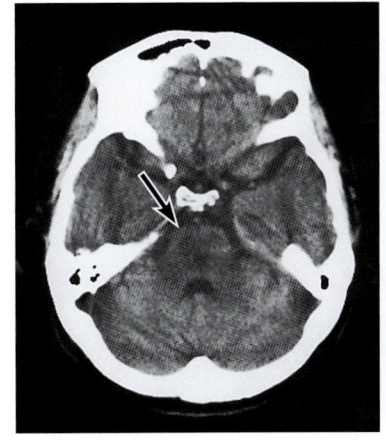

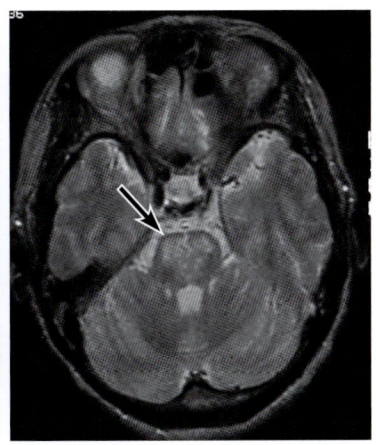

橋の梗塞巣はCTでは低吸収域，MRI T$_2$強調画像では高信号を示している(↓)．

中脳梗塞

脳幹の血管支配(82)

脳幹は基本的には，①傍正中動脈，②短周辺動脈，③長周辺動脈によって灌流されている．

中脳の血管支配

①傍正中動脈：傍正中視床・中脳動脈（脚間動脈，後有孔質動脈）
②短周辺動脈：(吻側)四丘体動脈，後脈絡叢動脈(一部)，前脈絡叢動脈，(尾側)上小脳動脈
③長周辺動脈：上丘を灌流，上小脳動脈：下丘を灌流，後脈絡叢動脈(一部)．

脳底交通動脈(中脳動脈)(83)
〔basilar communicating artery (mesencephalic artery)〕

脳底動脈遠位端から後交通動脈分岐部に至る間の後大脳動脈は発生学的，形態学的，また，血行動態の面からも，本来の後大脳動脈とは異なるとされ，後大脳動脈とは区別して，脳底交通動脈，中脳動脈などと呼ばれることがある．脳底交通動脈からの分枝にはバリエーションが多く(128頁MEMO参照)，命名にも混乱がみられる．

■ 傍正中視床・中脳動脈(131頁参照)
　傍正中視床動脈(視床穿通動脈)
　傍正中中脳動脈(脚間動脈)

傍正中視床動脈(視床穿通動脈)は前・後傍正中視床・視床下域動脈に，傍正中中脳動脈(脚間動脈)は上・下傍正中中脳動脈に分かれ，視床，間脳，中脳に血液を供給している(84)．

傍正中視床・中脳梗塞
（paramedian thalamic and midbrain infarct）

中脳視床症候群
（mesencephalo-thalamic syndrome）

傍正中視床・中脳動脈は一側の脳底交通動脈から分枝し，両側の中脳・視

82 脳幹の血管支配

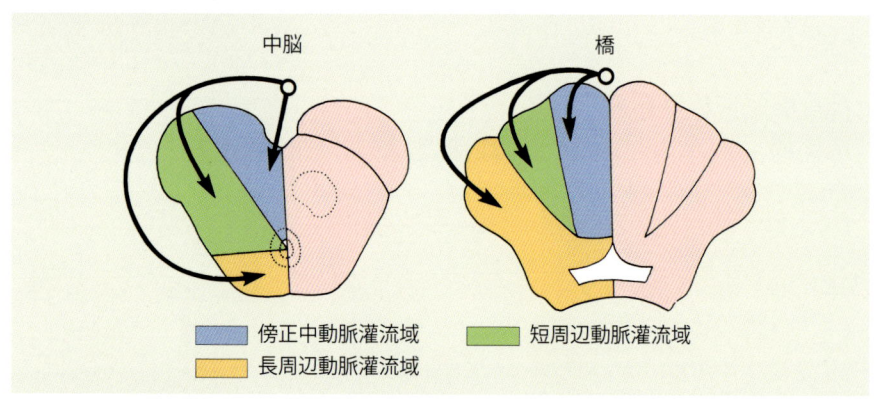

中脳　　橋

■ 傍正中動脈灌流域　　■ 短周辺動脈灌流域
■ 長周辺動脈灌流域

83 脳底交通動脈の病変とその臨床症状との関連

部位	症状	病巣部位	灌流血管
中脳動脈症候群	興奮，無為，無関心など気分・行動の変化，過眠・昏睡・無動無言など意識レベルの変化	視床背側	後傍正中視床・視床下域動脈
視床性認知症	記銘力障害・見当識障害・注意力障害・作話・保続・ホルネル症候群など	一側視床の中心部および近接する視床下域	前傍正中視床・視床下域動脈
		視床前核および背内側核	前乳頭体動脈
パリノー症候群	垂直性注視麻痺・輻輳麻痺・対光反射消失	内側縦束吻側介在核(riMLF)	後傍正中視床・視床下域動脈
上赤核症候群	対側：小脳症状─企図時振戦・測定異常・反復拮抗運動不能・断綴性発語	赤核上外側部	傍正中視床動脈（視床穿通動脈）
中脳水道症候群	垂直性注視麻痺・後退性眼振・輻輳眼振・輻輳攣縮・瞳孔異常・外直筋以外の外眼筋麻痺	中脳水道周囲	傍正中中脳動脈
ベネディクト症候群	病巣側：動眼神経麻痺	動眼神経髄内線維	上傍正中中脳動脈
	対側：不随意運動─振戦・舞踏病・アテトーゼなど	赤核，上小脳脚，中心被蓋束	
	対側：不全片麻痺	大脳脚	
ウェーバー症候群	病巣側：動眼神経麻痺	動眼神経髄内線維	上・下傍正中中脳動脈
	対側：片麻痺	大脳脚	
クロード症候群（下赤核症候群）	病巣側：動眼神経麻痺	動眼神経髄内線維	下傍正中中脳動脈
	対側：小脳症状─協調運動障害・反復拮抗不能・運動失調・平衡障害など	歯状核─赤核路交叉後	

84 傍正中視床・中脳動脈

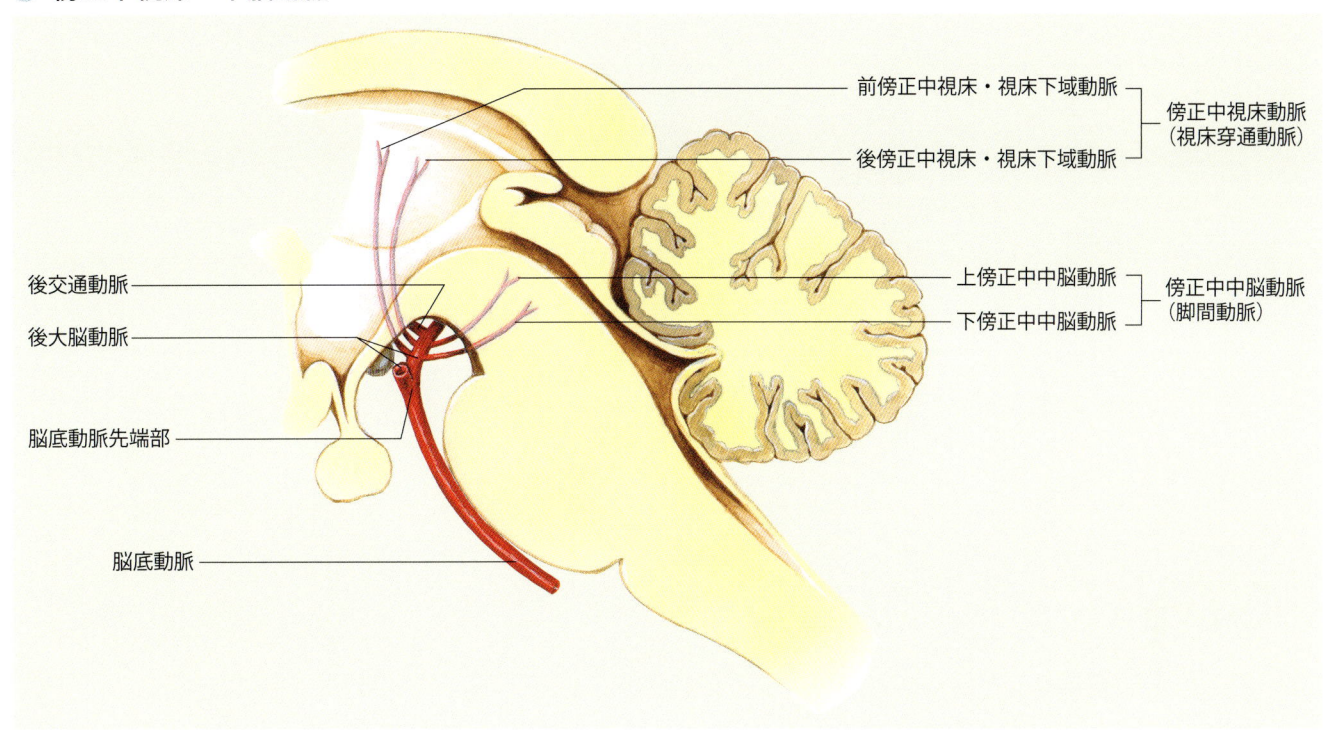

[図: 傍正中視床・中脳動脈の解剖図]
ラベル: 後交通動脈, 後大脳動脈, 脳底動脈先端部, 脳底動脈, 前傍正中視床・視床下域動脈, 後傍正中視床・視床下域動脈, 上傍正中中脳動脈, 下傍正中中脳動脈, 傍正中視床動脈（視床穿通動脈）, 傍正中中脳動脈（脚間動脈）

後大脳動脈のうち，脳底動脈分岐部と後交通動脈の間を脳底交通動脈と呼び，ここから傍正中視床動脈と傍正中中脳動脈が分枝する．これらの起始部，分枝にはバリエーションが多い．

床を灌流していることが多く，その閉塞は定型的な場合，中脳・視床下域・視床の傍正中領域に蝶形に広がる左右対称性の梗塞巣をつくる(128頁MEMO参照)．この際，興奮・無為・無関心・見当識障害・記憶障害など気分・行動の変化，過眠・昏睡・無動性無言など意識レベルの変化，片側または両側動眼神経麻痺・垂直注視麻痺・パリノー症候群などの眼球運動障害，間代性運動・アテトーゼ様運動など種々の精神神経症状が出現する(87)．ちなみに従来の脳底動脈分岐部血栓症候群(Faqonら，1958)，中脳動脈症候群(Segarra，1970)，後乳頭体動脈症候群(Lecchiら，1974)などは，本症候群に包括される．

83は，前・後傍正中視床・視床下域動脈，および上・下傍正中中脳動脈灌流域の病変とその臨床症状との関連を示した．

85 ウェーバー症候群を呈した中脳梗塞(←)のMRI T$_2$強調画像

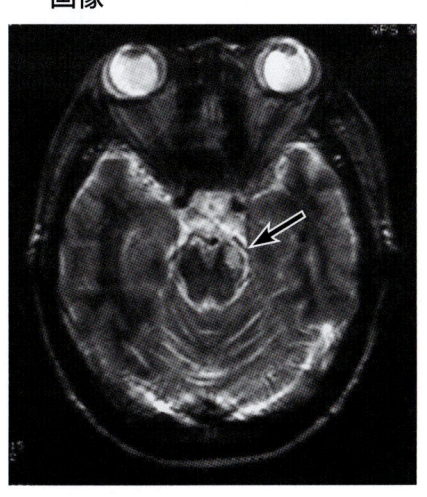

[MRI画像]

86 中脳（上丘および下丘の高さでの横断面）

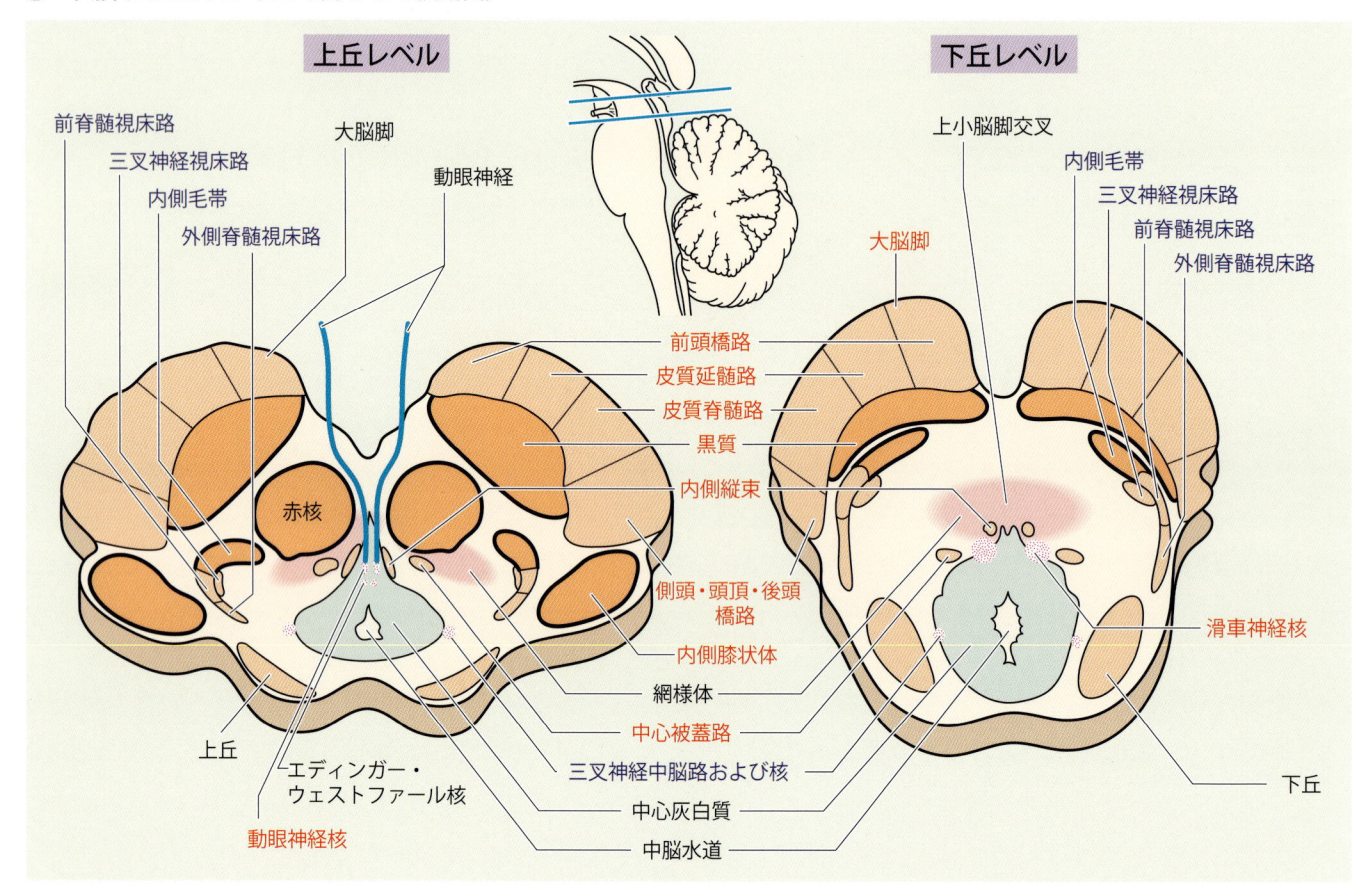

上丘レベル

- 前脊髄視床路
- 三叉神経視床路
- 内側毛帯
- 外側脊髄視床路
- 大脳脚
- 動眼神経
- 前頭橋路
- 皮質延髄路
- 皮質脊髄路
- 黒質
- 内側縦束
- 側頭・頭頂・後頭橋路
- 内側膝状体
- 網様体
- 中心被蓋路
- 三叉神経中脳路および核
- 中心灰白質
- 中脳水道
- 赤核
- 上丘
- エディンガー・ウェストファール核
- 動眼神経核

下丘レベル

- 上小脳脚交叉
- 内側毛帯
- 三叉神経視床路
- 前脊髄視床路
- 外側脊髄視床路
- 大脳脚
- 滑車神経核
- 下丘

87 中脳障害による病状

	症状	障害部位
眼症状	両側眼瞼下垂（midbrain ptosis）	動眼神経正中核（nucleus caudalis centralis）
	（片側，両側）上眼瞼後退（コリエー徴候）	後交連
	（病巣側）動眼神経麻痺　眼瞼下垂，上・下・内転障害，散瞳	動眼神経
	（対側，両側）滑車神経麻痺	滑車神経核
	偽性外転神経麻痺	後交連
	斜偏位（midbrain skew）	視蓋前域，後交連，中脳水道周辺灰白質
	垂直性注視麻痺	内側縦束吻側介在核（riMLF）
	対側への側方注視麻痺	部位不明
	（病巣側）核間性眼筋麻痺	内側縦束
	後退性眼振，輻輳眼振	中脳水道周辺灰白質
	シーソー眼振	第3脳室前部または中脳吻側（MLF上部を含む後交連）
	稲妻様眼球運動（lightning eye movement）	視蓋前域，後交連
瞳孔症状	中間大，またはやや散大（5〜6 mm），対光反射消失，輻輳反射・毛様脊髄反射保持，瞳孔動揺	中脳蓋，視蓋前域
	中間大（4〜5 mm），対光反射消失，瞳孔の辺縁がやや不整，しばしば瞳孔不同	中脳被蓋（動眼神経核）
	散瞳，対光反射消失，外眼筋麻痺	動眼神経（髄内）
運動失調	（対側）測定異常，反復拮抗運動不能，企図時振戦，筋緊張低下，失調性歩行	歯状核視床路（上小脳脚にて交叉後）
不随意運動	（対側）律動性姿勢時振戦（赤核振戦）	
感覚障害	（対側）顔面を含む半身の全感覚障害	内側毛帯，脊髄視床路，三叉神経第2次上行路
運動障害	（対側）片麻痺	大脳脚
除脳硬直発作		上部脳幹の運動路
中脳性幻覚（peduncular hallucination）		中脳被蓋？　視床-視床下域？（正確な部位は不明）

橋上部梗塞

88 橋上部の高さでの横断面

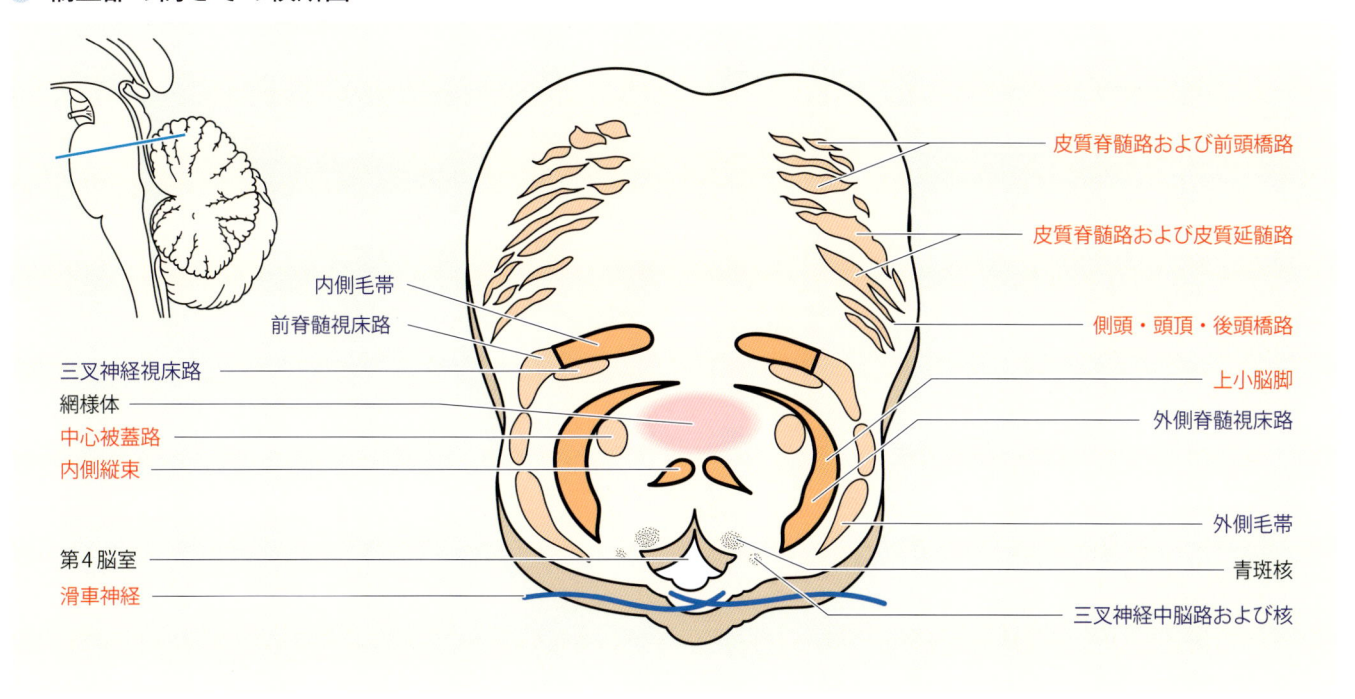

ラベル（左側）：三叉神経視床路／網様体／中心被蓋路／内側縦束／第4脳室／滑車神経／内側毛帯／前脊髄視床路

ラベル（右側）：皮質脊髄路および前頭橋路／皮質脊髄路および皮質延髄路／側頭・頭頂・後頭橋路／上小脳脚／外側脊髄視床路／外側毛帯／青斑核／三叉神経中脳路および核

89 橋上部外側症候群──上小脳動脈の閉塞

病巣側	対側
●肢節・歩行運動失調──病巣側へ転倒（上小脳脚，小脳上面，歯状核） ●めまい・悪心・嘔吐（前庭神経核） ●水平性眼振（前庭神経核） ●視運動性眼振の消失（部位不明） ●病巣側への側方注視麻痺 　──フォヴィール症候群（部位不明） ●斜偏位（部位不明） ●ホルネル症候群（交感神経下行路） ●上肢の静的姿勢時振戦（歯状核？，上小脳脚）	●顔面・四肢・体幹の温痛覚障害（脊髄視床路，三叉神経第2次上行路） ●上肢より下肢に強い触・振動・位置感覚障害（内側毛帯外側部，68頁MEMO参照） ●難聴（外側毛帯，四丘体下丘）

90 橋上部内側症候群──脳底動脈傍正中枝の閉塞

病巣側	対側
●小脳性運動失調（上小脳脚） ●核間性眼筋麻痺（内側縦束） ●口蓋・咽頭・声帯・呼吸筋・顔面・外眼筋などのミオクローヌス（中心被蓋路）	●顔面・上下肢の麻痺（皮質延髄路，皮質脊髄路） ●触・振動・位置感覚障害（内側毛帯）

91 橋上部被蓋症候群（レーモン・セスタン症候群）

病巣側	対側
●小脳性運動失調（上小脳脚） ●病巣側への側方注視麻痺（部位不明）	●全感覚障害（脊髄視床路，内側毛帯） ●不全片麻痺（皮質脊髄路）

● 89〜91の他，橋上部の底部に生じたラクナによる症状として，運動失調不全片麻痺（ataxic hemiparesis），構音障害・手不器用症候群（dysarthria-clumsy hand syndrome）（110頁参照）もみられる．

92 橋上部内側症候群のMRI T$_2$強調画像

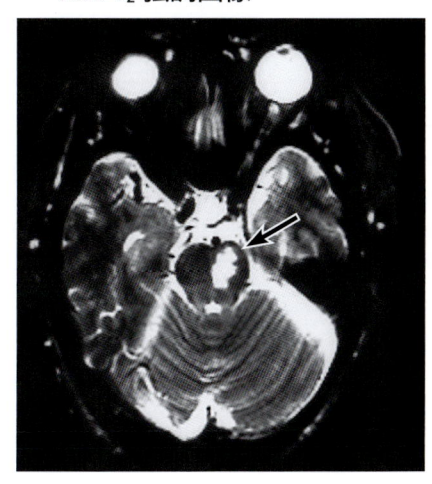

橋中部梗塞

93 橋中部の高さでの横断面

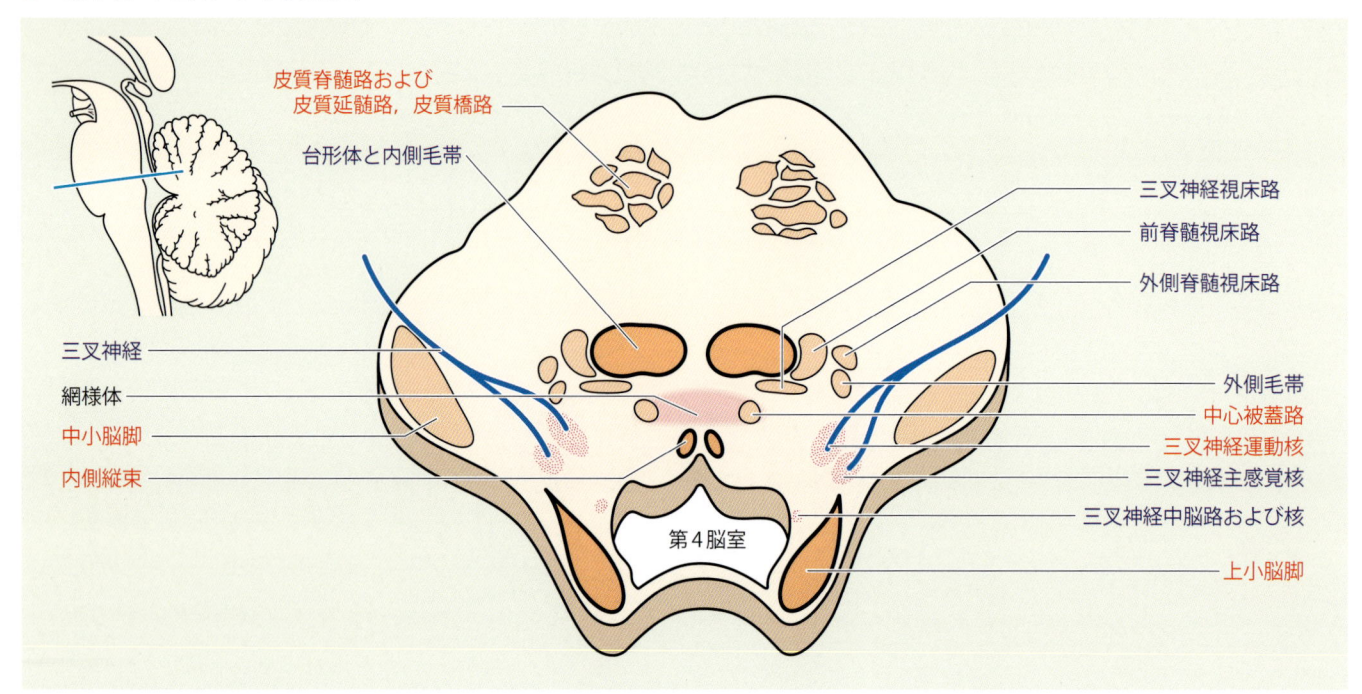

主なラベル：
- 皮質脊髄路および皮質延髄路，皮質橋路
- 台形体と内側毛帯
- 三叉神経
- 網様体
- 中小脳脚
- 内側縦束
- 第4脳室
- 三叉神経視床路
- 前脊髄視床路
- 外側脊髄視床路
- 外側毛帯
- 中心被蓋路
- 三叉神経運動核
- 三叉神経主感覚核
- 三叉神経中脳路および核
- 上小脳脚

94 橋中部外側症候群——短周辺動脈の閉塞

病巣側	対側
●肢節運動失調（中小脳脚） ●咀嚼筋麻痺（三叉神経運動線維および核） ●顔面感覚障害（三叉神経感覚線維および核）	●時に頸部以下半身の温・痛覚障害（脊髄視床路）

95 橋中部内側症候群——脳底動脈傍正中枝の閉塞

病巣側	対側
●肢節運動失調・運動失調性歩行（中小脳脚） ●核間性眼筋麻痺（内側縦束）	●顔面・上下肢の麻痺（**皮質延髄路，皮質脊髄路**） ●眼の偏位 ●まれに病変が背側に進展した場合に触覚，深部感覚が障害される〔変化しやすく一過性（**内側毛帯**）〕

●上の表の他，次に挙げる症候群もみられる．
hémiplégie cérébelleuse（マリー・フォア症候群）：病側の小脳症状（中小脳脚）
グレネット症候群（crossed sensory syndrome）（橋中部被蓋）
　病巣側：肢節運動失調，咀嚼筋麻痺，顔面の温・痛覚消失
　反対側：頸部以下半身の温・痛覚消失

96 橋中部内側症候群のMRI T$_2$強調画像

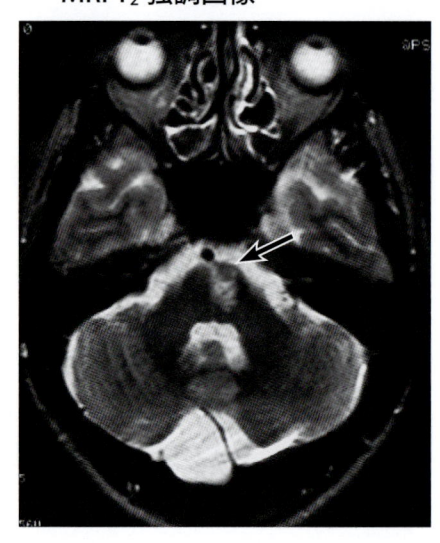

橋下部梗塞

97 橋下部の高さでの横断面

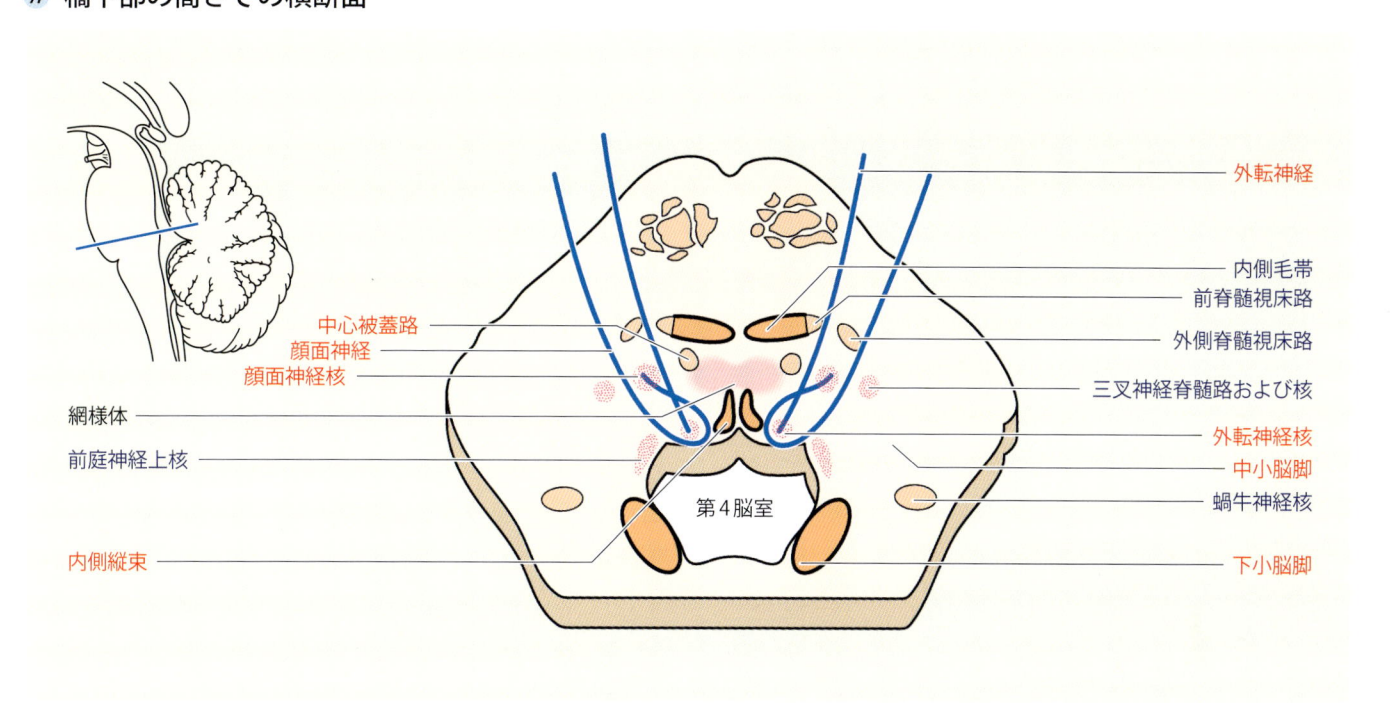

（図中ラベル）
- 中心被蓋路
- 顔面神経
- 顔面神経核
- 網様体
- 前庭神経上核
- 内側縦束
- 第4脳室
- 外転神経
- 内側毛帯
- 前脊髄視床路
- 外側脊髄視床路
- 三叉神経脊髄路および核
- 外転神経核
- 中小脳脚
- 蝸牛神経核
- 下小脳脚

98 橋下部外側症候群――前下小脳動脈の閉塞

病巣側	対側
●水平性および垂直性眼振，回転性めまい，悪心・嘔吐，動揺視（前庭神経，前庭神経核） ●末梢性顔面神経麻痺（顔面神経） ●病巣側への側方注視麻痺（いわゆる側方注視中間中枢） ●難聴，耳鳴（聴神経あるいは蝸牛神経核） ●運動失調（中小脳脚，小脳半球） ●ホルネル症候群（交感神経下行路） ●顔面感覚障害（まれ）（三叉神経下行路および核）	●体幹半側の温・痛覚障害――顔面を含むこともある（脊髄視床路）

前下小脳動脈は後下小脳動脈や上小脳動脈と豊富な吻合をもち，この動脈の口径と分布領域の広さは後下小脳動脈のそれとは逆の関係にある．したがって，梗塞の広がりの程度が非常に多様で典型的な症例は比較的少ない．

99 橋下部内側症候群――脳底動脈傍正中枝の閉塞

病巣側	対側
●病巣側への側方注視麻痺（輻輳は保たれる）（外転神経核近傍のいわゆる側方注視中間中枢） ●眼振（前庭神経核および連絡路） ●側方視時の複視（外転神経）	●顔面・上下肢の麻痺（皮質延髄路，皮質脊髄路） ●半身の触・深部感覚の障害（内側毛帯）

●上の表の他，次に挙げる症候群がみられる．
ミヤール・ギュブレール症候群（顔面神経交叉性片麻痺）：病巣側の顔面神経麻痺と反対側の片麻痺
フォヴィール症候群：上記症状＋側方注視麻痺
交叉性外転神経麻痺を伴う純粋運動性片麻痺（pure motor hemiparesis with crossed sixth-nerve palsy）
水平性注視麻痺を伴う純粋運動性片麻痺（pure motor hemiparesis with horizontal gaze palsy）
脳底動脈下部分枝症候群（lower basilar branch syndrome）
橋延髄外側症候群（lateral pontomedullary syndrome）

100 橋下部外側症候群のMRI T₂強調画像

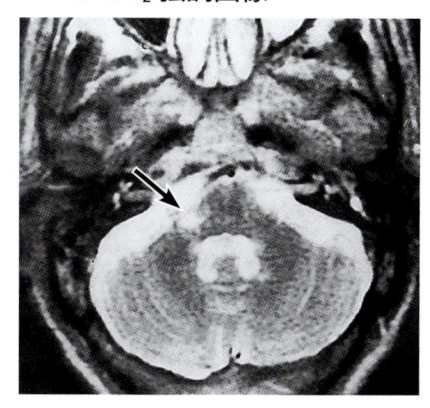

101 橋下部外側の梗塞巣

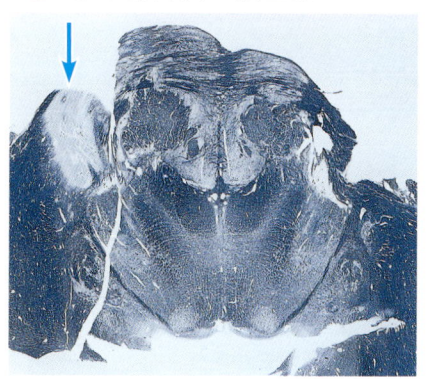

橋下部の髄鞘染色．外側の染まっていない部分（↓）が梗塞巣である．

延髄梗塞

102 延髄の高さでの横断面

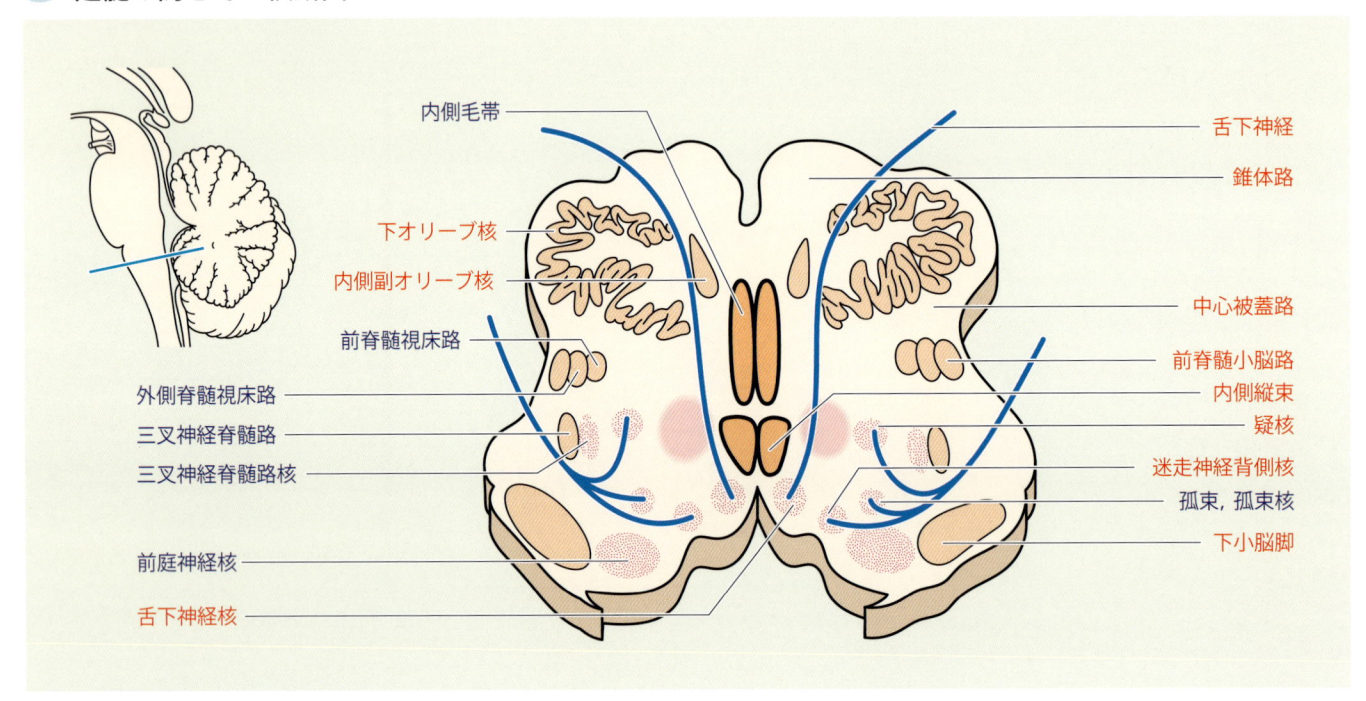

ラベル（左側・右上から時計回り）：内側毛帯、舌下神経、錐体路、中心被蓋路、前脊髄小脳路、内側縦束、疑核、迷走神経背側核、孤束, 孤束核、下小脳脚、舌下神経核、前庭神経核、三叉神経脊髄路核、三叉神経脊髄路、外側脊髄視床路、前脊髄視床路、内側副オリーブ核、下オリーブ核

103 延髄中部の髄鞘染色

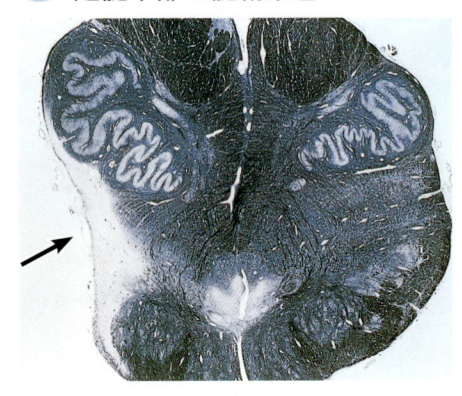

背外側に陳旧性の梗塞巣がみられる．

104 延髄外側症候群（ワレンベルグ症候群）

椎骨，後下小脳，上・中・下外側延髄動脈の5つのうち，いずれかの閉塞．

病巣側	対側
● 顔面の疼痛，しびれ感，感覚障害（三叉神経脊髄路および核） ● 肢節運動失調，病巣側への転倒（下小脳脚，小脳半球） ● 回転性めまい，悪心・嘔吐（前庭神経核） ● 眼振，複視，動揺視（前庭神経核） ● ホルネル症候群（交感神経下行路） ● 嚥下障害，嗄声，声帯麻痺，咽頭反射減弱（舌咽，迷走神経起始部線維） ● 味覚消失（まれ）（孤束核，孤束路） ● 上下肢・体幹のしびれ感（楔状核，薄束核） ● しゃっくり（部位不明）	● 体幹半側の温痛覚障害（時に顔面も含む）（脊髄視床路）

● 上の表の他，次のような症候群もみられる．
バビンスキー・ナジョット症候群，セスタン・シュネ症候群：延髄外側症候群より病巣がさらに広範囲で，反対側の顔面を除く片麻痺などを伴う．
顔面麻痺を伴わない純粋運動性片麻痺（pure motor hemiparesis sparing the face）（109頁）

MEMO 26　延髄外側症候群と閉塞血管

　ワレンベルグが，本症候群を後下小脳動脈（PICA）の塞栓によると推定したため，本症候群は後下小脳動脈の閉塞によるという考え方が浸透していた．しかし，フィッシャーらは，延髄外側症候群16例を検討し，血管閉塞を認めた14例のうち12例が椎骨動脈，2例がPICAの閉塞であったとし，PICA閉塞が本症候群の原因となることは少ないことを明らかにしている．

　後下小脳動脈は前下小脳動脈と吻合をもつなどバリエーションが多く，ワレンベルグ症候群としては，不全型のものから重篤なものまで臨床像はさまざまである（Fisher, 1961）．

　なお，近年わが国では，椎骨動脈の動脈解離によって延髄外側症候群をきたす例の多いことが注目されている（157頁参照）．

脳梗塞―脳梗塞の閉塞血管と梗塞部位による分類　5 椎骨脳底動脈閉塞　137

105 延髄外側症候群の MRI T₂ 強調画像（A）と血管造影（B）

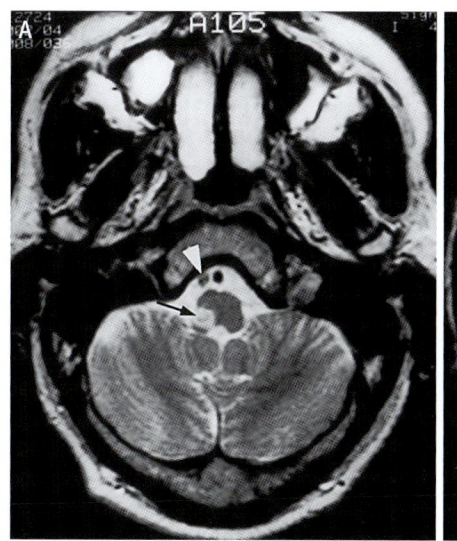

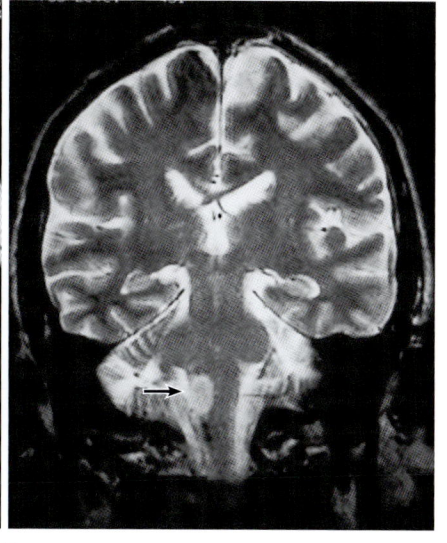

延髄外側の梗塞巣（→）と右椎骨動脈の閉塞（▽）を示す．

右椎骨動脈は造影されない．

106 延髄内側症候群（デジュリン症候群，舌下神経交代性片麻痺）

椎骨動脈，前脊髄動脈，椎骨動脈・脳底動脈下部分枝の閉塞．

病巣側	対側
・舌半分の麻痺・萎縮（舌下神経線維）	・顔面を除く上下肢の麻痺（錐体路） ・半身の触・深部感覚の障害（内側毛帯）

107 延髄内側の両側性梗塞の MRI

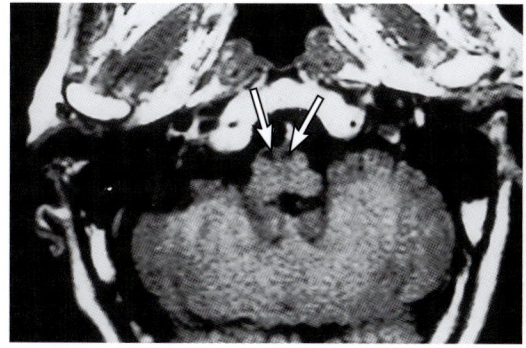

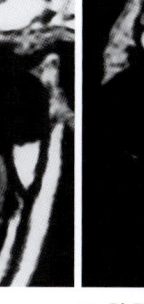

T₁ 強調画像　　　T₂ 強調画像

MEMO 27 閉じ込め症候群

　閉じ込め症候群（locked-in syndrome）は手足は全く動かせず，口もきけず，眼のみが動く状態で，一見，無動無言（akinetic mutism）に類似するが，意識が清明である点が本質的に異なる．ちょうど手足と口に錠をかけられたような状態という意味で，locked-in syndromeと呼ばれている．意識は清明であるから，保たれている眼球運動と瞬目によって完全な意思の疎通が可能である．

　この状態は脳底動脈血栓症の慢性期にしばしばみられる．橋底部または大脳脚のレベルで両側性に皮質脊髄路，皮質延髄路および眼球運動に関与する脳神経核と結合している線維以外の皮質橋路が障害されるが，一方，意識に関連する中脳から橋上部被蓋の網様体は保たれていることによる．

小脳梗塞

小脳を灌流する主な血管は，椎骨動脈より分枝する後下小脳動脈(PICA)と，脳底動脈より分枝する前下小脳動脈(AICA)および上小脳動脈(SCA)の3対で，これらは末梢では相互に豊富な吻合をつくっている．個人差が大きいが，通常 PICA は小脳の後下面，AICA は前下面と虫部底面の前部，SCA は上面と深部(小脳核)に分布している．これらのうち SCA の灌流領域が最も広い．また，AICA は最も細く，分布範囲も狭く，欠如したり，PICA や迷路動脈との共通枝として始まることもある．これらはいずれも小脳に固有の動脈でなく，近位部では脳幹に分枝を送っている(108)．

小脳梗塞は小脳後下面，PICA の灌流域に好発し，とくに致命的な大きい梗塞は90％以上がこの領域に起こり，その65％は椎骨動脈の閉塞によるとされる．約1/4の症例は塞栓による．

症状

一過性に椎骨脳底動脈系の虚血症状がみられる．

小脳梗塞には小脳出血とほぼ同様の徴候を示すものと，延髄外側の病変の徴候を示した後，小脳梗塞に伴う浮腫によって意識が障害されてくるものとがある(109)．

すなわち，発症時には過半数にめまい感または回転性めまい，悪心・嘔吐がみられ，四肢に麻痺がないのに体幹・四肢の運動失調があり不安定で歩行が困難となり，臨床症状のみからは梗塞か出血かの鑑別は難しい．発症後は意識レベルが低下し，脳幹圧迫症状を呈し，進行性に悪化するものと，脳幹圧迫症状はみられず，ほとんど症状を残さずに軽快する良性のものとがある．進行性に悪化するものは大きい梗塞で，浮腫により腫脹した小脳は，進行すると小脳扁桃ヘルニアや上行性テントヘルニアを引き起こす．

CT では，両側側脳室と第3脳室が拡大し，第4脳室や迂回槽・四丘体槽が圧迫され閉塞するなど，水頭症の所見がみられる．

大きい梗塞で，意識レベルが進行性に悪化し，脳幹症状が出現する場合には，外科的治療(開頭術)が推奨されている．小梗塞は良性の経過をとるので通常の内科的治療で十分である．

108 小脳の血管支配

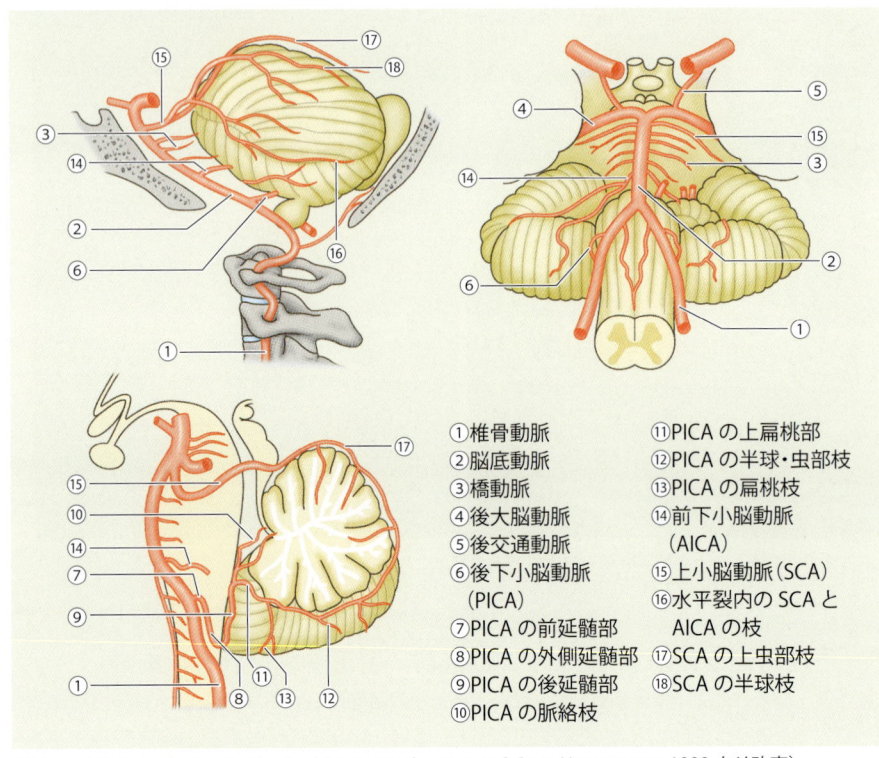

①椎骨動脈
②脳底動脈
③橋動脈
④後大脳動脈
⑤後交通動脈
⑥後下小脳動脈(PICA)
⑦PICA の前延髄部
⑧PICA の外側延髄部
⑨PICA の後延髄部
⑩PICA の脈絡枝
⑪PICA の上扁桃部
⑫PICA の半球・虫部枝
⑬PICA の扁桃枝
⑭前下小脳動脈(AICA)
⑮上小脳動脈(SCA)
⑯水平裂内の SCA と AICA の枝
⑰SCA の上虫部枝
⑱SCA の半球枝

(Osborn AG : Introduction to Cerebral Angiography. Harper & Row, Hagerstown, 1980 より改変)

109 小脳の肉眼像と CT 像

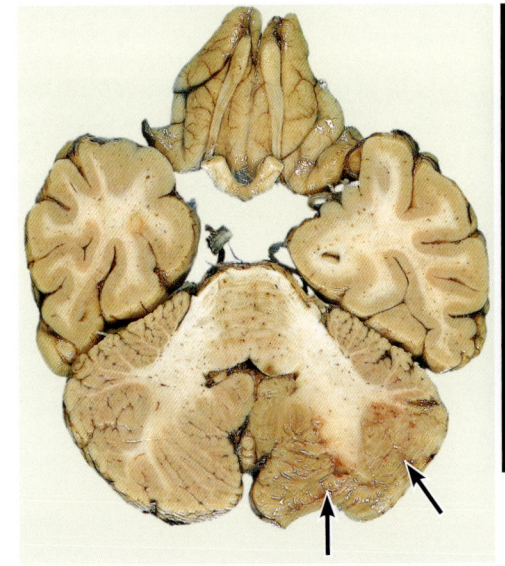

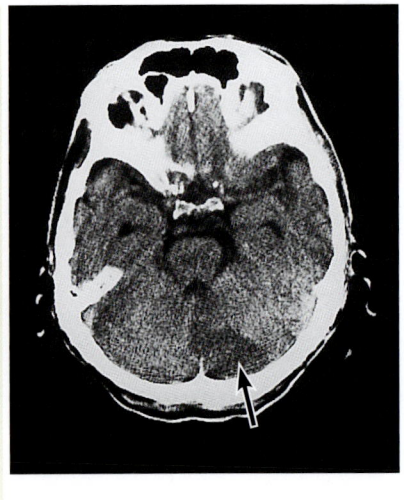

小脳の虫部，半球の内側部に比較的新しい梗塞巣がみられる．

5. 脳卒中の主要疾患
脳出血

かつて，わが国では脳卒中による死亡の大半は脳出血によるものであった．近年，脳出血の死亡率は著しく減少してきたが，1980年代以降は，ほぼ横ばいの状態が続いている．また臨床的には画像診断が発達し，脳出血急性期における梗塞との鑑別診断，出血部位診断（110）の精度が飛躍的に向上し，血腫の経時的変化なども的確に把握できるようになった．

原因

脳出血の原因は多岐にわたる．これらのうち最も頻度の高いものは高血圧性脳出血で，特発性脳出血の約80％を占める．

高血圧性脳出血とは，一般に既往に高血圧が認められ，それ以外の原因が明らかでないものをいうが，高血圧の既往は明確にできないこともありうる．病理学的には，脳内小動脈（100～300μm）の血管壊死（血漿性動脈壊死，111）ないしフィブリノイド変性に起因した脳内小動脈瘤（シャルコー・ブシャール動脈瘤，112）の破裂が原因である．

110 脳出血の部位別頻度

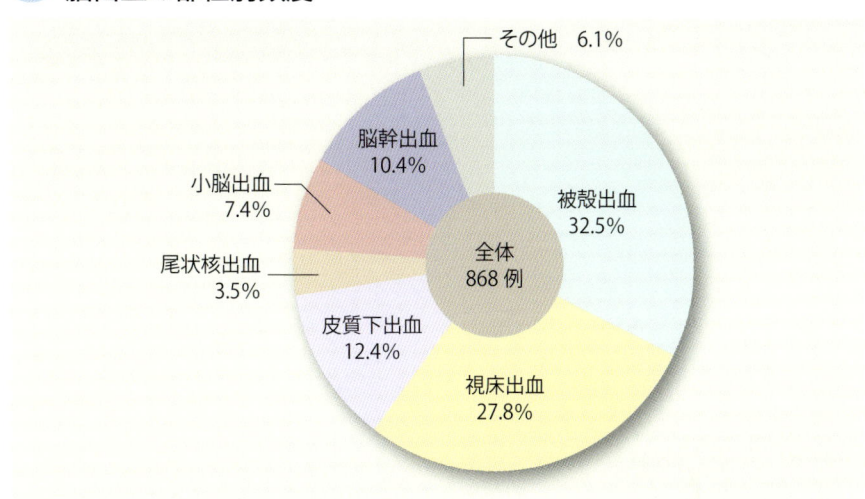

- 被殻出血 32.5%
- 視床出血 27.8%
- 皮質下出血 12.4%
- 脳幹出血 10.4%
- 小脳出血 7.4%
- その他 6.1%
- 尾状核出血 3.5%
- 全体 868例

（中川原讓二：病型別，年代別，性別にみた脳卒中の地域間（札幌と全国）比較．小林祥泰，他：脳卒中データバンク2005．pp34-35，中山書店，東京，2005より）

111 脳出血の原因となる血管壊死―被殻（HE染色）

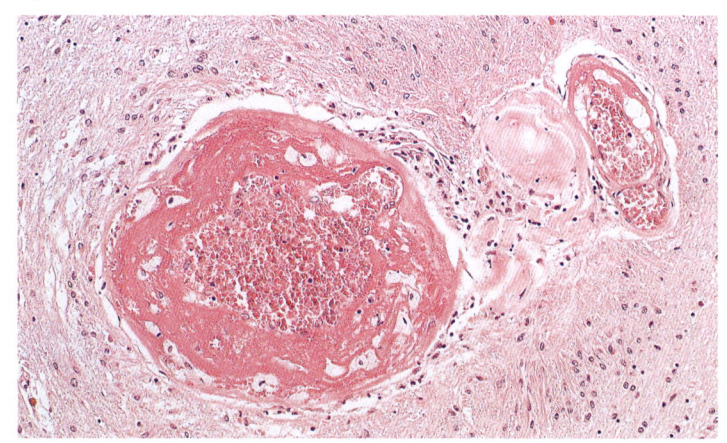

112 脳内小動脈瘤の分布

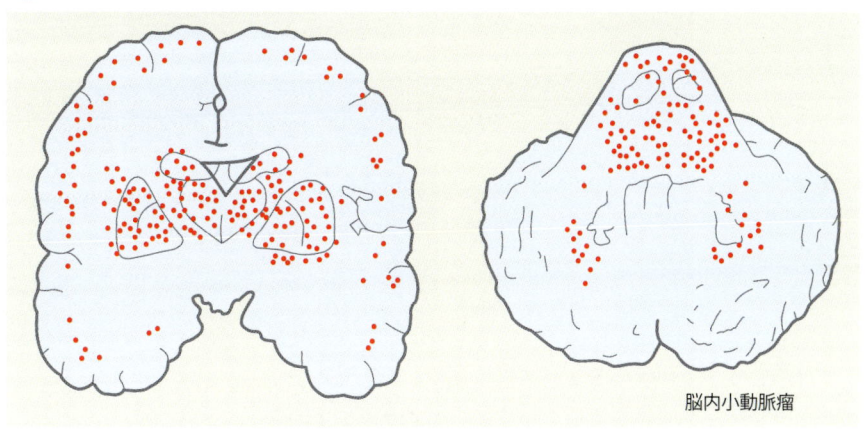

脳内小動脈瘤

（Perkin GD, et al：Cerebral haemorrhage and other cerebrovascular disorders. In：Atlas of Clinical Neurology. 2nd ed, pp5.1-5.22, Wolfe, London, 1993 より）

113 脳出血 CT, MRI 所見の経時的変化

	超急性期	急性期	亜急性期	慢性期
血腫	血腫の増大を認めることがある	発症 4〜7 日頃より血腫辺縁の変化が始まる	約 1 か月の経過で血腫は中心まで変化がみられる	血腫範囲の縮小化, スリット状になる
血腫内容の変化	赤血球内はオキシ Hb	赤血球内はデオキシ Hb, 血腫周辺からメト Hb	血腫周辺からフリーのメト Hb となる	周辺から貪食細胞内でヘモジデリンとなる
血腫周囲の脳浮腫	発症 24 時間以内には通常著明な脳浮腫は認めない	発症後数日より脳浮腫は増強し 1〜2 週でピークに達する	発症 3〜4 週までに消失	なし
血腫(CT 像)	高吸収	血腫辺縁より吸収値の低下が始まる	辺縁より等吸収から低吸収に変化する	低吸収の範囲は次第に縮小する
造影 CT 像（増強効果）	なし	なし	発症 2〜5 週で血腫周囲の環状増強効果	なし
血腫(MRI T_1 強調画像)	やや低信号（無変化）	やや高信号（無変化）	高信号	やや低信号
血腫(MRI T_2 強調画像)	やや高信号（無変化）	高信号	高信号	血腫部位は高信号, 辺縁は低信号
MRI $T_2{}^*$ 強調画像	著明な低信号	著明な低信号	低信号	中心は低信号または等信号で辺縁は低信号
CT 画像				
MRI T_1 強調画像				
MRI T_2 強調画像				

診断

　脳卒中の診断にCTが導入されて以来，それ以前には致命的と考えられていた橋出血でも，臨床症状のきわめて軽いものがあり，また，ほとんど無症状の視床出血があるなど，CTによらない脳出血の診断の限界が明らかとなっている．高血圧の既往があり，活動時に発症し，脳局所症状が急速に悪化するものでは脳出血が疑われる．

　確定診断はCTを実施することにより短時間で正確に得られるが，MRIでも脳内のヘモジデリンを鋭敏に検出できるグラディエントエコー法によるT$_2$*（スター）強調画像が脳出血の診断に有力で，血腫は急性期から低信号を呈する（ 113 114 ）．

114　脳出血急性期のCTとMR画像所見

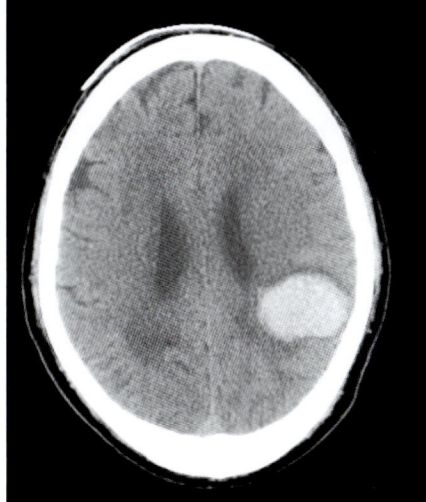

発症2時間後のCT 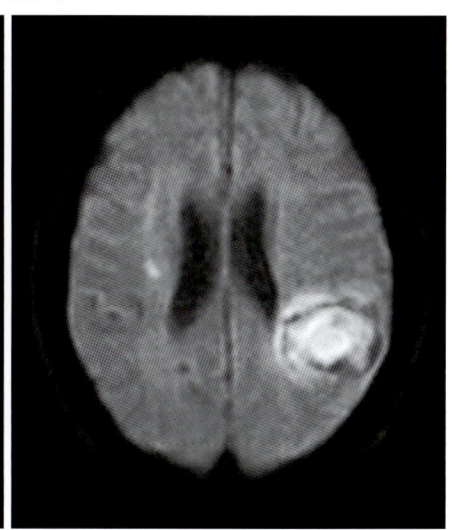　　　発症6時間後のMR（DWI）

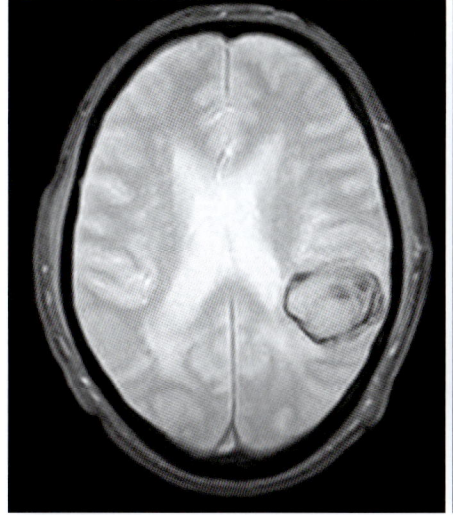

発症6時間後のMRI（T$_2$*強調画像） 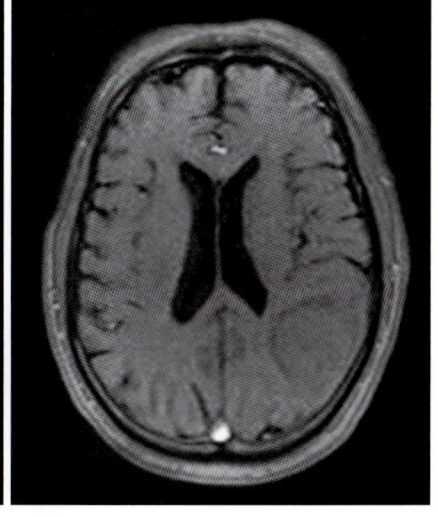　　　発症6時間後のMRI（T$_1$強調画像）

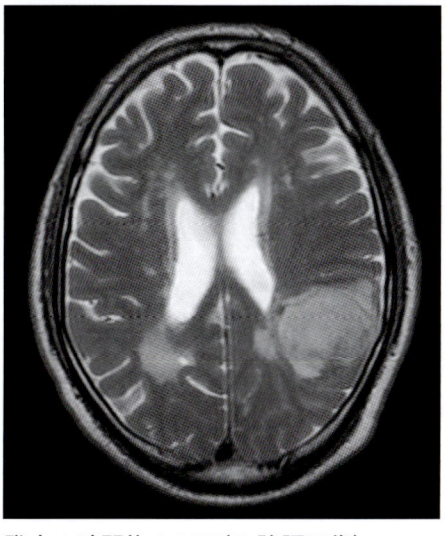

発症6時間後のMRI（T$_2$強調画像）

1 被殻出血

115

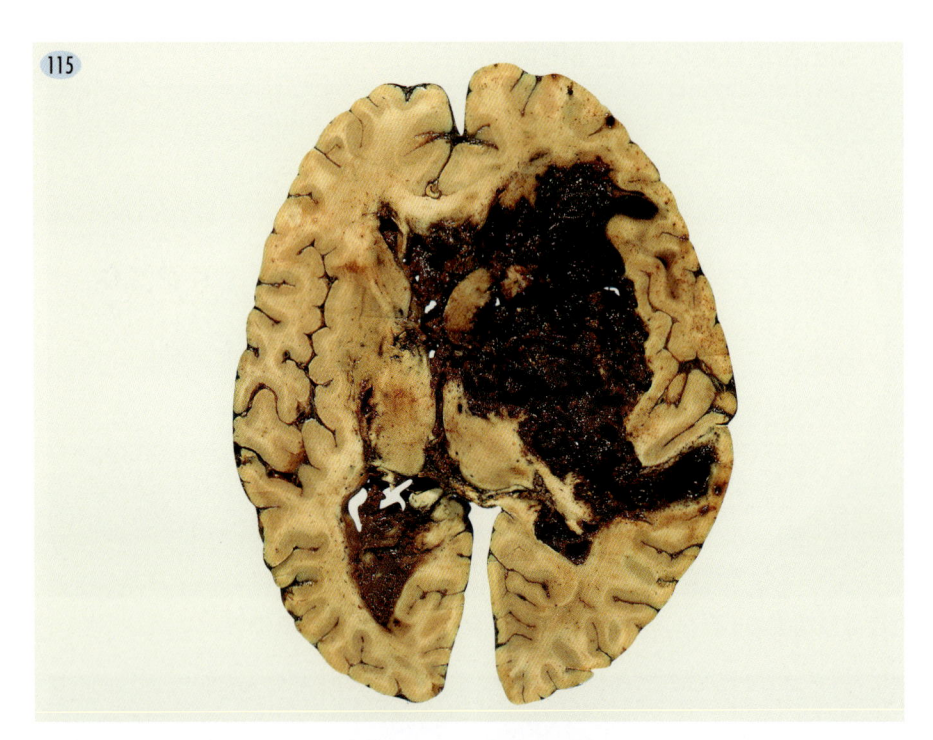

116 CT像（大出血）

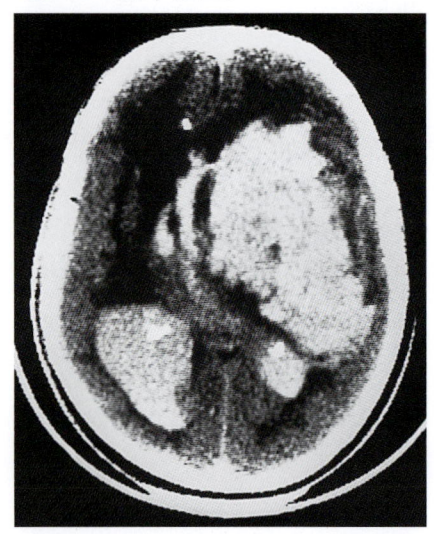

被殻の新鮮な大出血が前頭葉白質と側頭葉白質に広がり，正中構造は対側に偏位している．血腫の脳室穿破のために側脳室には両側とも血液が充満している．なお，血腫は視床には及んでいない．

117 CT像（中出血）

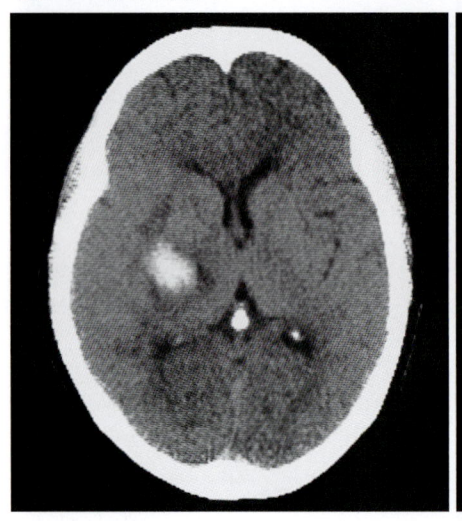

118 CT像（小出血）

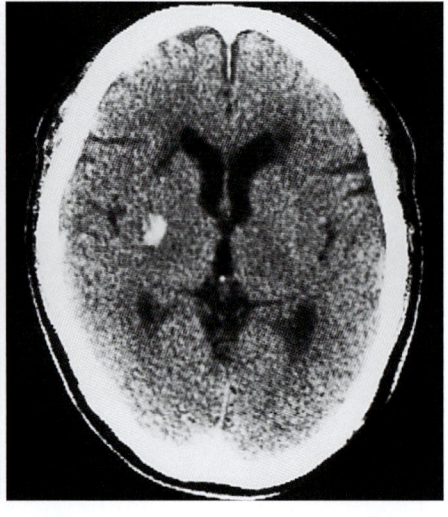

小出血 118 では，軽度ないし中等度の不全片麻痺，半側の感覚障害を認めるが，一般に感覚障害に比べ片麻痺の程度が強い．いずれも比較的速やかに回復することが多い．失語，失行など高度の皮質機能障害，同名性半盲，眼球運動・瞳孔異常は通常みられない．

大きな出血（116）では一般に，弛緩性片麻痺，半身の感覚障害，病巣側を向く共同偏位，同名性半盲，失語・失認などがみられる．大出血で，脳室に穿破したり，脳ヘルニア，続発性脳幹出血をきたすような例では昏睡となり，バビンスキー徴候が両側に現れ，眼球運動障害，散瞳，対光反射消失，乳頭浮腫を認め，急速に死に至る．被殻出血で意識障害をきたす場合は，通常片麻痺が先行する．

MEMO 28 微小出血

近年，MRI検査の1つとして脳内のヘモジデリンの沈着を鋭敏に検出できるT_2^*（スター）強調画像が注目されている．脳出血はT_2^*強調画像上，低信号域として観察されるが，脳卒中の既往のない者でも5％程度に無症候性の微小出血（microbleed）がみられることが明らかになっている．高血圧患者に多くみられ，症候性脳出血，MRI上の多発性ラクナ梗塞，脳室周囲高信号域（PVH）のある患者でとくに高率にみられることから，穿通枝領域の微小出血は高血圧性の血管病変（穿通枝の血管壊死）を基盤とするものと考えられている．微小出血があるとその後に症候性脳出血を発症する危険が高いので，脳梗塞急性期の血栓溶解療法や慢性期の抗凝固療法（とくにワルファリン），抗血小板療法（とくにアスピリン）の実施にあたって留意すべきであるとの意見もある．

MRI T_2^*強調画像

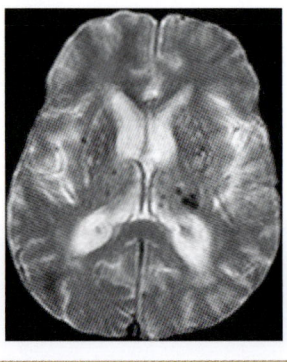

両側基底核，視床に微小な低信号域がみられる．

2 視床出血

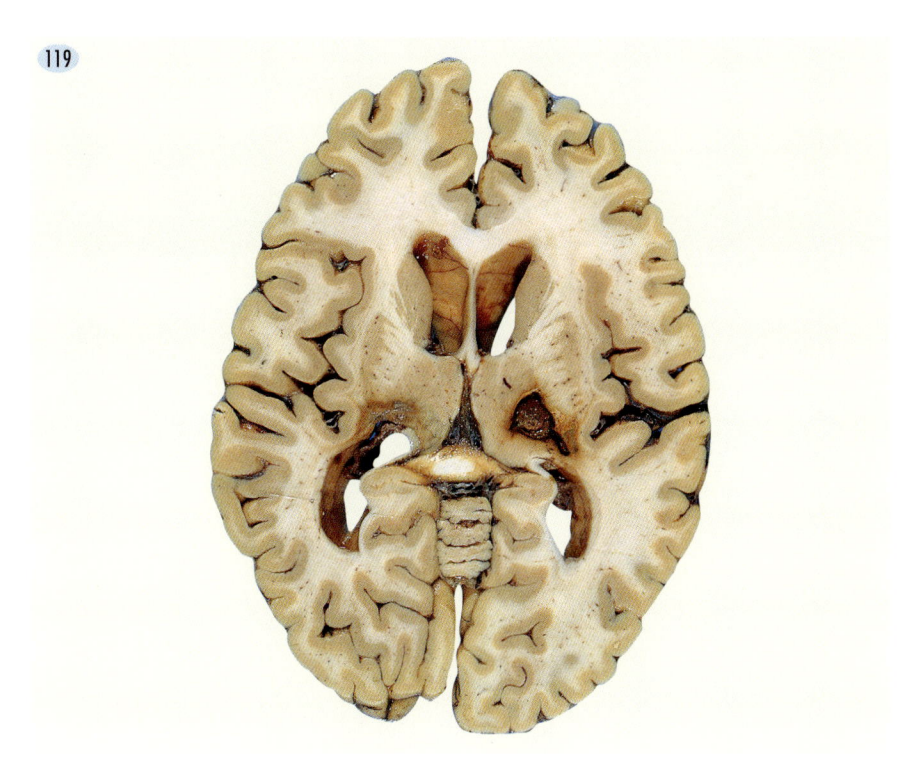

119

120 CT像

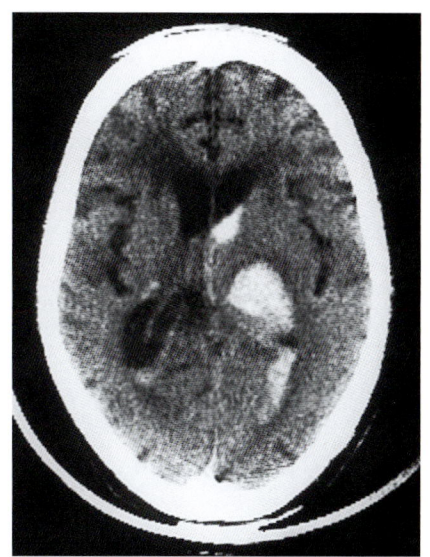

視床から一部内包後脚に及ぶ血腫がみられる．剖検では，対側の視床にも陳旧性の血腫が認められる．

　半身の感覚障害と片麻痺を認めるが，感覚障害が片麻痺より目立つのが普通である．発症時に自覚症状としてしびれ感を訴えることが多い．全感覚が障害されるが，とくに深部感覚障害が強い．片側の角膜反射も障害される．小出血では病巣反対側の手掌橈側と口周囲に感覚障害をきたすことがある（手口感覚症候群）．同名性半盲を認めることもあるが，普通数日で消失する．意識障害は，小出血ではみられないことも多く，あっても軽度であるが，血腫が大きく脳室内出血が多量となれば高度となる．

　中等大以上の出血では，病変は通常上部脳幹に及び，多彩な眼・瞳孔の異常がみられる．とくに，鼻先をにらむような内下方を向く共同偏位，縮瞳（とくに病巣側），対光反射消失は重要な所見である．病巣側を向く共同偏位もみられるが，テント上の病変であるにもかかわらず，出血が第3脳室に穿破すると病巣反対側を向く共同偏位をきたすこともある（wrong side deviation）．垂直・側方注視麻痺，反対側の眼球が内下方に偏位する斜偏位，中脳水道近傍の症状として輻輳眼振を伴う hyperconvergence，輻輳不全，後退性眼振，上眼瞼後退などをみることもある．

　その他，視床出血に特徴的な症状として，優位半球の出血では，運動性失語，感覚性失語の他，特異な視床失語（thalamic aphasia）が，非優位半球の出血では，片側の身体失認，左側無視を認めることがある．また，意識レベルが低下しているとき，あるいは覚醒直後に高度の深部覚障害を有する麻痺肢の喪失感を訴えることがある．視床外側核の病変では視床症候群を認める．ヒペルパチー，自発痛（視床痛），視床手（thalamic hand）は，通常発作後数週から数か月を経て出現する．視床性認知症は普通両側性障害によるとされているが，背内側部では一側性障害でもみられ，意欲低下などにより，リハビリテーションの阻害因子となることがある．

MEMO 29　視床失語

　視床失語（thalamic aphasia）は優位半球視床に限局する病変により引き起こされる特異な失語で，自発言語に乏しく，音量は小さく，かつ次第に弱くなり，音読，会話でも語句や文章を省略して喋る傾向や加速傾向がみられる．呼吸の抑制や言語の停止，錯語，失名辞（換語障害），保続がみられることもある．言語理解は良好で，復唱能力は保たれ，書字は正常である．

3 皮質下出血

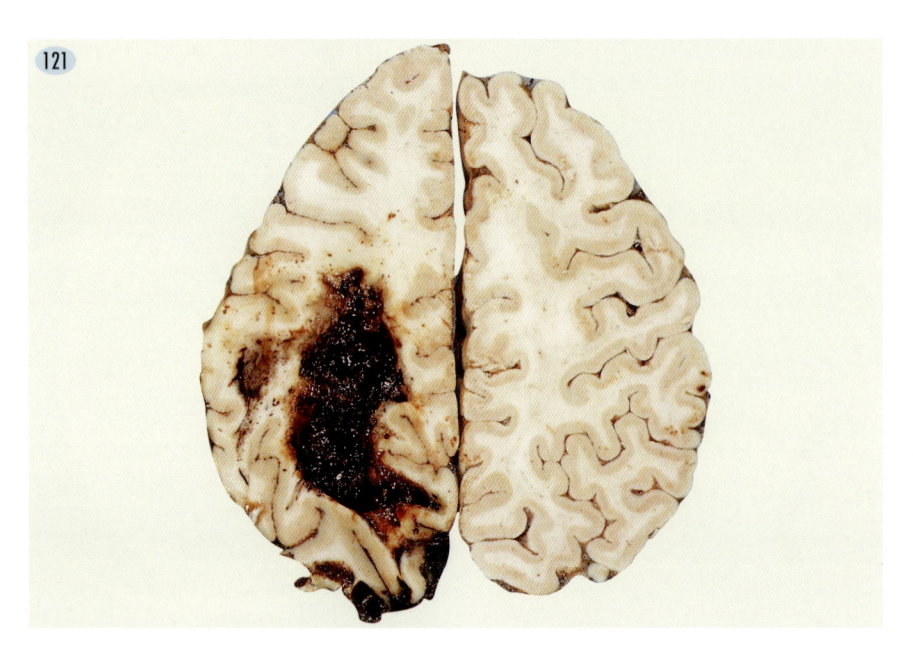

121

122 CT像

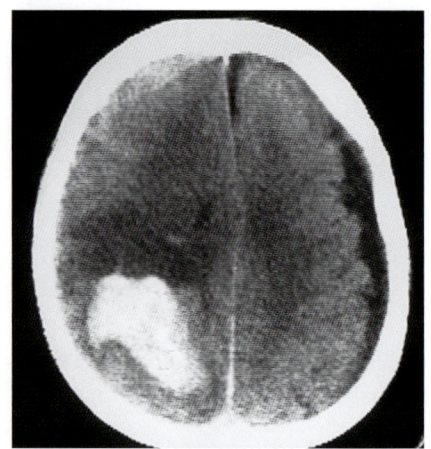

高血圧患者にみられた皮質下出血.
頭頂葉白質を中心に新鮮な血腫が認められる.

　出血部位, 大きさにもよるが, 一般に数分のうちに発症し, 頭痛を伴い, 発症時にけいれん発作をみることもある. 昏睡をきたすことはまれである.
　出血部位による臨床症状の特徴は, 次の通りである.
　後頭葉：同側の眼の周囲の激しい痛み, 半盲.
　側頭葉：耳の中あるいは耳のすぐ前の軽い痛み, 感覚性失語（左側の場合）, 部分的半盲性視野欠損.
　前頭葉：病巣反対側の上肢に強く, 下肢, 顔面に軽い片麻痺と前頭部痛.
　頭頂葉：こめかみの痛みと半身の感覚障害.
　比較的大きい出血では, 病巣は必ずしも1つの脳葉に限局せず, 2つ, 時には3つの脳葉にまたがることもある. 出血は頭頂・側頭領域ないしは大脳の後半部に多い（124）.
　脳塞栓などによる出血性梗塞との鑑別が重要で, 皮質下出血では発症様式が突発完成型ではないこと, 急性期には約半数に頭痛がみられること, CTでは血腫はほぼ均一であることが手がかりとなる.
　皮質下出血の原因は, 他の部位の出血と異なり, 発症時ないし既往に高血圧を明らかにしえないものが過半数を占め, アミロイド血管症（123, 164頁参照）, 脳動静脈奇形・海綿状血管腫などの脳血管奇形（168頁参照）, 白血病をはじめとする血液疾患など出血傾向をきたす疾患に随伴することが多い.

123 CT像

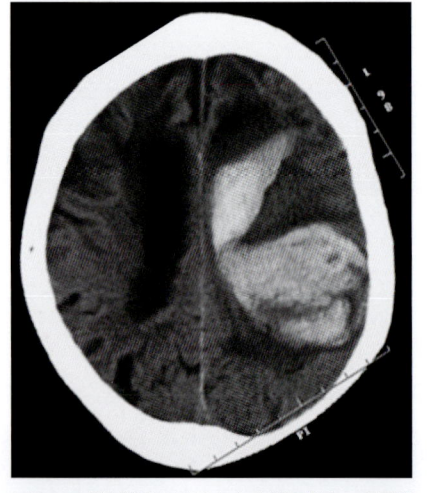

アミロイド血管症にみられた皮質下出血. 左頭頂葉を中心に新鮮な出血があり, 脳室穿破を伴っている.

124 大脳冠状断

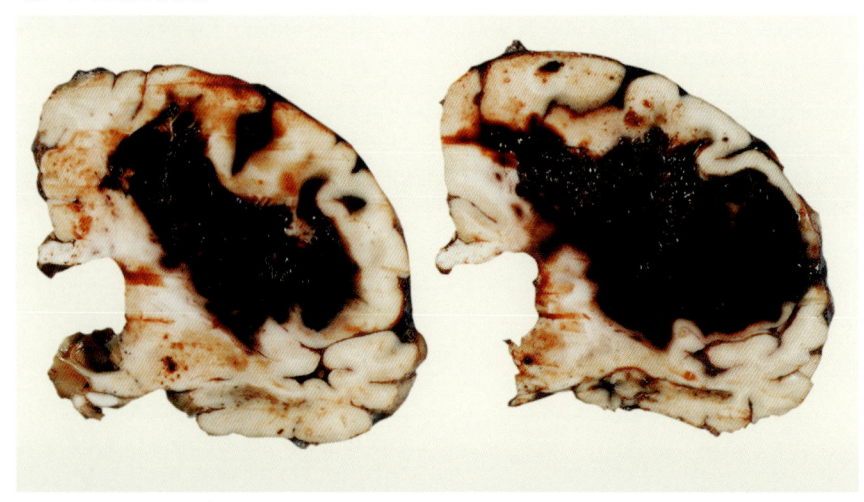

4 橋出血

125

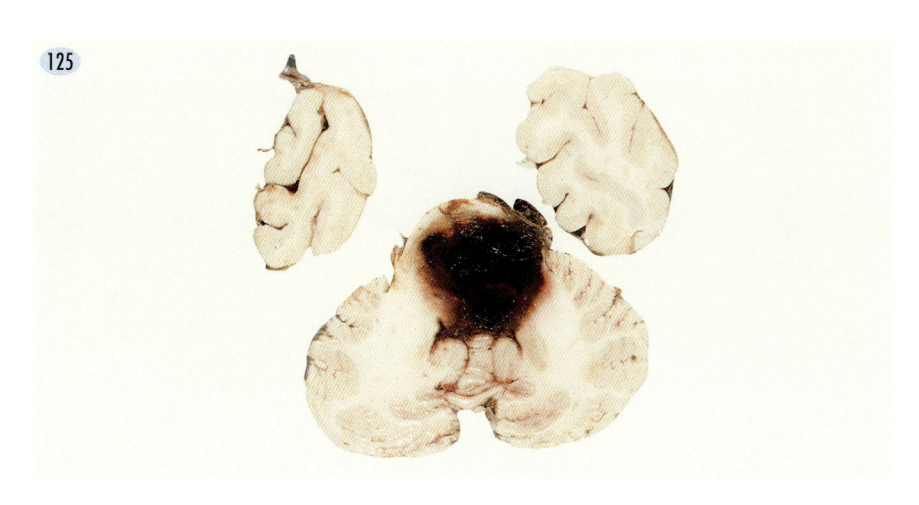

126 CT像

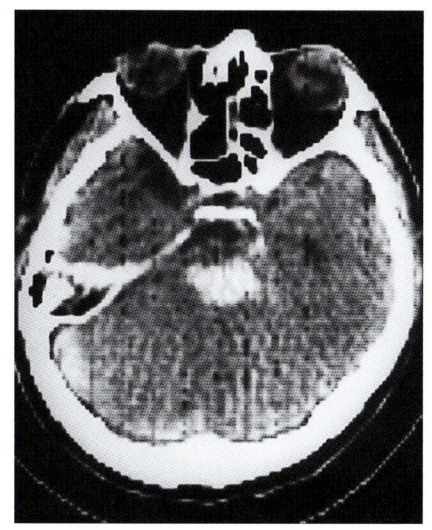

橋底部背側から被蓋に新鮮な血腫を認める.

　橋出血には，原発性橋出血の他，脳ヘルニアによる中脳，橋の圧迫・変形に起因する続発性橋出血がある.

　致命的大出血では，通常，頭痛，回転性めまい，意識障害で発症し，四肢麻痺をきたし，急速に昏睡に陥る．除脳硬直を示すこともある．昏睡に先立ち無言の状態を示すもの，三叉神経，聴神経の刺激症状として，顔半分の痛み，耳鳴が先行するものもある．非致命的な小出血では重篤な意識障害をきたすことはない．眼球は中央に固定し，多くの場合，水平性反射性の眼球運動は障害されるが，垂直性反射性眼球運動は保持されている．これは橋出血とテント上病変由来の脳ヘルニアとの鑑別上有用な徴候である.

　麻痺側を向く共同偏位，斜偏位，眼球浮き運動(ocular bobbing)を認めることもある.

　瞳孔は著明に縮小して針先瞳孔(pinpoint pupils)を呈するが，対光反射は注意深く観察すれば保たれている．四肢麻痺，水平性眼球運動の消失は橋出血の重要な初期症状である．閉じ込め症候群(locked-in syndrome)，一連の脳神経症状と反対側体幹の感覚障害・片麻痺を示すものもある．また，非致死例では色彩を有する幻視を訴えることもある．その他，高熱，顔面紅潮，発汗異常などの自律神経症状や著明な血圧の上昇もしばしば認められる．種々の呼吸異常は早期より現れるが，末期には失調性呼吸を呈する.

MEMO 30 脳出血の予後

　高血圧性脳出血の生命予後を左右する重要な因子は出血部位で，テント下，中でも脳幹出血が最も悪く，テント上では皮質下出血が最も良い(Ⓐ).

　出血部位以外の共通因子としては，血腫の大きさ，意識水準，年齢，合併症などが重要である．また，ワルファリンなどの抗凝固療法中の脳出血は発症後，血腫が徐々に増大することが多く，予後不良なことが多い.

　血腫の大きさとの関係：画像上の推定血腫量はⒷのように計算する．被殻出血では機能および生命予後が不良なものでは，CT上の血腫量は30 mL以上であった(後藤ら，1990)．視床出血では，CT上血腫最大径が3.3～4.1 cm以上では大多数が死亡し，生存者の機能予後も不良であった．2.5～3.0 cm以下の血腫では死亡例はほとんどなく，とくに2 cm以下の小血腫では機能予後も良好であった．皮質下出血では，CTから算出した血腫量40 mL以下の小ないし中等大の血腫では死亡例はきわめて少なく，機能予後も良好で，生存者の過半数はほぼ完全に回復すると報告されている．橋出血の予後は発症時の血腫の大きさ，とくに血腫の横径と関係し，血腫横径2.1 cm以上，血腫量5 mL以上のものはほとんどすべて死亡するか，植物状態になるという．小脳出血では血腫径3 cm以下の小血腫ではほとんど後遺症を残さず軽快する．しかし，血腫最大径が3 cm以上，血腫量11 mL以上の大きい血腫では，予後はそれ以下のものより重篤で，外科手術の適応となるとされている.

Ⓐ 脳出血部位別死亡率

	病例数(例数)	死亡(例数)	死亡率(%)	テント上(%)					テント下(%)	
				被殻	視床	尾状核	混合	皮質下	橋	小脳
安井ら(1980)	274	45	16.4	14.4	14.6			6.1	60.0	25.0
田崎 (1981)	132	42	31.8	28.9	29.4	25.0	63.6	9.5	62.5	44.4
後藤ら(1990, 1992)	1,626	380	23.4	24.1	16.2				51.1	21.2

Ⓑ 画像上の推定血腫量の計算式

画像上の血腫の最大径(cm)×最大径と直交する方向の血腫の最大径(cm)×血腫の高さ(CTのスライス厚×血腫が写っているスライス数)×0.5

5 小脳出血

127 小脳半球の出血

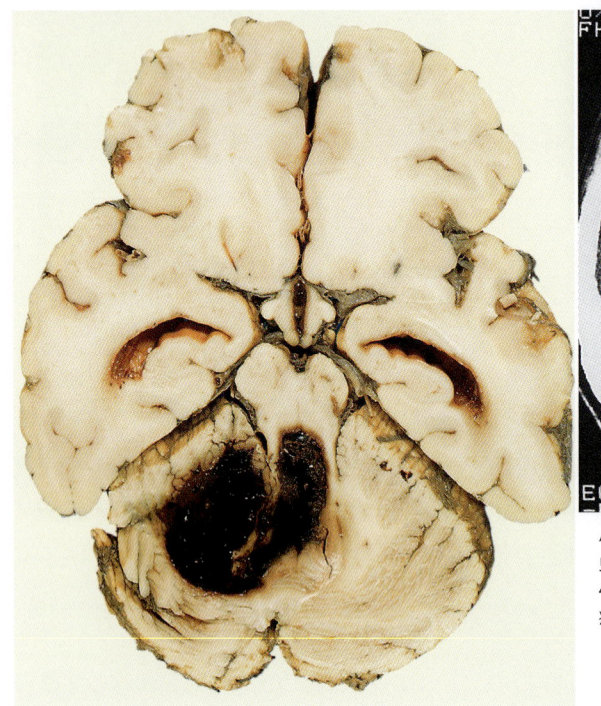

128 CT像

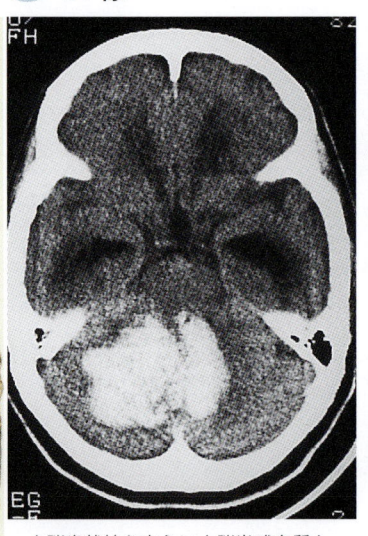

小脳歯状核を中心に小脳半球白質と虫部に広がる新鮮な血腫があり，第4脳室に穿破している．閉塞性水頭症を伴う．

129 小脳虫部の出血

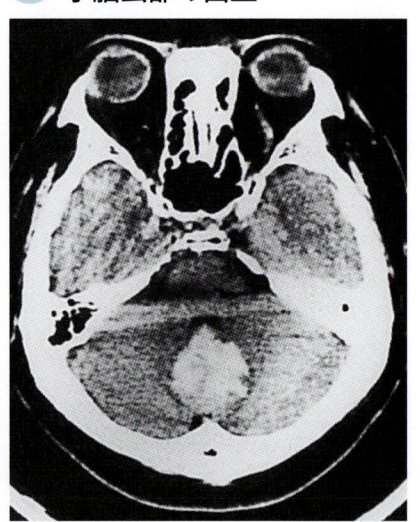

　上小脳動脈の灌流域である歯状核を中心とした出血(128)が多いが，時に小脳虫部(129)に発生することもある．

　典型的な場合は，突然激しい回転性めまい，頭痛，反復する嘔吐をもって始まり，四肢に明らかな麻痺を認めないにもかかわらず平衡障害のため起立歩行ができなくなる．嘔吐は体動時に激しくなる．構音障害が目立つこともある．他覚的には水平性ないし垂直性眼振が，また検査可能であれば，その他の小脳症状もみられる．

　意識障害は，通常発作後早期には認められない．しかし，血腫が増大して脳幹を圧迫したり，脳室穿破や第4脳室の圧迫により水頭症をきたすと，錯乱，興奮あるいは傾眠状態となり，進行すれば昏睡となる．

　意識障害がある場合は，眼・瞳孔症状が重要である(130)．典型的な場合，顔面は病巣側を，共同偏位は病巣反対側を向く．また，意識障害がかなり高度でも，疼痛刺激に対して顔をしかめたり，手足を動かしたりする随意反応は予期以上に保たれている．意識障害が進行性で，バビンスキー反射が両側陽性となれば直ちに外科的手術を行う必要があるとされる．

　130 は定型的な経過をとる小脳出血の各病期にみられる特徴的な神経症状である．ただし，必ずしもここに示す病期を追って症状が進展するとは限らず，小出血では初期症状にとどまることもあり，大出血ではいきなり末期症状が現れることもある．

130 小脳出血（および梗塞）の臨床的特徴

	初期	中間期	末期
症状	頭痛，回転性めまい 悪心，反復する嘔吐 平衡障害（起立・歩行不能） （発症時の意識障害はまれ）	被刺激性 錯乱状態 嗜眠状態 （垂直性眼球運動は保たれる）	昏迷，昏睡 除脳硬直 心血管系の不安定性
徴候	体幹運動失調 肢節運動失調 眼振 項部硬直 構音障害	病巣側の偽性外転神経麻痺，外転神経麻痺，末梢性顔面神経麻痺，側方注視麻痺 反対側を向く共同偏位，軽度の不全麻痺，バビンスキー徴候，ホルネル症候群，縮瞳（明るい光に反応する），眼球浮き運動，斜偏位	針先瞳孔 失調性呼吸 無呼吸

(Heros RC : Cerebellar hemorrhage and infarction. Stroke 13 : 106-109, 1982 より改変)

6 脳室内出血

131 続発性脳室内出血

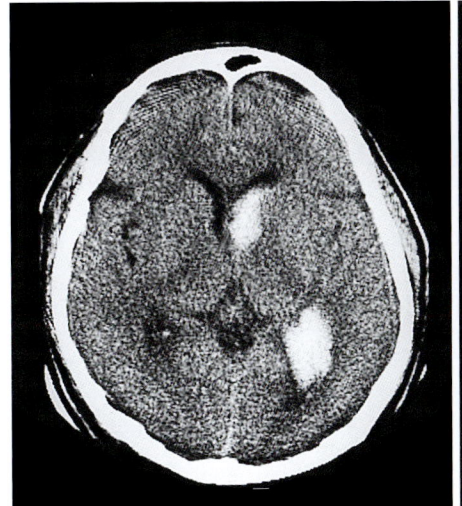

尾状核頭部出血 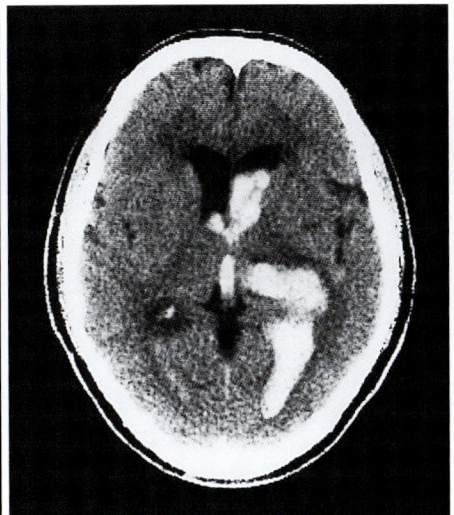　　　　　視床出血 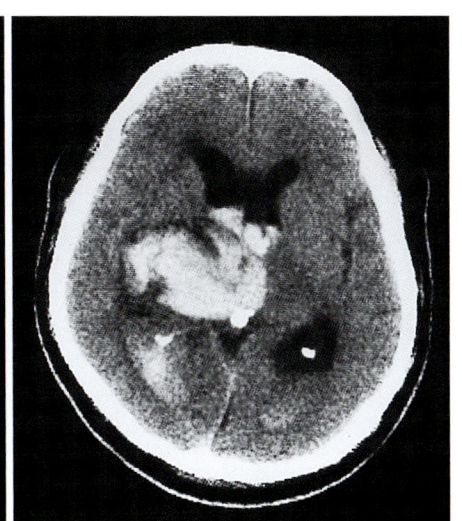　　　　　混合型出血

　脳室内出血には，脳室上衣下血管奇形（subependymal vascular malformation），あるいは脈絡叢血管病変に基づくいわゆる原発性脳室内出血（170頁参照）と，脳実質内出血に続発する脳室内出血とがある．原発性のものはまれである．大多数は続発性脳室内出血で，高血圧性脳出血の約半数（44.9％）にみられる（131）．テント上の出血では，脳室に近接した尾状核出血，視床出血，混合型出血に脳室穿破の頻度が高い．通常頭痛，悪心・嘔吐，項部硬直，錯乱，意識レベルの低下を認め，時にけいれん，複視などもみられる．初め大脳半球の出血，さらにはそれに基づくヘルニアの症状を進行性に示しているものが突然深い昏睡に陥る場合と，いきなり昏睡をきたす場合とがある．しかし，脳室内出血を起こしても意識障害をきたさない例もある．

　従来，脳室内出血は予後不良の徴候と考えられていたが，最近では脳室内出血そのものと予後とは必ずしも直接相関しないことが明らかにされている．脳室内出血で，CTによって第3，4脳室内に鋳型形成が明らかにされ，急性脳室拡大を認め，迂回槽が消失すれば予後不良である．

MEMO 31　脳出血の脳室内への穿破ルート

　被殻出血から側脳室に穿破するルートのうち最も多いのは，血腫が前方に進展して尾状核頭部の前から白質を貫いて前角に穿破するルートである．また，上方に進展して側脳室の体部に穿破することも多い．この他，後方に進展し側脳室三角部へ穿破する場合や，時に内方へ進展し尾状核頭部と視床の間から穿破することもある．

　視床出血では，直接内側の側脳室または第3脳室へ破れることが多いが，後外方に広がり側脳室に及ぶこともある．

　小脳出血では，内前方に進展して第4脳室に至る．橋出血はしばしば被蓋から第4脳室に穿破する．

　いずれの場合も，直接くも膜下腔へ穿破することはまれである．

被殻出血　　　　　視床出血

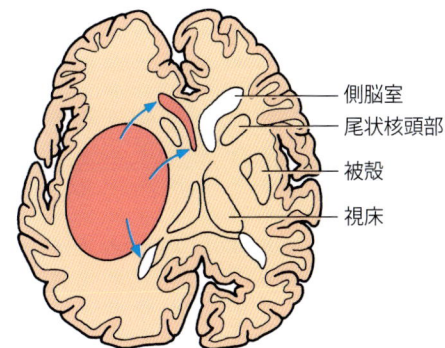

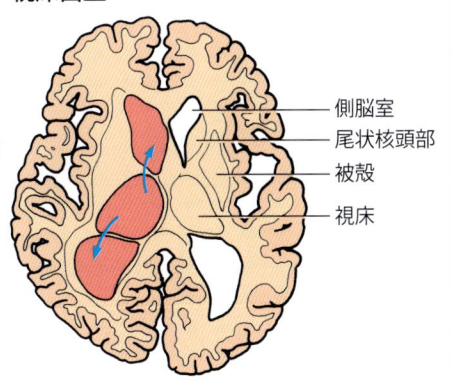

側脳室／尾状核頭部／被殻／視床
側脳室／尾状核頭部／被殻／視床

5. 脳卒中の主要疾患

くも膜下出血と脳動脈瘤

くも膜下出血は，突発する激しい頭痛と，それに続く項部硬直などの髄膜刺激症状を主徴とする．原因として最も多いのは脳動脈瘤（嚢状動脈瘤）破裂で，これが70〜80％を占め，動静脈奇形は6％である（132）．

症状

頭痛は必発の症状で，典型的な例では，突然これまで経験したことのない激しい頭痛で発症し，悪心・嘔吐を伴うことが多い．頭痛は"頭が割れるように"激しく，後頭部から項部に放散することが多い．しかし軽症例では頭痛が比較的軽度のこともあり，時に後頭部痛，項部痛あるいは坐骨神経痛様の訴えのみのこともあるので診断には十分注意が必要である．意識障害は，約半数の症例で発症時に激しい頭痛に引き続いて認められるが，一過性で意識が回復した後には，患者は発症時のことを明瞭に覚えていることが多い．

神経学的所見では，項部硬直，ケルニッヒ徴候などの髄膜刺激症状が特徴的である．これらの徴候は，通常発症直後には認められず，発症数時間後から2日以内に発現し，数日から1〜3週間持続することが多い．局所神経症状を欠くのが原則であるが，脳内血腫を伴う場合や脳血管攣縮（154頁参照）などの合併により種々の局所神経症状が出現することも少なくない．とくに動静脈奇形では，脳内血腫を伴い麻痺，失語，視野障害などを呈することがまれではない．脳動脈瘤が原因となっている場合にも，たとえば，内頸動脈・後交通動脈分岐部動脈瘤による動眼神経麻痺など，いくつかの特徴ある神経症状がみられることがある．眼底では，硝子体下（網膜前）出血を約20％の症例に認める他，乳頭浮腫もしばしばみられる．

132 くも膜下出血の原因

外傷性	頭部外傷，脳神経外科手術などによる出血
非外傷性（特発性）	●脳動脈瘤：嚢状脳動脈瘤破裂，解離性脳動脈瘤破裂などによる出血
	●動静脈奇形：脳動静脈奇形破裂，脊髄動静脈奇形破裂，硬膜動静脈瘻などによる出血
	●もやもや病：もやもや血管破綻による出血
	●頭蓋内腫瘍：神経膠腫，下垂体腺腫，髄膜腫，転移性脳腫瘍などからの出血
	●全身血液疾患：白血病，血友病，抗凝固療法などの血液凝固異常による出血
	●感染症：髄膜炎，脳炎，脳静脈洞血栓症などによる出血
	●その他：中脳周囲非動脈瘤性くも膜下出血，その他原因不明のもの

133 Hunt & Kosnik くも膜下出血の重症度判定基準

Grade 0	非破裂性脳動脈瘤症例
Grade 1	無症状または軽い頭痛と項部硬直を示す症例
1a	固定した神経症候を有する慢性期の症例
Grade 2	中等度ないし高度の頭痛，項部硬直を示すが，脳神経障害以外の神経症候を有しない症例
Grade 3	傾眠，錯乱状態あるいは軽度局所神経症候を有する症例
Grade 4	昏迷，中等〜高度片麻痺，時に初期の除脳硬直，自律神経障害を有する症例
Grade 5	昏睡，除脳硬直，瀕死の状態の症例

高血圧，糖尿病，高度動脈硬化，慢性肺疾患などの全身疾患を有するか，脳血管造影上高度の脳血管攣縮を認める例は，Grade を悪い方に1段階下げる
(Hunt WE, et al : Timing and perioperative care in intracranial aneurysm surgery. Clin Neurosurg 21 : 79-89, 1974 より)

重篤な症例では，脳内出血の合併，脳浮腫，急性水頭症により頭蓋内圧が亢進し，脳ヘルニアをきたして急速に生命徴候が悪化する．

なお，脳動脈瘤破裂によるくも膜下出血の患者では，大きい発作を起こす以前に，約20％に一過性の頭痛，複視，視力障害，めまい感などが認められ，その多くは"minor leakage"（動脈瘤からのわずかな血液の漏れ），すなわちごく軽いくも膜下出血の発作と考えられている．これは大きな発作の前兆であるとの考えから"warning leak"または"warning episode"とも呼ばれる．この時期に適切な診断，治療ができれば理想的である．

なお，くも膜下出血の重症度分類（133）は，脳動脈瘤の手術適応を決める基準として用いられる．

診断

CT

CTは，くも膜下出血の診断にはまず緊急に施行すべき検査である（134）．動脈瘤破裂によるときは，脳底部の脳槽，シルヴィウス裂あるいは脳溝のくも膜下腔に貯留した血液による高吸収域を認める．脳室内にも，穿破したり，あるいは逆流した血液を認めることが多い．脳内血腫を伴うこともある．この場合，前頭葉内の血腫は前交

通動脈の動脈瘤破裂によることが多い．重症例では，くも膜下腔の高吸収域はびまん性に分布することが多いが，時に比較的限局した分布を示し，出血源を推定できることがある（136）．中大脳動脈の動脈瘤破裂で，血腫がシルヴィウス裂内に限局して，時に高血圧性被殻出血と紛らわしいことがある（137）．動静脈奇形からの出血によるくも膜下出血では，くも膜下腔の高吸収域に加えて，造影剤による増強後，動静脈奇形に特徴的なCT像がみられる（168頁参照）．最近はCTにてくも膜下出血と診断されれば，引き続いて動脈瘤を発見するために造影CTアンギオ（3D-CTA）が行われることが多い．

なお，軽いくも膜下出血では，CT上異常所見を認めないこともあるので，CTが正常であっても，くも膜下出血を完全に否定することにはならない．このような場合，MRIのFLAIR画像または髄液検査が必要である．

CTAとMRA

臨床症状とCTによりくも膜下出血と診断された場合，その原因となる動脈瘤や動静脈奇形の有無を知るには，3D-CTA，MR，脳血管造影などが必要となる．最近は動脈瘤の検出能に優れる3D-CTAがCTに引き続いてまず行われることが多い（138）．MRAは脳血管造影に比べて無侵襲であり，補助手段として利用されているが，脳ドックにおいて未破裂動脈瘤を検出する手段としても有用である（139）．しかし，小さい動脈瘤は検出できないことがある．動静脈奇形は特徴あるMR像を呈し，診断は容易である（169頁参照）．

髄液検査

髄液検査は，臨床的にくも膜下出血が疑われるが，CTで異常がみられない場合，あるいは髄膜炎，髄膜脳炎との鑑別が必要な場合に行われる．くも

134 重症くも膜下出血のCT像

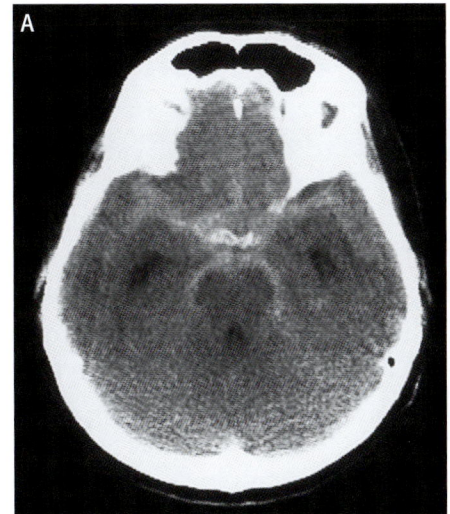

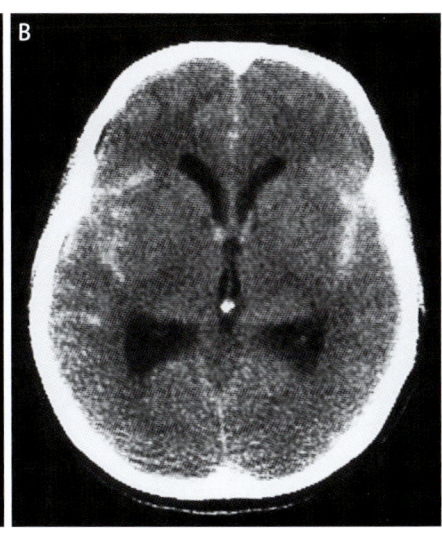

脳底部および脳幹周囲の脳槽，両側のシルヴィウス裂などに大量の血液の貯留を認める．側脳室は対称性にやや拡大している．このように，くも膜下腔の血液が全般的に広がっているときは，出血源を推定することは困難である．

135 前交通動脈動脈瘤破裂に伴う前頭葉内血腫

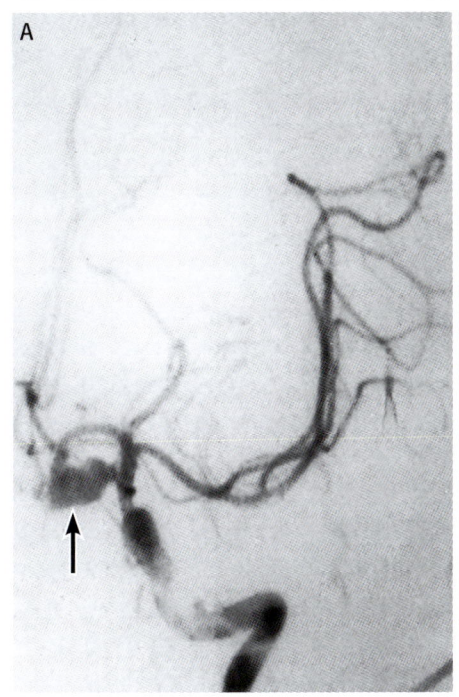

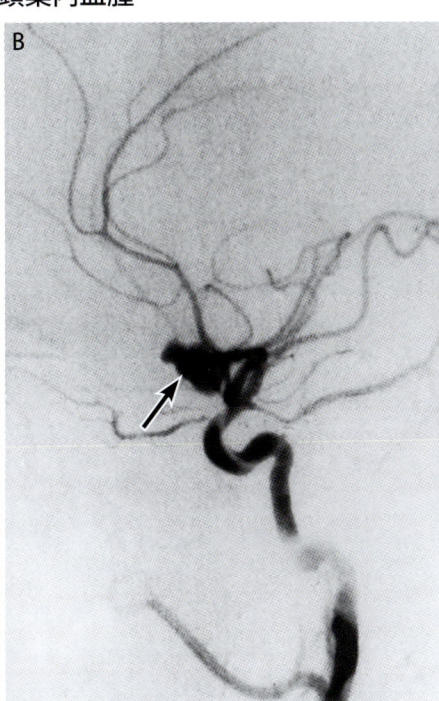

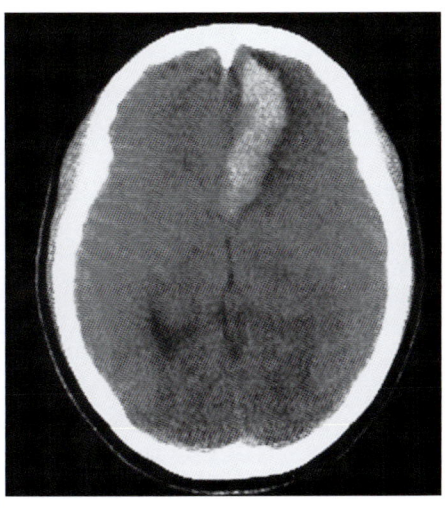

CTでは前頭葉内に血腫を認める．内頸動脈造影（A，B）で前交通動脈部に動脈瘤が描出されている（↑）．

136 内頸動脈・後交通動脈分岐部動脈瘤破裂によるくも膜下出血

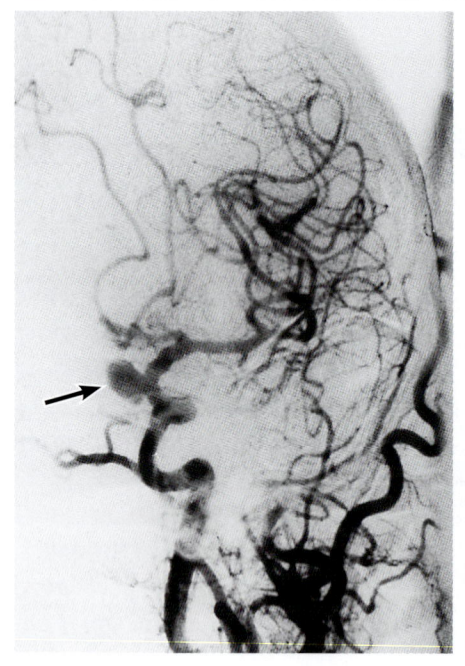

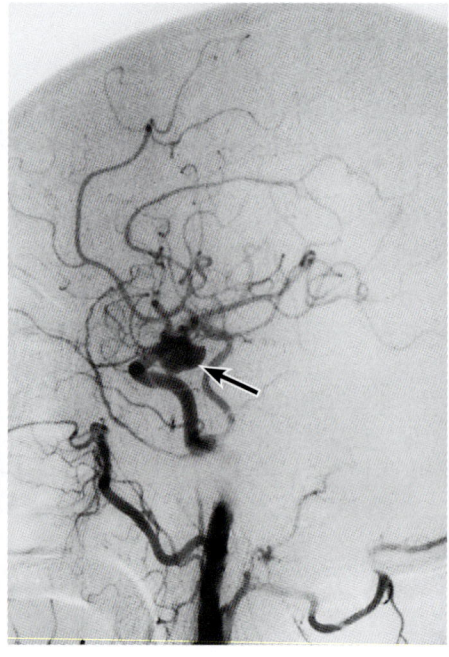

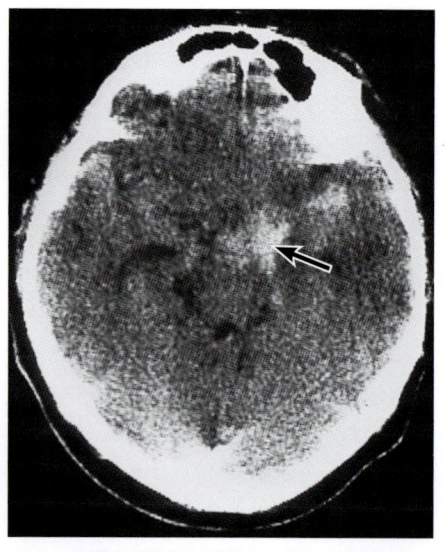

CT上，血腫は脳底部の脳槽の一側と，同側のシルヴィウス裂の一部に限局し，内頸動脈・後交通動脈分岐部の動脈瘤破裂によることが推定できる(←)．

137 中大脳動脈動脈瘤破裂

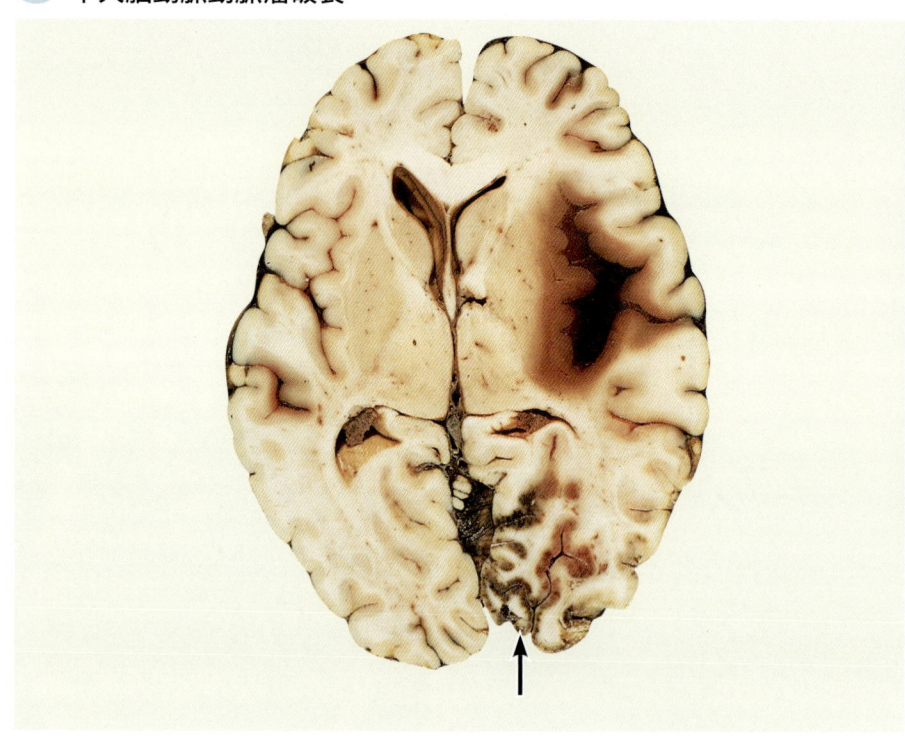

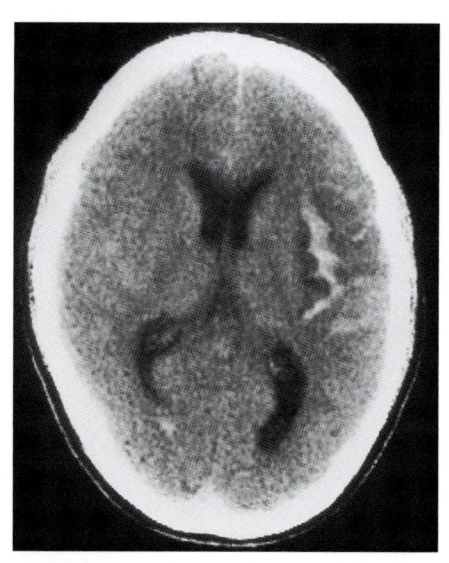

血腫が一側のシルヴィウス裂内に限局している．CT上，高血圧性被殻出血と誤らないよう注意が必要である．なお，剖検脳にみられる後大脳動脈領域の出血性梗塞(↑)は脳ヘルニアによる．

膜下出血の量が少ない場合，CTは必ずしも異常を呈するとは限らないので，臨床上くも膜下出血が疑われる場合に髄液検査は重要である．ただし，採液は血性あるいはキサントクロミーを確認するにとどめる．

脳血管造影

　脳血管造影により，脳動脈瘤，動静脈奇形などの原因疾患の確定と，脳血管攣縮など予後に関係ある病態を明らかにすることができる．反復して脳血管造影を施行しても出血源が明らかにされない症例が10〜20％あり，このような例の予後は一般に良好といわれている．

　その他，検査所見では，白血球増多，耐糖能異常，低ナトリウム血症（SIADH）などがみられることがある．心電図では，種々の不整脈，心筋梗塞に類似したST-T変化を呈することがある．

鑑別すべき疾患

　小脳出血は激しい頭痛と嘔吐で発症することが多く，くも膜下出血に似るが，初発症状として回転性めまいが多いこと，失調のため歩けなくなること，眼振，側方注視麻痺がみられることがあるなどが鑑別上役立つ．CTを

138 くも膜下出血のCTとCTA

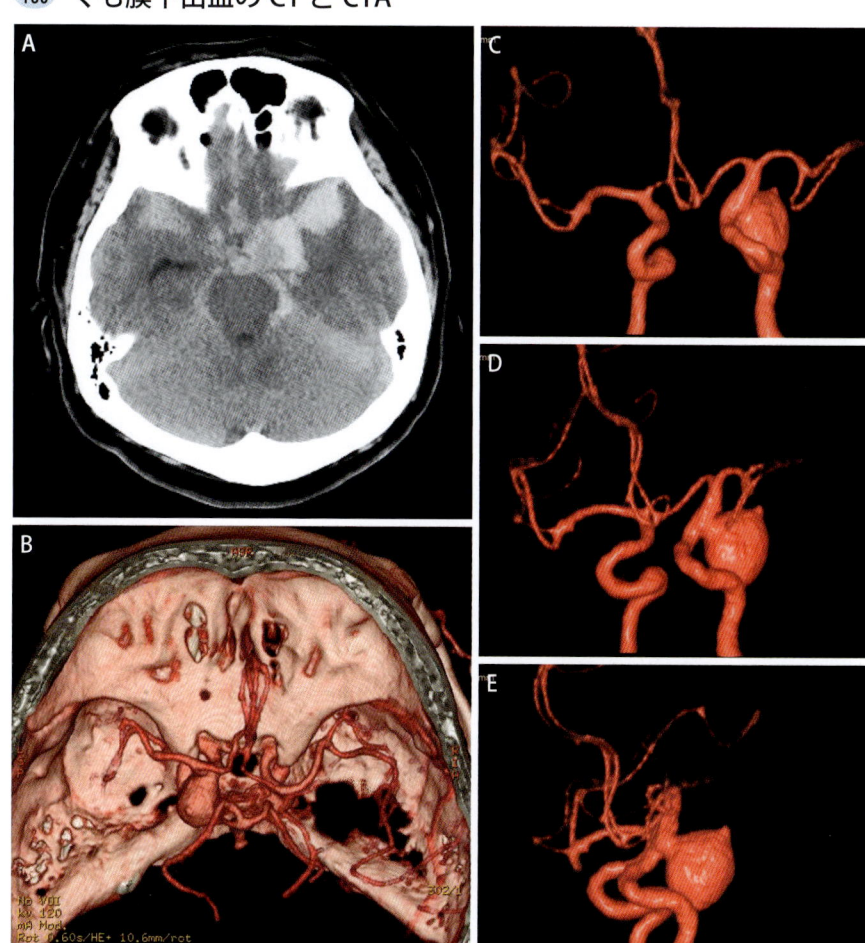

A：CTでは鞍上槽左側〜シルヴィウス裂にかけて強いSAHを認める．
B〜E：3D-CTAで左ICPCに最大径16mmの巨大脳動脈瘤を認める．

139 MRAによる動脈瘤の診断

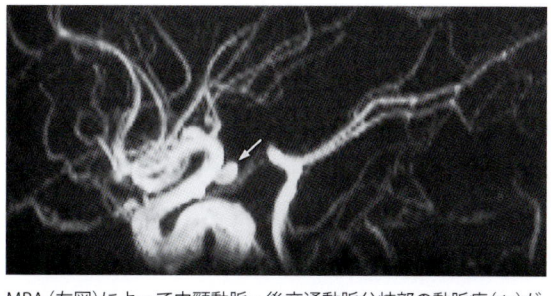

MRA（左図）によって内頸動脈・後交通動脈分岐部の動脈瘤（⇦）が検出され，脳血管造影（右図）によって確認された症例である．

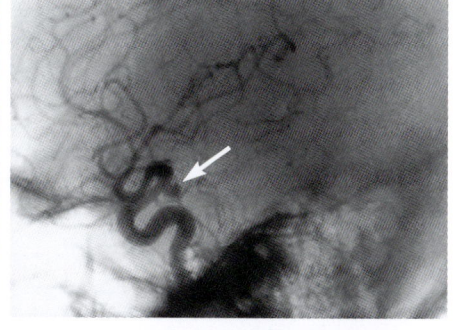

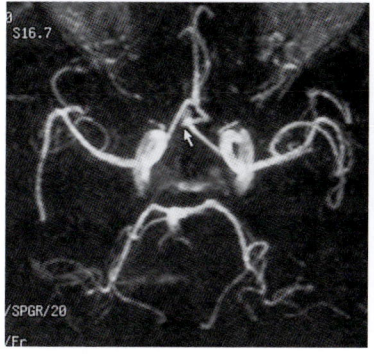

前交通動脈動脈瘤（⇧）　　　中大脳動脈動脈瘤（⇧）

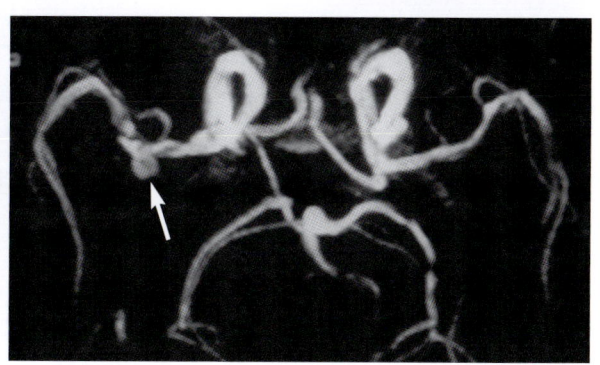

施行すれば鑑別は容易である．尾状核頭部出血や視床出血が早期に脳室に穿破して髄膜刺激症状のみを呈し，局所症状を示さないことがある．この場合の診断もCTに頼らざるをえない．

続発症と予後

動脈瘤破裂によるくも膜下出血の保存的治療による予後はきわめて不良である．初回発作後24時間以内に約15％が死亡するといわれている．再出血も多く，その率は6週以内に30％にも達する．脳脊髄液の循環障害による急性水頭症，脳血管攣縮も予後を悪化させる．

予後に関する統計はまちまちである．それは，本症では医療機関に到着する以前の発作超急性期の死亡がかなりあり，このような症例が統計にどのくらい含まれているかが大きく関係していることによる．140 に最近のわが国のくも膜下出血の転帰を示す．以前に比べ転帰は改善傾向にある．

脳動脈瘤の好発部位と症状

脳動脈瘤は，ウィリス動脈輪の前半部，とくに内頸動脈・後交通動脈分岐部と前交通動脈に好発し，中大脳動脈がこれに次ぐ．椎骨動脈系は比較的少ない（141）．脳動脈瘤が破裂した場合には，前項に述べたくも膜下出血の症状が出現する．また，動脈瘤の発生部位により，それぞれ比較的多くみられる症状がある．

内頸動脈系

内頸動脈海綿静脈洞部動脈瘤（床突起下動脈瘤）

この部位の動脈瘤は，とくに50歳以上の女性に好発する．海綿静脈洞部は硬膜に囲まれた狭い部分に第Ⅲ～Ⅵ脳神経が集まっており，複視，眼痛，顔面痛および顔面の感覚障害（とくに三叉神経第1枝領域）に加えて，時に軽度の眼球突出，視神経障害による視力低下などがみられる．この部位の動脈瘤の破裂によりくも膜下出血を起こすことはまれであるが，海綿静脈洞へ破れて海綿静脈洞瘻をきたすことがある．

また，同部の外傷性動脈瘤では蝶形骨洞などの副鼻腔へ破れ致死的な鼻出血をきたすことが知られているが，増大した動脈瘤が骨を侵蝕して同様の機序で鼻出血をみることがある．

この部位の動脈瘤は一般に大きく，CTでも診断可能のことが多い．単純X線写真では，動脈瘤の壁の石灰化の他，中頭蓋窩，前・後床突起，トルコ鞍の外側，錐体などの骨破壊像，上眼窩裂の開大などがみられることがあ

140 くも膜下出血退院時転帰のmRS

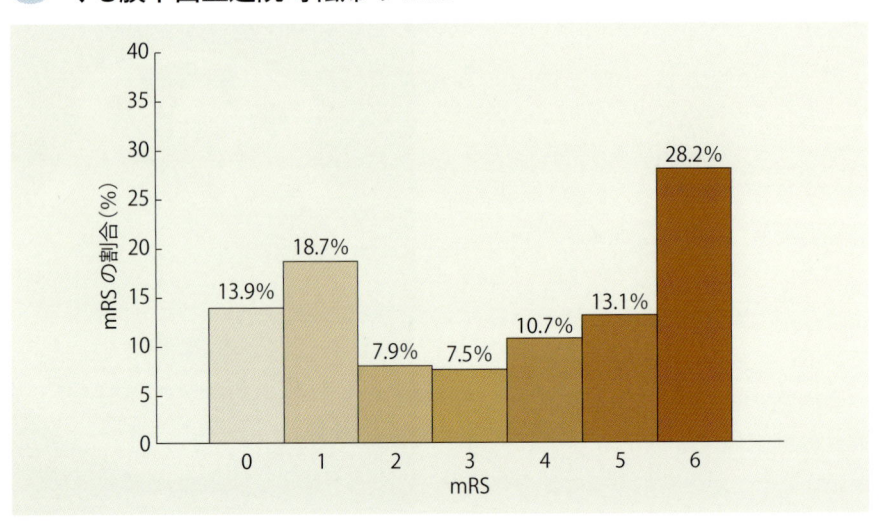

（星野晴彦，他：済生会脳卒中データベース2013年度1年間の急性期脳卒中登録4323例の検討．第67回済生会学会総会，2015より）

141 脳動脈瘤の好発部位（脳動脈瘤3,898例）

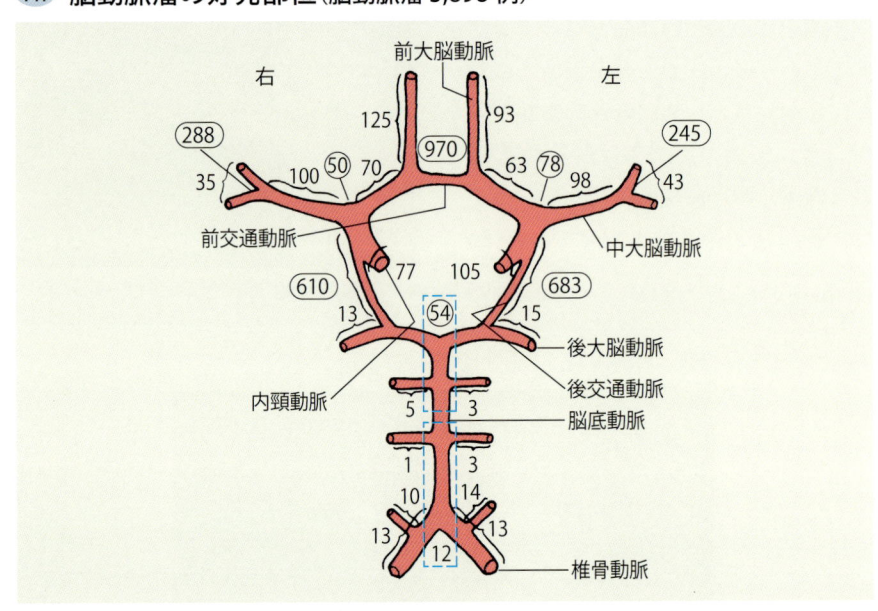

（Suzuki J : Cerebral Aneurysms, Experience with 1000 Directly Operated Cases. p11, Neuron Publishing, Tokyo, 1979 より改変）

る．これらの骨変化はCTで確認できる(142)．

内頸動脈・後交通動脈分岐部動脈瘤（床突起上動脈瘤）

内頸動脈から後交通動脈が分岐する部位は動脈瘤の好発部位の1つである(143)．この部位に隣接して動眼神経が走っているため，動脈瘤が増大あるいは破裂したとき，最も多くみられるのが散瞳，眼瞼下垂などの動眼神経麻痺の症状で，高度の場合は眼球運動も障害される．視索を圧迫して半盲をみることがある（この他，59頁に示すように，種々の動脈瘤によって視野障害をきたすことがある）．

中大脳動脈動脈瘤

中大脳動脈の分岐部に好発し，未破裂の場合は無症状のことが多い．破裂により脳内血腫や中大脳動脈領域の虚血を伴うことが比較的多い．この場合，くも膜下出血の一般症状に加えて反対側の片麻痺がみられ，この際，麻痺の程度は下肢より上肢に強い．他の部位の動脈瘤破裂に比し，けいれんを認めることも多い．

前交通動脈動脈瘤

通常破裂前は無症状であるが，視神経，視交叉を圧迫して視力，視野障害と眼底検査で視神経萎縮を認めることがある．破裂時の特徴は，くも膜下出血発症時に一側あるいは両側の視力障害を呈することがある点で，完全な失明に至ることもある．しかしこれは一過性のことが多い．

網膜出血，網膜前出血，硝子体出血

142 内頸動脈海綿静脈洞部動脈瘤のCT像

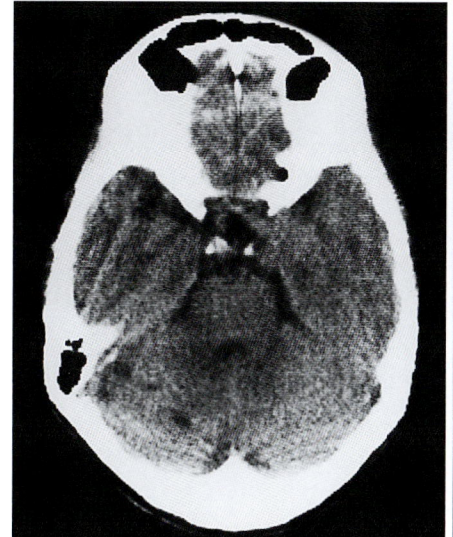

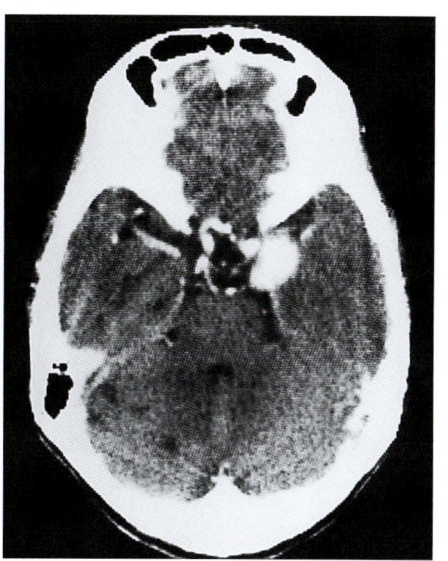

単純CT　　　造影CT

143 内頸動脈海綿静脈洞部動脈瘤の血管造影

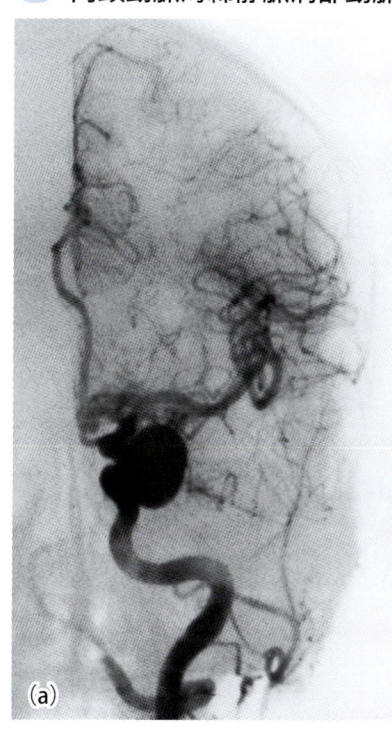

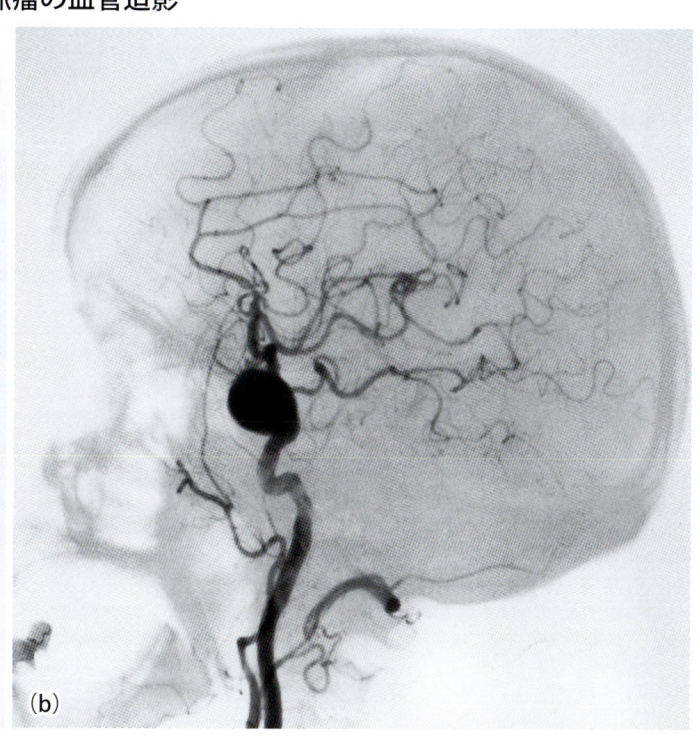

(a)　(b)

などは，いずれの部位の動脈瘤破裂でもみられるが，とくに前交通動脈瘤の破裂に多い．麻痺を伴うときには，上肢よりも下肢に，より高度である．精神障害，尿崩症，電解質異常もこの部位でみられることが多い．

椎骨脳底動脈系

脳底動脈の遠位部，すなわち，上小脳動脈分岐部と脳底動脈先端部の動脈瘤(144)では，中脳の脚間槽にあって，その解剖学的位置関係から動眼神経麻痺，垂直性注視麻痺，内側縦束症候群，眼振などがみられることがある．その他，中脳，橋上部レベルでの障害の部位とその組合せにより，片麻痺，四肢麻痺，偽性球麻痺，ウェーバー症候群，ベネディクト症候群などの起こることも知られている．後大脳動脈領域の虚血から同名性半盲，皮質盲を呈することがある．

脳底動脈の近位部，すなわち脳底動脈の起始部，前下小脳動脈分岐部などに発生する動脈瘤の症状は，橋あるいは延髄上部の圧迫，虚血などによる症状で，部位により核上性または核下性の各種脳神経症状と錐体路症状が種々の組合せでみられる．小脳橋角部にあれば典型的な小脳橋角症候群を呈する．

なお，動脈瘤の診断に血管造影は必須であるが，時に内腔に血栓を生じて典型的な像を呈さなくなることがあるので注意が必要である(145)．

脳血管攣縮

脳動脈瘤破裂によるくも膜下出血において，再出血とともに生命あるいは機能の予後と密接に関連する重要な因子の1つに脳血管攣縮(cerebral vasospasm)がある(146 147)．

診断は，脳血管造影上，動脈の異常な狭小化を証明することによる．破裂動脈瘤の存在する部位付近に最も強いが，その他の血管を含めて広範に発生することも多い．くも膜下出血の発症数日後から2〜3週の間に，約40〜50％の症例に出現するが，とくに脳底部脳槽などのくも膜下腔の血腫量が多い症例ほど高率に発生することが知られている(148)．

144 脳底動脈動脈瘤

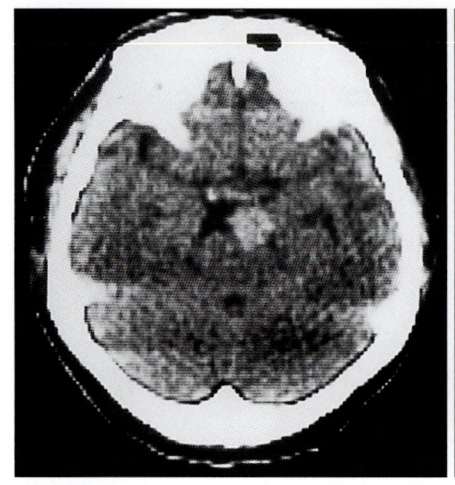

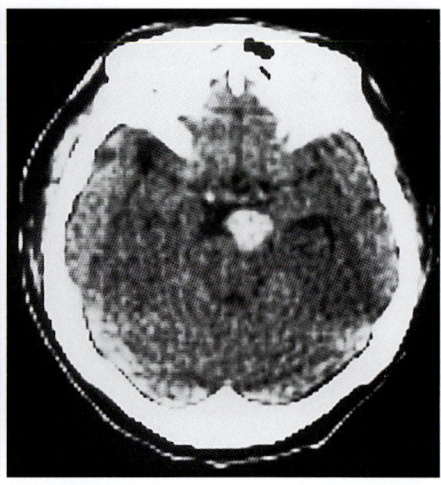

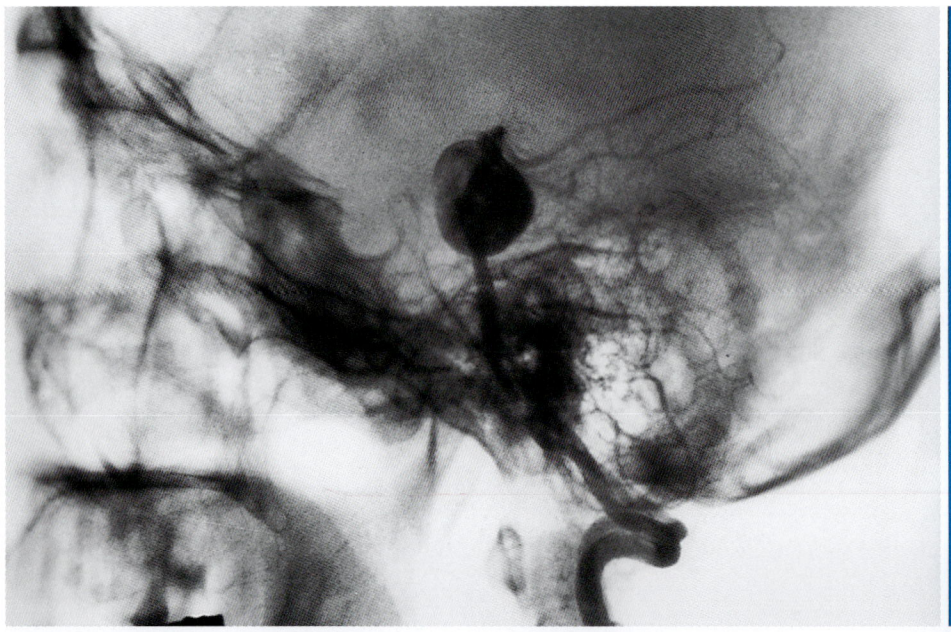

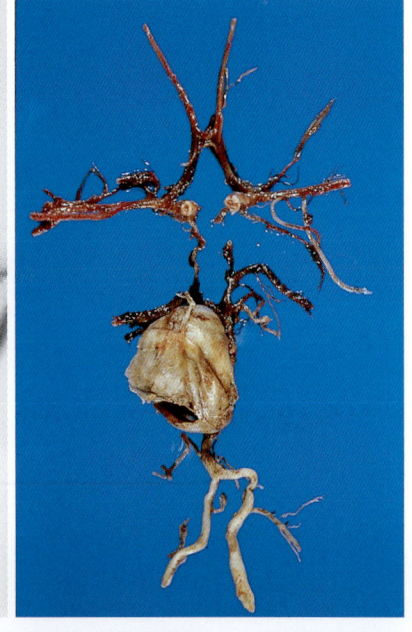

単純CT　　　　　　　　　　造影CT

単純CTでみられる橋前方の，正中からややずれた部位の高吸収域が造影剤投与により著明に増強されている．椎骨動脈造影にて脳底動脈と上小脳動脈分岐部の動脈瘤と判明したが，これは後に剖検でも確認された．

臨床症状と脳血管造影上の攣縮の程度は必ずしも並行しないが，攣縮により，その動脈の灌流領域は時に広範な梗塞を呈し，脳浮腫，頭蓋内圧亢進を助長させる．臨床的には，意識が低下し，片麻痺などの局所症状が出現する．

発生機構は不明であるが，化学的因子（プロスタグランジン，セロトニン，オキシヘモグロビンなど），器質的因子，物理的因子などの関与が主張され，神経因子，とくにアミン作動性神経系の異常も注目されている．

145 非典型的な脳血管造影像を呈した脳底動脈動脈瘤

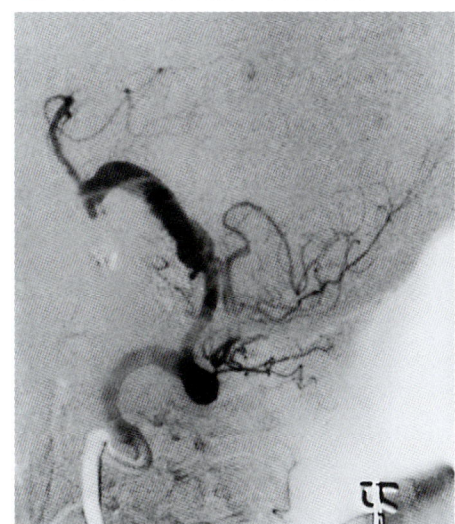

脳血管造影像

造影CT像

左椎骨動脈造影では，脳底動脈が不規則に拡張したように見えるが，CTと総合的に検討すると，内腔が血栓化した大きな動脈瘤であることがわかる．

146 左中大脳動脈動脈瘤(↑)破裂による血管攣縮(⇧)

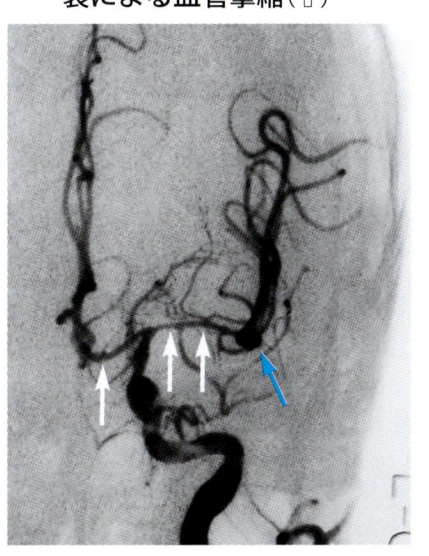

前大脳動脈と中大脳動脈の起始部(⇧)に高度の血管攣縮がみられる．

147 脳血管攣縮のCT像

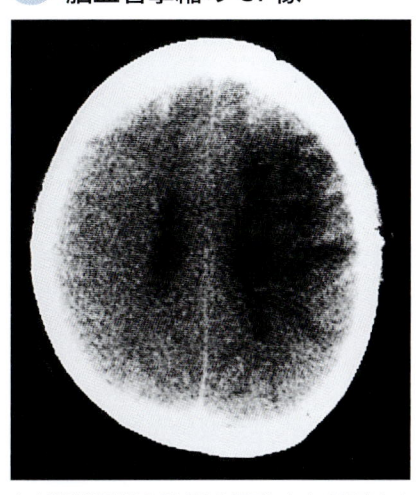

中大脳動脈動脈瘤領域は広範囲にわたり梗塞をきたし，CT上，低吸収を示している．

148 CT上の血腫量と脳血管攣縮の関係

Fisherの分類	CT上の血腫の状態	症例数	脳血管攣縮 なし	軽度	重度	脳血管攣縮による重症な臨床症状
Group 1	血液が認められない	11	7	2	2	0
Group 2	びまん性のくも膜下出血あるいは厚さ1mm未満の血腫	7	4	3	0	0
Group 3	局在する血腫(5×3mm以上)あるいは厚さ1mm以上の血腫	24	0	1	23	23
Group 4	びまん性のくも膜下出血あるいは，くも膜下出血を認めないが，脳内あるいは脳室内に血腫	5	3	2	0	0

[注] 脳溝や脳槽に大量の血腫を認める場合(Group 3)に，強い脳血管攣縮が出現する．
(Fisher CM, et al : Relation of cerebral vasospasm to subarachnoid hemorrhage visualized by computerized tomographic scanning. Neurosurgery 6 : 1-9, 1980 より)

MEMO 32　細菌性動脈瘤

細菌性動脈瘤(mycotic aneurysm)は細菌感染により生じる動脈壁の菲薄化によって発生する動脈瘤である．破裂した際に脳実質内あるいはくも膜下腔への出血を生じる．感染性心内膜炎に伴って生じることがあり，注意を要する．約20%は多発性である．

5. 脳卒中の主要疾患

無症候性脳血管障害

無症候性脳梗塞

脳ドックなどで偶然発見される無症候性脳梗塞の大部分はラクナ梗塞であるといわれている．無症候性脳梗塞は大脳基底核と皮質下白質にみられるラクナ梗塞が大半であるが，時には心原性脳塞栓症やアテローム血栓性脳梗塞によることもあるので，無症候性脳梗塞が特に境界域（分水嶺）領域にみられるときは，注意を要する．

発見された時点では，無症候であっても，症候性脳梗塞，および認知機能障害発症の高リスク群であるという認識が重要となる．発見された場合には，MRIや頸部血管エコー検査などによる経過観察が必要となる．

無症候性脳梗塞の最大の危険因子は高血圧であり，適切な降圧療法が最も重要である．わが国では，無症候性脳梗塞からの脳卒中発症の21%が脳出血であったとの報告があるため，抗血小板薬を投与する際には慎重に行うべきである．また，無症候性梗塞を有する患者への説明には，十分注意を払い，いたずらに不安を募らせないことも重要である．

大脳白質病変

大脳白質にみられるびまん性の病変（149）は，おもに虚血性と考えられており，とくに高度な脳室周囲高信号域（PVH）を有する場合は，脳卒中，認知機能障害を発症する危険が高いので，高血圧などのリスク管理が重要となる．また，PVHがあり，メタボリックシンドロームや血中ホモシステイン高値を有する場合には，脳卒中発症予防の観点からこれらの是正が必要となる．

無症候性脳出血

微小脳出血(microbleeds)

近年，MRI検査の1つとして脳内のヘモジデリンの沈着を鋭敏に検出できるグラディエントエコー法によるT_2^*（スター）強調画像（150）が注目されている．脳出血はT_2^*強調画像上，低信号域として観察されるが，脳卒中の既往のない者でも5%程度に無症候性の微小出血がみられることが明らかになっている．微小脳出血は，高血圧患者に多くみられ，症候性脳出血，MRI上の多発性ラクナ梗塞，脳室周囲高信号域（PVH）のある患者で特に高率にみられることから，高血圧性の血管病変（穿通枝の血管壊死）を基盤とするものと考えられている．微小出血があるとその後に症候性脳出血を発症する危険が高いので，脳梗塞急性期の血栓溶解療法や慢性期の抗凝固療法，抗血小板療法の実施にあたって留意すべきであるとの意見もある．

149 無症候性脳梗塞のMRI像（白質の変化）

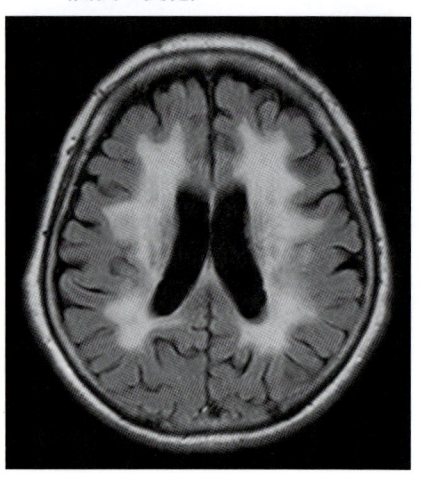

150 MRI T_2^*強調画像

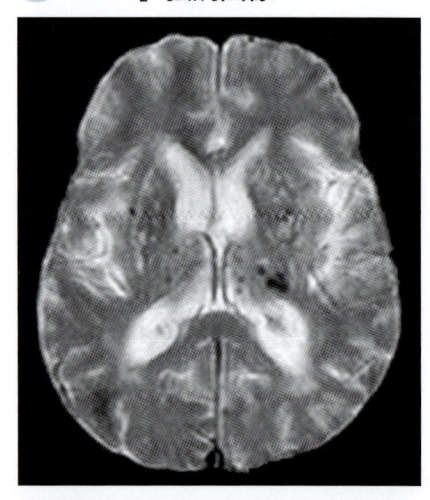

両側基底核，視床に微小な低信号域がみられる

MEMO 33　大脳白質病変

大脳白質病変とは，T_2強調画像やFLAIR画像（またはプロトン密度画像）上で脳室周囲白質や深部・皮質下白質に高信号病変を呈し，T_1強調画像では等信号あるいは大脳灰白質と同程度の軽度低信号を示すものである．脳ドック学会では大脳白質病変を脳室周囲病変（PVH）と深部皮質下白質病変（DSWMH）に分けている．両病変のグレードは右図の通りである．

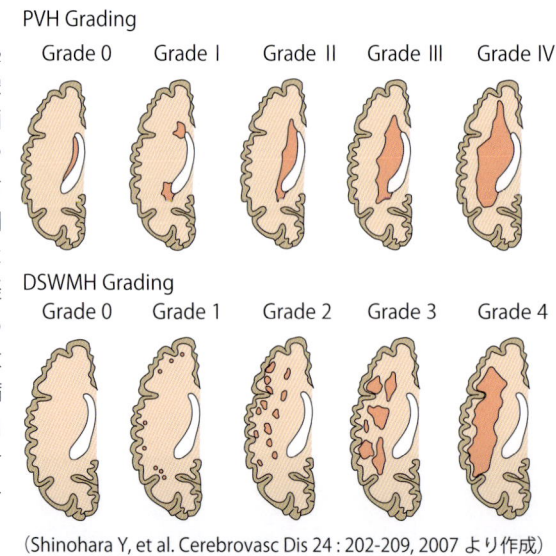

PVH Grading
Grade 0　Grade I　Grade II　Grade III　Grade IV

DSWMH Grading
Grade 0　Grade 1　Grade 2　Grade 3　Grade 4

(Shinohara Y, et al. Cerebrovasc Dis 24 : 202-209, 2007 より作成)

5. 脳卒中の主要疾患
その他の脳血管障害

1 脳動脈解離

脳動脈解離は脳を灌流する動脈に生じる解離で，50歳以下の若年脳卒中の原因として重要である．好発年齢は40歳代で男性に多い．

原因

外傷性と非外傷性に分類される．非外傷性が多いが，非外傷性の中にも，種々のスポーツやカイロプラクティックなどによる頸部の回転や過伸展による軽微な外傷が誘因となる例がある．また，明らかな基礎疾患を認めない例が多いが，まれに線維筋形成不全などの血管の脆弱性を示す疾患が原因となることがある．

部位

頸動脈系と椎骨脳底動脈系，また，それぞれを頭蓋外，頭蓋内に分類すると，わが国では椎骨動脈の頭蓋内解離（151）が63.4％と最も頻度が高く，次いで前大脳動脈解離が多い（7.5％）．欧米では内頸動脈の頭蓋外解離（152）の報告が多い（153）．

症候

脳動脈解離には脳梗塞で発症する例と，くも膜下出血で発症する例があるが，虚血発作例の方が多い（154）．脳梗塞は解離により動脈壁内に生じた血腫（壁内血腫：152）が血管腔を狭窄または閉塞するために生じる．一方，くも膜下出血は解離により局所的に拡張した動脈部（解離性動脈瘤：151 155）が外側へ破裂することによって起こる．

脳動脈解離では，脳卒中の発症に先行または発症と同時に，解離による頸部，頭部の痛みを伴うことが大きな特徴である．わが国では椎骨動脈の頭蓋内解離が多いことを反映して，脳梗塞では延髄外側症候群（ワレンベルグ症候群）を呈することが多い．したがっ

151 脳動脈解離（右椎骨動脈）

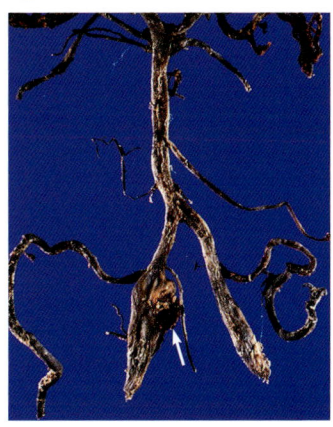

右椎骨動脈は紡錘状に拡大し，肉眼的にも破綻部位が確認できる（⇧）．

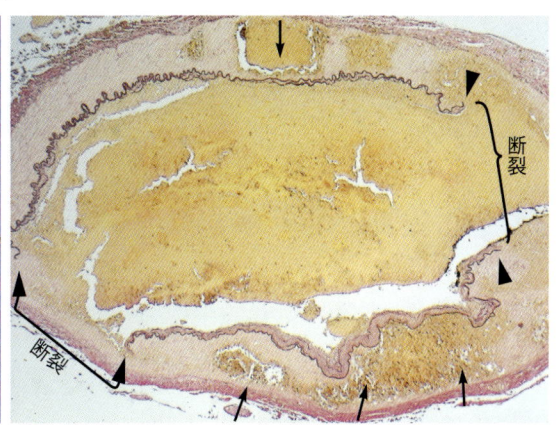

内弾性板の断裂（▶）と中膜筋層内の血液の貯留（➡）を認める．

152 壁内血腫と所見の経時的変化（T₁強調画像）

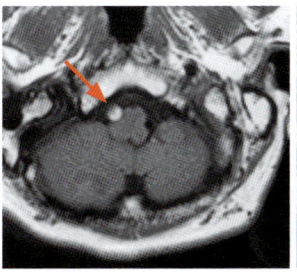

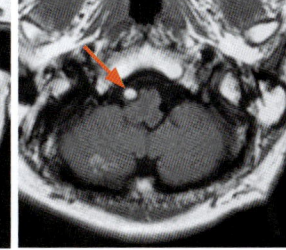

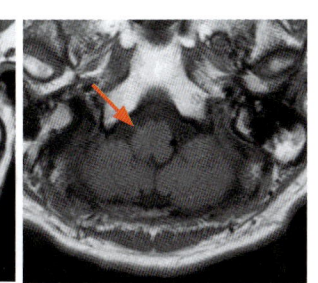

(a) 発症1週間後　　(b) 発症7週間後　　(c) 発症5か月後

動脈壁内に生じた血腫（↘）がT₁強調画像で観察できる．血腫の辺縁は初め不整形で，次第に明瞭となり，その後消褪してくる．

153 解離部位

	右	左	両側	total
内頸動脈系				
ICA（頭蓋外）	5	6	0	11（2.4％）
ICA（頭蓋内）	10	8	0	18（4.0％）
MCA	7	9	0	16（3.5％）
ACA	19	14	1	34（7.5％）
椎骨脳底動脈系				
VA（頭蓋外）	11	13	0	24（5.3％）
VA（頭蓋内）	139	130	19	288（63.4％）
BA	—	—	—	22（4.8％）
PICA	8	18	0	26（5.7％）
SCA	1	0	0	1（0.2％）
PCA	3	4	1	8（1.8％）
多発性	—	—	—	6（1.3％）

〔脳動脈解離診療の手引き　循環器病研究費 18公-5（SCADS-Japan）脳血管解離の病態と治療法の開発．松岡秀樹．脳動脈解離の現状．主任研究者　峰松一夫　平成21年2月27日発行　本邦の実態（アンケート調査，後ろ向き登録研究から）より〕

て若年者の延髄外側症候群例では，その原因として常に動脈解離を考慮する

5. 脳卒中の主要疾患

154 発症病型

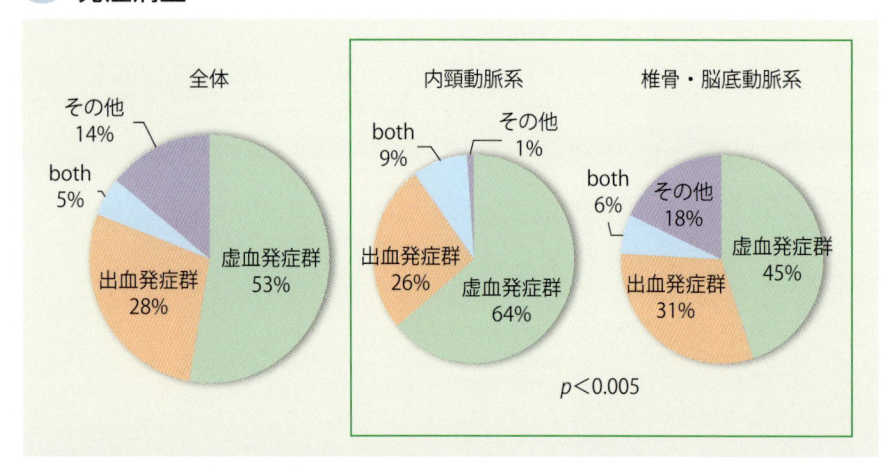

全体／内頸動脈系／椎骨・脳底動脈系

- 全体：虚血発症群 53％，出血発症群 28％，both 5％，その他 14％
- 内頸動脈系：虚血発症群 64％，出血発症群 26％，both 9％，その他 1％
- 椎骨・脳底動脈系：虚血発症群 45％，出血発症群 31％，both 6％，その他 18％

$p<0.005$

both：発症時（初回検査時）に脳虚血，くも膜下出血を併発していた症例
その他：無症候，頭痛のみ，脳卒中以外の症候などの症例
〔脳動脈解離診療の手引き　循環器病研究費 18 公 -5（SCADS-Japan）脳血管解離の病態と治療法の開発．松岡秀樹．脳動脈解離の現状．主任研究者　峰松一夫　平成 21 年 2 月 27 日発行　本邦の実態（アンケート調査，後ろ向き登録研究から）より〕

155 内頸動脈の解離性動脈瘤

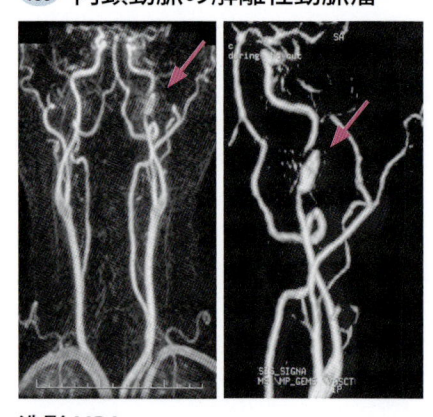

造影 MRA

156 右椎骨動脈解離による pearl and string sign（⬇）（脳血管造影）

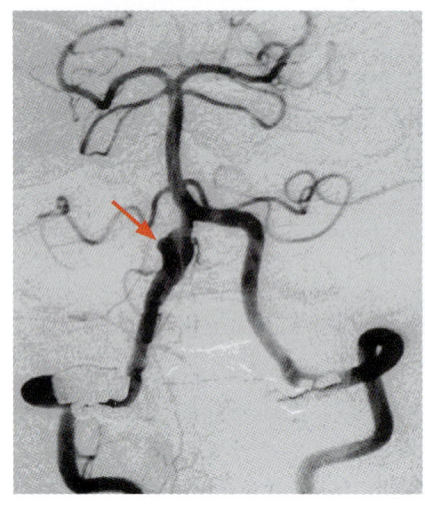

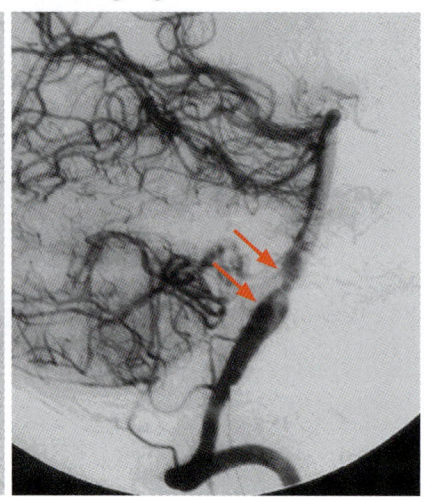

157 内膜フラップと二重腔

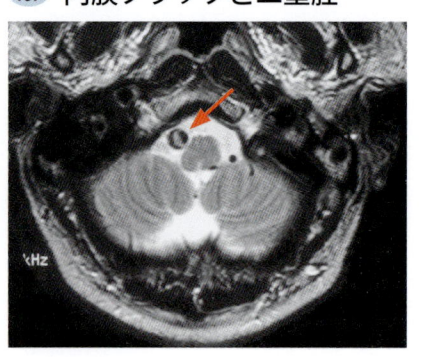

T₂ 強調画像

必要がある．内頸動脈解離では同側のホルネル症候群を伴うことがある．

画像診断

脳動脈解離の診断には脳血管造影や MRI などの画像検査が重要である．脳血管造影では，動脈瘤様の拡張とその前後の狭窄所見（pearl and string sign：156 ）が動脈解離に比較的特異性が高い．解離に最も特異的とされる内膜フラップや二重腔（真腔と偽腔）の所見が得られることは必ずしも多くない．

MRI や MRA は，脳動脈解離の非侵襲的診断法として最も有力である．と

158 解離による椎骨動脈閉塞の再開通（MRA）

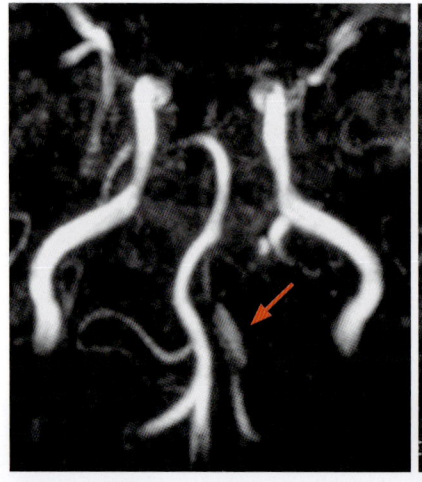

発症 2 週間後　閉塞部に見える高信号は，壁内血腫によるものである（矢印）．

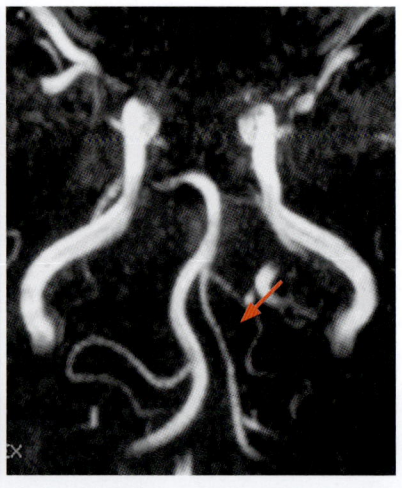

発症 3 か月後　壁内血腫は消失して，椎骨動脈は再開通している（矢印）．

くに動脈の横断像が診断に有用で，解離に特異的な内膜フラップや二重腔の所見(157)がみられることもある．MRAでは元画像を注意深く観察することも重要である．動脈壁内の壁内血腫(152)も診断の参考になるが，T₁強調画像における動脈内の高信号は種々のアーチファクトや血管内血栓などによってもみられるので，必ずしも解離に特異性は高くない．壁内血腫は発症後数日間の急性期には陽性となりにくい点にも注意すべきである．また，解離腔の伸展，壁内血腫の吸収，動脈瘤内の血栓形成，解離のリエントリーなどを反映して，解離の画像所見は経時的に変化しやすいことも重要な特徴である(158)．

最近，MRIにて斜台に平行に20mm厚のheavily T2W1の冠状断を撮像するBPAS(basiparallel anatomic scanning)が注目されている．この方法では，椎骨動脈の外観が描出でき，解離による局所性の動脈の拡張が観察できるので，解離のスクリーニングとしても使われる(159)．

予後

脳梗塞を呈する例の予後は比較的良好であるが，くも膜下出血例は急性期に再出血することも多く，予後不良である．椎骨脳底動脈系の解離では解離が脳底動脈に及ぶと転帰不良となることが多い．急性期を過ぎた慢性期の再発率は低い．

急性期の治療

解離に伴う脳梗塞急性期の病態には，解離部に形成される血栓が重要であるとの考えから，虚血例には抗凝固療法または抗血小板療法が推奨されている．しかし，現在のところその有効性を裏づける明らかなエビデンスはなく，とくにくも膜下出血の合併が少なくない頭蓋内解離における抗血栓療法の実施には，十分な注意が必要である．

くも膜下出血例は，急性期の再出血により転帰不良となる例が多いので，

159 右椎骨動脈解離による外観の局所性の拡張(BPAS)

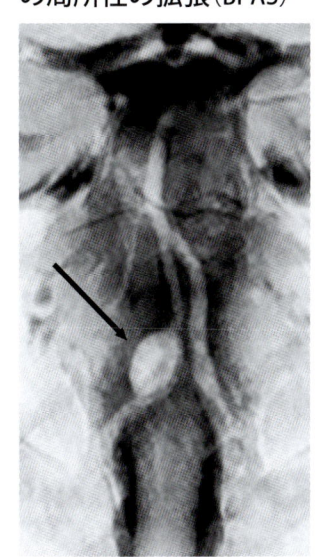

早期に近位結紮，トラッピング，ラッピング，クリッピングなどの手術，または血管内治療が必要となる．しかし，各治療法の適応や有効性についてはいまだ議論が多い．

2 もやもや病（ウィリス動脈輪閉塞症）

わが国で発見された特異な脳血管障害で，日本人に多い．種々の呼称が用いられるが，特異な脳血管造影上の所見に基づくもやもや病（鈴木）と，本症の発生機序を考慮したウィリス動脈輪閉塞症（工藤）とが広く用いられている．発症年齢には，10歳未満と30〜40歳代の2つのピークがある．

症状 (161 162)

小児例と成人例とでは，発症様式が異なる．

小児期発症例は，TIA，脳梗塞などの脳虚血症状を呈することが多い．すなわち，片麻痺，単麻痺，感覚異常の他，失語，視野障害などの症状を示す．一過性，反復性のことが多いが，次第に神経脱落症状を残す．

成人発症例では，脳室内，くも膜下あるいは脳内出血などの頭蓋内出血を呈することが多い．すなわち，突発する激しい頭痛，嘔吐，意識障害，項部硬直などの髄膜刺激症状を示す．

検査所見

脳血管造影 診断上必須で多少左右差はあっても，ほぼ両側性に次のような所見がみられるのが特徴である．

161 ウィリス動脈輪閉塞症診断の手引き（厚生省研究班による1995年新基準）

1	①発症年齢は各層にわたるが，若年者が多く，女性に多い傾向がある．孤発例が多いが，時に家族性に発生することもある． ②症状・経過は，無症状（偶然発見）のものから，一過性のもの，および固定神経症状を呈するものなど軽重・多岐にわたっている． ③小児例では脳虚血症状を主体とするものが多く，片麻痺，単麻痺，感覚異常，不随意運動，頭痛，けいれんなどが反復発作的に出現し，時に病側が左右交代して現れることがある．さらに知能低下や固定神経症状を呈するものもある．しかし，成人例のように出血発作をきたすことはまれである． ④成人例では小児例と同様の症状を呈するものもあるが，多くは，脳室内，くも膜下あるいは脳内出血で突然発症する．これらの多くは軽快し，あるいは固定神経症状を残すが，中には重症となり，死亡するものもある．
2	診断上，脳血管造影は必須で，少なくとも右の所見がある． ①頭蓋内内頸動脈終末部，前および中大脳動脈近位部に狭窄または閉塞がみられる． ②その付近に異常血管網が動脈相においてみられる． ③これらの所見は両側性にみられる． ただし，MRIとMRAにより，次の1)〜3)のすべてを満たす場合は，脳血管造影は省いてよい． 1) MRAで頭蓋内内頸動脈終末部，前および中大脳動脈近位部に狭窄または閉塞がみられる． 2) MRAで大脳基底核部に異常血管網がみられる（MRI上，大脳基底核部に少なくとも一側で2つ以上の明らかなflow voidを認める場合，異常血管網と判断してよい）． 3) 上記の1)と2)の所見が両側性にある．
3	本症は原因不明の疾患であり，次の特別な基礎疾患に伴う類似の脳血管病変は除外する（動脈硬化，自己免疫疾患，髄膜炎，脳腫瘍，ダウン症候群，レックリングハウゼン病，頭部外傷，頭部放射線照射など）．
4	診断の参考となる病理学的所見． ①内頸動脈終末部を中心とする動脈の内膜肥厚と，それによる内腔狭窄ないし閉塞が通常両側性に認められる．時に肥厚内膜内に脂質沈着を伴うこともある． ②前・中大脳動脈，後交通動脈などウィリス動脈輪を構成する諸動脈に，しばしば内膜の線維性肥厚・内弾性板の屈曲・中膜の菲薄化を伴う種々の程度の狭窄ないし閉塞が認められる． ③ウィリス動脈輪を中心として多数の小血管（穿通枝および吻合枝）がみられる． ④しばしば軟膜内に小血管に網状集合がみられる．

（厚生省特定疾患ウィリス動脈輪閉塞症調査研究分科会　平成10年度研究報告書：最新の診断，治療の手引き．1995より）

160 もやもや病（ウィリス動脈輪閉塞症）のCT

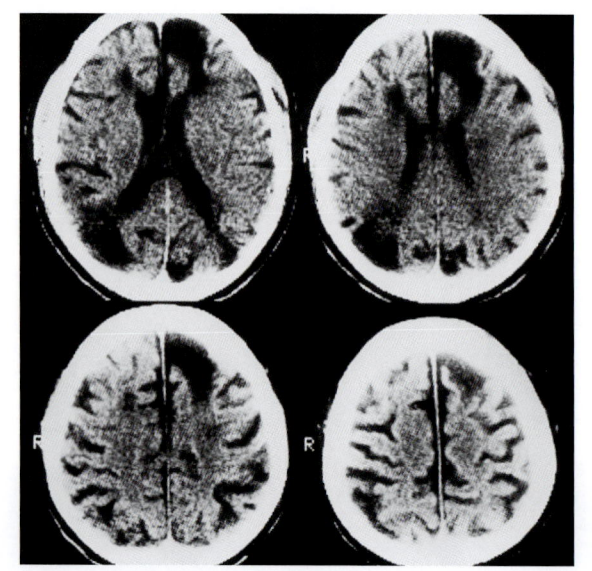

前頭葉，頭頂葉に低吸収域がみられる．

162 診断基準（上の表を参照）

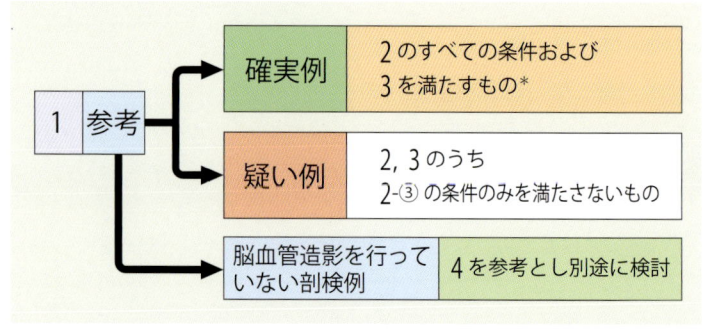

1 参考
- → 確実例：2のすべての条件および3を満たすもの＊
- → 疑い例：2,3のうち2-③の条件のみを満たさないもの
- → 脳血管造影を行っていない剖検例：4を参考とし別途に検討

＊小児では，2の①，②を満たし，他側の内頸動脈終末部付近にも狭窄の所見が明らかにあるものを含む．

その他の脳血管障害　**2 もやもや病（ウィリス動脈輪閉塞症）**　161

163　脳血管造影像および病理所見

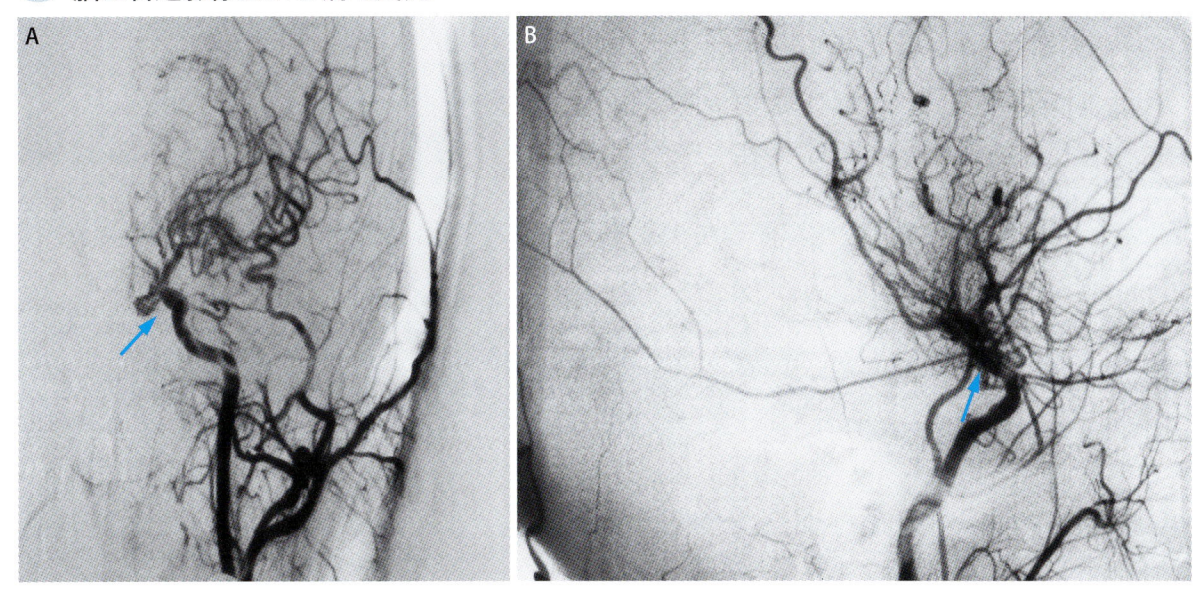

A：正面像，B：側面像．内頸動脈終末部で閉塞がみられ(↑)，前・中大脳動脈はいずれも起始部から造影されていない．脳底部には異常血管網がみられる．

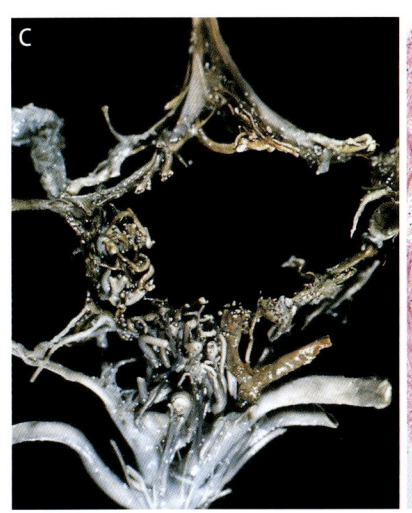

ウィリス動脈輪より多数の穿通枝，吻合枝が叢生している．

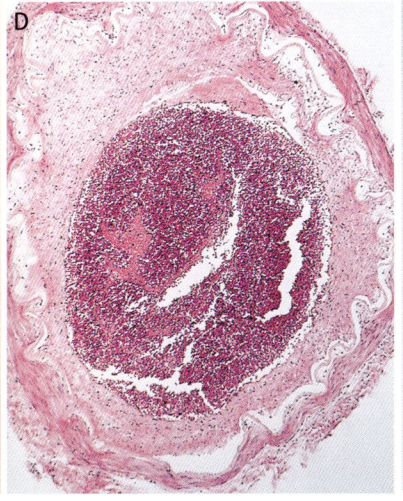

中大脳動脈起始部では，肥厚した内膜上に血小板血栓が形成されている（HE染色）．

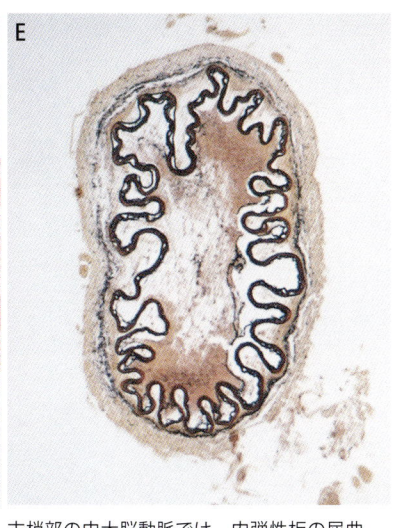

末梢部の中大脳動脈では，内弾性板の屈曲，中膜の菲薄化がみられ，内腔は閉塞している（elastica染色）．（元 慶應大学名誉教授細田泰弘先生による）

①両側の内頸動脈終末部，前および中大脳動脈起始部に狭窄または閉塞がみられる（163 A）．
②脳底部に網状の異常血管像（もやもや血管）がみられる（163 B）．
③ウィリス輪の完全または不完全閉塞がみられる．
④多様な側副循環がみられる．

CT　上述のような脳梗塞と各種頭蓋内出血の像が認められる（160）．脳梗塞は，多発性，両側性で，皮質・皮質下にみられ，前・中大脳動脈領域に好発するが大脳基底核は保たれるのが特徴である．

MRI　大脳基底核部にflow voidを認める．MRAでは異常血管網として描出される．またMRIにて，内頸動脈終末部，前および中大脳動脈近位部に狭窄または閉塞がみられる．

病因・病理

本症の本態は，ウィリス輪の閉塞で，閉塞ないし狭窄は両側内頸動脈の末端にほぼ対称性に始まり，ウィリス動脈輪の前半部から後半部へと進展する（163 C）．閉塞は，内膜の層状の線維肥厚によるもので，閉塞機転の進展には血小板血栓の形成が関与している（163 D）．ウィリス動脈輪より末梢の動脈は内弾性板の高度の屈曲と中膜の菲薄化を示す（163 E）．

3 奇異性脳塞栓症

通常，右心系（静脈系）にできた血栓が脳動脈に塞栓を起こすことはない．それは右心系の血栓は肺循環にトラップされるため，肺塞栓を起こすことはあっても左心系（動脈系）には流れ込まないためである．しかし，卵円孔開存（PFO：patent foramen ovale），肺動静脈瘻，心房中隔欠損などの右左シャント性疾患があると，右心系に生じた血栓が左心系に流れ脳塞栓症を起こすことがある．このような病態を奇異性脳塞栓症と呼び，塞栓源不明の脳塞栓（皮質梗塞），とくに若年者の脳梗塞では考慮すべき疾患である．

奇異性脳塞栓症の原因として頻度が高いものはPFOである．しかし，PFOは一般成人の10〜20％にみつかるといわれているので，PFOがあるからといって必ずしも脳梗塞の原因であるとは限らない．深部静脈血栓症の合併例，排便時などのバルサルバ（Valsalva）負荷のかかる状態での発症，肺塞栓合併例では奇異性脳塞栓症の可能性が高くなる．PFOの診断は通常，経食道心エコーを用いて，バルサルバ負荷とコントラストエコー法をあわせて行う．コントラスト（生食9 mLと空気1 mLを撹拌して作製）静注後のコントラストによる左房内粒状エコーの早期出現が診断の決め手となる．

PFOにおける脳梗塞再発予防のための抗血栓療法として，抗血小板薬，抗凝固薬の有効性の優劣についての明白なエビデンスはない．しかし，深部静脈血栓症，血栓形成傾向，心房中隔瘤，大きなシャント，多発性の梗塞巣のある例では再発率が高いとの報告が多く，一般に抗凝固療法が推奨されている．また，経皮的にカテーテルを用いたPFO閉鎖術の有効性についても，これまでのところ内科的治療と比較した明確な有効性は証明されていない．

164 卵円孔の開存によって生じた奇異性塞栓

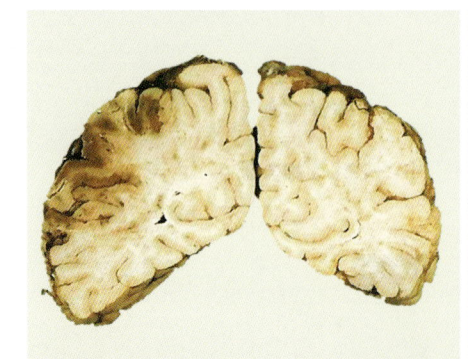

頭頂葉の出血性梗塞

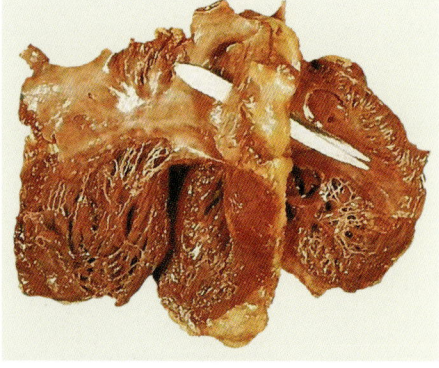

卵円孔の開存をピンセットを通して示す

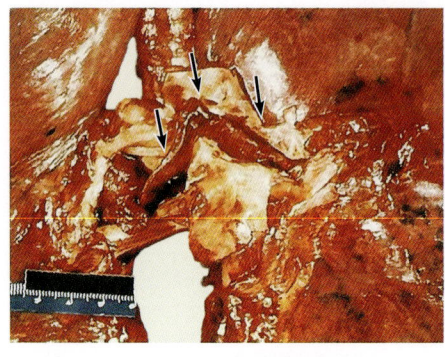

右→左シャントを誘発した肺動脈塞栓（↓）

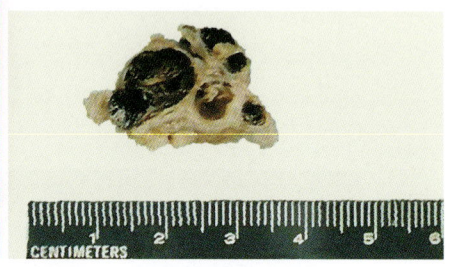

塞栓源となった下肢静脈の血栓

165 PFO症例の経食道心エコー所見（コントラストエコー法）

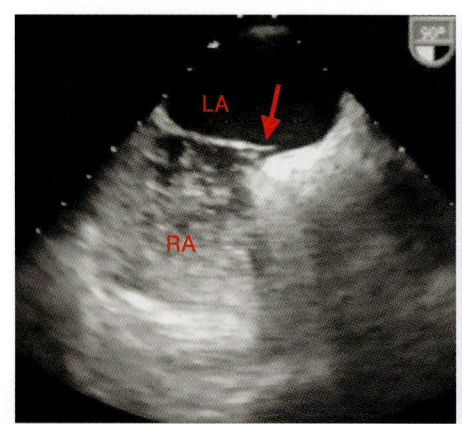

赤い矢印の隙間がPFO．RA内に粒状エコー（バブル）が充満している．バルサルバ負荷前．

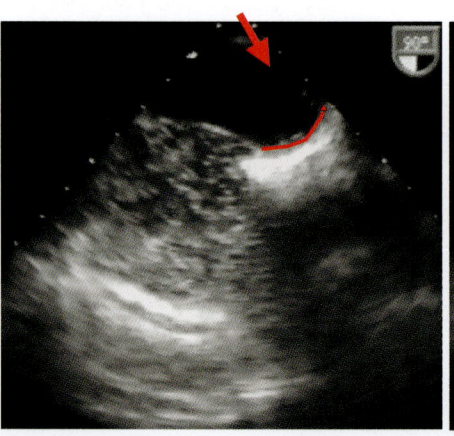

バルサルバ負荷後．PFOを通り左房壁に沿ってバブルが見える．

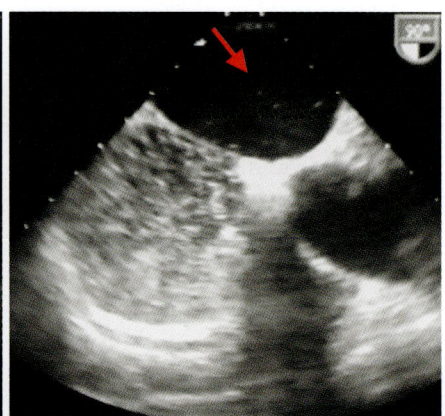

その後，バブルは左房内に拡散．

4 抗リン脂質抗体症候群

抗リン脂質抗体症候群とは，リン脂質に対する抗体を有し，臨床症状として，①動静脈血栓による症状，②反復性流産，あるいは妊娠中期，後期の胎児死亡を認める疾患である．抗リン脂質抗体は，陰性荷電のリン脂質に対する抗体で，抗カルジオリピン抗体（aCL）とlupus anticoagulant（LA）が知られている．

抗リン脂質抗体陽性の患者では血栓形成傾向が強く，脳梗塞の頻度が高い（167）．抗リン脂質抗体が関与する脳梗塞は，おもに皮質・皮質下にみられる．一般に若年発症の多発性脳梗塞で，再発することが多く，予後不良である（166）．

aCLはリン脂質β_2-GPI複合体に対する抗体で，酵素免疫測定法（ELISA）で測定する．LAはリン脂質プロトロンビン複合体に対する抗体で，プロトロンビナーゼの生成を阻害する作用をもち，活性化部分トロンボプラスチン時間（aPTT）を延長させるが，プロトロンビン時間は軽度延長または正常である．LAとaCLの関係はいまだ明確でない点が多く，両者が重複する例が50〜70％みられる．

現在考えられている抗リン脂質抗体の作用部位は，168に示すようにトロンボモジュリン-プロテインC系におけるプロテインCの活性化機構と活性化されたプロテインCが凝固系に及ぼす作用に抑制的に働く点などが挙げられている．

抗リン脂質抗体陽性の患者における脳梗塞に対しては，抗凝固療法，抗血小板療法，副腎皮質ステロイド，血漿交換療法，ガンマグロブリン療法などが行われるが，いまだ確立した治療法はない．

166 抗リン脂質抗体陽性脳梗塞のMRI像（38歳女性，SLE）

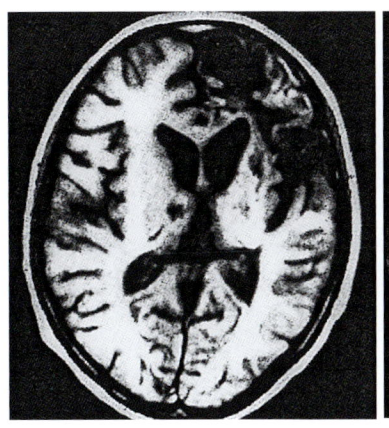

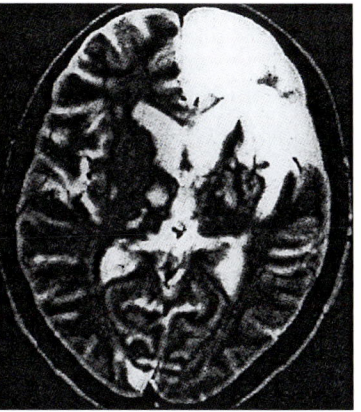

T₁強調画像　　　　　　　　T₂強調画像

167 急性脳梗塞またはTIA患者での抗リン脂質抗体検査のためのチャート

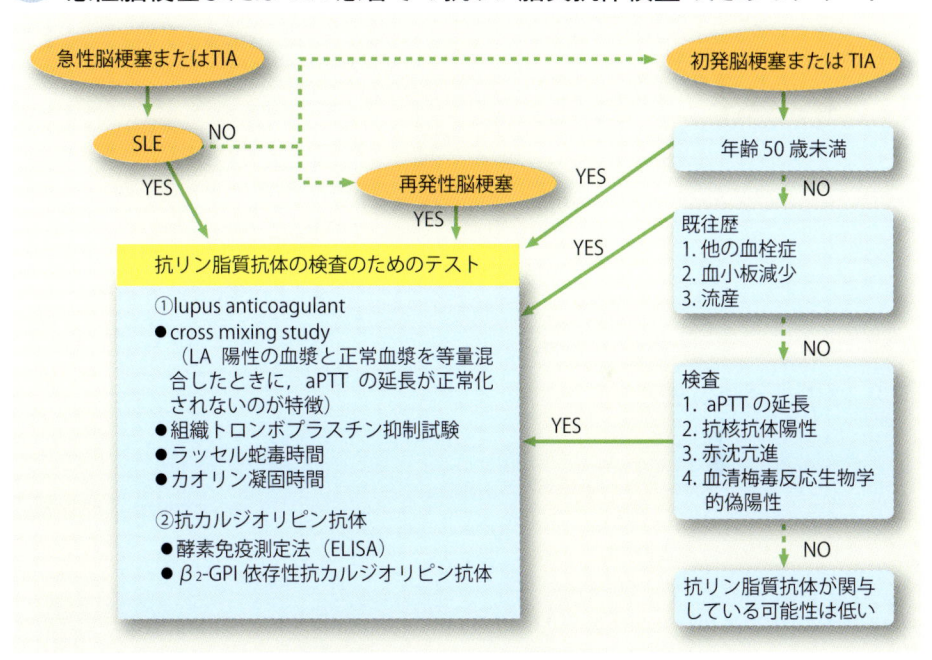

（北川泰久：若年層における脳血管障害Update 抗リン脂質抗体症候群．臨床神経 45：852-855, 2005 より）

168 抗リン脂質抗体の作用部位

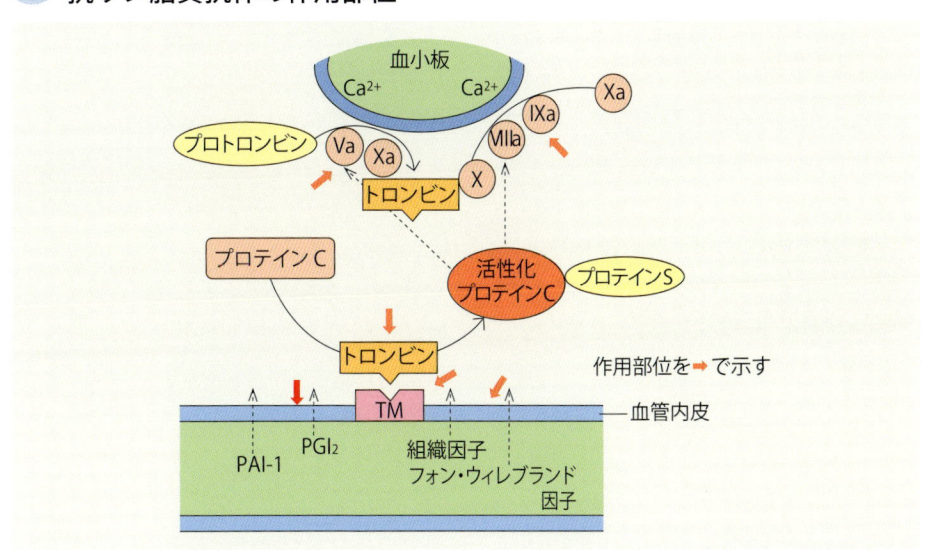

（池田康夫：抗リン脂質抗体症候群と抗血栓療法．カレントテラピー 9：922-925, 1991 より）

5 アミロイド血管症

アミロイド血管症
Cerebral amyloid angiopathy

　脳血管壁にアミロイド蛋白（Aβ）の沈着した状態で，後頭葉，前頭葉，側頭葉などの髄膜や大脳皮質の小動脈に好発する．若年者ではまれであるが，加齢とともに頻度を増し，60歳以上では約半数の脳に認められたと報告されている．高齢者で反復性に起こる脳葉型脳出血の原因となることが知られている（144頁「皮質下出血」の項参照）が，近年皮質の小出血，梗塞，白質病変などや，血管症に伴う炎症反応も注目されている．
　いくつかの遺伝子多型との関連が注目され，中でもApoEε2アリルは脳出血と相関することが報告されている．なお，脳のアミロイド血管症は全身性アミロイドーシスとは独立して発現する．

アミロイド血管症による脳葉型出血（144頁参照）

　正常血圧の高齢者で，高血圧性脳出血が通常好発する，被殻，視床，橋，小脳以外の場所，とくに後頭葉，側頭葉などに脳葉型の出血をみたときには，本症との関連を考慮する必要がある．出血を反復することが多く，画像検査上で，多発性，とくに発現時期の異なる出血巣がみられるのが特徴である（169）．また，画像検査では，脳葉型の大きな出血だけでなく，大脳皮質の微小出血や脳表に限局性のくも膜下出血（ヘモジデリン沈着，170）が認められる．
　臨床症状は，144頁の通りであるが，小出血で，症状がTIA様の一過性の筋力低下，しびれにとどまることもある．
　アミロイドの沈着した血管は脆弱で，比較的軽度の頭部外傷でも出血をきたすことがあると報告されている．また，心筋梗塞での血栓溶解療法をきっかけに脳出血が惹起されることもあるといわれている．

アミロイド血管症に伴う大脳白質病変

　アミロイド血管症では，虚血により大脳白質にびまん性の髄鞘の崩壊とグリオーシスがみられ，それによって認知機能の低下をきたすことがある．脳出血を伴わずに，白質病変のみで認知症をきたした症例も報告されている．また，皮質に小梗塞を生じることもある．

アミロイド血管症関連炎症
Cerebral amyloid angiopathy-related inflammation

　アミロイド血管症を基盤として生じた血管周囲の炎症反応によって，非対称性の白質病変を呈する病態で，急性または亜急性に，頭痛，けいれん，認知機能の低下，巣症状などを発症する．時に，多核巨細胞の浸潤による肉芽腫性血管炎を認めることもある．MRI上の非対称性，斑状または融合性の白質病変と，髄液検査での蛋白上昇と細胞増多がみられるが，脳生検なしには臨床的に確定診断は困難である．副腎皮質ステロイドや免疫抑制剤が奏効したとの報告がある．

169 MRI T2強調画像（左）と磁化率強調画像（SWI）（右）

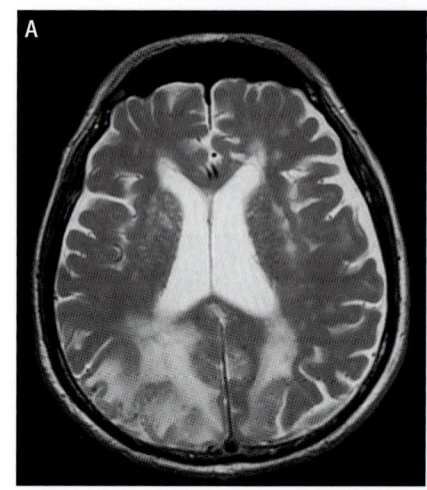

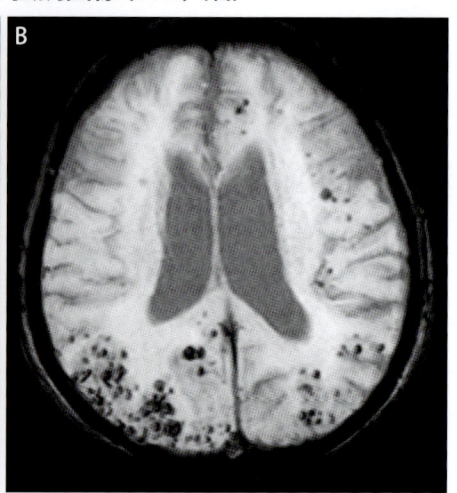

170 大脳皮質光顕像
（144頁の 123 124 と同一症例の髄膜）

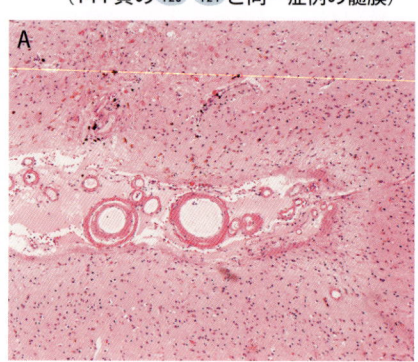

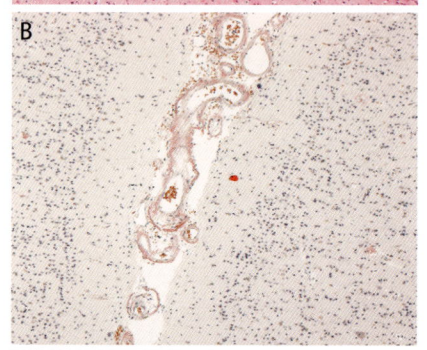

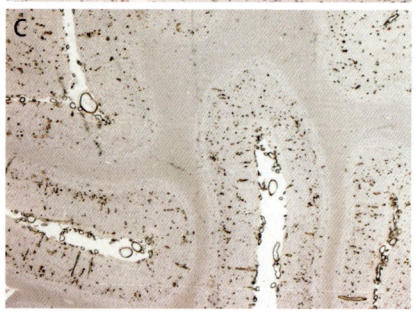

A：側頭葉．HE染色．くも膜下腔と大脳皮質の小動脈壁にアミロイド沈着を認める．大脳皮質にはヘモジデリン顆粒が散在している．
B：後頭葉．Congo Red染色．アミロイドはオレンジ色に染まる．
C：後頭葉．抗Aβ抗体による免疫染色．くも膜下腔と大脳皮質の小動脈壁にAβの沈着を認める．

その他の脳血管障害　⑥脳静脈洞血栓症　165

⑥ 脳静脈洞血栓症

171　上矢状静脈洞血栓症

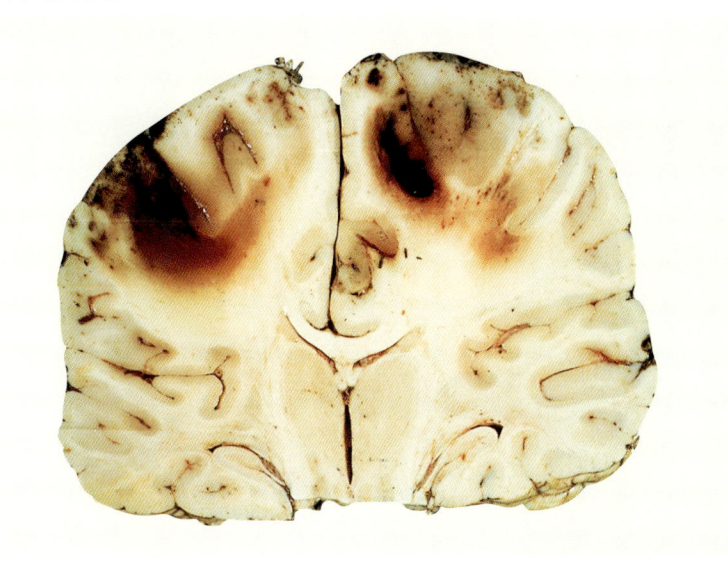

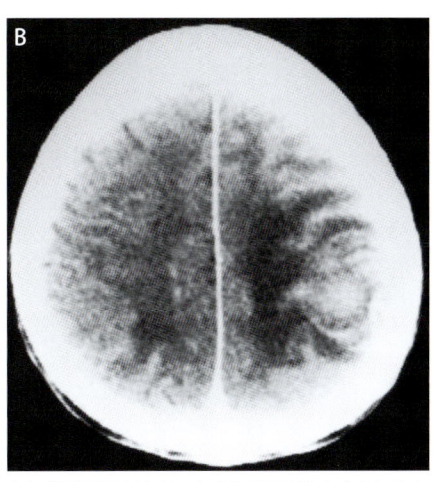

A　大脳冠状断

B　上矢状静脈洞血栓症により両側頭頂葉を中心に出血性梗塞と著しい浮腫を認め、側脳室と第3脳室は圧迫されてスリット状になっている．CTでは両側頭頂葉の低吸収域と出血による不規則な高吸収域を認める．

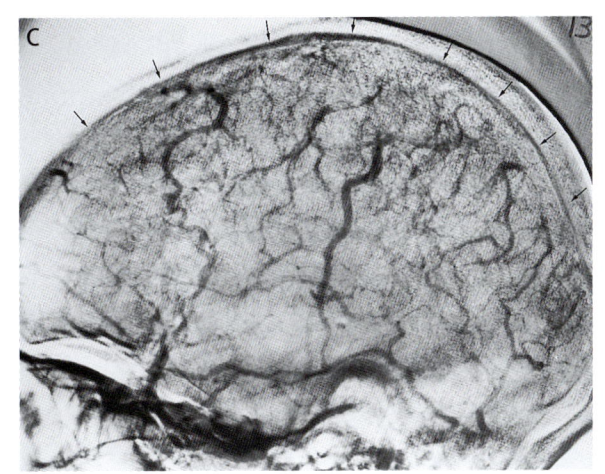

C　脳血管造影静脈相　上矢状静脈洞は造影されていない（↓）．

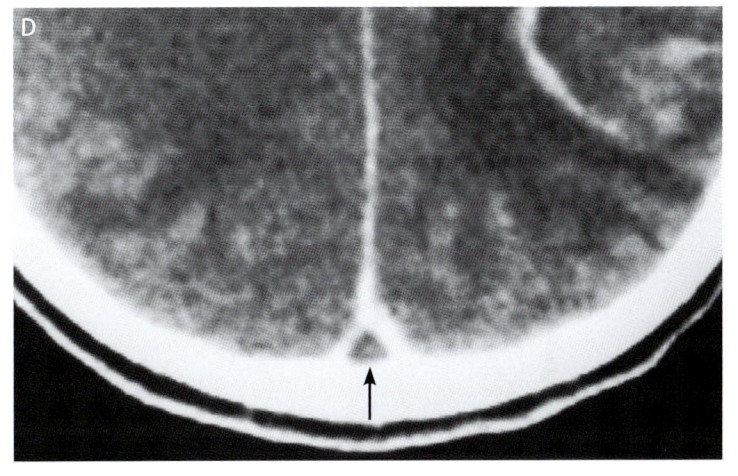

D　造影CT　静脈洞内の欠損像（Δ sign）がみられる（↑）．

上矢状静脈洞血栓症

症状

症状は頭蓋内圧の亢進と梗塞によるので，症状の現れ方やその程度は，症例によって著しく異なる．最も頻度の高い訴えは，限局した激しい頭痛で，頭蓋内圧の亢進により増強する．

主症状は，局所性あるいは全身性けいれん，運動障害，感覚障害と半盲で，優位半球の障害では失語をみることがある．頭蓋内圧亢進が進めば意識も次第に障害され，うっ血乳頭がみられる．

局所性けいれん，麻痺は，病変が主として傍矢状部にあることから，片側あるいは両側の下肢より始まり，上肢に及ぶが，一般に麻痺の程度は上肢より下肢に高度である．

炎症に起因するものでは発熱を伴う．

原因

従来は，副鼻腔あるいは中耳の炎症が波及することが多かったが，最近では非炎症性のものが多い．

外傷，妊娠，産褥，経口避妊薬，脱水，心不全，溶血性貧血，夜間発作性ヘモグロビン血症，潰瘍性大腸炎，糖尿病，悪性腫瘍などが，主に凝固性を亢進する基礎疾患と考えられている．

診断（171）

CTでは初期には変化がみられないが，次第に傍矢状部に両側性に出血性梗塞がみられる（171 B）．造影剤注入後，上矢状静脈洞後半部に認められる静脈洞内の欠損像（empty triangle signまたはΔ（デルタ） signと呼ぶ，171 C, D）や怒張した脳表静脈の描出（cord signと呼ぶ）は本症に起こるCT像の特徴である．MRAあるいは脳血管造影の静脈相にて，上矢状静脈洞の一部あるいは完全な欠損（flow void signの消

172 上矢状静脈洞血栓症

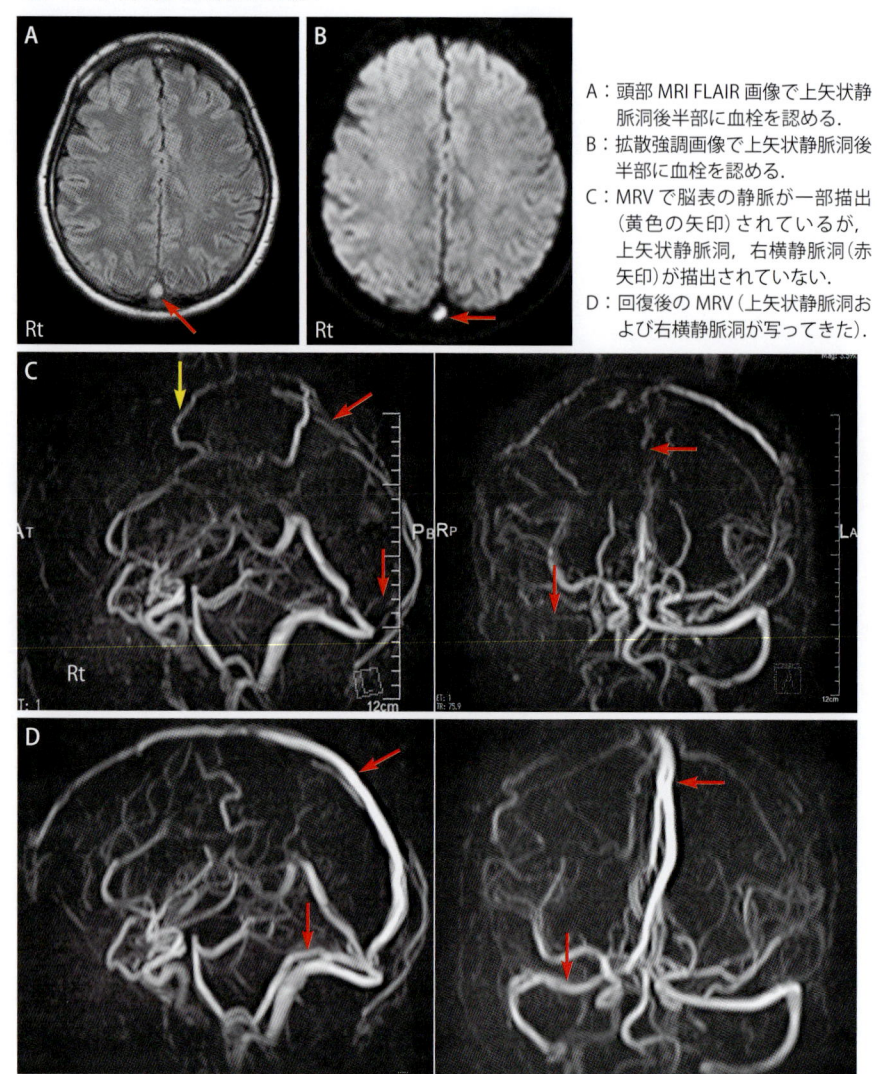

A：頭部MRI FLAIR画像で上矢状静脈洞後半部に血栓を認める．
B：拡散強調画像で上矢状静脈洞後半部に血栓を認める．
C：MRVで脳表の静脈が一部描出（黄色の矢印）されているが，上矢状静脈洞，右横静脈洞（赤矢印）が描出されていない．
D：回復後のMRV（上矢状静脈洞および右横静脈洞が写ってきた）．

失）を認める（172）．

横静脈洞血栓症

症状

頭蓋内圧の亢進による頭痛，意識障害，うっ血乳頭の他，けいれん発作がみられる．出血性梗塞による局所症状としては，同名性半盲，ゲルストマン症候群がみられる．片麻痺を伴うこともあるが，通常軽度である．

診断

CTでは，側頭葉から後頭葉にかけて出血性梗塞の像がみられ，浮腫，圧排効果を伴う（173 A）．塞栓などによる後大脳動脈領域の出血性梗塞との鑑別が困難なケースがあるが，出血性梗塞が中大脳動脈と後大脳動脈領域の両者にまたがるように存在したり，臨床的に頭蓋内圧亢進症状やけいれんを認めれば本症の可能性が高いと考えられる．

MRIでは，静脈洞におけるflow void signの消失が診断に役立つ（173 B）．診断の確定には，MRA（173 C），脳血管造影が行われる．

173 横静脈洞血栓症

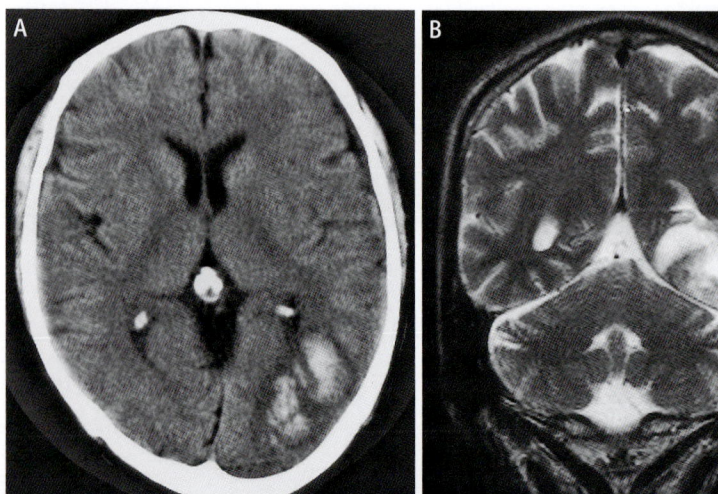

CTでは側頭後頭部にやや不均一な高吸収域を認め，周囲に軽度の低吸収域を伴う．
MRIでは左横静脈洞（←）は高信号を呈し，MRAにて左横静脈洞血栓と診断される．

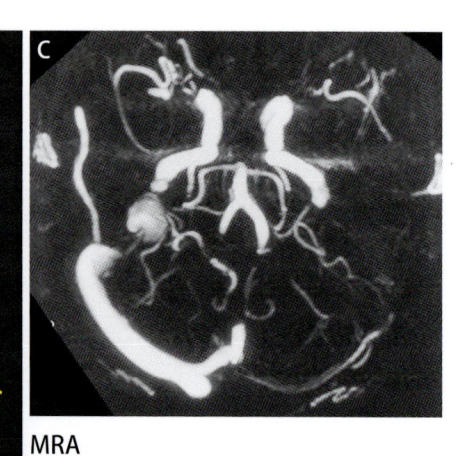

MEMO 34 トルソー症候群

　悪性腫瘍による凝固亢進状態が血栓症を誘発する病態は，トルソー（Trousseau）症候群として知られている．背景に慢性DICがあり，非細菌性血栓性心内膜炎（non-bacterial thrombotic endocarditis：NBTE）を生じて，ここからの多発性塞栓症の1つとして脳梗塞を合併することも多い．画像上の特徴は，小梗塞巣が1つの血管領域にとどまらずに両側大脳半球やテント下に多発することである（Ⓐ）．
　このような特徴のある梗塞巣をみたら，トルソー症候群の可能性を考える必要がある．血液検査では慢性DICを反映したFDPやD-dimerなどの凝固線溶系マーカーの異常高値を認めることが多いことも診断に有用である．通常，心エコーにてNBTEを証明することは困難である．

　再発予防として抗凝固療法が行われるが，再発率は高く，悪性腫瘍の存在もあり，予後は不良である．

Ⓐ トルソー症候群のMRI（DWI）

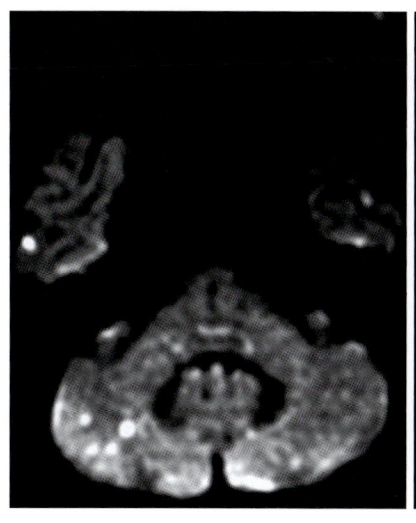

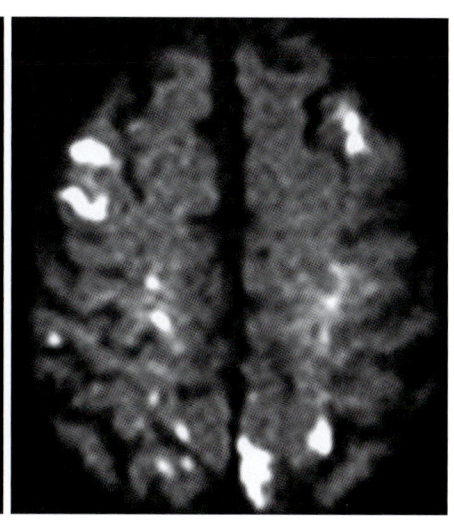

MEMO 35 硬膜動静脈瘻

　硬膜動静脈瘻は従来，硬膜動静脈奇形と呼ばれていたが，近年その多くが後天性と考えられるようになったため，前者の呼称が一般的となっている．静脈洞血栓に伴う硬膜動静脈瘻は，潜在的に静脈洞壁に存在した動静脈間の交通が静脈洞血栓に伴って拡張したものと考えられている．硬膜動静脈瘻が流入する静脈洞が周囲の静脈洞とは隔絶されているとき，この静脈洞は isolated sinus segment と呼ばれている．そこに流入したシャント血流が流出路の障害により，本来ならこの静脈洞に流入する静脈を逆流し，これらの静脈圧の著しい上昇をきたす．そのため，脳灌流圧（動脈圧）の低下による脳血流量の低下をきたし，症状が顕在化することがある．

頭部MRI水平断（T₁強調画像）

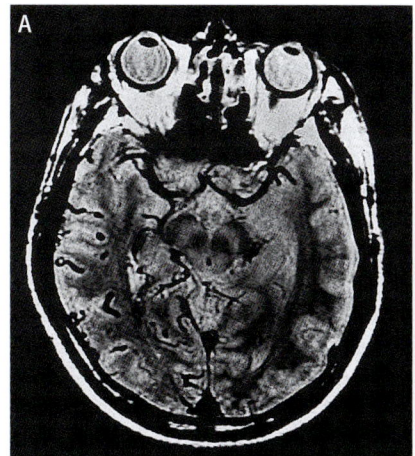

Ⓐ 右側頭，後頭葉に拡張，蛇行した異常血管によるflow voidを認める．

脳血管造影（側面）

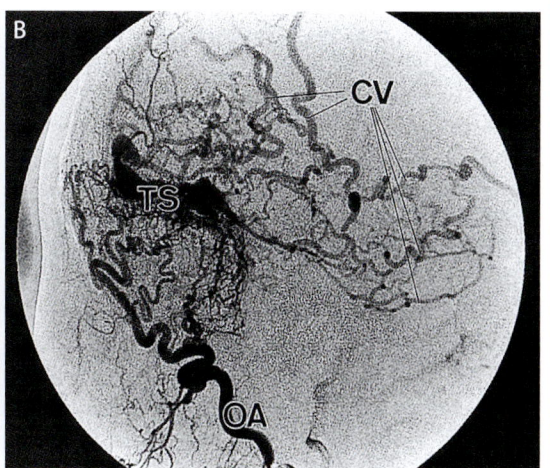

Ⓑ 右後頭動脈（OA）をmain feederとする動静脈シャントを認める．横静脈洞（TS）からは静脈洞交会，S状静脈洞が描出されず，横静脈洞は isolated transverse sinus となって，横静脈洞から皮質静脈（CV）への逆流が認められた．

7 脳血管奇形

頭蓋内に発生する血管奇形の主なものに，①動静脈奇形，②海綿状血管腫，③静脈性血管腫，④毛細血管拡張，⑤静脈瘤の5種類があり，その他，ガレン静脈瘤，スタージ・ウェーバー病なども含まれる．これはいずれも先天的な血管の形成異常とみなされている．その中で，動静脈奇形と海綿状血管腫は頻度が高く，臨床的にも重要である．

脳動静脈奇形 (174)

動脈と静脈をシャントする，異常に拡張蛇行した血管の集まりで，大脳，小脳，脳幹，脊髄いずれの部位にも発生するが，テント上，とくに中または前大脳動脈領域に好発する．動静脈奇形への流入動脈は，これら中または前大脳動脈から分枝し，脳表の静脈を経て上矢状静脈洞へ導出されることが多い．時に，大脳深部の静脈が導出静脈となることもある．本症は10～30歳代の若年層で発見されることが多く，やや男性に多いとされている．

174 脳動静脈奇形

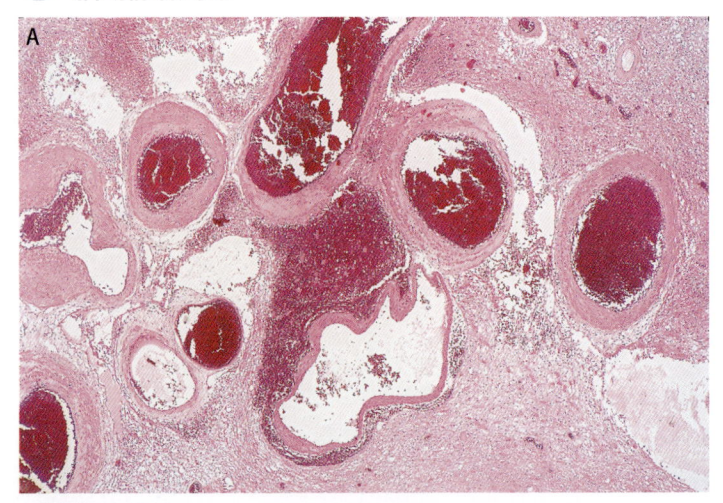

組織像（HE染色）

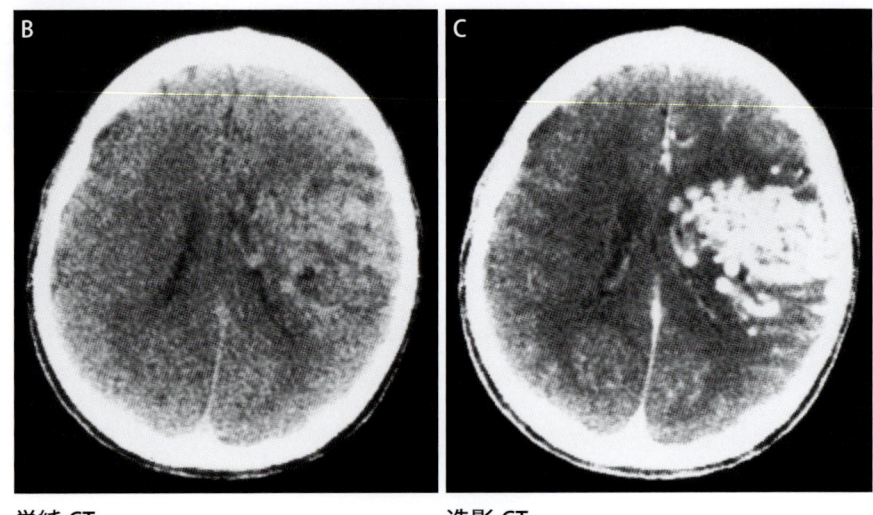

単純CT　　　造影CT

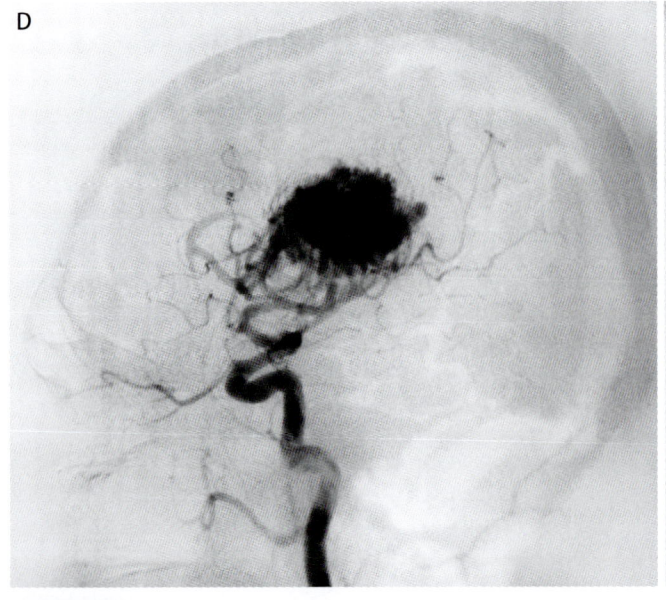

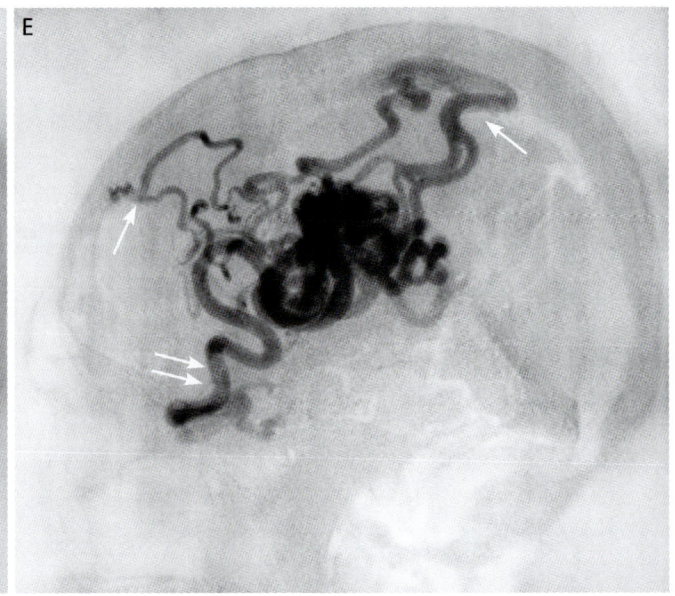

脳血管造影

単純CT(B)では低吸収域と点状または斑状の高吸収域が混在しており，造影剤により著明に増強される(C)．頸動脈造影にて中大脳動脈領域に大きい動静脈奇形が描出されている(D)．Eで，上矢状静脈洞に至る脳表の静脈〔上大脳静脈(↑)〕と浅中大脳静脈(↑↑)が導出静脈となっていることがわかる．

症状

くも膜下出血とけいれん発作を呈することが多いが，時に，無症状で偶然の機会に見出されることもある．

動静脈奇形の破綻によるくも膜下出血は，くも膜下出血全体の原因としては6%にすぎないが，若年者ではきわめて重要で，とくに10歳代では脳動脈瘤とほぼ同等の頻度で原因となっている．頭痛，項部硬直などの症状は，一般のくも膜下出血にみられるものと同じである．

動静脈奇形では，けいれん発作の頻度が高く，患者の生涯を通じての唯一の症状であることも多い．以前よりけいれん発作のあった患者でくも膜下出血を認めたときには，動静脈奇形による可能性が高い．また，くも膜下出血の発作時にけいれんを認めることもある．全身性けいれん，局所性けいれん，いずれの場合もある．

その他，脳動脈瘤破裂に比べ動静脈奇形の破綻では脳内血腫を伴うことが多く，片麻痺，失語，視野欠損などを認める頻度も高い．

診断（175）

CTは診断上有用であるが，診断確定には脳血管造影が必須である．

典型的なCT所見は，低吸収域の中に点状または斑状の高吸収域の混在したもので，低吸収域はグリア瘢痕，脳回の萎縮，古い出血巣などによるもので，高吸収域は石灰化巣，器質化血栓などを表すといわれている．造影剤による増強後，不規則な形状ではあるが，境界の鮮明な増強効果をみるのが特徴である．拡張した流入動脈や流出静脈が蛇行する高吸収域として認められることも多い．時に，単純CTでは全く異常所見を認めず，造影増強によってはじめて病変の見出されることもあるので，造影増強をみるか，あるいはMRIを施行することは，本症が

175 脳動静脈奇形の画像診断

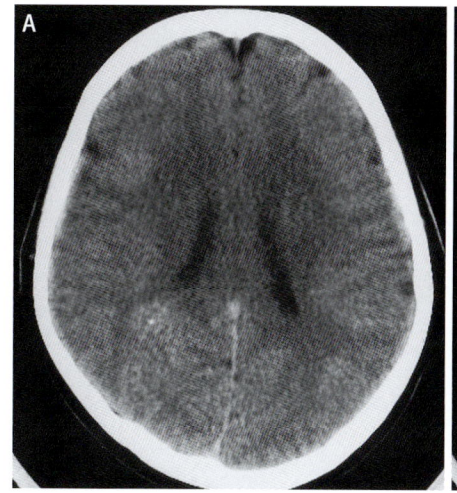

単純CT　　　造影CT

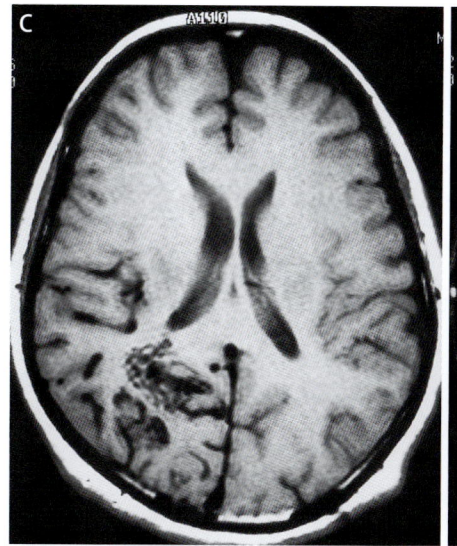

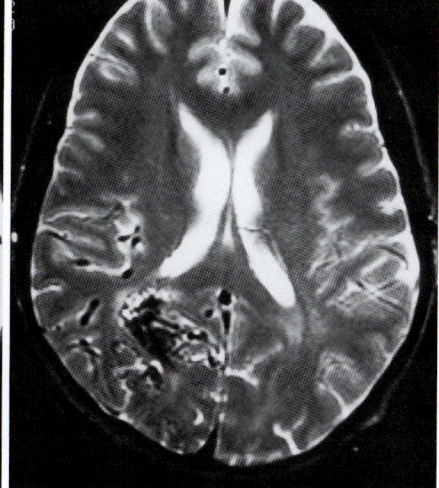

MRI T₁強調画像　　　MRI T₂強調画像

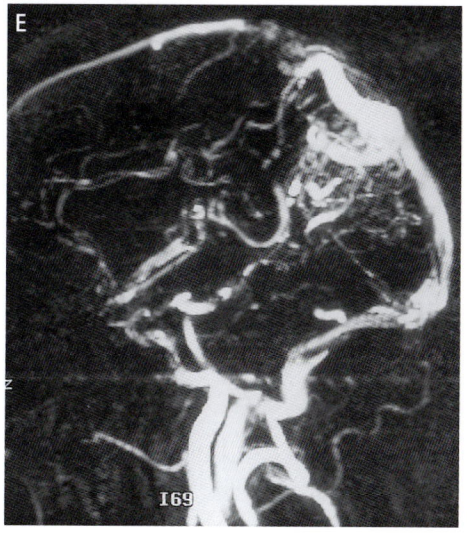

MRA

単純CTでは明らかな異常を認めず，造影増強により初めて動静脈奇形の存在が疑われる．MRIでは中大脳動脈領域に血流無信号像を認め，MRAにて動静脈奇形の存在が確認される．

疑われる場合は必須である(175 A, B).

なお，くも膜下出血や脳実質内・脳室内出血を伴うときは，それぞれ高吸収域として示される．

MRI上，流体は無信号となる(血流無信号像 flow void sign)ので，血流の多い拡張した流入動脈や導出静脈は管状に，また巣状部(nidus：病巣中心部の血管塊)は蜂巣状に無信号域として示される．MRIは，動静脈奇形の検出にきわめて有用な検査法であるばかりでなく，水平断や冠状断，矢状断など各種の断層像によって，三次元的に局在を明確にすることができる(175 C, D). MRAによる診断も可能である(175 E).

脳血管造影では，巣状部(nidus)と拡張した流入動脈・導出静脈が造影されるので，診断は容易である．

予後

動静脈奇形によるくも膜下出血は，脳動脈瘤の破裂に比べ軽症で予後は良好のことが多い．初回発作の死亡率は約10％で，とくに大きい脳内血腫を伴うときは予後不良である．再出血の率は23％で，再出血による死亡率は12％といわれている．動脈瘤破裂に比べて脳内血腫を伴うことが多いが，機能予後は比較的良好である．

海綿状血管腫(176)

脳内では，大脳半球と脳幹(とくに橋)に好発し，時に多発性である．脳室内(脈絡叢)，中頭蓋窩(頭蓋内脳外)に発生することもある．

症状

大脳半球に発生した場合，ジャクソン型あるいは全身けいれん発作を呈することが多く，脳出血の原因となることもある．したがって，危険因子を欠く若年者で脳出血をみたときには，動静脈奇形とともに本症による可能性を念頭に置くべきである．出血を伴わな

176 海綿状血管腫

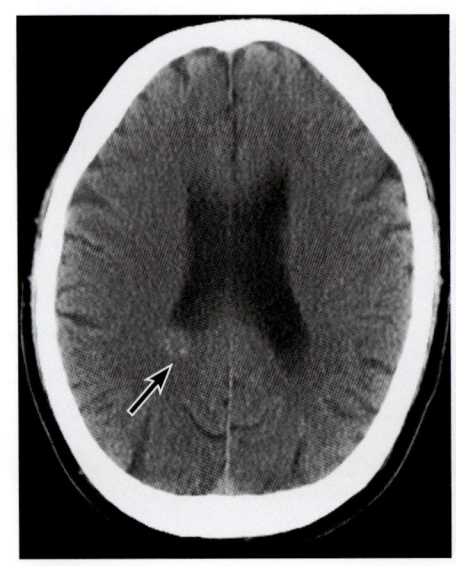

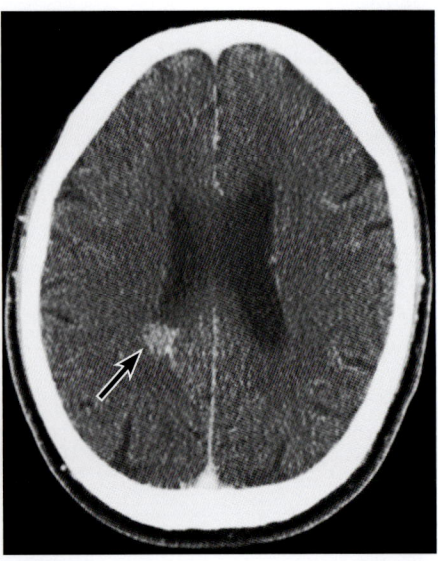

単純CT　　　　　　　造影CT

単純CT像では，辺縁の不規則な石灰化による高吸収域が認められるが，周辺に浮腫や側脳室の圧排像の偏位は認められない．造影CT像では，ごく軽度の造影増強がみられる．

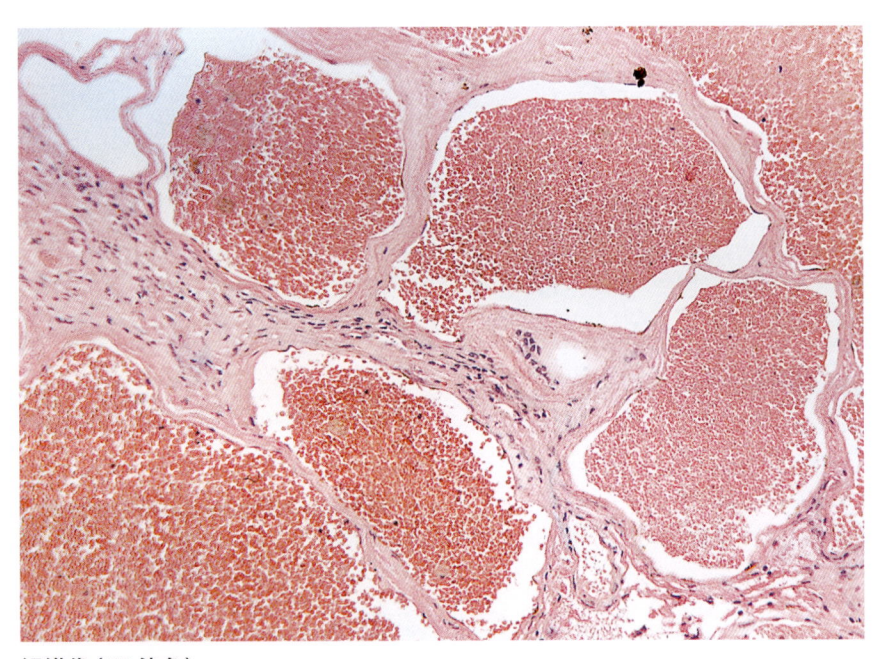

組織像(HE染色)

ければ，運動障害などの局所症状はまれである．

脳幹では，軽い脳出血を繰り返し，多発性脳神経麻痺，錐体路徴候，感覚障害，小脳症状などの多彩な神経症状を反復することが多い．危険因子のない比較的若年者で，脳幹の神経症状が突発し，しかも長期にわたり同一局所症状を繰り返す場合は，本症を念頭に

置く必要がある．

脈絡叢の海綿状血管腫からの出血は，原発性脳室内出血の形をとり，急激に発症する頭痛，意識障害，項部硬直など，くも膜下出血に類似の病像を呈する．

中頭蓋窩に発生するものは，第Ⅱ～Ⅳ脳神経を侵し，視力・視野の障害，眼瞼下垂，複視，顔面の感覚障害，三

叉神経痛などをきたすことが知られている．

診断

CTスキャンの特徴は，次の5つである．
①境界が鮮明である．
②多くは石灰化を伴い，不均等な結節状の高吸収域を示す．
③時に，内部に低吸収域が混在する．
④mass effectは少ない．
⑤造影増強は軽度のことが多い．

MRIでは，黒い低信号域の縁どりの中に無信号域と高信号域の混在する病変として描出される．周辺の低信号は出血によるヘモジデリンの沈着によるものである．

通常の脳血管造影では，明らかな異常血管は認めず，無血管野として示されることが多いが，造影剤の量を多くして比較的緩徐に注入すると異常陰影が出現することがある（177）．

予後

本症の予後は比較的良好で，出血後も順調に回復することが多いが，まれに大出血により1回の発作で死亡することもある．なんらの神経症状を呈さず，脳ドックで発見されたり，剖検時に偶然見出されることもまれではない（178）．

177 中脳から視床にかけての海綿状血管腫

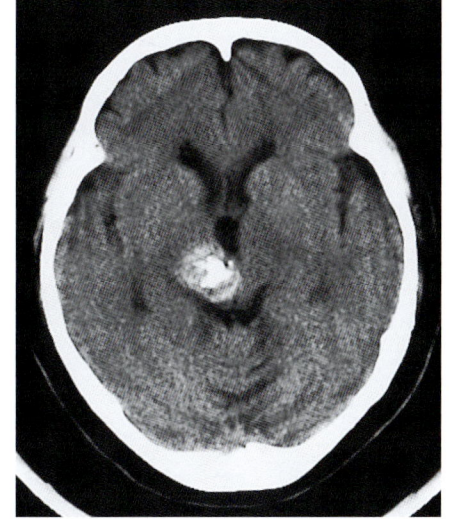

単純CT 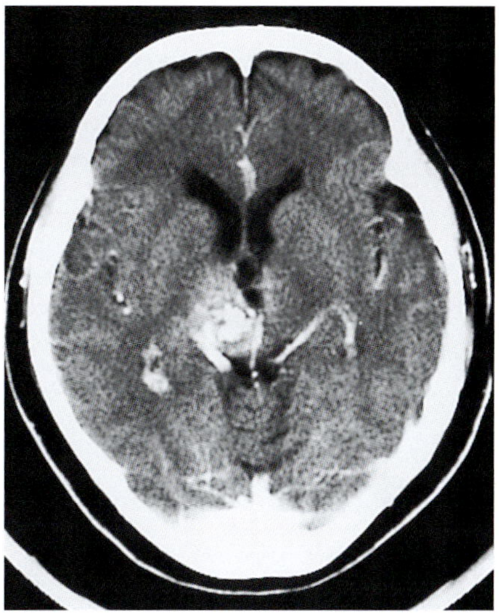　　　　　造影CT

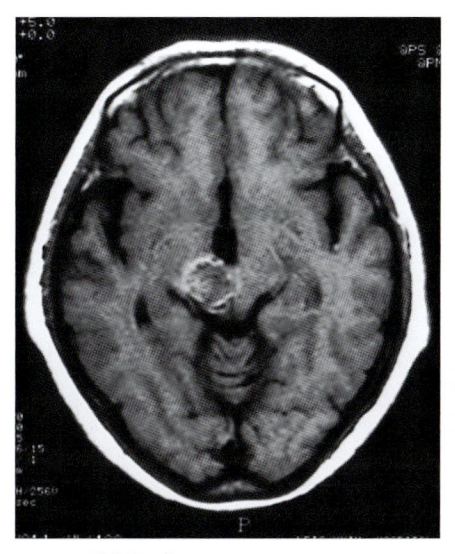

MRI T₁強調画像 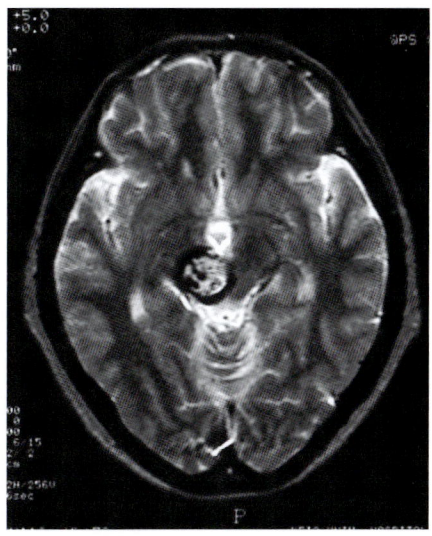　　　MRI T₂強調画像

178 脈絡叢海綿状血管腫による脳室内出血

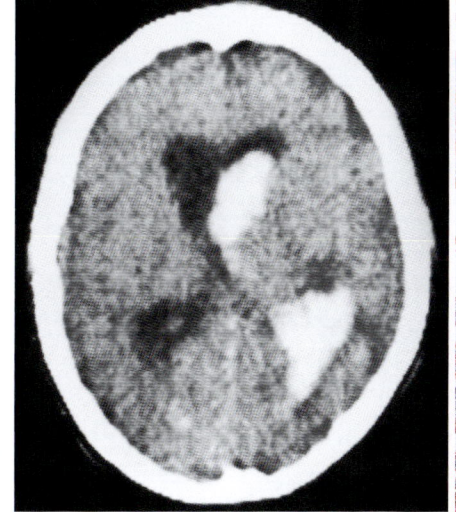

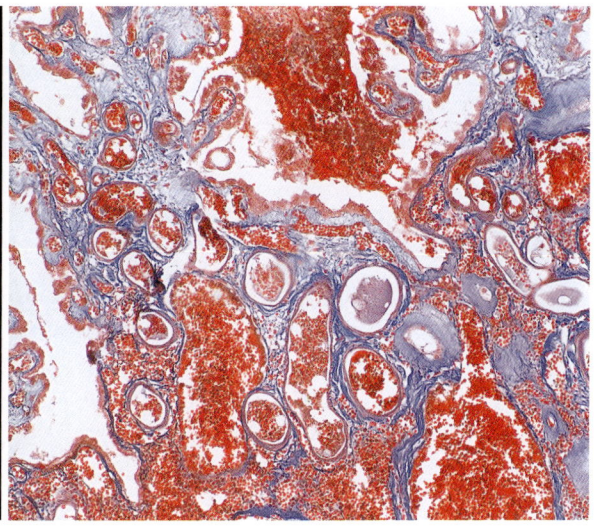

単純CT：側脳室内に血液が充満して，いわゆる原発性脳室内出血の形をとっているが，手術時に脈絡叢の海綿状血管腫が発見された．右図はMallory染色

172　5. 脳卒中の主要疾患

8　MELAS　mitochondrial encephalomyopathy, lactic acidosis and stroke-like episodes

ミトコンドリアの異常によって生じるミトコンドリア脳筋症の1つの型で，多くは小児期（10歳以下）に発症し，激しい頭痛・嘔吐とともに，片麻痺・失語症・皮質盲などの脳卒中様発作を認める．また，高乳酸血症，筋力低下，進行性知能低下，精神症状，全身けいれんなども呈し，低身長で感音性難聴などを伴い，心不全にて死亡することが多い．

MRIでは，血管支配域とは一致しない脳梗塞様の病変を認める（179, 180）．

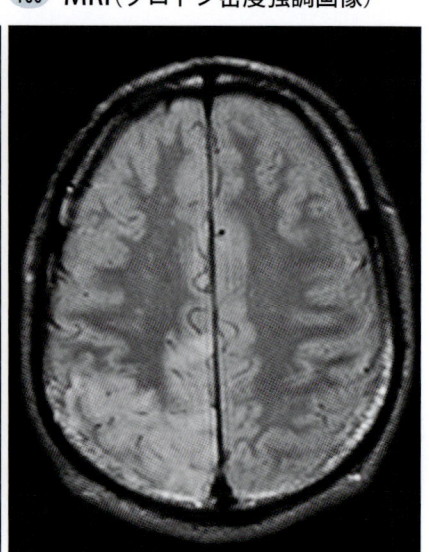

生化学的には，ミトコンドリア内の電子伝達系の障害により，血中および髄液中の乳酸・ピルビン酸値が上昇する．

179　MRI（T_2強調画像）

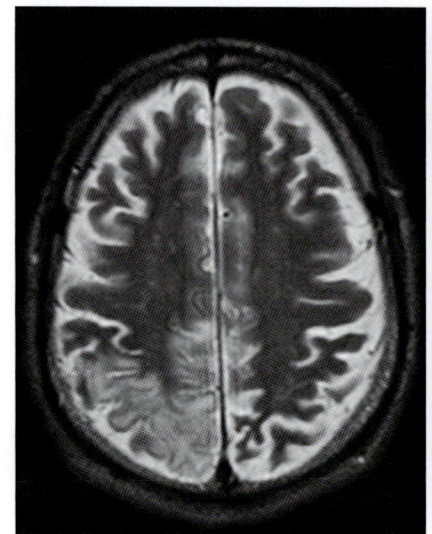

180　MRI（プロトン密度強調画像）

病理学的には大脳皮質に，血管支配域とは一致しない多発性の軟化巣がみられ，グリオーシスや毛細血管の増殖，拡張が認められる．筋生検ではゴモリ・トリクローム変法染色で濃染する，いわゆるragged-red fiber（RRF：赤色ぼろ線維）が主にタイプ1線維に認められる（181）．電顕上，ミトコンドリアの形態異常を認める．

SDH（succinate dehydrogenase）染色にて，集積したミトコンドリアが濃染する異常小血管 strongly succinate dehydrogenase-reactive blood vessels : SSVがよくみられる（182）．

ミトコンドリアDNA（mtDNA）のロイシン転移RNAであるtRNA Leu（UUR）遺伝子領域の3,243番（A→G置換）は，MELAS症例の約80％，3,271番（T→C置換）は，約10％の患者で認められる．mtDNAは母親からのみ子に伝わる母性遺伝を示すが，一般的に母親は無症状か，ごく軽症のことが多い．点変異をもつ異常mtDNAと正常mtDNAが，混在しているが，異常mtDNAが，ある閾値を超えたときに発症すると考えられている．

181　筋生検—ragged-red fiber（赤色ぼろ線維）

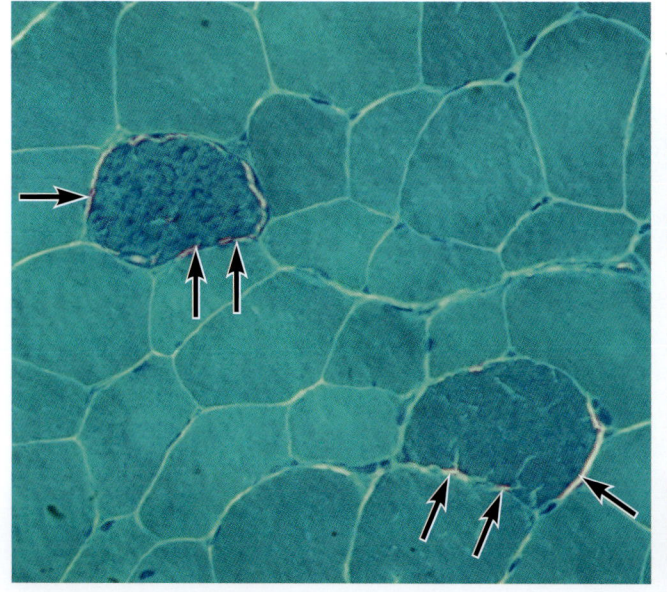

ゴモリ・トリクローム変法染色

182　筋生検—異常小血管（SSV）

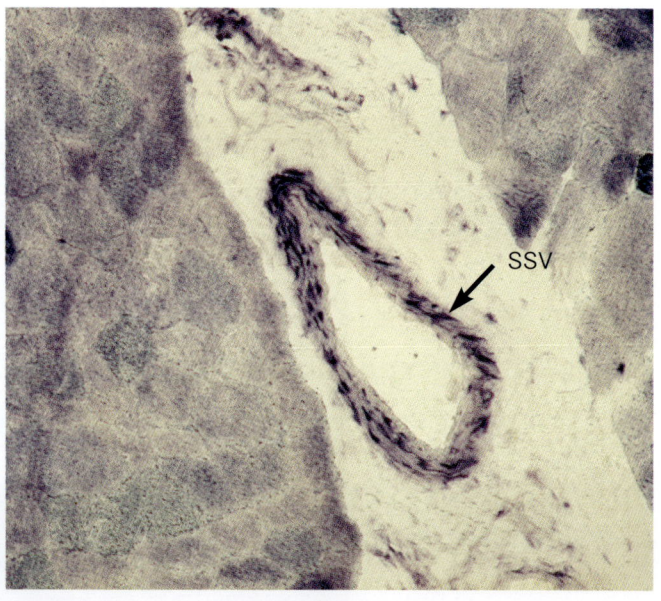

SDH染色：集積したミトコンドリアが濃染しているのがみられる（←）

9 CADASIL — cerebral autosomal dominant arteriopathy with subcortical infarcts and leukoencephalopathy

CADASILは，皮質下梗塞と白質脳症を伴った常染色体優性遺伝性の動脈性疾患である．

症状

一般に20〜40歳で前兆のある片頭痛を認めるようになり，30〜50歳代で一過性脳虚血発作（TIA）や脳梗塞を発症し，徐々に偽性球麻痺や進行性認知症を呈する常染色体優性遺伝性の疾患である．繰り返す一過性脳虚血発作と脳梗塞が最も頻度の高い症状で，高血圧・糖尿病・脂質異常症（高脂血症）などの脳血管障害の危険因子がないにもかかわらず，80％以上の例にみられる．2番目に頻度の高い症状は進行性の認知症で，1/3の症例にみられる．病初期に前兆のある片頭痛を呈する例が約20〜30％にみられる．また，うつ状態などの情緒障害を伴うこともある．

画像診断

CADASILの遺伝子異常をもつものはMRI上，特徴的な像を呈する．すなわち，大脳白質および基底核に，T_1強調画像で低信号，T_2強調画像で高信号を示す小病変が多数認められる（183）．白質病変は初期には散在性であるが，次第に融合し，びまん性となる．病巣は一般に左右対称性で，前頭葉・側頭葉前部白質と側脳室周囲に目立つ．このMRI上の白質病変は，CADASILの遺伝子異常をもつものでは，症状を呈する前から出現していることが知られている（184）．

病理

CADASILの遺伝子異常をもつものの剖検では，大脳皮質下白質，基底核，視床，脳幹（とくに橋）に多発性小梗塞を認め，白質の穿通枝や基底核の穿通枝と髄膜の小動脈（とくに直径100〜400μm）に，動脈硬化とは異なる特徴的な血管病変を認める．すなわち，動脈壁中膜に顆粒状の，好酸性，非アミロイド性の電子密度の高い物質の沈着を伴い，中膜が肥厚している．この顆粒状物質の本態はまだ解明されていないが，granular osmiophilic material（GOM）と呼ばれ，脳血管以外でも，皮膚や筋肉の血管に存在する．

183 CADASILのMRI（FLAIR）

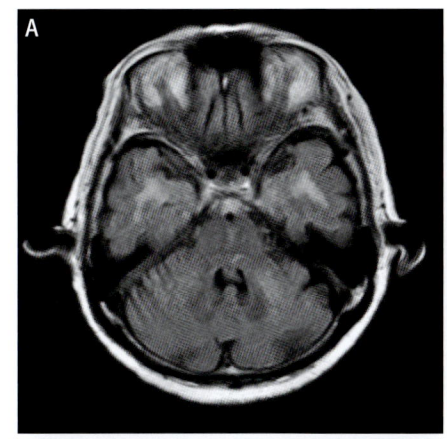

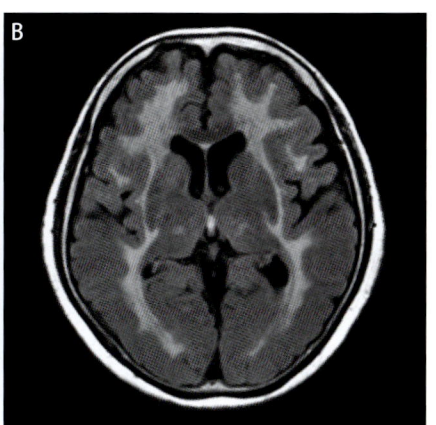

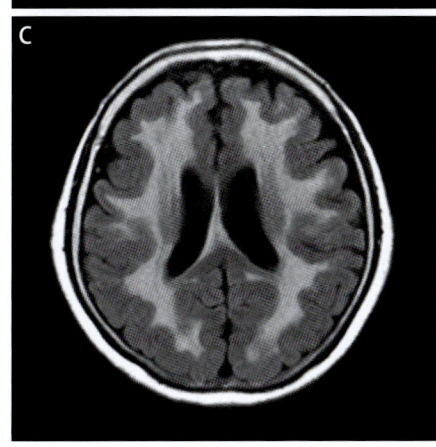

（慶應義塾大学医学部放射線診断科専任講師 百島祐貴先生による）

184 MRI上の白質病変

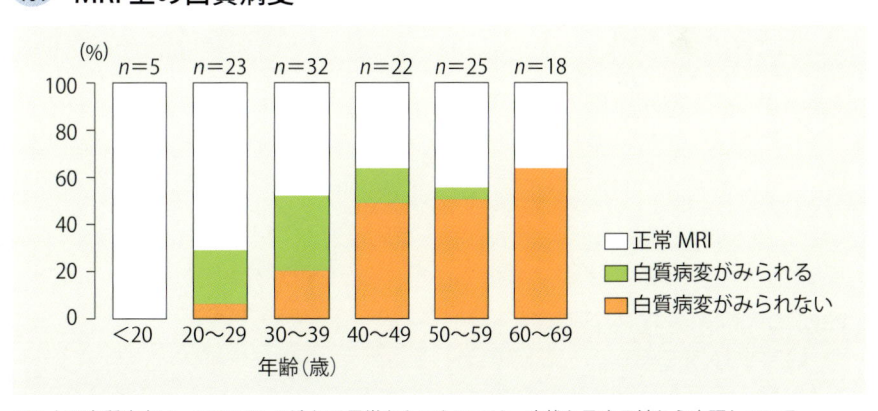

MRI上の白質病変は，CADASILの遺伝子異常をもつものでは，症状を呈する前から出現している．
（Chabriat H, et al : Clinical spectrum of CADASIL : a study of 7 families. Cerebral autosomal dominant arteriopathy with subcortical infarcts and leukoencephalopathy. Lancet 346 : 934-939, 1995 より）

遺伝子異常

本症では，第19染色体（19p13.1-13.2）の神経系の発生分化に関係するNotch 3のエクソン3〜4中心にミスセンス変異を認める．このミスセンス変異は，他のアミノ酸がシステインに置き換わるか，システインが他のアミ

ノ酸に置き換わるかのいずれかで，その結果，Notch 3内で異常なジスルフィド結合により，蛋白の構造変化を生じる可能性が考えられている．Notch 3は分子量350 kDaの1回貫通性の糖蛋白をコードしており，多細胞生物の分化過程で細胞の運命を決定する重要な機能を担っていると考えられている(185)．このNotch 3内のミスセンス変異は，90％の症例で認められており，CADASILの診断に用いられている．

185 ショウジョウバエにおけるNotchのシグナル伝達の模式図

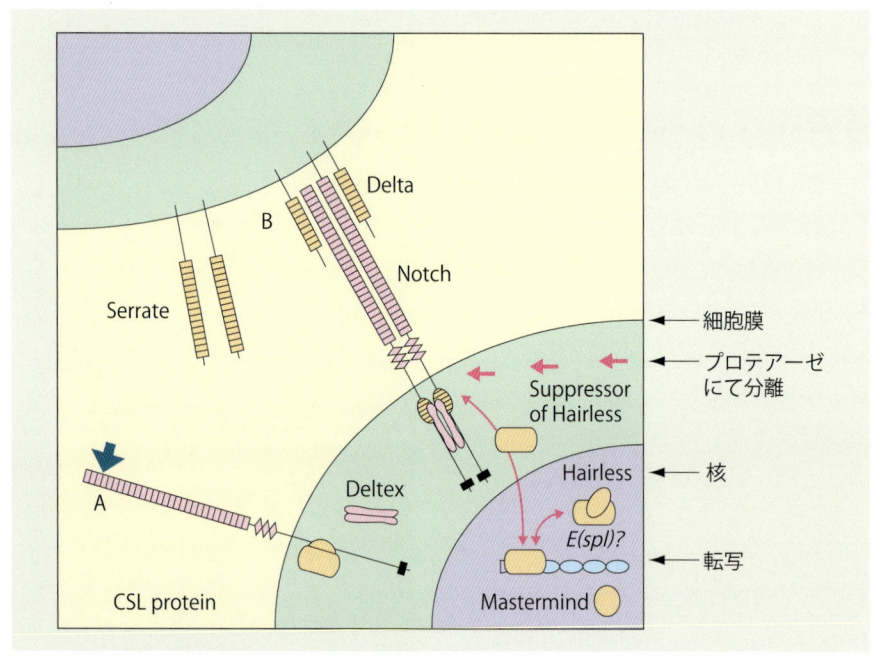

Notch受容体は細胞膜上に1本の孤立状態で存在し，リガンドと結合すると二量体をなす．その後，プロテアーゼによる分解を受け，細胞内ドメインが切り離され，核内へ移行し転写を誘導する．CADASILではリガンドと結合して二量体をなすNotch同士のジスルフィド結合に異常をきたし，受容体としてのシグナル伝達に支障をきたすと推定される．図中Aの矢印は，Notch3変異のホットスポットを示す．（宇山英一郎，他：CADASIL．神経研究の進歩 42：985-993, 1998 より）

MEMO 36　PRES (posterior reversible encephalopathy syndrome)

従来，高血圧性脳症といわれた病態で，脳循環の自動調節能を超えた血圧の上昇（通常，収縮期血圧 200 mmHg，拡張期血圧 120 mmHg以上）により，可逆性の血管性浮腫が生じることにより，頭痛，悪心・嘔吐，意識障害，けいれん，視覚異常などの症状を呈する．高血圧，子癇，子癇前症，免疫抑制剤使用，血小板減少性紫斑病，溶血性尿毒症症候群などに伴い，画像上後頭葉白質を中心とした浮腫を認める病態で，reversible posterior leukoencephalopathy syndrome (RPLS)と呼ばれた．最近は病変は白質に限らず，大脳皮質にもみられることより，PRES (posterior reversible encephalopathy syndrome)と呼ばれるようになった．

PRESを起こす原因としては，血管内皮細胞障害，腎機能障害，体液貯留傾向などの関与が考えられ，高血圧を伴わない例も報告されている．交感神経支配が弱い後大脳動脈領域，穿通枝領域に病変を生じやすい．誘因となっている病態を治療することにより，一般に2週間程度で回復する．

PRESのMRI所見(T₂強調画像)

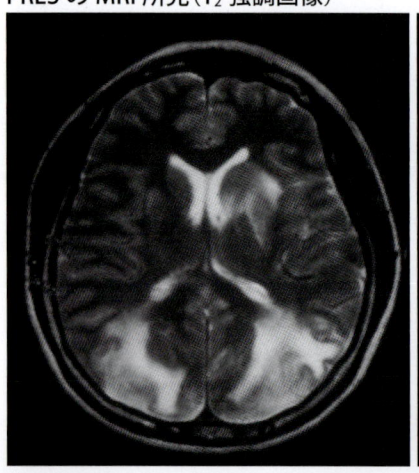

発症3日目 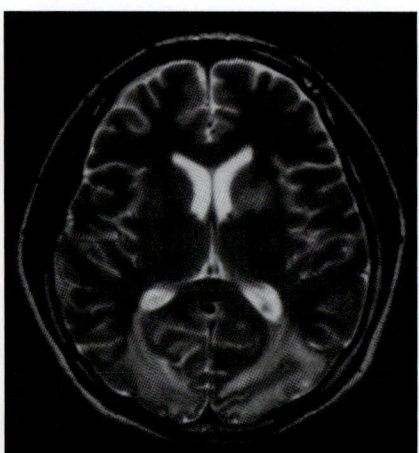　　　　発症10日目 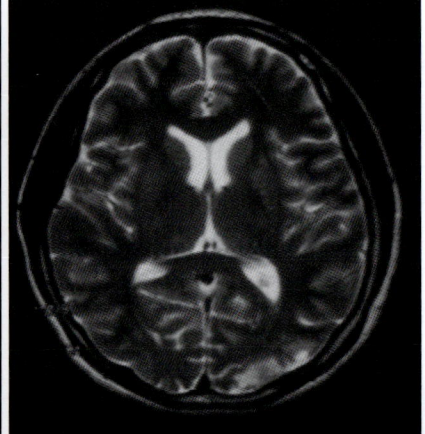　　　　発症22日目

両側後頭葉の白質から灰白質にかけて高信号域がみられるが，その後のMRIでは次第に消退している．

10 慢性硬膜下血腫

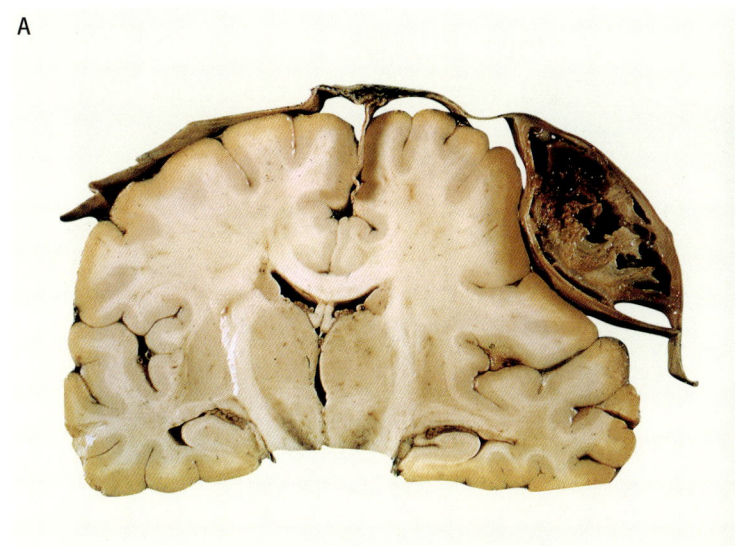

186 慢性硬膜下血腫

大脳冠状断 硬膜の下に完全に被包化された陳旧性の血腫を認める．

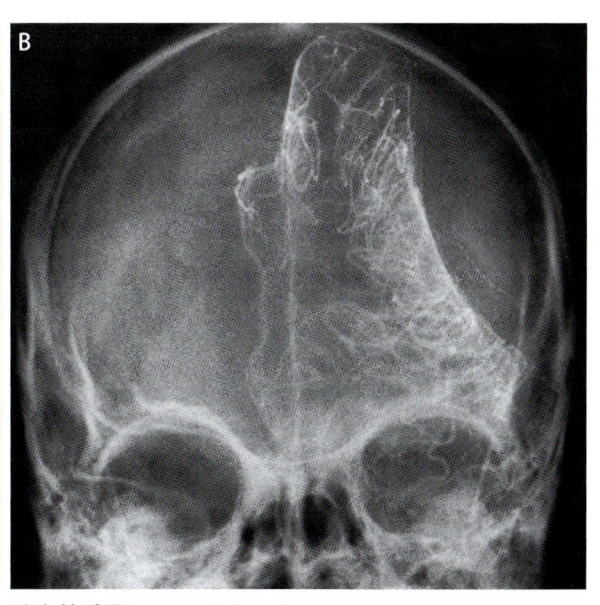

脳血管造影 凸レンズ型の無血管野を認める．

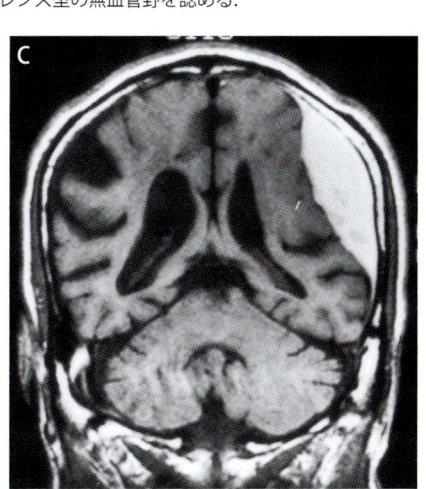

MRI冠状断 T₁強調画像

　硬膜下血腫は，主に外傷により硬膜とくも膜の間の小静脈が破綻し，血腫が形成されるものをいう．

　分娩，血液疾患，抗凝固薬の使用などによることもある．

　急性型と慢性型があるが，外傷から発症までは，急性型では数日～1，2週，慢性型では数週～数か月，時に1年以上のこともある．

　慢性型では，ことに高齢者の場合には外傷の既往がはっきりせず，臨床的に脳梗塞などの脳血管障害との鑑別が非常に重要である．

症状

　頭痛で始まることが多く，めまい感を訴えたり，敏速な思考ができないなどといっている間に，軽度の意識障害・意欲の低下などを生じてくる．まれにけいれん発作をきたす．

　傾眠・昏迷などの意識障害は著明に変動するのが特徴である．局所症状は一般に軽症である．片麻痺は認めないこともあるが，病巣反対側でなく病巣と同側のこともある．これは脳ヘルニアにより反対側の大脳脚がテント縁に押しつけれられて生じるので注意しなくてはいけない．

　罹患側には，瞳孔の散大・軽度の眼瞼下垂をみることもある．脳圧亢進が続くと乳頭浮腫を認める．

　このような経過は，頭蓋内腫瘍，脳血管障害，薬物中毒，うつ病などの臨床症状ときわめて紛らわしいことがあるので，早期の鑑別診断がとくに大切である．

　小児の場合には，外傷後数日で症状をきたすことが多く，症例の半数以上にけいれん発作がみられる．その他，興奮したり，激しく泣いたり，種々の程度の意識障害や発熱がみられる．頭が大きくなり，大泉門の膨隆・縫合の解離，頭蓋静脈の怒張などがみられる．眼底には乳頭浮腫・網膜出血，網膜前出血，時に視神経萎縮をみる．

診断

CTが最も有力な診断手段である（187）。前〜側頭部頭蓋内側に凹型の異常吸収域を認める。急性期には高吸収、慢性期には低吸収をきたす。等吸収のこともあるので注意しなくてはいけないが、この場合も脳室中心線に対する圧排効果で診断する。また、脳底部の脳槽が圧迫され、つぶされているときは、脳ヘルニアが進行していることを示している。

MRIでは、血腫はT_1強調画像上、高信号として描出される。

近年、本症に対して脳血管造影を行うことは少なくなったが、脳血管造影上は無血管野（avascular area）の存在が特徴的である。

早期に診断されて、脳外科的に血腫除去術が施行されれば、予後は良好であるが、脳ヘルニアが進行したものでは不良となることもある。

187 慢性硬膜下血腫CTの種々相

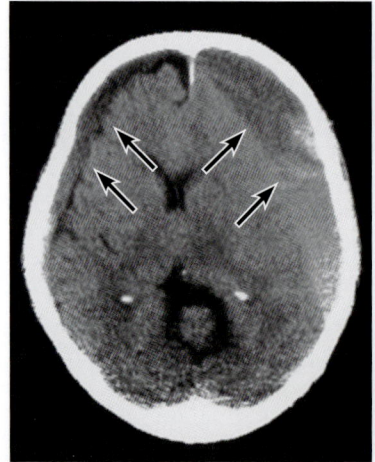

両側慢性硬膜下血腫（↖,↗） 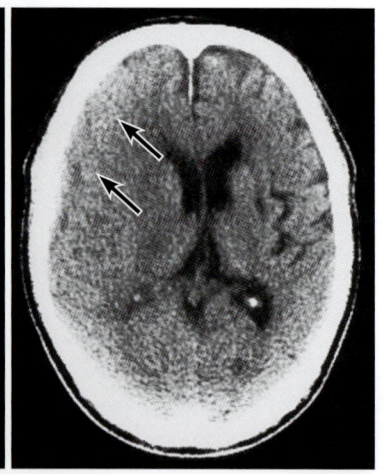　等吸収を示す慢性硬膜下血腫（↖）

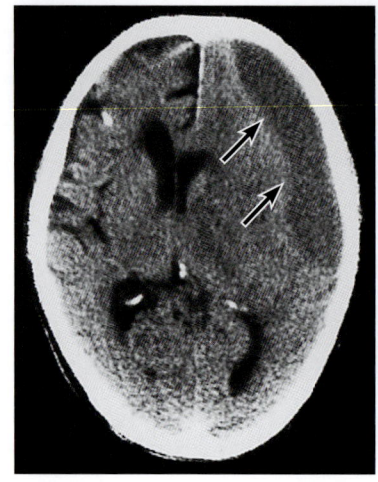

低吸収を示す慢性硬膜下血腫（↗） 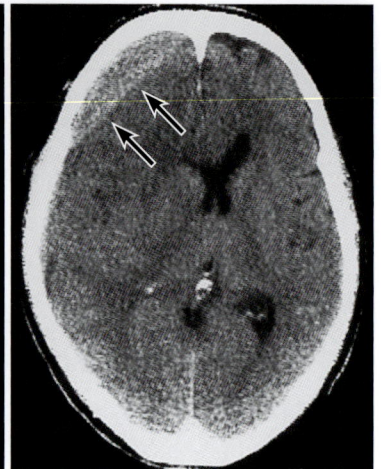　高吸収を示す慢性硬膜下血腫（↖）

MEMO 37 架橋静脈

大脳の皮質静脈が上矢状洞に入る部分を架橋静脈（bridging vein、→）という。この部位では、静脈の走行は上矢状洞にほぼ直角であるため前後方向の衝撃に弱く、また静脈壁が菲薄で支持組織も十分でないことから、比較的軽い外傷によっても断裂することがある。

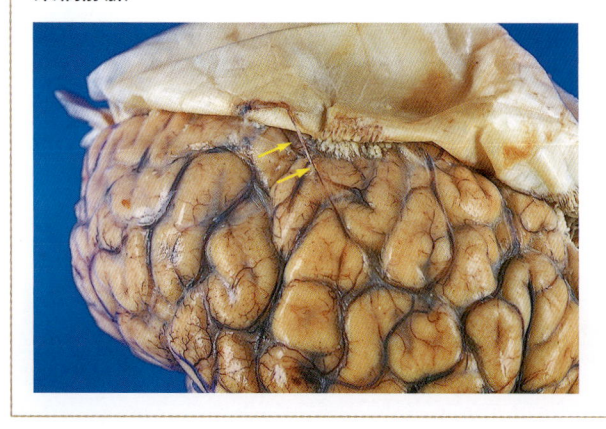

血液は硬膜と軟膜との間を解離して硬膜下腔を拡大し、血腫を形成する。

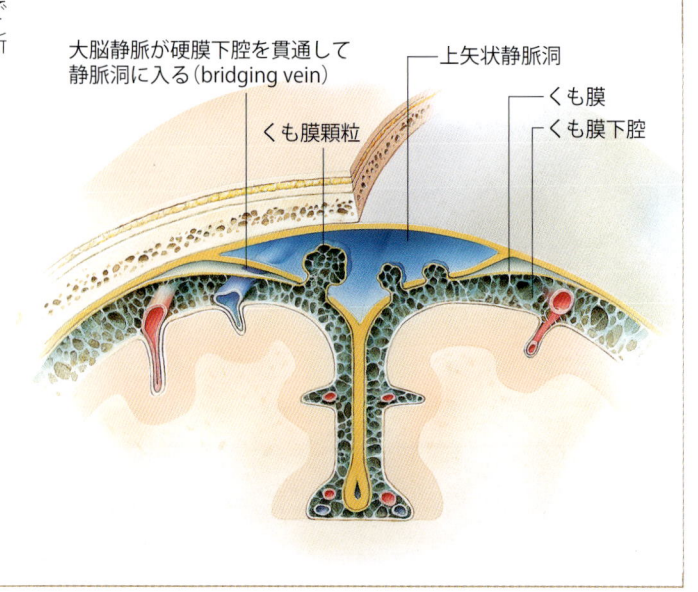

架橋静脈

大脳静脈が硬膜下腔を貫通して静脈洞に入る（bridging vein）
上矢状静脈洞
くも膜顆粒
くも膜
くも膜下腔

11 硬膜外血腫

188 硬膜外血腫の肉眼像

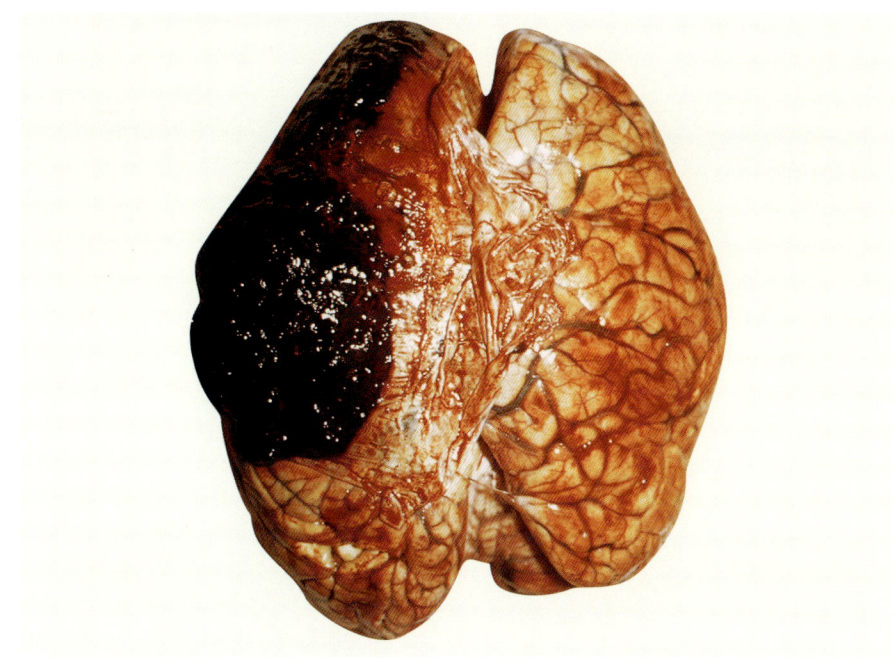

硬膜の外側に広範に新鮮な血腫を認める．

189 硬膜外血腫のCT像

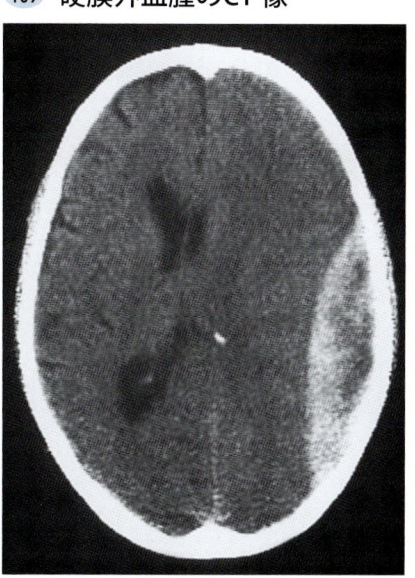

　硬膜外血腫は一般に頭部外傷に伴い，側頭部あるいは頭頂部の頭蓋骨骨折の際にみられる．中硬膜動脈および静脈の損傷・破綻による血腫が硬膜外に貯留増大する．静脈洞の障害によることは比較的まれである．

症状

　外傷を受けたとき，脳振盪により一時的な意識障害をきたすが，すぐに回復し，数時間の意識清明期(lucid interval)がある．その後，次第に増強する頭痛，嘔吐，眠気，軽度の意識障害をきたしてくる場合は，血腫の増大によって脳が圧迫されている可能性があるので，十分な注意が必要である．
　一側性のけいれん，片麻痺をもきたし，昏睡に陥る．
　鉤ヘルニアが進むと，病側動眼神経の圧迫により罹患側の瞳孔は散大，対光・輻輳反射ともに消失し，固定した瞳孔（ハッチンソン瞳孔）を認め，次第に眼瞼下垂をきたす．呼吸は浅くなり，緊急手術による血腫除去をしなければ死亡する．

診断

　頭蓋単純撮影では，中硬膜動脈の1つ以上の動脈溝を横切る骨折線があり（190），松果体が石灰化している場合にはその偏位を認めることもある．
　CTでは，前〜側頭部の頭蓋骨内側に凸型の高吸収域がみられ，正中構造に偏位が認められる(189)．CT上，脳挫傷やくも膜下出血の所見を伴うことも多い．
　脳血管造影では無血管野と前大脳動脈の偏位などの圧排効果がみられるが，診断にはCTのみで十分である．

190 硬膜外血腫の頭蓋単純撮影

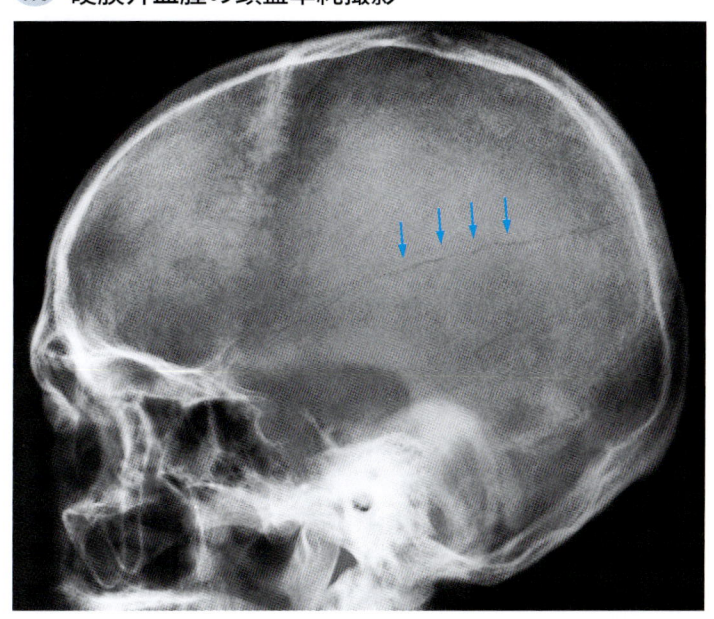

横走する骨折線（↓）がみられ，その骨折が中硬膜動脈を損傷して出血の原因となる．

6 脳卒中の治療

1. 脳梗塞急性期の治療
2. 脳出血の治療
3. くも膜下出血の治療
4. 脳血管内治療

1 脳梗塞急性期の治療

国際的に発症3時間以内のt-PA静注による脳梗塞の血栓溶解療法が承認され，1996年頃から，脳卒中は心筋梗塞がheart attackと呼ばれるのと同様にbrain attackと呼ばれるようになり，超急性期の迅速な対応が重要であるとの認識が広まった．脳卒中の中でもとくに脳梗塞は，発症後数時間以内の超急性期に抗血栓療法をはじめとする適切な治療が行われるかどうかが，予後を決定するうえで重要である．わが国でも欧米に遅れること10年，2005年に発症3時間以内の脳梗塞に対するt-PA静注療法が認可され，さらに2012年8月に治療可能時間が4.5時間に延長された．

脳梗塞超急性期の病態

脳梗塞急性期の治療を考えるにあたっては，虚血性ペナンブラ（ischemic penumbra）の概念について理解しておく必要がある．

脳梗塞は脳を灌流する動脈の閉塞により，その支配領域が虚血に曝されることに始まる（局所脳虚血）．しかし虚血に陥ったすべての脳組織が直ちに不可逆的な死に至るわけではない．虚血の中心部は，局所脳血流量が10 mL/100 g brain/分以下となるような高度の虚血に曝されるため急速に死に至るが，その周辺部にあって約10〜30 mL/100 g brain/分程度の脳血流量が保たれている組織は，より長時間の虚血に耐えることができる．このように，虚血状態にあるが，救命可能で，可逆性の要素をもつ虚血巣はペナンブラと呼ばれている（①）．

ペナンブラを放置すれば，時間経過とともに不可逆的な梗塞に移行する．また，そこに脳虚血を悪化させる要因が加われば，さらに梗塞への進行が加速される．したがってペナンブラから梗塞への進行を抑止するための治療法と対策が重要である．虚血の発生後，ペナンブラが存在している時間は，側副血行の発達の程度や虚血巣の代謝環境などの違いによって症例ごとにさまざまであるが，当初考えられていた数時間という時間よりも長く，動物実験では，時には24時間以上に及ぶことが明らかとなっている．いずれにしても脳梗塞超急性期治療の標的はペナンブラにあり，そこには限られた治療可能な時間帯 therapeutic time window（②）があることを知っておく必要がある．

脳卒中が疑われる患者の搬送

以上のような急性期の病態を考えれば，脳卒中においても心筋梗塞と同様に，疑いのある患者は可及的速やかに専門治療施設へ移送すべきであることが理解できよう．

局所神経症状が急性に出現し，脳卒中の疑われる患者が発生した場合は，いたずらに問診や処置に時間を費やすことなく，直ちに救急車にて24時間対応で緊急CTやMRIが行える専門施設へ搬送すべきである．このためには，脳卒中の症状や早期治療の重要性についての一般社会への啓発とともに，救急隊や第一線のプライマリケア医の理解と協力が必要である．また，地域ごとに専門治療施設（脳卒中センター）を中心とした脳卒中の急性期治療のためのネットワークづくりを確立することが大切である．東京都では平成20年度から全都共通の脳卒中救急搬送体制の整備を行った．③はその体制の評価検証を目的として実施された実態調査における脳梗塞救急搬送例の発症から病院に到着するまでの時間を示す．搬送例の70%は発症から3時間

① 虚血性ペナンブラ

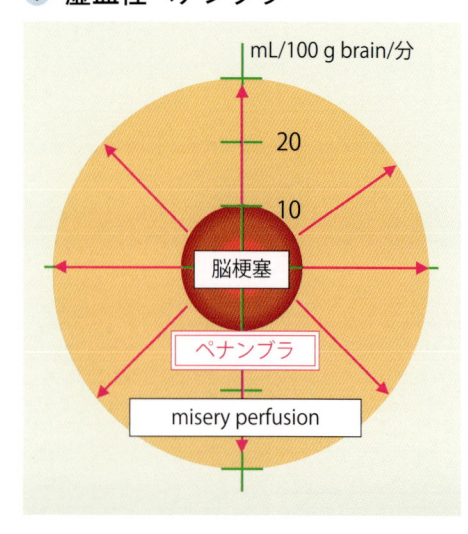

② 治療可能な時間帯

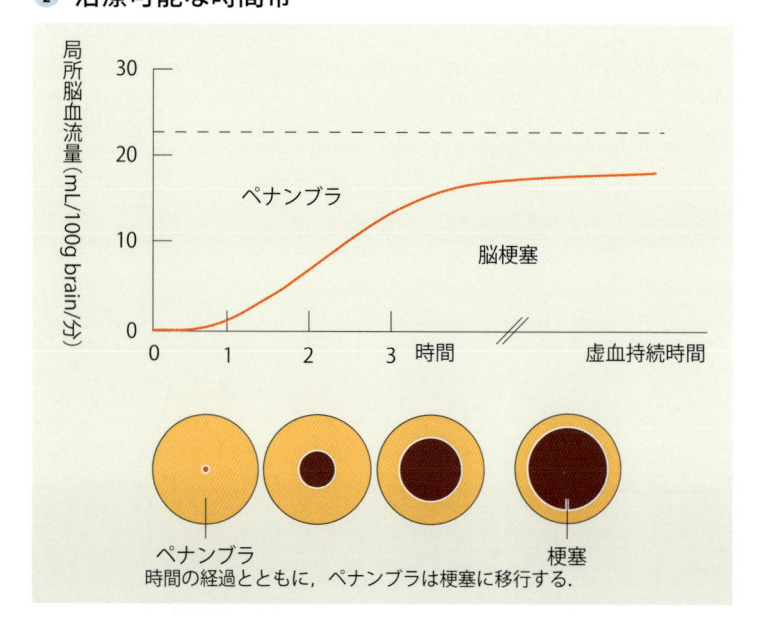

時間の経過とともに，ペナンブラは梗塞に移行する．

以内に専門治療施設に搬入されていた．

一般に脳梗塞の中では，症状が突発し，また，初期から重症であることが多い心原性脳塞栓症の患者が来院するまでの時間が最も短く，血栓溶解療法の適応となることが多い．アテローム血栓性梗塞やラクナ梗塞などの血栓型脳梗塞は発症時間が特定できないことが多く，また発症時はしばしば軽症であるため，来院が遅れることが多い．しかしアテローム血栓性梗塞は発症後，症状が段階的に悪化することが多いので，悪化の前に迅速に対応することがとくに重要である．

脳梗塞急性期の一般的治療

Stroke Unit(SU)と Stroke Care Unit(SCU)

近年，脳卒中急性期治療におけるSUの意義が注目されている．SUとは，脳卒中に関する各種専門職(医師，看護師，理学療法士，作業療法士，言語聴覚士など)がチームとなって患者のケアを行う脳卒中専門病棟のことである．おもにヨーロッパにおいて行われた研究により，SUにおける治療は一般病棟における治療よりも脳卒中患者の死亡率，機能予後，施設退院率などの転帰を改善することが明らかとなっている．

SUにおけるケアの特徴はチーム医療の実践と早期リハビリテーションの実施である．また，このようなチーム医療を推進し，ケアの効率化，標準化を図る手段として，クリニカルパスが導入されている．

一方，SCUは，主に脳卒中発症直後の状態の不安定な患者や重症患者をケアするための脳卒中集中治療室を意味することが多い．わが国では2006年4月の保険改正により施設基準が設定され，基準を満たすSCUでは発症2週間以内の脳卒中症例に対してSCU入院医療管理料が算定できるようになった．

バイタルサインの管理

脳卒中患者のバイタルサインとして重要なものは血圧，呼吸状態(酸素分圧)，体温であるが，ブドウ糖濃度(血糖値)もバイタルサインの1つとして考えるべきであろう．脳卒中急性期患者では，まずこれらのバイタルサインの管理が重要である．

血圧の管理

脳卒中急性期患者では一般に血圧は上昇していることが多いが，脳梗塞では血圧上昇がみられても原則として降圧すべきではない．脳卒中急性期には脳循環の自動調節能が破綻しているため，脳血流量は血圧の変化に伴い増減する(4)．したがって脳梗塞では不用意な降圧は脳血流量の減少を招き，脳虚血を悪化させる危険がある．わが国の高血圧治療ガイドライン2014では，収縮期血圧が＞220 mmHgまたは拡張期血圧＞120 mmHgの場合を除いては，降圧は推奨されていない．ただし，後述の血栓溶解療法を施行中の患者では，収縮期血圧180 mmHg，拡張期血圧105 mmHg未満に保つように，必要であれば降圧療法を行う．降圧を行う際には，ニフェジピンの舌下投与のように，急速な血圧下降を起こす可能性のある治療法は好ましくない．経口投与が可能な場合はアンジオテンシンⅡ受容体拮抗薬(ARB)，ACE阻害薬，Ca拮抗薬などを，また不可能な場合は，ジルチアゼム(ヘルベッサー®)，ニカルジピン(ペルジピン®)，ニトログリセリン(ミリスロール注®)などの注射薬を血圧の注意深い連続モニター下で持続点滴にて投与する．

呼吸の管理

脳卒中急性期で意識障害のある患者は，しばしば舌根沈下により気道閉塞を招くので，気道の開通性についての十分な注意が必要である．気道閉塞がみられるときは，エアウェイの挿入または気管内挿管により気道を確保する．また動脈血ガス分析や，パルスオキシメトリーにより低酸素血症がみら

3 脳梗塞の発症から病院到着までの時間

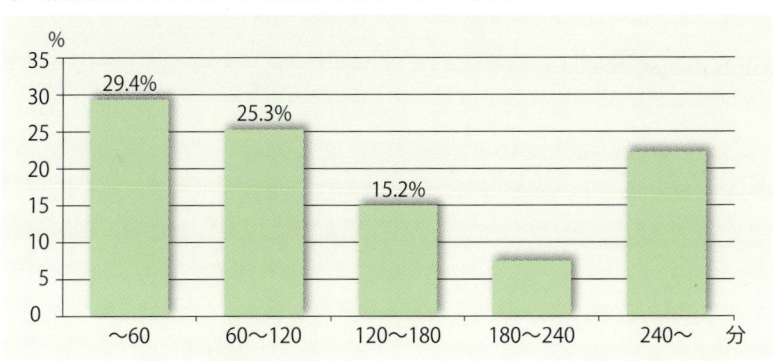

東京都脳卒中救急搬送体制実態調査(平成22年2月22日からの1週間の全救急搬送例の調査)の結果による．発症時間が明らかな脳梗塞170例のうち，発症3時間以内の病院着は119例(70.0%)であった．また，このうちt-PA静注療法を受けた者は18例(15.1%)であった．

4 脳循環の自動調節能

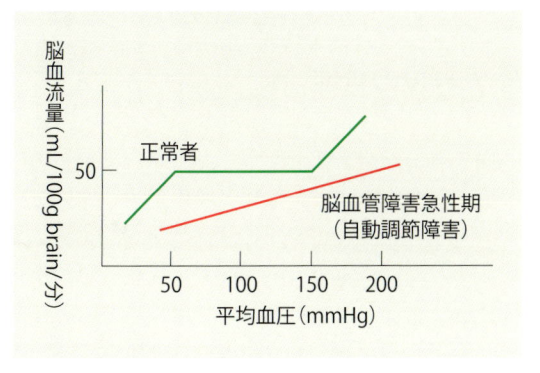

脳血管障害急性期には，脳循環自動調節能(緑線)が障害され，脳血流量は血圧依存性に変化する(赤線)．

れるときは，>94％を目標に酸素投与を行う．ただし，低酸素血症の明らかでない患者に対するルーチンの酸素投与は勧められない．

■ 体温の管理

体温上昇は脳虚血を悪化させることが明らかとなっているので，急性期の38℃以上の発熱を放置することは好ましくない．原因の検索と治療を行うと同時に，発熱時には適宜解熱剤を用いて体温を下降させる必要がある．

■ 血糖の管理

動物実験では高血糖は嫌気性解糖により生じるペナンブラ領域の乳酸蓄積を介して脳虚血に悪影響を与えることが知られている．臨床例においても血糖値が高いほど急性期の転帰が不良であるとの報告が多いが，重症例ほどストレス反応により血糖値が上昇することから，血糖高値は転帰不良の原因ではなく，むしろ結果であるとも考えられる．しかし，発症時の重症度を補正しても来院時の血糖値と急性期の転帰には有意な相関がみられることが明らかになっており，糖尿病，非糖尿病を問わず，急性期（とくに発症3日以内）には十分な血糖管理が必要である．目標とする血糖値としては140〜180 mg/dLを目安とする．ただし，逆に低血糖も脳には悪影響を与えるので，意識障害などがあり，低血糖症状を十分に訴えられない患者では，低血糖に対する十分な注意が必要である．

■ 安静度の管理

脳循環の自動調節能が障害されている状態では，頭部挙上により脳血流量が減少する可能性がある．したがって急性期の脳梗塞患者では頭部挙上により神経症状が悪化する危険性が高く，少なくとも発症後24時間程度は原則として安静臥床を保つべきである．しかし，この場合もベッド上での体位変換と他動的関節可動域訓練は行ってよい．

その後の安静度とリハビリテーションの進め方は脳梗塞の病型分類や症状の安定度によっても異なるが，症状や血圧の変化に注意しながら，徐々に頭部挙上，端座位，立位，歩行へと進めていくのが原則である．最近は廃用症候群の発生を予防するためにも，できるだけ早期に離床を進める方針が推奨されている．

■ 栄養の管理

発症後24時間は経口的な食事摂取は禁止し，輸液によって水分を補給する．ただし，糖分のみを含む低張の輸液は脳浮腫を増強させる危険があるので，必ず電解質を含む輸液剤を使用する．

発症後24〜48時間以上経過し，神経症状が安定していれば経口的に食事摂取を開始するが，その際には誤嚥性肺炎を予防するために，嚥下障害の有無に十分な注意が必要である．とくに唾液の貯留や構音障害，発声障害などがみられ，球麻痺の存在が疑われる場合には，食事開始前に注意深い嚥下の評価が必要となる．言語聴覚士（ST）や摂食・嚥下障害看護認定看護師による嚥下の評価や嚥下訓練が行われることが望ましい．意識障害や嚥下障害のために経口摂取が不可能な場合は，経管栄養とする．

■ 排泄の管理

意識障害のある患者では，膀胱カテーテルの留置が必要となる場合が多いが，それ以外の患者では感染予防のため，可能な限りカテーテル留置を避け，自尿または間欠的導尿とすべきである．

また脳卒中患者では体動が少なくなることから便秘に傾きやすいので，緩下剤の投与が必要となることも多い．浣腸は血圧を上昇させるので，急性期には原則として禁忌である．

脳梗塞急性期の合併症とその対策

神経学的合併症

■ 脳浮腫

脳卒中急性期の最も重要な合併症（5）は脳浮腫である．どのような脳卒中でも急性期には脳浮腫は必発の病態であるが，とくに脳梗塞では心原性脳塞栓症において強い脳浮腫がみられることが多く，脳ヘルニアにより死に至ることもまれではない．

抗脳浮腫薬として，現在わが国では，もっぱら高張溶液である10％グリセリン液（グリセオール®）が使用されている．グリセリンは血清浸透圧を上昇させ，脳組織から血管内へ浮腫液を引き込むことにより，抗脳浮腫効果を発揮する．軽症例では1回200〜300 mLを1日2回程度，重症例では1日3〜4回程度点滴静注する．グリセオール®は生食液がベースとなっているので，塩分負荷により心不全を悪化させる危険性があり，心機能低下例への投与には十分な注意が必要である．脳梗塞における脳浮腫は発症後3〜5日がピークとなり，約2週間で消退するので，投与期間は2週間を目安とする．ラクナ梗塞では臨床的に問題となるような脳浮腫の発生はまれであるので，抗脳浮腫薬は使用しないか，少量，短期間にとどめるべきである．副作用として溶血により尿潜血反応が陽性になったり，血色素尿がみられることがある．また，急速投与，大量投与では脱水，腎障害，耐糖能悪化，乳酸アシドーシスの他，電解質異常（とくに高ナトリウム血症）に注意する必要がある．

小脳は狭い後頭蓋窩に存在するので，小脳梗塞では脳浮腫の進行に伴い，第4脳室の閉塞や脳幹圧迫が起

5 脳梗塞急性期の主な合併症

神経学的合併症
　①脳浮腫と頭蓋内圧亢進
　②出血性梗塞
　③けいれん（てんかん発作）

一般内科的合併症
　①心血管系合併症（虚血性心疾患，心不全，不整脈，他臓器塞栓症など）
　②誤嚥性肺炎
　③尿路感染症
　④消化管出血
　⑤深部静脈血栓症と肺塞栓症
　⑥治療薬と関連する合併症（肝機能障害，腎機能障害，血液障害，体液・電解質異常など）

こり，高張溶液の投与にもかかわらず急速に意識状態が悪化することがある．この場合は水頭症に対する脳室シャント術や後頭蓋窩減圧術が有効であるので，脳神経外科へのコンサルテーションを行う．

副腎皮質ステロイドは，脳卒中に伴う脳浮腫に対しては有効性がないことが明らかとなっているので，使用すべきではない．

出血性梗塞

出血性梗塞も心原性脳塞栓症の急性期にはしばしばみられる合併症である（107頁参照）．発症後数日以内にみられることが多く，閉塞血管の再開通が原因となる．すなわち，すでに脳梗塞に陥っている組織では血管自体も壊死に陥っているので，再灌流した血液は血管壁から梗塞巣の中へ漏れ出て出血性梗塞となる．梗塞巣内への散在性の出血は臨床的に問題となることは少ないが，時には大きな血腫を形成することがあり，この場合は神経症状の急激な悪化がみられることが多い．したがって，急性期の経過中に神経症状の急激な悪化がみられた場合は，必ずCTを再検して出血性梗塞の発現の有無を確認する．とくに血栓溶解療法や抗凝固療法を行っている患者では出血性梗塞に対する十分な注意が必要である．

けいれん（てんかん発作）

けいれんは脳梗塞急性期に起こることはまれであり，発症後2～3か月以降の慢性期の皮質枝領域梗塞に合併することが多い．けいれんを初発症状とする急性期脳梗塞患者では，むしろ脳静脈洞血栓症（165頁参照）や皮質静脈血栓症，MELAS（mitochondrial encephalomyopathy, lactic acidosis and stroke-like episodes）（172頁参照）などの特殊な病態の可能性も考えて検索すべきである．脳梗塞に合併するけいれんの治療法は通常の場合と同様である．

一般内科的合併症

心血管系合併症

脳梗塞急性期には種々の一般内科的合併症が起こり，これが脳虚血の悪化要因となったり，全身状態を不良にして死因となることも多いので，神経系だけではなく，常に全身に注意を払う診療態度が重要である．

急性期にみられることが多い内科的合併症の1つは，心血管系の合併症である．とくにアテローム血栓性梗塞，心原性脳塞栓症の患者では同時に虚血性心疾患，心不全，不整脈などをあわせもつことが多いので治療上の配慮を要する．心原性脳塞栓症の疑われる患者では，発作性の場合を含めて心房細動の合併率が高いので，入院後2～3日は心電図モニターが必要である．また塞栓症の急性期の再発は脳以外にも四肢の動脈，腎動脈，腸間膜動脈などにも起こりうるので，突発する四肢の痛みやチアノーゼ，背部痛や血尿，腹痛などがみられた時には塞栓症を疑って検索を行う必要がある．

誤嚥性肺炎

食事が開始になる2～3日以降は誤嚥が原因となる肺炎の合併が多くみられる．脳卒中患者では偽性球麻痺や球麻痺による嚥下障害を合併することが多いので，上述したように食事開始にあたっては嚥下についての十分な評価を行うとともに，肺炎が明らかな場合には直ちに酸素投与や抗菌薬による治療を開始する．

尿路感染症

膀胱カテーテルを留置している患者に突然，悪寒戦慄を伴う38～39℃の発熱がみられた場合には，尿路感染症とそれに伴う菌血症の合併を疑うべきである．尿培養，血液培養を行ったうえで，抗菌薬の投与を開始する．

消化管出血

消化管出血はH_2ブロッカーの導入以降，頻度が少なくなったとはいえ，現在でも脳卒中の重要な合併症の1つである．とくに抗血栓療法施行中の患者では注意が必要である．脳卒中急性期の1～2週間はストレス潰瘍の発生を抑えるため，原則としてH_2ブロッカー〔ファモチジン（ガスター®注），ラニチジン（ザンタック®注）〕やプロトンポンプ阻害薬〔オメプラゾール（オメプラール®注）など〕の投与を行う．

深部静脈血栓症（DVT）と肺塞栓症

DVTと肺塞栓症は，従来，わが国では比較的まれな合併症とされていたが，最近頻度が増加傾向にある．DVTはとくに麻痺肢に起こりやすく，重症脳卒中例に生じやすい．予防には早期リハビリテーションの開始が有効であるが，長期臥床が予測される患者では，下肢に弾性包帯やストッキングを使用したり，少量の未分画ヘパリンの皮下注（1回5,000単位1日2回）または低分子ヘパリンの皮下注（DVTには保険未適用）を行って深部静脈血栓の形成を予防する．

⑥ 脳梗塞急性期の主な治療薬

治療薬	主な商品名	適応	使用法	注意事項
血栓溶解薬 アルテプラーゼ (t-PA)	アクチバシン®, グルトパ®	発症4.5時間以内の脳梗塞	0.6 mg/kgの10％をボーラスで静注，残りを1時間かけて点滴静注	投与後36時間以内の症候性頭蓋内出血．投与後24時間は他の抗血栓薬併用禁忌
抗血小板薬 オザグレルナトリウム	カタクロット®, キサンボン®	発症5日以内の脳血栓症（ラクナ，アテローム血栓性）	1回80 mg，2時間かけて朝夕2回の点滴静注（14日間まで）	心原性脳塞栓症には禁忌
抗血小板薬 アスピリン	バイアスピリン®（100 mg含有），バファリン81®（81 mg含有）	発症48時間以内の脳梗塞	1日160～300 mgの経口投与	アスピリン単独の効果は小さい
抗凝固薬 アルガトロバン	スロンノン®, ノバスタン®	発症48時間以内のアテローム血栓性梗塞（ラクナを除く脳血栓症）	はじめの2日間は1日60 mgの持続点滴静注，その後5日間は1回10 mg，朝夕2回の点滴静注	心原性脳塞栓症には禁忌．時に間欠投与・移行時の症状増悪あり
脳保護薬 エダラボン	ラジカット®	発症24時間以内の脳梗塞	1回30 mg，30分かけて朝夕2回の点滴静注（14日間まで）	急性腎不全の発生に注意
抗脳浮腫薬 10％グリセリン液	グリセオール®	脳梗塞急性期（脳浮腫，頭蓋内圧亢進を伴う症例）	1回200～300 mLを2～3時間かけて1日1～2回点滴静注（1～2週間）	心不全の増悪，溶血，急速投与で脱水，腎障害，耐糖能悪化など

脳梗塞急性期の病型別の抗血栓療法

脳梗塞の発症と進展の病態には，血栓の形成が重要な役割を果たしているので，抗血栓療法が有効である．各種抗血栓療法の適応と選択には発症からの時間と脳梗塞の病型分類を考慮しなければならない．ここではまず，わが国で急性期脳梗塞に使われることが多い抗血栓薬について解説し，その後に脳梗塞の病型分類に基づいた標準的な治療法の選択について述べる．抗血栓薬を含めた急性期脳梗塞治療薬の適応と投与法については⑥を参照のこと．

抗血栓薬の種類と作用機序

血栓溶解薬

血栓溶解薬（線溶薬）は血管内に生じた血栓を溶解し，虚血に陥った組織へ血流を回復させることを目的とした治療薬である．血栓溶解薬は血液中のプラスミノーゲンに作用して，これをプラスミンに活性化し，血栓の主成分であるフィブリンを分解することによって作用を発揮する（⑦）．

現在，わが国で脳梗塞に対して保険適用となっている血栓溶解薬は，発症4.5時間以内の脳梗塞に対する組織プラスミノーゲンアクチベータ（tissue plasminogen activator：t-PA）（アクチバシン®，グルトパ®）の静注と，発症5日以内のウロキナーゼ（UK）の1日6万単位の点滴静注だけであるが，ウロキナーゼのこの量では実際に血栓溶解が起こるとは考えられず，真の血栓溶解療法とはいいにくい．

発症3時間以内の脳梗塞に対するt-PA静注療法の有効性は，1995年に

⑦ t-PAの作用機序（ウロキナーゼの血栓溶解作用との違い）

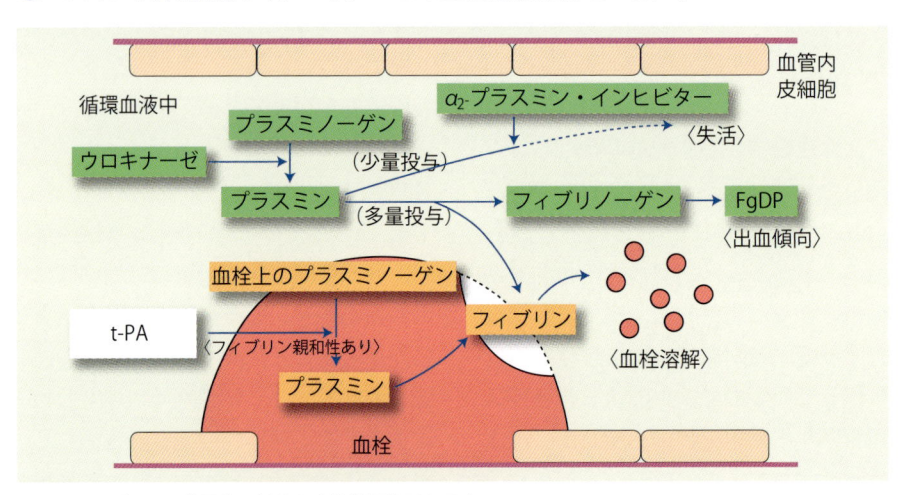

t-PAはフィブリンに特異的に結合し血栓溶解作用を示す．
〔日本脳卒中学会医療向上・社会保険委員会：rt-PA（アルテプラーゼ）静注療法指針部会：rt-PA（アルテプラーゼ）静注療法適正治療指針．脳卒中 27：327-354，2005 より〕

発表された米国のNINDS研究によって初めて証明された．それまでにも脳梗塞に対する血栓溶解療法は多く試みられていたが，いずれも失敗に終わっていた．それは血栓溶解療法により，脳出血の頻度が増加してしまうためであった．NINDS研究では，発症から治療開始までの時間が短ければ脳梗塞には至っていないペナンブラが広く存在し，閉塞血管の再開通により虚血を改善できると考え，発症3時間以内の脳梗塞に適応を絞った点がbreakthroughとなった．米国ではこの研究結果を受けて翌1996年からt-PA静注療法が承認されたが，わが国では約10年遅れ，2005年10月に承認された．また，欧米での成績をもとに2012年8月には治療可能時間が4.5時間に延長された（⑧）．

NINDS研究では，t-PAの静注（NINDS t-PA）により脳梗塞発症3か月後にほぼ後遺症なく改善した者の割合が，対照群（NINDSプラセボ）に比較して約50％増加した（⑨）．わが国で行われた臨床試験（J-ACT）でもほぼ同様の結果が得られている．しかし，同時にt-PA治療群では，発症3時間以内の脳梗塞であっても治療後36時間以内の症候性頭蓋内出血が5～6％の頻度で発生することに注意が必要である．すなわち，t-PA静注療法は効果も大きいが，なかには頭蓋内出血により転帰不良となる症例もあることが問題である．しかし，わが国における4,000例を超える市販後使用調査（J-MARS）では，J-ACTとほぼ同様の成績が得られ，日常臨床の中でも有効性が確認された（⑨）．

■ 抗血小板薬

現在，急性期脳梗塞に対して有効性が明らかにされている抗血小板薬はアスピリンとオザグレル（キサンボン®，カタクロット®）である．

血小板は正常の血管内皮に粘着することはないが，アテローム硬化により内皮が傷害されると，von Willebrand因子を介して血管壁に粘着を始める．粘着した血小板はアデノシン二リン酸（ADP），トロンビン，トロンボキサンA_2（TXA_2），血小板活性化因子（PAF）などの物質が膜上のそれぞれの受容体に結合することにより活性化される．活性化された血小板はさらにADP,

⑧ アルテプラーゼ静注治療までの時間と転帰の関係
— ECASS, ATLANTIS, NINDS, EPITHET試験のメタ解析

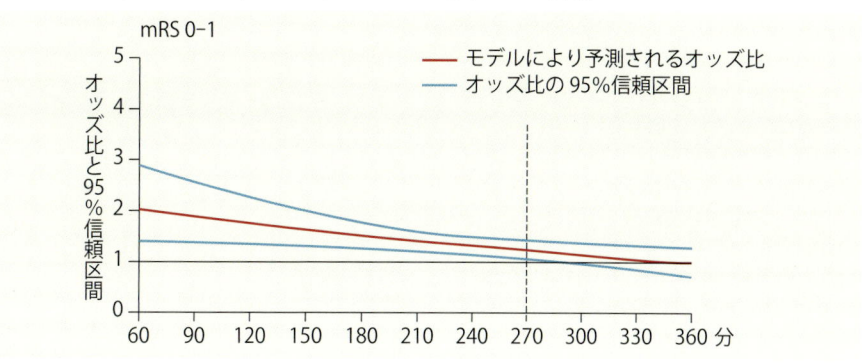

270分（4.5時間）まではオッズ比の95％信頼区間は1を超えてアルテプラーゼ静注療法の有効性が予測される．
(Lees KR et al: Time to treatment with intravenous alteplase and outcome in stroke: an updated pooled analysis of ECASS, ATLANTIS, NINDS, and EPITHET trials. Lancet ; 375 : 1695-703, 2010 より改変)

⑨ 発症3か月後のmRS（国内外の臨床試験および市販後成績との比較）

	0-1	2-3	4-5	6	症例数	年齢[*2]	投与前NIHSS（中央値）
NINDS t-PA	39%	21%	23%	17%	168	69	14
NINDS プラセボ	26%	25%	27%	21%	165	66	15
J-ACT	37%	20%	33%	10%	103	71	15
J-MARS	33%	21%	30%	17%	4,749	71	15
SITS-MOST	39%	31%	19%	11%	6,483[*3]	68	12
STARS[*1]	35%	21%	31%	13%	389	69	13
CASES	32%	25%	21%	22%	1,135	73	14

[*1]：発症30日後の評価，[*2]：J-MARS，SITS-MOST，CASESは中央値，他は平均値　[*3]：SITS-MOSTのmRS集計対象は6,136例

NINDS：N Engl J Med 1995; 333: 1581-1587
J-ACT：Yamaguchi T, et al. Stroke 2006; 37: 1810-1815
J-MARS：Nakagawara et al. Stroke 2010; 41:1984-1989
SITS-MOST：Wahlgren N, et al. Lancet 2007; 369: 275-282
STARS：Albers GW, et al. JAMA 2000; 283:1145-1150
CASES：Hill ME, et al. CMAJ 2005; 172:1307-1312

TXA$_2$などを放出し，周囲の血小板の活性化を増強する(⑩)．また，活性化された血小板は膜上の糖蛋白GpⅡb/Ⅲaの立体構造を変化させ，これに接着分子となるフィブリノーゲンまたはvon Willebrand因子が血小板と血小板を架橋して，凝集を起こす(229頁㉓参照)．凝集により形成された血小板の塊が血小板血栓で，赤血球を含まないため白色血栓ともいわれる．

アスピリンはシクロオキシゲナーゼの阻害薬で，活性化された血小板におけるアラキドン酸からのTXA$_2$の合成を抑制する．TXA$_2$は強力な血小板活性化作用をもち，その合成の抑制により血小板凝集は阻害される．一方，血管内皮ではシクロオキシゲナーゼにより，アラキドン酸から抗血小板作用をもち，TXA$_2$の働きに拮抗するプロスタサイクリン(PGI$_2$)が合成されるが，アスピリンはこのPGI$_2$の合成も抑制してしまう点が難点である．これに対し，TXA$_2$合成酵素阻害薬であるオザグレルは，血小板におけるTXA$_2$の合成だけを選択的に阻害する利点がある．しかし，アスピリン，オザグレルのいずれも，数ある血小板活性化の機構のうち，TXA$_2$を介する経路を抑制するだけであり，ADP，トロンビン，PAFなどを介する他の経路を抑制することはできず，その効果には自ずから限界がある．血小板凝集の最終段階であるGpⅡb/Ⅲa受容体阻害薬が注目されているが，脳梗塞に対する明らかな有効性は認められていない．

通常，脳梗塞急性期にはアスピリンは経口で1日量160〜300 mgを投与する(慢性期の再発予防を目的とした量の約2倍であることに注意)．アスピリンの抗血小板作用は即効性で内服後30分以内に現れる〔ただし腸溶錠(バイアスピリン®)は，吸収を早めるために噛み砕く必要がある〕．アスピリン以外の抗血小板薬は，これまで主として脳梗塞慢性期の再発予防に使われていたが，最近は急性期から静注用の抗血栓薬と併用して使われる傾向が強くなっている．シロスタゾールはアスピリンとの比較試験で，急性期にほぼ同等の効果が確認されている(CAIST試験)．また，急性期のアスピリンとクロピドグレル(プラビックス®)の併用は，アスピリン単剤に比較してTIAや軽症脳梗塞の再発予防に有効であることが報告されている(CHANCE試験，232頁参照)．ただし，チエノピリジン系の抗血小板薬であるクロピドグレルは効果発現までに2〜3日を要するので，CHANCE試験では投与初日に維持量(75 mg)の4倍量がloading doseとして投与されている．

抗凝固薬

現在，わが国で急性期脳梗塞において使用されている抗凝固薬には，非経口薬であるヘパリンとアルガトロバン(スロンノン®，ノバスタン®)がある．経口抗凝固薬であるワルファリンや非ビタミンK阻害経口抗凝固薬(non-vitamin K antagonist oral anticoagulant：NOAC)は，主に心原性脳塞栓の発症予防，再発予防を目的に使用されている．

生体内における凝固系の活性化は，傷害された血管壁に発現した組織因子に凝固蛋白の1つである第Ⅶ因子が結合し，外因系の凝固カスケードが活性化されることに始まる(224頁⑱参照)．その結果生成されたトロンビンが，フィブリノーゲンをフィブリンに変換することによって，最終的にフィブリン血栓(血栓の内部に赤血球を捕捉するので赤色血栓といわれる)が形成される．

ヘパリンは血液中の抗凝固因子であるアンチトロンビンⅢに結合することによって作用を発揮する．ヘパリンと結合したアンチトロンビンⅢは，凝固因子への親和性を増し，主にトロンビンと第Xa因子を阻害する．ヘパリンは分子量が3,000〜30,000(平均15,000)の酸性ムコ多糖類の集合体であり，未分画ヘパリンともいわれる．これに対し，未分画ヘパリンから酵素的，化学的処理により低分子量(平均5,000)成分だけを抽出したものが低分子ヘパリンである．低分子ヘパリンならびにそれと類似したヘパリノイドはトロンビンに対する阻害作用は乏しく，おもに第Xa因子を阻害することによって抗凝固作用を発揮する．

アルガトロバンは選択的トロンビン阻害薬で，アンチトロンビンⅢを介さ

⑩ 血小板の放出反応と放出物質

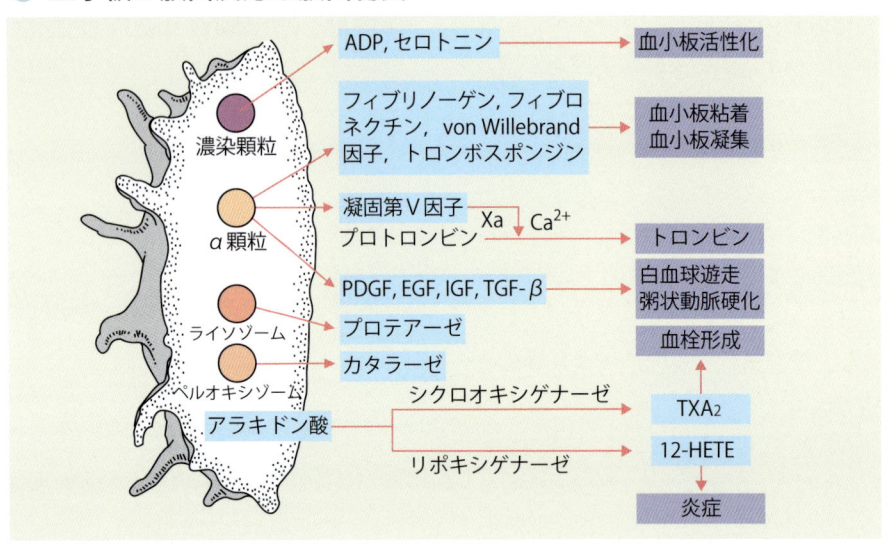

ずに直接トロンビンと結合して，その作用を阻害することが特徴である．トロンビンは凝固カスケードにおいて主要な位置を占めるとともに，前述のように血小板活性化作用もあり，血栓形成に重要な役割をもつ．用量反応関係が症例によって異なり，使用に際しては活性化部分トロンボプラスチン時間（aPTT）による厳密な用量調節が必要である未分画ヘパリンに対し，低分子ヘパリンやアルガトロバンは用量反応関係が直線的で，用量調節に特別なモニターを要せず，出血性合併症もヘパリンに比し少ない利点がある．ただし，低分子ヘパリンは現在のところ，わが国では脳梗塞に対する保険適用はない．

経口抗凝固薬として長く使われているワルファリンは，ビタミンK拮抗薬で肝臓におけるビタミンK依存性凝固因子（第Ⅱ，Ⅶ，Ⅸ，Ⅹ因子）の合成を阻害することによって抗凝固作用を発揮するが，NOACの作用は凝固因子を直接阻害することによる．ダビガトランはアルガトロバンと同様の抗トロンビン薬であり，リバーロキサバン，アピキサバン，エドキサバンは抗Xa薬である（217頁参照）．

抗血栓療法の実際

発症から 4.5 時間以内の脳梗塞

発症から 4.5 時間以内は，閉塞血管を再開通させ，ペナンブラから梗塞への進行を抑止することが期待できる時間帯であり，t-PA 静注療法の適応がある．

t-PA 静注療法は発症 4.5 時間以内に開始する必要があるが，実際には患者が来院してから治療開始までの間に行う必要がある診察，検査（血液検査，画像検査），説明と同意の時間に1時間程度かかるので，3.5 時間以内に来院した患者でないと治療を行うことが難しいと考えられる．急性期の t-PA

11 アルテプラーゼ静注療法のチェックリスト

適応外（禁忌）	あり	なし
発症〜治療開始時刻 4.5 時間超	□	□
※発症時刻（最終未発症確認時刻）[：]　※治療開始（予定）時刻[：]		
既往歴		
非外傷性頭蓋内出血	□	□
1 か月以内の脳梗塞（一過性脳虚血発作を含まない）	□	□
3 か月以内の重篤な頭部脊髄の外傷あるいは手術	□	□
21 日以内の消化管あるいは尿路出血	□	□
14 日以内の大手術あるいは頭部以外の重篤な外傷	□	□
治療薬の過敏症	□	□
臨床所見		
くも膜下出血（疑）	□	□
急性大動脈解離の合併	□	□
出血の合併（頭蓋内，消化管，尿路，後腹膜，喀血）	□	□
収縮期血圧（降圧療法後も 185 mmHg 以上）	□	□
拡張期血圧（降圧療法後も 110 mmHg 以上）	□	□
重篤な肝障害	□	□
急性膵炎	□	□
血液所見		
血糖異常（< 50 mg/dL，または > 400 mg/dL）	□	□
血小板 100,000/mm³ 以下	□	□
血液所見：抗凝固療法中ないし凝固異常症において		
PT-INR > 1.7	□	□
aPTT の延長〔前値の 1.5 倍（目安として約 40 秒）を超える〕	□	□
CT/MR 所見		
広範な早期虚血性変化	□	□
圧排所見（正中構造偏位）	□	□

慎重投与（適応の可否を慎重に検討する）	あり	なし
年齢　　81 歳以上	□	□
既往歴		
10 日以内の生検・外傷	□	□
10 日以内の分娩・流早産	□	□
1 か月以上経過した脳梗塞（とくに糖尿病合併例）	□	□
3 か月以内の心筋梗塞	□	□
蛋白製剤アレルギー	□	□
神経症候		
NIHSS 値 26 以上	□	□
軽症	□	□
症候の急速な軽症化	□	□
けいれん（既往歴などからてんかんの可能性が高ければ適応外）	□	□
臨床所見		
脳動脈瘤・頭蓋内腫瘍・脳動静脈奇形・もやもや病	□	□
胸部大動脈瘤	□	□
消化管潰瘍・憩室炎，大腸炎	□	□
活動性結核	□	□
糖尿病性出血性網膜症・出血性眼症	□	□
血栓溶解薬，抗血栓薬投与中（とくに経口抗凝固薬投与中）	□	□
※抗 Xa 薬やダビガトランの服薬患者への本治療の有効性と安全性は確立しておらず，治療の適否を慎重に判断せねばならない．		
月経期間中	□	□
重篤な腎障害	□	□
コントロール不良の糖尿病	□	□
感染性心内膜炎	□	□

＜注意事項＞
1. 一項目でも「適応外」に該当すれば実施しない．
2. 一項目でも「慎重投与」に該当すれば，適応の可否を慎重に検討し，治療を実施する場合は患者本人・家族に正確に説明し同意を得る必要がある．
3. 「慎重投与」のうち，下線をつけた 4 項目に該当する患者に対して発症 3 時間以降に投与する場合は，個々の症例ごとに適応の可否を慎重に検討する必要がある．

（日本脳卒中学会脳卒中医療向上・社会保険委員会 rt-PA（アルテプラーゼ）静注療法指針改訂部会：rt-PA（アルテプラーゼ）静注療法適正治療指針（第二版）．脳卒中 34：443-480, 2012 より）

静注療法を行う施設では，日頃から治療の適応となる可能性のある患者が来院した場合に備え院内の診療体制を整えておく必要があり，あらかじめ作成しておいた治療プロトコールやチェックリスト(⑪)に則り，迅速に対応することが必要である．治療可能時間が発症から 4.5 時間以内といっても，治療の効果は発症からの時間が短いほど大きいことを忘れてはならない．

t-PA 静注療法の適応には脳梗塞の臨床病型は問わないが，治療効果が最も期待できるのは，心原性脳塞栓症による主幹動脈閉塞例である．とくに中大脳動脈主幹部または分枝閉塞例が良い適応である．治療の適応決定と治療効果の判定には，正確で客観性のある神経症候の評価が必須である．現在，国際的に NIH Stroke Scale(NIHSS)がこの目的で使われており，t-PA 治療に携わる者は NIHSS による評価にも習熟しておく必要がある(53 頁参照)．NIHSS のスコアが 4 点以下の軽症例では，t-PA 治療なしでも転帰良好であることが多いので，通常は治療の適応はない．

頭蓋内出血を少なくするためには，治療のプロトコールを遵守することが最も大切であることが明らかとなっている．わが国では日本脳卒中学会が「rt-PA(アルテプラーゼ)静注療法適正治療指針」(現在は第二版 2012 年 10 月)を発表しているので，治療を担当する医師はあらかじめ熟読しておく必要がある(日本脳卒中学会のホームページよりダウンロード可能)．とくにアルテプラーゼ静注療法のチェックリストが重要である(⑪)．

また，画像検査上，広範な早期虚血性変化がみられる場合は t-PA 治療は禁忌であるが，81 歳以上の高齢者，NIHSS が 26 点以上の重症例では頭蓋内出血のリスクが高く，とくに適応の可否を慎重に検討すべきである．その他の t-PA 静注療法の適応外(禁忌)と慎重投与の項目についてはチェックリストを参照のこと．

わが国における t-PA の投与量は 0.6 mg/kg で，欧米で使われている 0.9 mg/kg よりも低用量であることに注意する．投与量の 10％を初めにボーラスで静注し，残りを 1 時間かけて点滴静注する．頭蓋内出血の予防のために，t-PA 投与 24 時間以内は他の抗血栓薬の投与は原則禁忌である．治療中，治療後 24 時間は SCU またはそれに準じる病室で血圧や神経症状の推移について厳重な管理を要する(⑫)．

最近は MRA や CTA などの画像検査で内頸動脈や中大脳動脈などの主幹動脈の閉塞が確認されている t-PA 静注療法無効例や発症 8 時間以内の脳梗塞例に対して Merci リトリーバー，Penumbra システム，Solitaire などの血栓回収デバイスを用いた閉塞血管の再開通療法が積極的に行われるようになっている(200 頁参照)．

発症 4.5 時間以降の脳梗塞

脳梗塞患者の 20〜40％は，発症後 24〜48 時間以内に神経症状が悪化する(進行性脳卒中)．したがって，できるだけ早期に虚血の悪化を予防するための抗血栓療法を開始すべきである．抗血栓療法は脳梗塞の臨床病型を考慮して使用する薬剤を選択すべきである

⑫ アルテプラーゼ静注療法後の管理指針

1. 神経学的評価
    a. 投与開始〜1 時間(rt-PA 投与中)　　　：15 分ごとの評価
    b. 1〜7 時間　　　　　　　　　　　　：30 分ごと
    c. 7〜24 時間　　　　　　　　　　　　：1 時間ごと
   頭痛，悪心・嘔吐，急激な血圧上昇を認めた場合，緊急 CT スキャンを実施する．rt-PA の投与中の場合，投与を中止する．
2. 血圧測定
    a. 投与開始〜2 時間　　：15 分ごとの測定
    b. 2〜8 時間　　　　　　：30 分ごと
    c. 8〜24 時間　　　　　：1 時間ごと
   収縮期血圧が 180 mmHg または拡張期血圧が 105 mmHg を超えた場合，測定回数を増やし，これ以下の血圧値を維持するため降圧療法を開始する．降圧薬の選択については，わが国の高血圧治療ガイドライン 2009 の推奨に準じる．
3. その他の注意事項
    a. CT(MRI)が 24 時間撮像可能な施設の SCU(ICU)またはそれに準じる病棟で管理する．最短でも治療開始後 24 時間まで観察を継続する．
    b. 経鼻胃管，膀胱カテーテル，動脈圧モニターカテーテルの挿入は，投与開始直後を避け，なるべく遅らせる．
    c. 治療後 24 時間以内の抗血栓療法の制限．発症から 24 時間以降にヘパリンを投与する場合，aPTT が前値の 2 倍を超えない．
    d. CT(MRI)で出血性梗塞を認めた場合はより厳重に経過の観察を行い，抗血栓療法の開始時期を決定する．
    e. 症状増悪の場合，速やかに CT(MRI)を施行し，増悪の原因を明らかにし，処置を行う．
4. 症候性頭蓋内出血の処置
   初期治療
    a. 血圧管理：出血の増大を防ぐために，正常範囲(たとえば収縮期血圧 140 mmHg 程度)まで下降させる．
    b. 呼吸管理：呼吸・換気障害があれば，気管挿管により気道を確保し，適宜呼吸を補助する．
    c. 脳浮腫・頭蓋内圧管理：抗脳浮腫薬を投与する．
    d. 消化性潰瘍の予防：抗潰瘍薬を投与する．
   神経症候の進行性増悪および以下の CT 所見を認めた場合，外科治療を考慮する．
    a. 局所圧迫徴候
    b. 被殻あるいは皮質下の中等度血腫(血腫量＞50 mL)
    c. 小脳出血(径＞3 cm)
    d. 脳幹圧迫，水頭症

(日本脳卒中学会脳卒中医療向上・社会保険委員会 rt-PA(アルテプラーゼ)静注療法指針改訂部会：rt-PA(アルテプラーゼ)静注療法適正治療指針(第二版)．脳卒中 34：443-480, 2012 より)

が，臨床病型の鑑別が困難な状況では，アスピリン160〜300 mgの1日1回の経口投与が有効である．

■ アテローム血栓性梗塞

アテローム血栓性梗塞に対して，わが国で現在使用できる抗血栓療法には，抗血小板療法（アスピリンまたはオザグレル）と抗凝固療法（アルガトロバンまたはヘパリン）がある．

アテローム血栓性梗塞の急性期には血小板の活性化がみられるが，主幹動脈の高度狭窄や閉塞に基づく進行性脳卒中では，凝固系の活性化により生じたフィブリン血栓が血管閉塞や末梢へのartery to artery embolismを介して脳梗塞を起こす病態も重要である．TIAまたは軽症脳梗塞では，まず再発予防を目的に経口抗血小板薬（アスピリン単独またはアスピリン＋クロピドグレルの併用）を開始するが，発症48時間以内の脳梗塞では，さらなる進行を防止するためにわが国では抗血小板療法に加えて抗凝固療法が行われることが多い．この中で，現在第一選択とされている薬剤はアルガトロバンである．アルガトロバンは最初の2日間は1日60 mgを持続点滴で，その後の5日間は1回10 mg，1日2回の間欠的点滴静注（1回3時間）を行う（計7日間）．アルガトロバンは半減期が短い薬剤であるので，治療開始48時間後に間欠的投与に移行した後，神経症状が増悪する例がみられることが知られている．この際は，(1)アルガトロバンの持続点滴の期間を延長する，(2)以下に述べるヘパリンの持続点滴へ切り替える，(3)経口抗血小板薬（アスピリン，クロピドグレル，シロスタゾール）の2剤併用を行う，などの選択肢がある．

ヘパリンもアルガトロバンと同様の目的で使用される．通常，初めにloading doseとして2千単位を静注し，以後1日量1万〜1万5千単位を目安に持続点滴を開始する．投与量はaPTTで正常の約1.5倍から2倍（45〜60秒）の延長を目標に調節する．最近は少量のヘパリン療法として，とくに高齢者では，loadingなしに1日1万単位程度の持続点滴を行う方法が推奨されることもある．

オザグレルもアテローム血栓性梗塞に対して保険適用のある抗血小板薬であるが，抗血栓作用は弱く，また1日2回の点滴治療では抗血栓効果は安定して得られないので，最近は抗血小板薬としては経口薬が使われることが多くなっている．経口ができない症例ではオザグレルを用いる．

■ ラクナ梗塞

現在ラクナ梗塞に対して有効性が確かめられている抗血栓薬はオザグレルである．わが国におけるオザグレルの適応は急性期脳血栓症であるが，脳血栓症の中でもとくに運動麻痺を有するラクナ梗塞に対して有効性が高いことが知られている．1回80 mg，1日2回点滴静注（1回2時間）で投与する．投与期間は1〜2週間とする．ラクナ梗塞は発症後48時間を超えて症状の進行がみられることはまれであるので，症状が安定したら積極的に離床，リハビリテーションを進めるべきであるが，穿通枝系梗塞の一型であるbranch atheromatous disease（BAD）（112頁参照）では，しばしば症状（とくに片麻痺）が48時間を超えて進行する．

BADに対しては，その特徴である症状の進行に対し，さまざま治療薬を組み合わせた急性期治療（アルガトロバン＋シロスタゾール＋エダラボンなど）が試みられているが，現在のところ有効性が確立されている治療法はない．

■ 心原性脳塞栓症

心原性脳梗塞栓症は他の病型に比し，一般に側副血行の発達が不良で虚血の程度が強いので，発症後4.5時間以降は，ペナンブラの救命を治療の目的とした抗血栓療法が有効である可能性は少ない．しかし，4.5時間以降であっても発症後8時間以内の主幹動脈の閉塞例で，臨床的にペナンブラが残存していると考えられる症例に対して，最近は血管内治療による閉塞血管の再開通療法が試みられることが多くなっている．その有効性については十分なエビデンスが得られていなかったが，最近発表されたオランダにおける試験（MR CLEAN）では，発症6時間以内の脳血管内治療の有効性が報告された[13]．

心原性脳塞栓症では閉塞血管の自然再開通による出血性梗塞の合併が高率に起こるので，前述したアルガトロバンやオザグレルは原則として禁忌とされている．

しかし，同時に心原性脳塞栓症は急性期の再発率が高いので，発症早期から再発予防を目的としたヘパリンによる抗凝固療法を行うべきであるとの意見もある．しかし，心房細動例を対象として，ヘパリンの有効性を検討した大規模臨床試験では，ヘパリンは急性期の虚血性脳卒中の再発率（2週間で約5％）を減少させるが，逆に出血性脳卒中の発生が増加するため，全脳卒中の発症率はヘパリン使用の有無により差はなく，急性期のヘパリンの有効性は否定的な結果であった[14]．最近は出血性梗塞の発生しやすい発症後1〜2週間以内は，抗凝固療法は行わず，その後，再発予防を目的としてワルファリンやNOACによる経口抗凝固療法を開始することが多くなっている．

脳保護療法

神経細胞が虚血に曝されてから細胞死に至るまでの過程には，さまざまな病態が関係していることが動物実験によって明らかにされている[15]．とくに注目されてきた病態には，興奮性アミノ酸（グルタミン酸），細胞内へのカ

ルシウムの流入，アポトーシス，フリーラジカルなどであり，これらの病態をブロックまたは改善する多くの薬剤が開発されてきた．しかし，それらの多くの薬剤は動物実験では効果が確認されても，ヒトを対象とした臨床試験では効果がないか，または毒性が大きすぎて，実際に治療薬として承認されたものはなかった．

その中にあって，これまでのところ，唯一わが国で行われた小規模な臨床試験で有効性が確認され，脳保護薬として承認されている薬剤にエダラボン（ラジカット®）がある．エダラボンはフリーラジカルの捕捉薬で，虚血巣に発生したフリーラジカルによる細胞膜脂質の過酸化を抑制することにより効果を発揮すると考えられている．治療の適応は発症24時間以内の脳梗塞であるが，作用機序から考えて投与開始までの時間が早ければ早いほど効果が期待できる．

通常1回30 mgを朝夕2回点滴静注し，投与期間は2週間以内である．とくに脳梗塞の病型による治療効果の差は明らかではないが，軽症ラクナ梗塞や重い意識障害を伴うような重症例では効果は少ないと考えられる．t-PA静注療法との併用については，これまでのところ，その効果や安全性を検討したデータはないが，虚血再灌流では多量のフリーラジカルが発生することが知られているので，エダラボンの先行投与がt-PA静注療法の効果を高める可能性はある．一般的に安全性が高い薬剤であるが，時に重篤な急性腎不全が副作用として起こることが知られている．とくに高齢者，腎機能障害のある者，重篤な脳梗塞例，感染症合併例（とくに抗菌薬使用例）などでは，腎不全発生のリスクが高まることが知られているので，適応の決定は慎重に行うべきである．エダラボン投与中は頻回に血液，尿検査にて腎機能のチェックを行う．

13 MR CLEAN 試験の結果

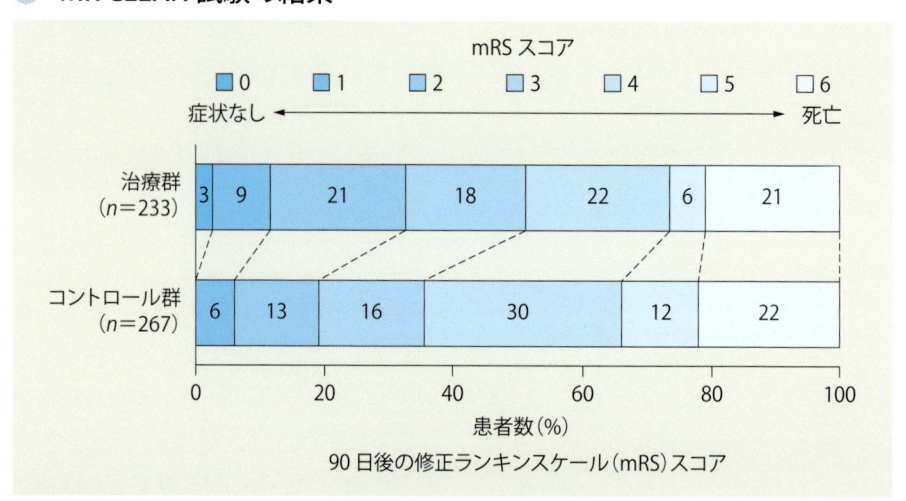

mRS スコア	治療群 (n=233)	コントロール群 (n=267)
0	3	6
1	9	13
2	21	16
3	18	30
4	22	12
5	6	—
6	21	22

90日後の修正ランキンスケール（mRS）スコア

調整オッズ比は1.66（95%CI，1.21〜2.28）で治療群の転帰が有意に良好である．
〔Berkheimer CA : A randomized trial of intraarterial treatment for acute ischemic stroke. N Engl J Med 372 : 11-20, 2015 より〕

14 心房細動合併脳梗塞急性期症例に対するヘパリン投与の効果

	ヘパリン投与群 (n=1,557)	ヘパリン非投与群 (n=1,612)	ヘパリン投与による1,000人あたりの有効症例数（SD）
虚血性脳卒中の再発	2.8%	4.9%	21(7)**
出血性脳卒中	2.1%	0.4%	−16(4)***
虚血性脳卒中の再発または出血性脳卒中	4.9%	5.3%	5(8)
死亡または非致死性脳卒中	19.1%	20.7%	16(14)

** $2p<0.01$，*** $2p<0.001$
〔International Stroke Trial Collaborative Group: The International Stroke Trial (IST) : a randomized trial of aspirin, subcutaneous heparin, both, or neither among 19, 435 patients with acute ischemic stroke. Lancet 349: 1569-1581, 1997 より〕

15 虚血性神経細胞死の機序

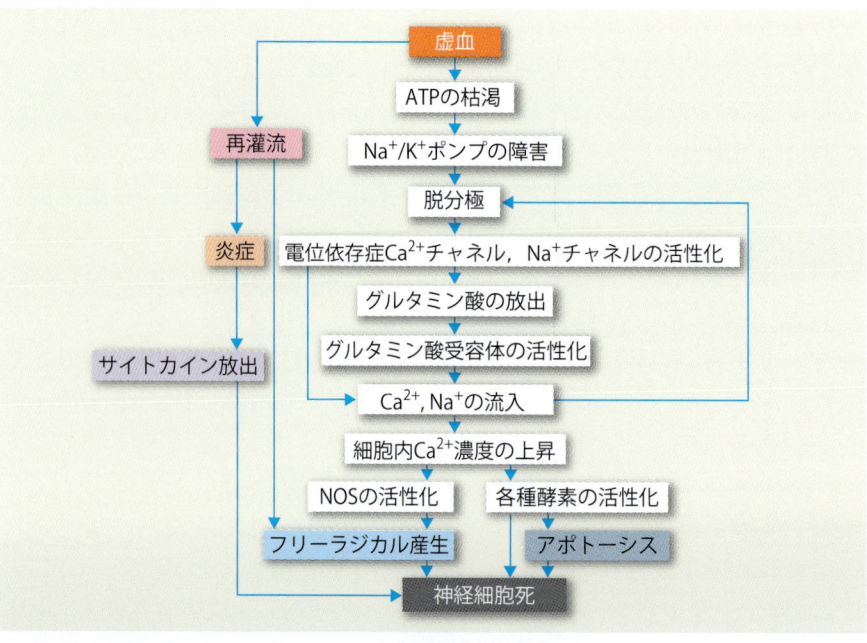

虚血 → ATPの枯渇 → Na^+/K^+ポンプの障害 → 脱分極 → 電位依存症Ca^{2+}チャネル，Na^+チャネルの活性化 → グルタミン酸の放出 → グルタミン酸受容体の活性化 → Ca^{2+}, Na^+の流入 → 細胞内Ca^{2+}濃度の上昇 → NOSの活性化／各種酵素の活性化 → フリーラジカル産生／アポトーシス → 神経細胞死

再灌流 → 炎症 → サイトカイン放出

（山脇健盛：脳保護療法．現代医療 33：519-525, 2001 より）

② 脳出血の治療

脳出血の多くは高血圧性脳出血であるので，ここでは高血圧性脳出血の治療を中心に述べる．高血圧以外の特殊な原因による脳出血の治療は，それぞれの章を参照のこと．

脳出血の病態(⑯)で，治療との関連において最も問題となるのは，発症初期の血腫の増大と，占拠性効果や水頭症による頭蓋内圧亢進の2つである．

発症初期の血腫の増大は発症後数時間(とくに3時間)以内に多く，約1/3の症例にみられる(⑰)．血腫の増大により神経症候が急激に悪化を伴うことが多く，転帰不良となる重要な要因である．しかし，発症から数時間経過した後に血腫が増大することは少なく，とくに24時間以降はまれである．したがって，発症直後の入院例では，数時間以内の血腫増大による神経症候の変化に十分な注意が必要である．一方，24時間以降の神経症候の悪化は血腫周囲の脳浮腫や水頭症の進展による頭蓋内圧亢進が原因となることが多い．

内科的治療

全身管理全般については脳梗塞の急性期治療(180頁参照)を参照のこと．

バイタルサインの管理の中で脳梗塞と異なるものは血圧の管理である．発症後の血腫増大には血圧が関係していると考えられているので，一般に脳梗塞の場合よりも積極的な降圧が推奨されている．高血圧治療ガイドライン2014では，収縮期血圧＜180 mmHg，または平均血圧＜130 mmHgを維持することが推奨されている．発症6時間以内の脳出血に対して，＜140 mmHgのより強度の血圧降下とガイドライン通りの＜180 mmHgの降圧療法を比較したランダム化比較試験 INTERACT2(2013)では，両群間の90日後の転帰良好群の比率に明らかな有意差はみられなかったが，強化治療群に mRS スコアの小さい者が多

⑯ 脳出血の病態

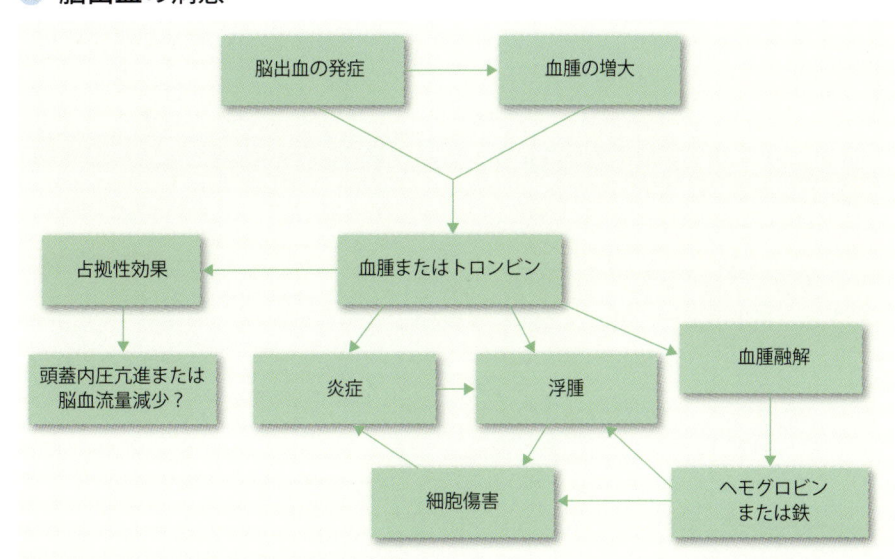

(Keep RF, et al：Intracerebral haemorrhage: mechanisms of injury and therapeutic targets. Lancet Neurol 11：720-731, 2012 より改変)

⑰ 発症初期の血腫増大

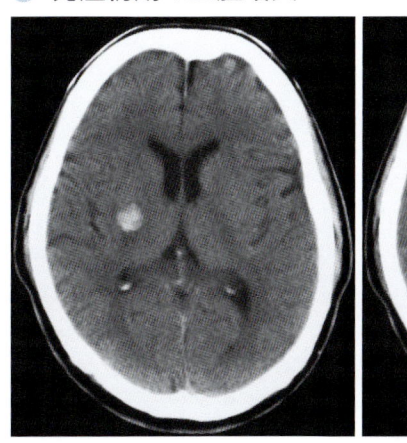

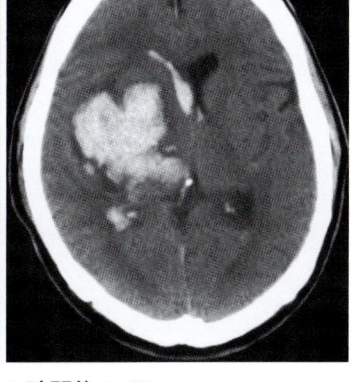

来院時(発症後約30分)のCT　　4時間後のCT

くみられた．また，強化治療群でも安全に降圧が可能であったことから，発症から間もない超急性期例(特に2～3時間以内)では，＜140 mmHgの積極的な降圧が有効である可能性が示された．降圧療法の実際は脳梗塞の項(181頁参照)を参照のこと．

現在のところ，積極的な降圧以外に発症初期の血腫増大の抑制に有効な内科的治療はない．最近この目的のための治療薬として期待された薬剤に，血友病の治療薬である遺伝子組換え活性型第Ⅶ因子(recombinant activated factor Ⅶ：rF Ⅶa)がある．米国で行われた発症4時間以内の脳出血に対するrF Ⅶaの有効性を検討した研究では，血腫増大の抑制効果が認められたが，その後の臨床試験では転帰改善効果は明らかとはならなかった．

血腫そのものと血腫周囲の脳浮腫による占拠性効果(圧迫)や頭蓋内圧亢進に対しては，高張液である10％グリセリン液の点滴静注が有効である．脳梗塞と同様に急性期の1～2週間投与されることが多い．ステロイドは脳出血において有効とのエビデンスはなく使用すべきではない．

外科的治療

手術療法の意義と効果

　脳出血は脳実質内にかたまりとして血腫を形成する．脳出血の手術療法のおもな目的は，血腫を除去することにより，血腫そのものと血腫周囲の脳浮腫による占拠性効果や頭蓋内圧亢進による二次的脳損傷を抑制し，予後を改善することである．しかし，これまでに行われた血腫除去術の効果を検討したいくつかのランダム化比較試験では，保存的治療に対する手術療法の明らかな優位性は証明されていない．発症72時間以内のテント上脳出血に対する早期手術群と保存的治療群の転帰を比較検討した国際共同研究でも両群間の6か月後の転帰に差は認められなかった(STICH IおよびII試験)．したがって，脳出血の手術療法の適応と効果については現在でも議論が多く，結論は出ていない．

手術の適応

　手術による血腫除去の適応は，血腫の局在が被殻，皮質下，あるいは小脳で，一般に血腫が比較的大きく，意識障害のある場合，すなわち神経学的重症度分類(Neurological Grade：18)が2～4bの場合である．一般に10 mL以下の小さい血腫は徐々に吸収されるので，保存的治療で十分であり手術の適応とはならない．また，意識レベルが昏睡の症例も手術の適応とはならない〔注：血腫量はCT上の血腫の(長径×短径×高さ)/2で計算する〕．

　脳卒中治療ガイドラインによる局在別の血腫除去の手術適応は，19の通りである．視床，脳幹出血は，原則として血腫除去の適応はない．

手術法

　血腫除去術としては，従来，開頭血腫除去術とCT定位的血腫吸引術が主体であったが近年，内視鏡血腫除去術が選択される症例も増えている．

　開頭血腫除去術(20 21)は一般に血腫が大きく，意識障害がある場合に選択される．また，脳ヘルニア徴候がみられるときは，救命的処置として直ちに開頭血腫除去術が必要となる．血腫や出血点を直視下で処置できる利点はあるが，患者への侵襲は大きい．

　CT定位的血腫吸引術(22 23)は，専用のフレームを患者の頭部に装着し，CTを用いて脳内血腫の位置を計測した上で頭蓋骨に小さな穴を開け，目標とする部位に正確に刺入針を挿入し，注射器を用いて血腫を吸引除去する．脳出血の止血が完成した後，翌日から数日の間に行う．手術侵襲は少なく，局所麻酔や静脈麻酔下でも行うことができるが，血腫や出血点を直接視認しているわけではないため，術中に再出血を起こした場合は開頭術と比べて止血が困難であり，また，術後の再出血の可能性も開頭術と比較してやや高い．

　内視鏡血腫除去術(24)は，頭蓋骨に小さな穴を開け，そこから血腫腔内に挿入した透明なシースを入り口として，内視鏡と吸引管を用いて血腫を吸

18 高血圧性脳出血の神経学的重症度分類(Neurological Grade：NG)

重症度	基準
1	意識清明または錯乱
2	傾眠
3	昏迷
4a	脳ヘルニア徴候*を伴わない半昏睡
4b	脳ヘルニア徴候*を伴う半昏睡
5	深昏睡

*脳ヘルニア徴候：①片側または両側の散瞳(5 mm以上)，対光反射の消失，②片側または両側の除皮質硬直や除脳硬直(脳卒中の外科研究会，1978)

19 高血圧性脳出血の手術適応

推奨
1. 脳出血の部位に関係なく，血腫量10 mL未満の小出血または神経学的所見が軽度な症例は手術の適応にならない(グレードD)．また意識レベルが深昏睡(Japan Coma Scale：JCSでIII-300)の症例に血腫除去を勧める根拠はない(グレードC2)．
2. 被殻出血：神経学的所見が中等症，血腫量が31 mL以上でかつ血腫による圧迫所見が高度な被殻出血では手術の適応を考慮してもよい(グレードC1)．特に，JCSでII-20～30程度の意識障害を伴う場合は，定位的脳内血腫除去手術が勧められる(グレードB)．
3. 視床出血：急性期の治療として本症に血腫除去を勧めるだけの根拠はない(グレードC2)．血腫の脳室内穿破を伴う場合，脳室拡大の強いものには脳室ドレナージ術を考慮してもよい(グレードC1)．
4. 皮質下出血：脳表からの深さが1 cm以下のものでは，とくに手術の適応を考慮してもよい(グレードC1)．手術方法としては，開頭血腫除去術が推奨される(グレードC1)．
5. 小脳出血：最大径が3 cm以上の小脳出血で神経学的症候が増悪している場合，または小脳出血が脳幹を圧迫し脳室閉塞による水頭症をきたしている場合には，手術の適応となる(グレードC1)．
6. 脳幹出血：急性期の脳幹出血例に血腫除去を勧めるだけの根拠はない(グレードC2)．脳幹出血のうち脳室内穿破が主体で，脳室拡大の強いものは，脳室ドレナージ術を考慮してもよい(グレードC1)．
7. 成人の脳室内出血：脳血管の異常による可能性が高く血管撮影などにて出血源を検索することが望ましい(グレードC1)．急性水頭症が疑われるものは脳室ドレナージを考慮する(グレードC1)．

(篠原幸人，他(編)：脳卒中治療ガイドライン2009．p152，協和企画，東京，2009より)

20 開頭血腫除去術の術中写真

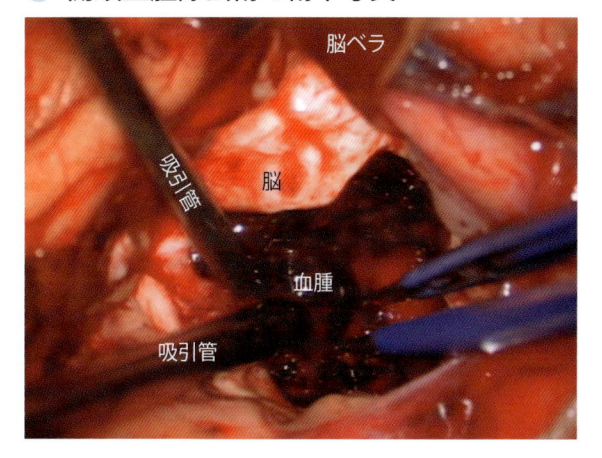

21 開頭血腫除去術（左被殻出血）前後のCT（A：術前，B：術後）

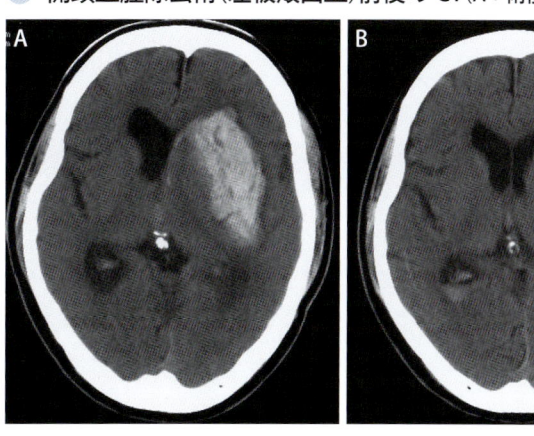

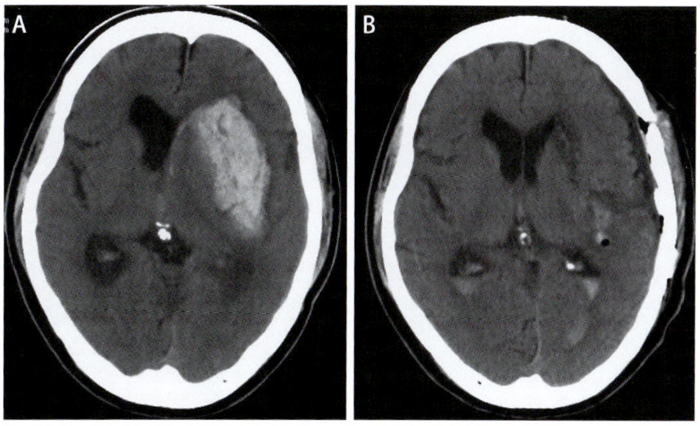

22 CT定位的血腫除去術のイメージ

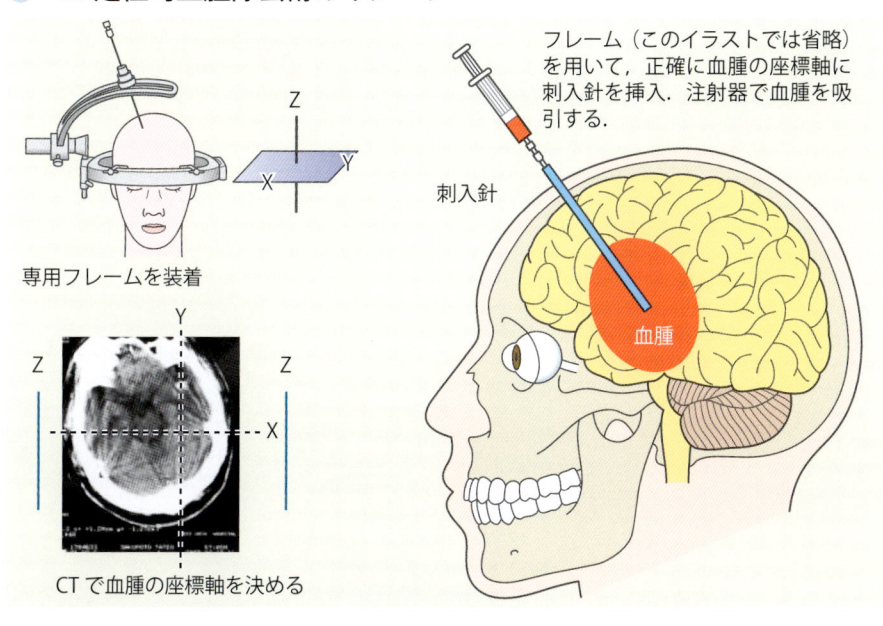

フレーム（このイラストでは省略）を用いて，正確に血腫の座標軸に刺入針を挿入．注射器で血腫を吸引する．

専用フレームを装着

CTで血腫の座標軸を決める

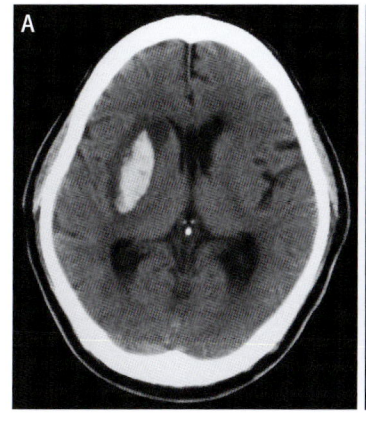

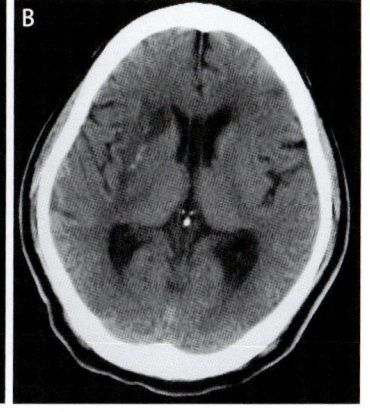

24 内視鏡血腫除去術の術中写真

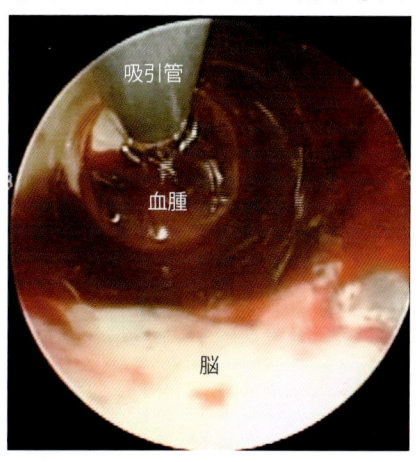

血腫除去中．透明シースから血腫と脳（白い部分）の境界が視認できる．

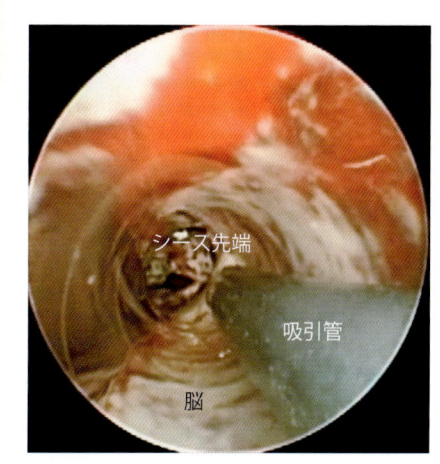

血腫除去完了．血腫はなくなり，透明シースからは周囲の脳が観察されている．

23 CT定位的血腫吸引術（右被殻出血）前後のCT（A：術前，B：術後）

引除去する方法である．血腫や出血点を直視下で処置できる開頭術の利点と，低侵襲であるCT定位的血腫吸引術の利点を併せ持った手術法である．

脳室ドレナージ術は視床，小脳，脳幹，脳室内出血などによって髄液の流れがブロックされ急性水頭症を起こした場合に行う．脳室内の髄液や血腫を持続的に排出することで，頭蓋内圧をコントロールすることが目的である．

3 くも膜下出血の治療

くも膜下出血の経過と予後

　非外傷性くも膜下出血の多くは脳動脈瘤の破裂が原因である．脳動脈瘤破裂によるくも膜下出血は脳卒中の中で最も重症で死亡率も約40～50％と極めて高い．また，生存者でも約半数の症例に日常生活の質に影響を与えるような後遺症を残す．

　予後を悪化させる因子では，再出血と脳血管攣縮が重要である．また，発症7日目までに全身合併症を生じる頻度も40％と高く，これらが原因で死亡する危険性も高い．したがって急性期には厳重な全身管理とともに，早期（発症72時間以内）に脳動脈瘤に対する外科的治療（手術または血管内治療）を行い，その後引き続き，脳血管攣縮に対する治療が必要となる．一方，急性期以降には，正常圧水頭症に対する治療やリハビリテーションが必要となる．

急性期の治療

初期治療

　くも膜下出血における初期治療の目的は，脳動脈瘤からの再出血予防と頭蓋内病態の管理に加え全身状態を保つことである．再出血は発症24時間以内，とくに発症早期に多い．したがって，発症直後にはできるだけ静かな病室で安静を保ち，侵襲的な検査や処置は避けるべきであり，これらの検査や処置が必要な際は，十分な鎮静，鎮痛のもとに行う．再出血予防のためには，積極的な降圧を図ることが推奨されるが，重症例で頭蓋内圧が亢進している場合の不用意な降圧は脳灌流圧の低下を招くため，慎重に行う必要がある．

　抗線溶薬〔トラネキサム酸（トランサミン®）など〕の点滴静注は再出血予防には有効であるが，その後の脳虚血を悪化させるために予後の改善作用はない．頭蓋内圧亢進を伴う場合は高浸透圧利尿剤の点滴静注を行うが，急速投与は再出血の誘因となる可能性もあるので注意が必要である．また急性水頭症および頭蓋内血腫合併例では，外科的治療を必要とする場合がある．

　全身管理としては，急性期に生じやすい交感神経緊張亢進による心肺合併症対策が必要となる．神経原性肺水腫に対しては，呼吸器管理，利尿剤投与で対応するが，とくにくも膜下出血重症例では，血糖値の上昇に加え血清カリウム値が低下する傾向があり，浸透圧利尿剤の投与はさらなる低カリウム血症を招く．これが原因で致死的不整脈を惹起する可能性を念頭に置かなければならない．また，たこつぼ型心筋症を呈し心不全に陥る症例もあることに注意する．

動脈瘤に対する治療

　保存的に治療された破裂脳動脈瘤は1か月で20～30％が再出血をきたし転帰不良となるため，くも膜下出血の治療においては，可能な限り早期に脳動脈瘤からの再出血を予防することが極めて重要な役割を果たす．脳動脈瘤に対する外科的治療には，開頭による脳動脈瘤頸部クリッピング術と，血管内治療によるコイル塞栓術の2つがある．2002年に報告された両治療法を比較した大規模試験であるInternational Subarachnoid Aneurysm Trial (ISAT)の結果では，治療1年後の無障害生存率においてコイル塞栓術の優位性が示唆された．この結果を受けて，クリッピング術が行われることが多かったわが国でも，近年急速に血管内治療による根治術数が増加（10年で2.5倍）している．しかしながら，コイル塞栓術にはクリッピング術と比較して治療の不完全さの問題が残っており，約1/5～1/4が再開通しその半分が再治療の適応となっていることから，個々の症例でとくに動脈瘤の形状，部位，サイズ，患者の年齢，重症度，頭蓋内環境などを評価して治療法を選択することが重要である．

　治療の適応は，患者の重症度で決められる．非重症例（重症度分類GradeⅠ～Ⅲ）では治療に対する制約がない限り，また比較的重症例（重症度分類Grade Ⅳ）では患者の年齢，動脈瘤の部位および性状によって，動脈瘤根治術を行う適応となる．最重症例（重症度分類Grade Ⅴ）では，原則として急性期の動脈瘤根治術の適応はないが，その場合でも上記内科的治療を行い，経過中に状態の改善がみられた場合には，動脈瘤根治術の適応やタイミングを再度考慮する．また最重症例であっても意識障害の原因が脳内血腫や水頭症であると考えられる場合には，血腫除去術や脳室ドレナージ術を考慮する．

　脳動脈瘤根治術は発症から72時間以内の早期に行うことが原則であるが，72時間を経過した症例であっても再出血を予防する治療を行うべきである．ただし，第4～14病日に開頭術を施行すると脳血管攣縮を生じる危険性が高くなるため，コイル塞栓術を選択する．

脳動脈瘤頸部クリッピング術

　クリッピング術は全身麻酔下に行われる開頭による脳動脈瘤根治術である．これは，動脈瘤の頸部にクリップをかけることによって，血管から動脈瘤内への血流を遮断する方法である．また血管壁からみると，中膜が保たれた正常な血管壁同士を寄せることで動脈瘤形成前の血管構築に戻す方法ともいえる(25)．クリッピングに際しては，動脈瘤の頸部が残存しないように，あるいは動脈瘤付近から分岐した血管が狭窄，閉塞しないようにclosure lineを意識してクリップをかける必要があり，複雑な形状の動脈瘤

には複数個のクリップが用いられる(26).近年は,神経内視鏡(27)やインドシアニングリーン(indocyanin green: ICG)を用いた術中蛍光脳血管撮影(28)による手術支援,運動誘発電位などの術中機能モニタリングが手術の安全性と確実性の向上に寄与している.

クリッピングができない場合は,動脈瘤の親血管の中枢側と末梢側を遮断するトラッピング術や動脈瘤全体を接着剤で固めるコーティング術が選択される.トラッピングを行った場合に虚血性合併症が生じる場合には,トラップに先立ってバイパス手術を併用することがある.またコーティングはあくまで姑息的な方法であり,保存的治療よりも再出血率は低く抑えられるものの動脈瘤の根治的治療ではない.

脳血管内手術(コイル塞栓術)

本法における技術の発展と使用機材の改良・改変のスピードには目覚ましいものがあり,ここに記載する内容は,比較的早期に古い情報となりうることをお断りする.局所麻酔のみでも可能であるが,破裂脳動脈瘤の場合には原則的に全身麻酔で行う.大腿動脈から入れたカテーテルを通じて,透視下に動脈瘤内に細いマイクロカテーテルを挿入し,軟らかいプラチナ製のコイルを用いて動脈瘤の塞栓術を行う(29).最初のコイルで動脈瘤の形状に沿ったフレームを作り,この中にコイルを追加していくことで親血管に突出しない範囲の可能な限り密なパッキングを行う.瘤内塞栓に適した動脈瘤の条件は,動脈瘤頸部が小さい(4〜5 mm以下),動脈瘤自体が小さい(15 mm以下),ドーム/ネック比が2以上,などが挙げられるが,近年のデバイス改良に伴い,その適応範囲は拡大している.一般的に高齢者,重症例,開頭手術の難易度が高い動脈瘤(脳底動脈瘤,前床突起近傍内頸動脈瘤,椎骨動脈瘤の一部)などは,コイル塞栓術の適応となる場合が多い.

ドレナージ術

発症早期の急性水頭症の治療として,脳室ドレナージが行われることがある.また,くも膜下腔の血腫除去によるその後の脳血管攣縮の予防を目的として,脳槽ドレナージ,腰椎ドレナージ(スパイナルドレナージ)が上記の治療と併用で行われる.

25 血管壁からみたクリッピング術

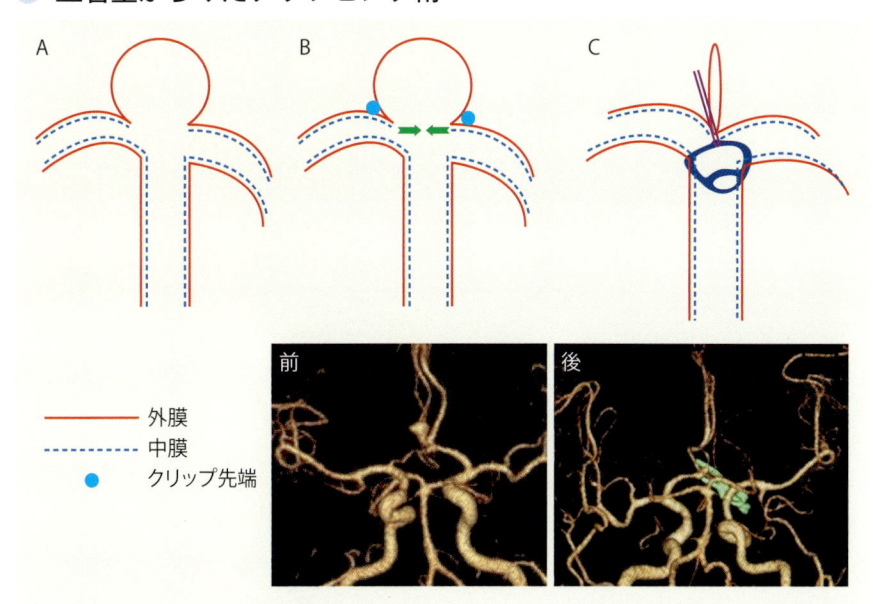

A:脳動脈瘤の血管壁は中膜が欠損している.
B:動脈瘤頸部にクリップをかけると正常な中膜同士を寄せることになる.
C:クリップにより脳動脈瘤への血流が途絶され,また,動脈瘤形成前の正常な血管構築に戻っている.

凡例:
―― 外膜
----- 中膜
● クリップ先端

26 中大脳動脈瘤へのクリッピング術

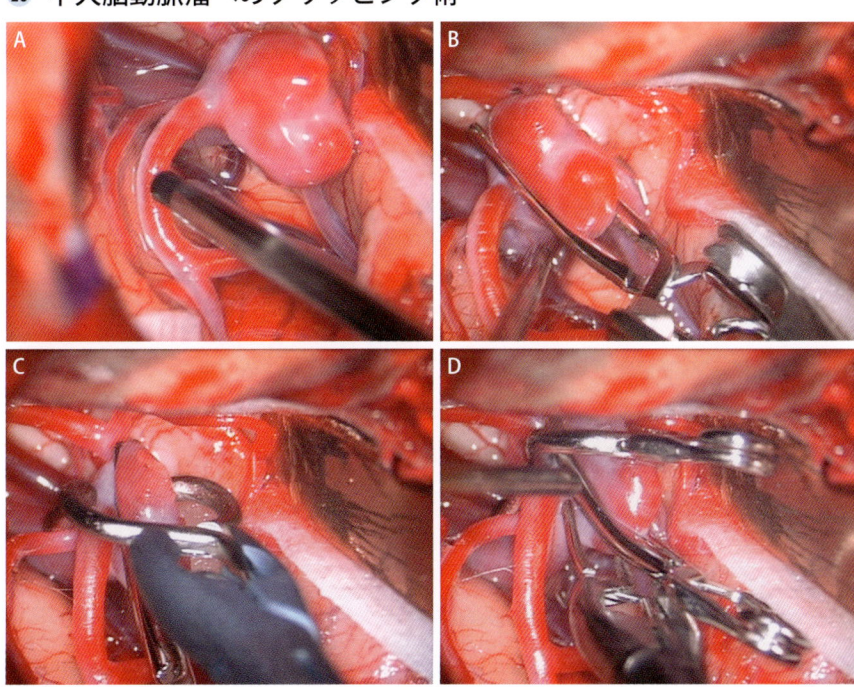

A:やや複雑な形状の中大脳動脈瘤.頸部はカーブを描く三次元構造である.
B:最初のクリップで壁が薄く赤い部分を処理する.
C:続いて有窓クリップを使用して奥に飛び出した動脈瘤を最初のクリップをまたぐ形で処理する.
D:最後に手前に残った部分をカーブしたミニクリップで処理して,頸部を完全に閉塞した.

これらのドレーンから脳脊髄液を排出することで，頭蓋内圧のコントロールも可能となるが，過剰な排液は慢性期に正常圧水頭症の発生率を高める危険性があり，1日の脳脊髄液排出量は150 mL 程度にとどめることが望ましい．

脳内血腫除去術・外減圧術

脳内あるいはシルヴィウス裂を占拠するような血腫が合併している症例では，頭蓋内圧を降下させるとともに，脳血管攣縮の発生を予防するために血腫除去術が併用して行われる．脳内血腫を伴う中大脳動脈破裂症例でも，早期に手術を行えば良好な転帰が得られる（30）．脳の腫脹が強い場合には，開頭で外した骨弁を戻さずに閉創する外減圧術を行うことがある．また脳室内を占拠する血腫に対しては，神経内視鏡を用いた積極的なかつ広範な血腫除去を行う場合もある．

脳血管攣縮に対する治療

くも膜下出血の第4〜14病日には，ウィリス動脈輪を中心とした脳底部主幹動脈に遅発性かつ可逆的な狭窄（脳血管攣縮）を生じ，これは2〜4週間持続する．血腫量が多いと生じやすく，脳虚血症状を呈す例は約30％とされる．脳梗塞に進展する場合も多く，くも膜下出血の予後を左右する重要な因子である．

治療としては，脳槽内血腫除去，血管攣縮治療薬投与，全身循環改善療法，脳血管内治療法が挙げられる．

脳槽内血腫除去

開頭術ではクリッピングにとどまらず，くも膜下腔の血腫を可及的に洗浄除去し，術前の血腫量によってはさらに脳槽ドレーンを留置して更なる血性髄液の排除を図る．また腰椎ドレーンはコイル塞栓術を選択した場合でも留置可能である．ドレーンを用いて術後にウロキナーゼで灌流し，早期に血腫を排除する方法の有効性が認められている．

血管攣縮治療薬投与

Rhoキナーゼ阻害薬である塩酸ファスジル（エリル®），トロンボキサンA₂合成酵素阻害薬であるオザグレルナトリウム（キサンボン®，カタクロット®）の有効性が報告されている．術後早期に開始し2週間継続することが推奨されるが出血性合併症に注意を払う必要がある．

全身循環改善療法

循環血液量増加（hypervolemia），血液希釈（hemodilution），人為的高血圧（hypertension）を組み合わせた

27 神経内視鏡を用いたクリッピング術

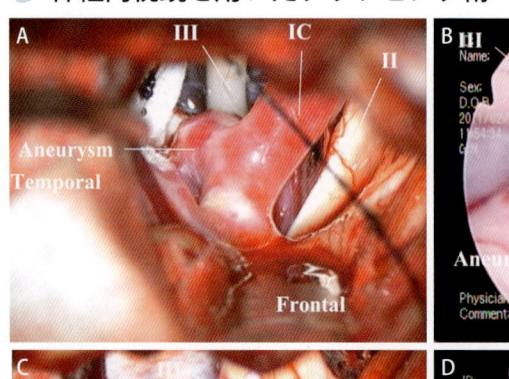

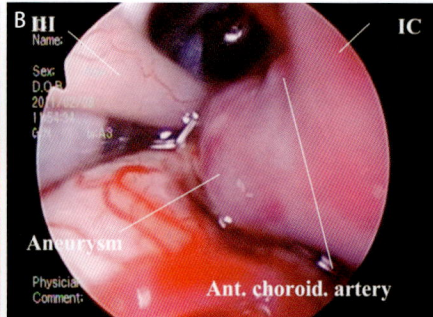

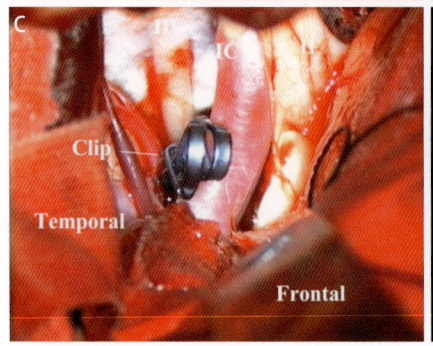

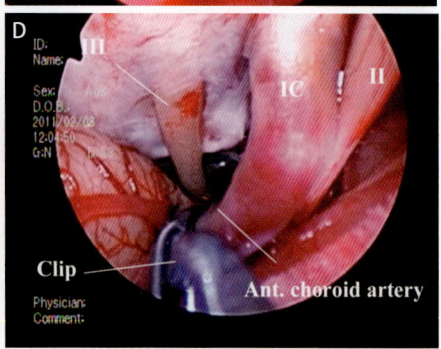

A：左の内頸動脈前脈絡叢動脈分岐部の動脈瘤．顕微鏡の視野では前脈絡叢動脈の分岐部が視認できない．
B：内視鏡を挿入すると動脈瘤頸部と前脈絡叢動脈の関係が視認できた．
C：動脈瘤のクリッピングを行うも，顕微鏡の視野では前脈絡叢動脈の温存は視認できない．
D：内視鏡を挿入すると前脈絡叢動脈を温存する形でクリップされていることが視認できた．

28 ICGによる術中蛍光脳血管撮影を用いたクリッピング術

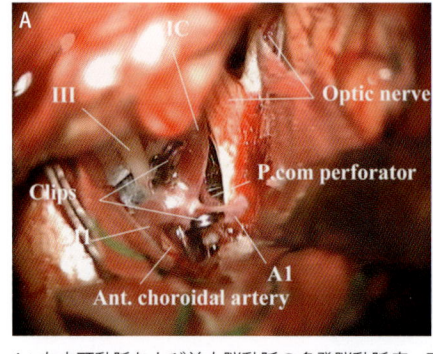

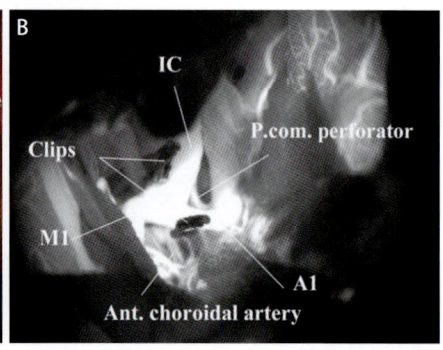

A：左内頸動脈および前大脳動脈の多発脳動脈瘤．両方にクリップがかけられており，穿通枝も視認できるが血流が維持されているかはわからない．
B：ICGによる術中蛍光血管造影により動脈瘤の消失と穿通枝も含めた正常血管の血流が維持されていることが確認できる．麻酔覚醒後も明らかな神経脱落症状はなく術後経過も良好であった．

triple H 療法が行われる．しかし，本法は脳血管攣縮時の脳循環改善に有用ではあっても，攣縮そのものを予防する効果は低いとされている．前交通動脈瘤破裂の症例でしばしばみられる尿崩症を合併した場合には，とくに水分の出納バランスに注意する必要がある．一方，くも膜下出血重症例では中枢性塩類喪失症候群や抗利尿ホルモン分泌異常症候群（SIADH）による低ナトリウム血症を生じることが多い．これも脳血管攣縮に悪影響を及ぼすことが知られており，水分および血清ナトリウムの厳重なチェックと補正を必要とする．

脳血管内治療法

血管内治療により血管拡張剤の選択的動脈内投与や経皮的血管形成術（percutaneous transluminal angioplasty：PTA）を行う．塩酸パパベリン（血管拡張薬）の動注は攣縮血管の拡張をもたらすが，その効果は一時的であり繰り返す必要がある．塩酸ファスジル（エリル®）の動注療法の有効性も報告されている（31）．バルーンカテーテルを用いた PTA は，塩酸パパベリンの動注療法よりも効果が高く持続時間も長い反面，機械的な拡張によって生じる血管解離や出血などの合併症を招く危険性もある．

慢性期の治療

水頭症

くも膜下出血発症後，数日以内に起こる急性水頭症と，1 か月後くらいの慢性期に起こる慢性水頭症がある．慢性期の水頭症は正常圧水頭症と呼ばれ，意識障害の遷延，認知機能障害，尿失禁，歩行障害をきたす場合には脳室-腹腔短絡（VP シャント）術や，腰椎-腹腔短絡（LP シャント）術などを行う．

29 脳動脈瘤コイル塞栓術

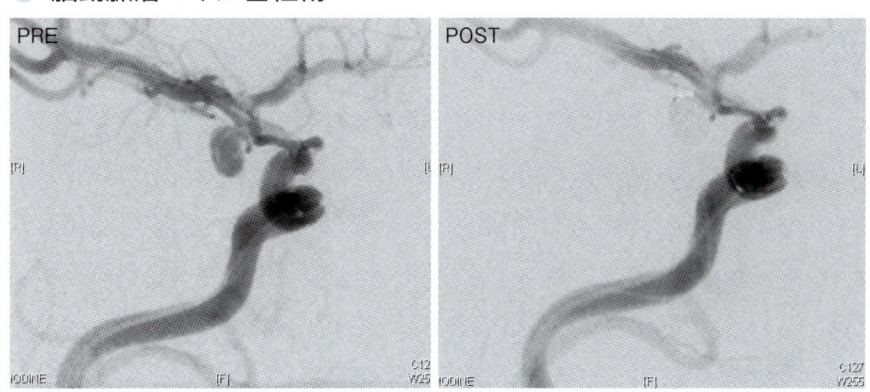

くも膜下出血重症度が Grade IV であったことから，脳動脈瘤コイル塞栓術が選択された症例．PRE で見られた内頸動脈動脈瘤が，POST ではコイルによって見られなくなっている．

30 意識レベル JCS/III-100 で搬送された 67 歳の男性

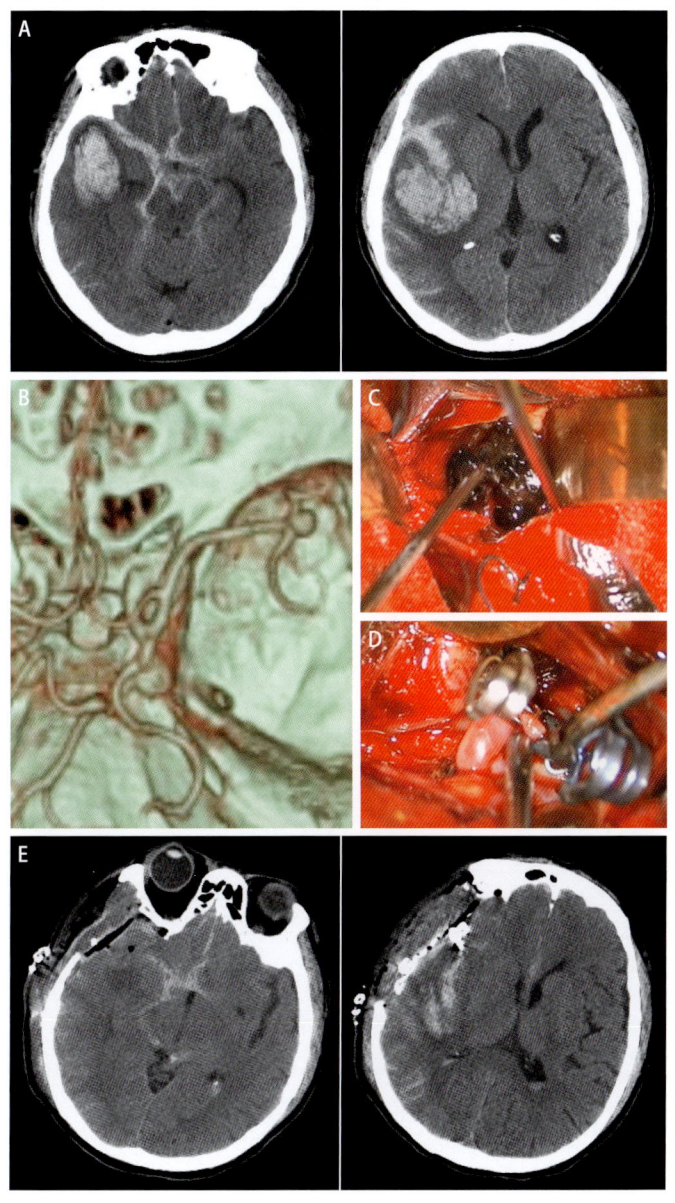

A ：くも膜下出血と右側頭葉とシルヴィウス裂内脳内血腫を認める．
B ：右中大脳動脈破裂と診断した．
C-E：血腫除去（C）および開頭クリッピング術（D）を行い，外減圧術（E）も施行した．

31 脳血管内治療法

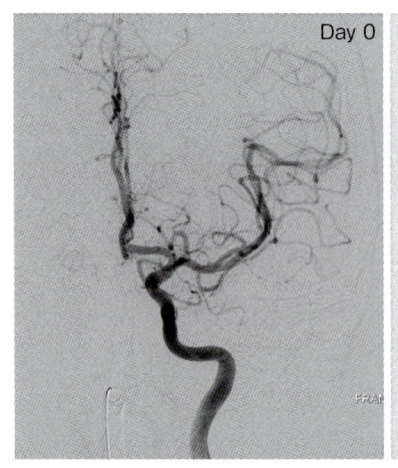

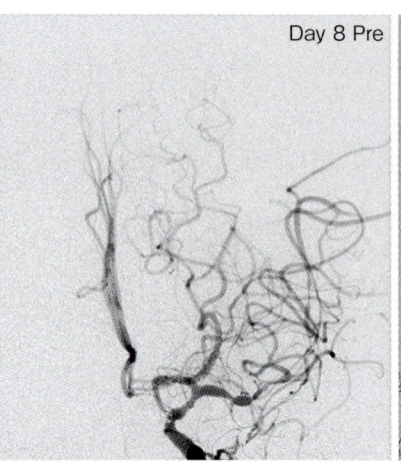

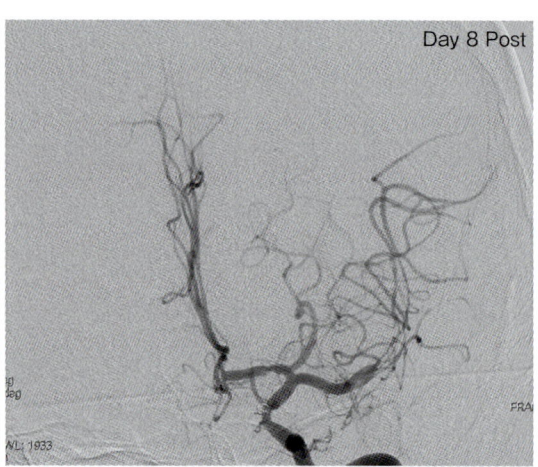

Day 0 / Day 8 Pre / Day 8 Post

34歳の女性．くも膜下出血発症当日（Day 0）の脳血管撮影では，左内頸動脈に明らかな脳血管攣縮を認めない．第8病日に遅発性神経脱落症状を認めたため脳血管撮影を行ったところ前大脳動脈および中大脳動脈に脳血管攣縮を認めた（Day 8 Pre）．バルーンによる血管拡張術（PTA）と塩酸ファスジルの動脈内投与を行い，血管攣縮は解除され，神経症状も速やかに消失した（Day 8 Post）．

MEMO 38　未破裂脳動脈瘤の自然歴と治療

　成人の1〜5％は脳動脈瘤をもっているとされており，最近の脳ドックの普及もあって未破裂脳動脈瘤がみつかる機会が多くなった．脳動脈瘤があっても，生涯のうちにくも膜下出血を発症するのはその一部であると考えられるが，くも膜下出血の発症率がどれくらいか，どのような動脈瘤が破裂しやすいのかなどの自然歴については未だに不明な点が多い．2010年に報告されたSmall Unruptured Intracranial Aneurysm Verification Study（SUAVe Study, Japan）の結果では，径5mm未満の未破裂脳動脈瘤の年間破裂率は0.54％であり，破裂にかかわる危険因子は年齢50歳未満，動脈瘤径4.0mm以上，高血圧，多発瘤であった．また3年4か月間の経過観察期間中に動脈瘤増大は6.7％に認められ，その危険因子は動脈瘤径4.0mm以上，女性，多発瘤，喫煙であった．

　2012年に報告されたUnruptured Cerebral Aneurysm Study of Japan（UCAS Japan）では，未破裂脳動脈瘤の自然歴は，動脈瘤のサイズ，部位，形状（ブレブの有無）に優位に影響されることが明らかとなった．前交通動脈瘤，内頸動脈-後交通動脈分岐部動脈瘤は7mm未満の小型瘤でも比較的高い破裂率を示し，とくに前交通動脈瘤は3〜4mmであっても年間破裂率は0.9％であった．

　以上のデータを参考に，ケースバイケースで神経内科，脳神経外科，脳血管内治療科の専門医師が最適の治療方針を協議したうえで，患者，家族との十分なインフォームドコンセントのもとに治療を行うべきである．また，経過観察となった場合，小型の脳動脈瘤であったとしても慎重な画像による追跡が必要であり，特に破裂や増大の危険因子を有する場合は頻回の観察が望ましい．

脳ドックで発見された微小中大脳動脈瘤の経時的変化

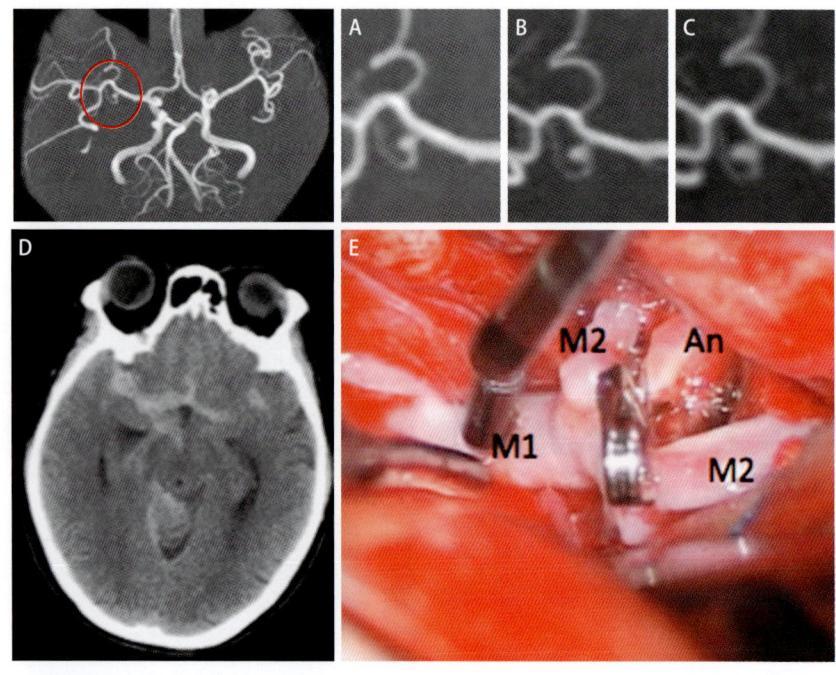

A：発見時は2mm大であった．
B：4年後わずかに増大し2.5mm大となった．
C：翌年はさらに増大し3mm大となった．
D：この1か月後にくも膜下出血となり救急搬送された．
E：開頭クリッピング術が行われ，患者は障害を残さず独歩退院した．

4 脳血管内治療

脳血管内治療とは，カテーテルを利用して脳内の血管病変を治療する手法である．造影剤を用いて血管を撮影し，X線透視下にマイクロカテーテルやマイクロガイドワイヤーの動きを確認しながら，病変およびその近傍に到達し，必要とされる処置を行う．切開は血管刺入部の数mmのみであり，従来の開頭を中心とした直達手術に比べて侵襲が少なく，また血管内からのアプローチのため直達手術では到達しづらい部位へも時に容易に到達できるなどの特徴がある．

脳卒中の治療を行ううえで，血管内治療はさまざまな利点をもち，脳卒中への治療介入手段としては最も重要な柱の1つとなっている．ただしすべての例で血管内治療が有利であるわけではなく，その利点，問題点，直達手術や薬物治療との相違などにつき，十分理解して適用すべきである．

脳血管内治療の基本的な方法

全身麻酔，局所麻酔いずれの麻酔でも可能である．全身麻酔では体動がないため画質が良好となり，呼吸や血圧の管理が容易である点などが有利であるが，局所麻酔でも重要な神経所見を治療中に観察できる利点があり，患者の状態や疾患に応じて使い分ける．いずれの場合でも血圧，脈拍，血中酸素飽和度などのバイタルサインは厳重に観察して行う．体動や血圧変化などを避けるため尿道カテーテル留置が望ましい．

一部の疾患では（硬膜動静脈瘻や脳静脈洞血栓症など）静脈アプローチをすることがあるが，基本的には動脈からのアプローチとなり，大腿動脈，上腕動脈，橈骨動脈などを穿刺する．同部からシースといわれる器具を血管内に留置し，そこからカテーテルを出し入れする．ガイディングカテーテル（32 A）と呼ばれる径2～3mm程度の

32 ガイディングカテーテル(A)とマイクロカテーテル(B)

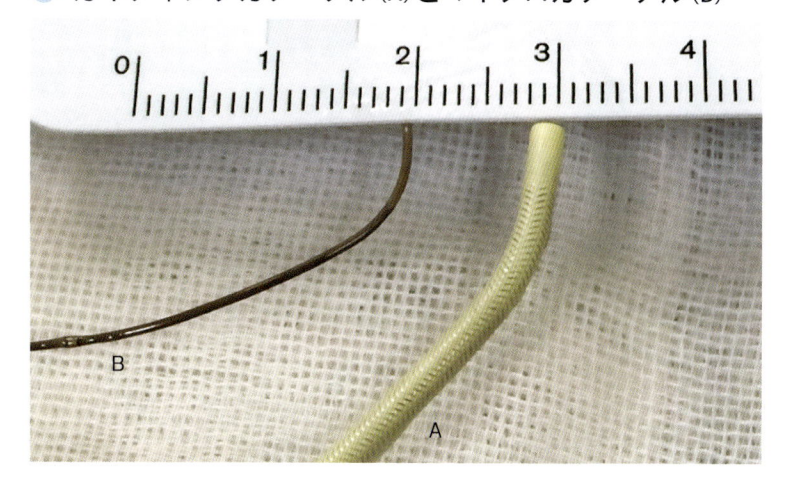

やや太いカテーテルを目的血管の近位（頸動脈，椎骨動脈など）に留置する．ガイディングカテーテルの内部にマイクロカテーテル（32 B）というさらに細いカテーテルをガイドワイヤーとともに挿入し，動脈瘤などの病変内に挿入したり，閉塞血管を通過してその遠位に到達する．病変に到達したら病態に応じた治療手技を行う．

動脈カテーテルを使用し，血管内にデバイスを留置する治療の場合には抗血小板薬（アスピリン，クロピドグレル，シロスタゾールなど）を術前3～5日以上前から投与することが多い．治療中にはヘパリンを全身投与し，血栓形成を防ぎながら行う．ただし急性期治療の場合には，術前の投与はされていないため血栓形成が起こりやすいことを念頭に置き，治療中の使用薬剤を決める．

脳血管内治療の利点と欠点

利点

- 低侵襲である．疼痛が少ない．傷が小さい．このため，高齢，全身合併症のある患者などでも治療を検討できる．
- 局所麻酔でも施行可能である．
- 病変によっては直達手術と同等以上の安全性，根治性がある．
- 治療開始から病変到達までの時間が短いので，とくに脳卒中超急性期のように迅速な治療を必要とされる場合に有利である．
- 入院期間が短い．
- 感染が少ない．

欠点

- 病変を直視下に観察できないため，得られる情報は造影所見からの間接的なものである．
- 動脈硬化が強いと治療のリスクが上がり，時に治療困難となる．
- 異物が血管内に置かれるため血栓症のリスクがある．
- 抗血小板薬の長期服用が必要な例がある．
- 合併症として頭蓋内出血が起きたとき致命的になることがある．
- 症例により，直達手術より根治性が低いことがある．
- X線被曝を避けられない．
- 造影剤アレルギー，喘息などがあると施行できない．

脳卒中治療のための脳血管内治療

カテーテルで行うことが可能な手技は，コイルや液体・個体塞栓物質による血管病変の閉塞（塞栓という），バ

ルーンによる血管拡張(血管形成),特殊な器具(ステントなど)の留置,異物や血栓などの除去,血栓溶解薬や血管拡張薬などの薬物の注入などである.したがって,出血性脳卒中の治療に対しては出血点および将来的に出血しうる部位の塞栓が主体となり,虚血性脳卒中の治療においては虚血の原因となる血管閉塞,狭窄などの解除とその維持のための血行再建が主体となる.

脳血管内治療を行うことのある脳血管障害

- 急性期主幹動脈閉塞(脳梗塞)
- 頸動脈狭窄
- 頭蓋内動脈狭窄
- 鎖骨下動脈狭窄
- 脳動脈瘤(破裂,未破裂)
- 脳動脈解離
- くも膜下出血後の脳血管攣縮
- 脳・脊髄動静脈奇形
- 硬膜動静脈瘻

虚血性脳卒中に対する脳血管内治療

脳塞栓症に対する経皮経管的脳血栓回収療法

発症 4.5 時間以内の超急性期脳梗塞に対しては禁忌項目がない限り rt-PA 静注療法の有効性が認められているためこれを施行する.しかし内頸動脈遠位部,中大脳動脈近位部など主幹動脈の塞栓性閉塞では rt-PA 静注後の再開通率は低く,再開通しない症例での予後は悪い.このような非開通例,また rt-PA 静注療法の適応とならない症例に対して,発症後 8 時間までは脳血管内治療による経皮経管的脳血栓回収療法を検討する.適応条件としては rt-PA 非適応ないし,静注後に再開通しない発症 8 時間以内の主幹動脈閉塞で,CT,MRI で広範な早期虚血性変化を認めない症例となる.使用デバイスとしては,2010 年から Merci リトリーバー,2011 年から Penumbra システム,2014 年から Solitaire™ FR,Trevo® ProVue が使用可能となっている.ガイディングカテーテルを頸部の動脈に留置したのち,血栓部位までマイクロカテーテルを挿入,適切なデバイスを挿入し,血栓を除去または吸引することにより,閉塞した動脈を再開通させる(33).

Penumbra システム(34)は大きめの口径のマイクロカテーテルを血栓の近位にくっつけ,専用の吸引装置で血栓を吸引除去する.また用手的に強く吸引することにより 1 回で血栓を除去する方法も有用であるとされている.

Solitaire™ FR,Trevo® ProVue はステントリトリーバー(35)といわれる血栓除去装置で,マイクロカテーテルで血栓を通過した後に,血栓の中でステントを展開する.しばらく待機することによりステントの中に血栓が捕獲されるため,これをゆっくり引き戻し,血栓を除去する.

Solitaire™ FR(Covidien 社),Trevo® ProVue(Stryker 社)の安全性と有効性は Merci リトリーバーより優れていることが 2012 年に報告され,ステントリトリーバーが今後の血栓除去の中心となることが予想される.2013 年

33 経皮的脳血栓回収療法術前後血管造影像(左内頸動脈撮影正面像)

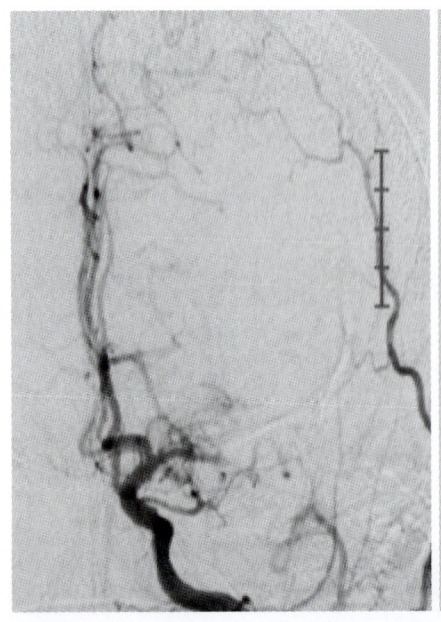

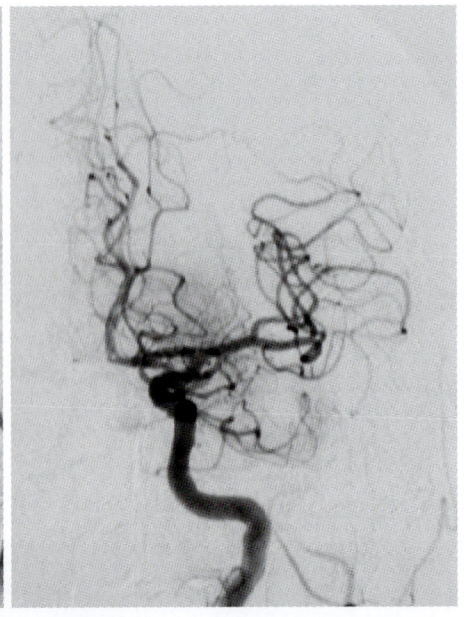

治療前　　　　治療後

に発表されたIMS Ⅲ, MR-RESCUE, SYNTHESIS Expansionの3つの研究では，rt-PA静注療法単独と主幹動脈閉塞に対する血管内治療の成績が比較され，血管内治療がrt-PA静注療法を上回るという結果には至らなかった．この試験ではステントリトリーバーの使用率が低かったこと，適応症例の非均一性などが指摘されており，今後は適応症例，使用デバイスを絞って，急性期脳梗塞における血管内治療の標準的な使用方法が定まっていくものと思われる．

頸動脈狭窄症に対するステント留置術

頸部頸動脈の粥状硬化による狭窄は塞栓性脳梗塞および血行力学的脳梗塞を起こす．このような症例に対して，1990年代より頸動脈血栓内膜剥離術（CEA）が有効であることは証明されており，標準的な術式となっているが，2004年頃からより低侵襲な頸動脈ステント留置術も数多く施行されるようになってきた．頸動脈ステント留置術では，大腿動脈などからガイディングカテーテルを狭窄病変の近位の総頸動脈に置き，バルーンで狭窄部を拡張し，その部位にステントと呼ばれる金属製の網目状の管を挿入し，拡張を維持し，血栓性閉塞や塞栓症を予防する（36）．

この治療は低侵襲である反面，狭窄部をバルーンで拡張する際に血管壁に存在するプラークが脳内へ飛散するリスクがある．これに対して，狭窄病変の遠位をバルーンで閉塞し，プラークを吸引してから血流を再開させる方法，遠位にフィルターをおいてプラークを捕獲する方法（あわせてdistal protection），総頸動脈の血流を止めて脳内への塞栓症を防ぎながら処置を行い（proximal protection），プラークを体外に吸い出す方法などの工夫を行うことで成績が向上している．

34 Penumbraシステムによる血栓吸引

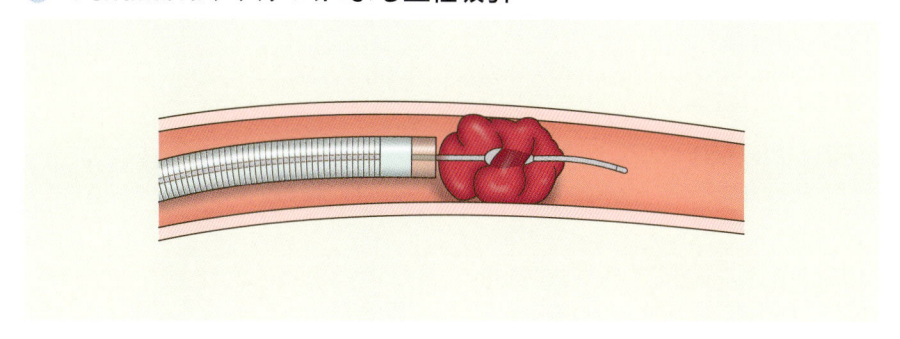

35 ステントリトリーバー（Trevo® ProVue）

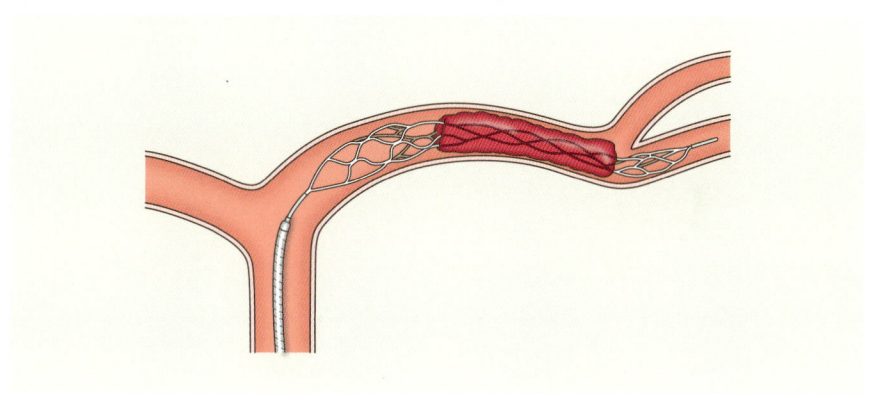

2004年のSAPPHIRE trialにおいて高齢者，放射線治療後，対側頸動脈の閉塞，心疾患があるなどの高リスクの頸動脈狭窄症患者に対するステント治療の有用性が認められ，普及するきっかけとなった．その後欧州では頸動脈ステント留置術の有効性を否定する結果となる報告が複数なされていたが，2010年のCREST trialでは内膜剥離術とステント術での全体の成績に差がないことも報告され，わが国ではより低侵襲の治療法として成績も良好で，施行件数はCEAを上回っている．

頸動脈用のステントの種類としては，大きく分けてステントの網目がすべてつながっているクローズドセルタイプのステント（Carotid Wallstent™）と，一部離れた構造をもつオープンセルタイプのステント（Precise, Protégé）がある．クローズドセルタイプは網目が細かいが，直線化しやすく，一方オープンセルでは曲線にフィットしやすいが，ストラット（網目）が立ちやすいなどの特徴があり，病変に応じて使い分ける．また，プラークの飛散のリスクをMRIなどで評価することにより，危険の高い症例を事前に把握しておくことも重要である．リスクの高いものは内膜剥離術を選択したり，ステント留置術を施行する場合でも，遠位塞栓防止の方法を適切に使い分けることにより，治療成績を向上させることができる．

アテローム血栓性頭蓋内動脈狭窄に対する脳血管内治療

頭蓋内内頸動脈，中大脳動脈，脳底動脈などの動脈硬化に伴う高度狭窄による脳梗塞，一過性脳虚血発作（TIA）は再発率が高く，薬物治療における脳梗塞発症リスクは年間10％を超えるという報告がある．しかし，SAMMPRIS studyの結果から，症候性の主幹動脈高度狭窄に対するステントを利用した血管内治療は，厳格な内科的治療（抗血小板薬2剤，スタチン，血圧管理

など)よりも予後が不良であった．また，内頸動脈系の閉塞および高度狭窄病変でStage 2以上の血行力学的虚血をもつものに対してはバイパス手術の有用性が認められている．

このような理由から頭蓋内主幹動脈の高度狭窄に対し，血管内治療は第一選択とはならないが，十分な薬物治療を行っても血行力学的虚血発作を繰り返し，バイパス手術の適応にならない狭窄病変に対しては，血管内治療を考慮する．バルーンによる拡張を行う経皮的脳血管形成術をまず第一に施行し，拡張後の解離，再狭窄などに対してステント留置を考慮する．

脳内血管は径が細く，また途中から出る穿通枝が閉塞するだけでも新たな脳梗塞を生じることから，脳内狭窄血管へのステント留置術はいまだ安全であるとはいえない状況であるが，症例によっては虚血発作が安定することもあるので，適応症例を良く検討して行う必要がある．2014年よりウィングスパン(Wingspan®)ステント(37)がわが国でも使用が開始されている．

脳血管攣縮に対する血管形成術

くも膜下出血後4〜14日後に脳内血管が収縮し，脳血流の低下をきたす血管攣縮が生じる．さまざまな薬物治療によっても血管攣縮による虚血症状が治まらず，脳梗塞へ進展する可能性のあるときに血管内治療を行う．短い距離の限局した高度狭窄病変に対してはバルーンによる血管形成術が有効である．また長い距離の病変，複数の分枝のびまん性の狭窄に対しては薬物の動注が有効であり，塩酸ファスジル，塩酸パパベリンなどが使用される．

36 頸動脈ステント留置前後血管造影像(右総頸動脈撮影側面像)

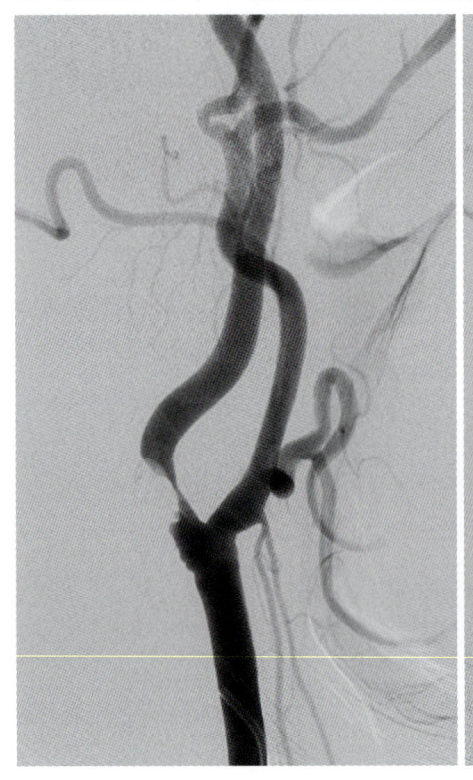

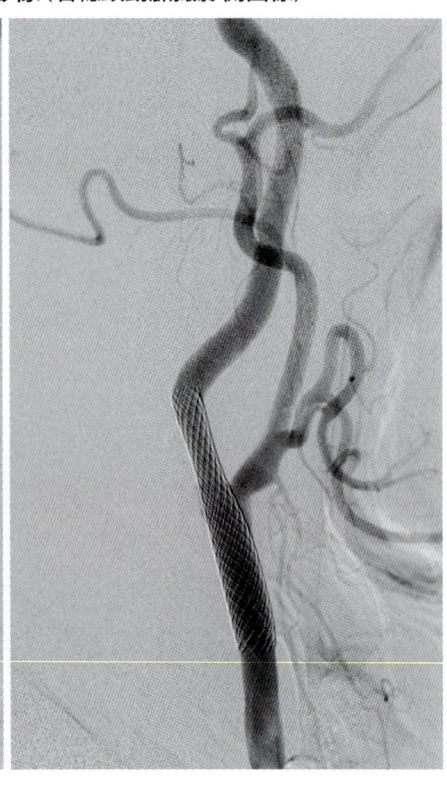

37 ウィングスパンステント

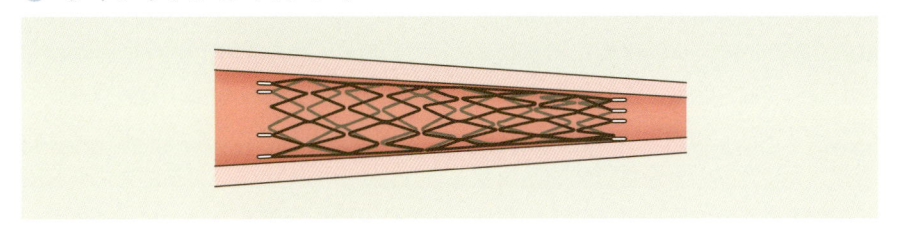

出血性脳卒中に対する脳血管内治療

脳動脈瘤コイル塞栓術

出血性脳卒中で血管内治療が最も有用なものの1つとして動脈瘤のコイルによる瘤内塞栓術(コイル塞栓術)がある．大腿動脈などからガイディングカテーテルを内頸動脈ないし椎骨動脈に留置し，その中から進めたマイクロカテーテルを動脈瘤内に挿入し，プラチナ製のコイルを充填し，瘤内の血流を停止させる(38 39)．

破裂性脳動脈瘤に対するコイル塞栓は2002年のISAT trialにおいて，開頭クリッピング術と比べ，発症1年後の死亡または重篤の後遺症の割合が有意に低いことが証明され，世界的にはコイル塞栓術が優位となった．わが国ではクリッピング術の成績が良好であることや，クリッピング術者が各施設へ浸透しているなどの理由もあり，コイル塞栓術は欧米ほど広まってはいないが，着実にコイル塞栓術の割合が増えてきている．

未破裂脳動脈瘤に対する予防的治療としてもコイル塞栓術は有用である．ただし動脈瘤の再発や破裂瘤治療後の再出血などの確率は若干コイル塞栓のほうが高いことも知られているので，それらを念頭に，患者の年齢，動脈瘤のサイズ，形状などを考慮して適切な治療選択をすべきである．

38 コイル塞栓術前後血管造影像（右内頸動脈撮影正面像）

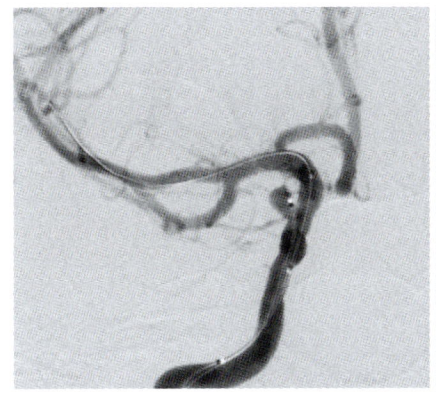

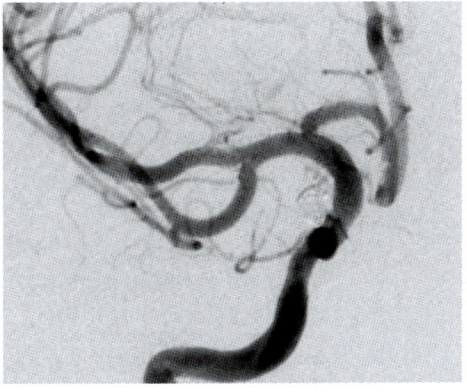

39 コイル塞栓術前後（血管造影 3D 画像，右内頸動脈撮影）

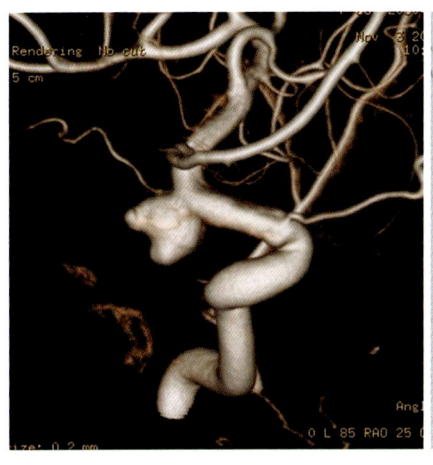

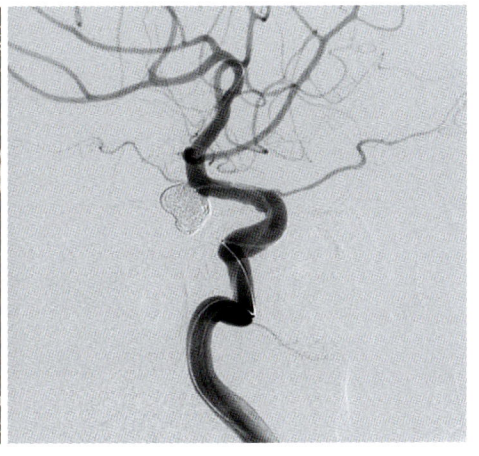

40 ステント支援コイル塞栓

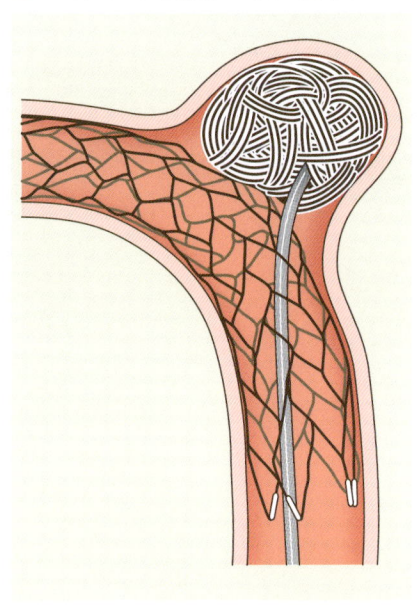

　かつてはコイルが正常血管へ逸脱する危険性から動脈瘤のネック（入口）の広いタイプ（ワイドネック瘤）はコイル塞栓術の適応外といわれてきた．しかし，術中の一時的なバルーンによるネック形成やマイクロカテーテルを2本利用してコイル形状を形作るダブルカテーテル法などによりネックが広くても治療が可能となってきた．さらに2010年から使用可能となったワイドネック脳動脈瘤用のステント（Enterprise VRD, Neuroform stent）を使用することにより，ネックからのコイルの逸脱を防止しながらしっかりと瘤内を塞栓できるようになり（37），多くのワイドネック瘤が治療できるようになってきている．

　コイルの素材を工夫することにより再発率を低くする試み（bioactive coil, hydrogel coil など）や，コイルを使用せずに動脈瘤のネックからの血流を防止することにより治療する目的の flow diverter と呼ばれる新しいステントの導入も進んできており，今後も脳動脈瘤の血管内治療の適応は広がっていくものと思われる．

破裂性椎骨動脈解離に対する母血管閉塞術（41）

　アジア人に多い脳卒中の1つとして，椎骨動脈解離が知られている．そのうち，くも膜下出血を起こす破裂性椎骨動脈解離は再出血率，死亡率が高いことで知られている．

　血管解離は血管壁の内弾性板が断裂し，中膜および外膜を超えて出血をきたすので，再出血予防には解離血管への血流遮断（トラッピング）が必要である．2本の椎骨動脈のうち片側が解離，出血を起こした場合には対側の血流が残存していれば脳底動脈系への血流供給には十分であることが多いので，解離部の血流を遮断させるトラッピングが再出血予防に有効である．再出血は発症24時間以内に多いため，迅速に治療を行う必要がある．

　治療は，侵襲が少なく，短時間で病変の閉塞が可能であるという理由で，血管内治療による解離腔のコイルによる閉塞術が主流となっている．椎骨動脈にガイディングカテーテルを留置し，マイクロカテーテルを解離腔に置き，慎重にコイルを巻いて血管を閉塞させる．

　ただし，解離腔に後下小脳動脈が含まれている場合，対側の椎骨動脈が低形成の場合，対側も解離している場合などでは単純なトラッピング術は虚血性合併症を起こす可能性が高く，バイパス手術を併用した直達手術，ステントを利用した治療など他の治療方法を考慮する必要がある．

41 破裂性椎骨動脈解離に対する母血管閉塞術
（左：治療前，右：椎骨動脈塞栓後）

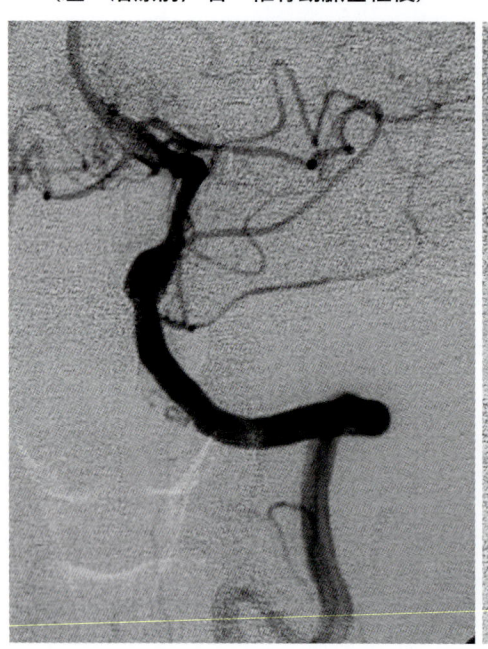

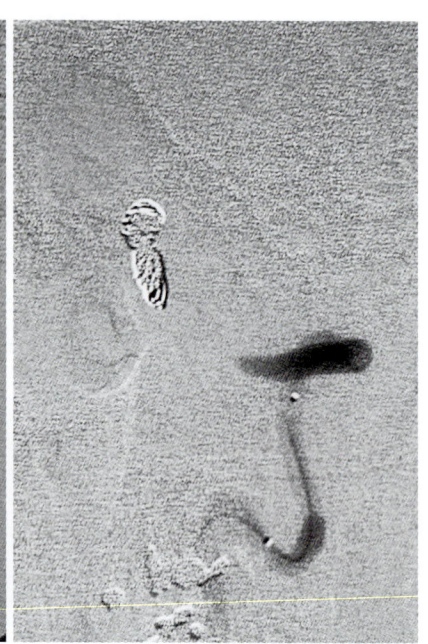

脳動静脈奇形に対する塞栓術

　脳動静脈奇形により出血をきたした場合，将来の出血を予防する目的などの理由で治療を行うことがあるが，血管内治療はその中で部分的な役割を果たす．血管内治療のみで動静脈奇形を閉塞させる目的，開頭手術を安全に行うために事前に血流を減らすことを目的とする場合，ガンマナイフなどの放射線治療を有効に行うためにナイダス体積を減らす目的，他の治療法を行うまでの待期期間に出血を起こさないよう出血リスクの高いナイダス内動脈瘤の処置を行う目的など，治療目的を明確にして行う．

　塞栓物質は液体塞栓物質が主流であり，開頭手術前の塞栓術としてわが国で認可されているOnyx™はナイダス内に広く緩徐に浸透させることができ効果が高いとされている．また，n-butyl histoacryl（NBCA）は硬化時間が早いという特徴があり，さらに強力な閉塞効果と持続効果があり，Onyx™と並んで有効な塞栓物質として広く利用されている．脳動静脈奇形の塞栓術は他の塞栓術と比べて出血ないし虚血性合併症のリスクが比較的高く，かつ単独治療での根治率は高くないため慎重に適応を検討すべきである．

硬膜動静脈瘻に対する血管内治療

　硬膜動静脈瘻は発生率は低い疾患であるが，時に脳出血，脳浮腫などを引き起こす．皮質静脈逆流があると年間15％以上の出血などの有害事象の出現があるという報告もあり，治療対象となる．硬膜上の動静脈短絡が病気の本態で，流出路の静脈洞や脳静脈の圧が上昇し，臨床症状の原因となる．

　血管内治療による治療成績が良好であり，多くの場合血管内治療が第一選択となる．シャント血の流出路が静脈洞である場合，大腿静脈からカテーテルを挿入し，罹患した静脈洞にマイクロカテーテルを留置してコイル塞栓を行う経静脈的塞栓術が行われる．静脈洞に関係がなく，動静脈瘻から直接皮質の静脈逆流をきたしている場合には流入動脈にマイクロカテーテルを挿入し，液体の塞栓物質などで動静脈瘻から流出する静脈までを閉鎖させる経動脈的塞栓術を行うことがある．

7 脳卒中の後遺症と対策

1 脳血管性認知症
2 うつ
3 けいれん
4 疼痛
5 痙縮

1 脳血管性認知症

脳血管障害が原因で生じた認知症を，一般に脳血管性認知症（vascular dementia）と呼ぶ（❶）．多発梗塞性認知症（multi-infarct dementia）という呼称も，同義語のようにして広く用いられているが，単一の病巣であっても大きな梗塞や特定の領域の梗塞，出血，くも膜下出血などにより認知症を生じることから，脳血管性認知症と呼ぶほうがより適切である．わが国では，以前はアルツハイマー病患者に比べて脳血管性認知症の頻度が高いと考えられてきたが，近年の調査ではアルツハイマー病のほうがむしろ多いことが明らかにされている．

症状

記銘力の低下と近時記憶障害（最近の出来事を覚えられない）が主徴で，時間，場所，人物に対する見当識や計算力の障害も認める．通常，記憶とくに最近の出来事についての記憶の障害が高度の割には，一般常識や理解力，判断力の障害は比較的軽く，少なくとも病初期には人格や病識は比較的よく保たれる．

神経症状では，構音障害や嚥下障害などの球麻痺症状（偽性球麻痺），小刻み歩行や，すくみ足などの歩行障害や尿失禁を早期より認めることが多く，片麻痺・腱反射亢進・病的反射出現などの錐体路症状，パーキンソン症状などの錐体外路症状，失語・失行・失認などの大脳皮質症状，情動失禁や強制把握，強制泣き・笑いなどの前頭葉症状を伴う．

症状は比較的急激に発現し，段階的に増悪することが多い．認知症の進行が一時的に停止したり，その程度がやや改善することもある．

原因

種々の梗塞あるいは出血が原因となるが，多発梗塞ないし多発小梗塞によることが多い．びまん性の白質病変の存在を特徴とするビンスワンガー病（ビンスワンガー型皮質下血管性脳症）も多発小梗塞を伴うことが多い．通常の脳血管障害と同様，高血圧，糖尿病，高脂血症（脂質異常症），心疾患，多血症などが危険因子となる．

検査

認知症の有無をみるために種々の知能検査法が考案されているが，なかでもウェクスラー成人用知能検査（WAIS）が最も広く使われている．これは知能の減退率を数値で表せることから，障害の程度をみたり，経過を観察するのに便利である．改訂長谷川式簡易知能評価スケール（HDS-R）およびMMSE（Mini-Mental State Examination）は，簡便で比較的短時間に施行でき，外来などで認知症を疑われる患者のスクリーニングに有用である．

CTでは，大脳白質，大脳基底核，視床などに脳梗塞による低吸収域を多発性にみられることが多い．ビンスワンガー病では，脳室周囲の大脳白質を中心に広範囲に広がる低吸収域（leuko-araiosis）を認める（❷ B）．MRIは，CTよりも虚血性病変の検出に優れており，小梗塞やびまん性の大脳白質の病変がT_2強調画像で高信号，T_1強調画像で低信号領域として鋭敏に描出される（❷ C）．ビンスワンガー病の診断は，以前は剖検によらざるをえなかったが，画像診断の進歩により今日では臨床的に可能となっている．しかし，画像上このような所見を呈する症例には，まったく無症状のものから

❶ Vascular dementia の臨床診断基準

Ⅰ．probable vascular dementia の診断基準

① 認知症の存在
- 記憶障害に加えて，見当識，集中力，言語，視空間認知，物事の遂行，運動の制御，行為のうち，2つ以上の項目での認知機能低下が，臨床検査および神経心理検査で示される．
- 脳血管障害に伴う身体的影響を除外しても，その認知機能障害により日常生活に支障がある．

［除外基準］
意識障害，せん妄，精神病，重症の失語および重篤な感覚運動障害を有する例は除外する．また，記憶障害や認知機能障害の原因となる全身性疾患や他の脳疾患（アルツハイマー病など）は除外する．

② 脳血管障害の存在
- 神経学的検査で片麻痺，下部顔面神経麻痺，バビンスキー徴候，知覚障害，半盲，構音障害などの脳卒中でみられる局所神経徴候がある．
- CTやMRIの画像診断で，大血管の梗塞や，角回，視床，前脳基底部，後大脳動脈領域，前大脳動脈領域など，認知機能障害の出現に重要な部位の梗塞，基底核の多発梗塞，白質のラクナ，広範な大脳白質病変，あるいはそれらの組合せなど認知症の発現に関与する脳血管障害が示される．

③ 認知症の発症と脳血管障害の関連
認知症の発症と脳血管障害を関連づける下記の項目のうち，1つまたはそれ以上が認められる．
- 認知症の発症が脳卒中発作から3か月以内である．
- 認知機能障害が突然発症である，または認知機能障害が変動し，階段状に増悪する．

Ⅱ．probable vascular dementia を支持する臨床所見

(a) 初期から歩行障害が認められる
(b) 歩行時の動揺および転倒傾向
(c) 泌尿器疾患によらない頻尿およびその他の排尿障害
(d) 偽性球麻痺
(e) 人格および気分の障害

(Román GC, et al : Vascular dementia : diagnostic criteria for research studies. Report of the NINDS-AIREN International Workshop. Neurology 43 : 250-260, 1993 より)

典型的なビンスワンガー病患者までが含まれ、さらにその他の疾患ないし病態でも同様の所見を呈するものがあることから、ビンスワンガー病の診断を画像所見のみに頼ってはならない．

SPECTにより検討した脳血流は、非対称的かつ局所的に低下し、全体としては前頭葉の血流低下が著しいと報告されている．これはアルツハイマー病（アルツハイマー型認知症）にみられる頭頂葉の著しい血流低下と対照的である．

脳波では、認知症が進行するにつれてα波の出現が不良となる．左右非対称性の徐波が全般性に混入することが多い．

鑑別診断

アルツハイマー病（アルツハイマー型認知症）との鑑別

アルツハイマー病（アルツハイマー型認知症）との鑑別には、発症様式と経過、精神症状の特徴、動脈硬化所見の有無、局所神経症候の有無などを参考にする（ ４ ）．

ハチンスキーらによる虚血点数（ischemic score）は、脳血管性認知症に特徴的な項目が列挙されており、該当する項目から得られた点数の合計が大きければ脳血管性認知症の可能性が高いと診断する（ ３ ）．この虚血点数にCT所見を加えた modified ischemic score も用いられる．しかし、これらの点数による両者の鑑別は、おおよその目安としては便利であっても、アルツハイマー病にたまたま脳血管障害を合併した例や、混合性認知症、すなわち脳血管性認知症とアルツハイマー病による認知症を併せもつ例の診断には役立たない．

脳血管性認知症のCTやMRIは、脳梗塞あるいは脳出血の所見を呈するが、アルツハイマー病の病初期にはCT、MRIのいずれにおいても異常を

２ ビンスワンガー病

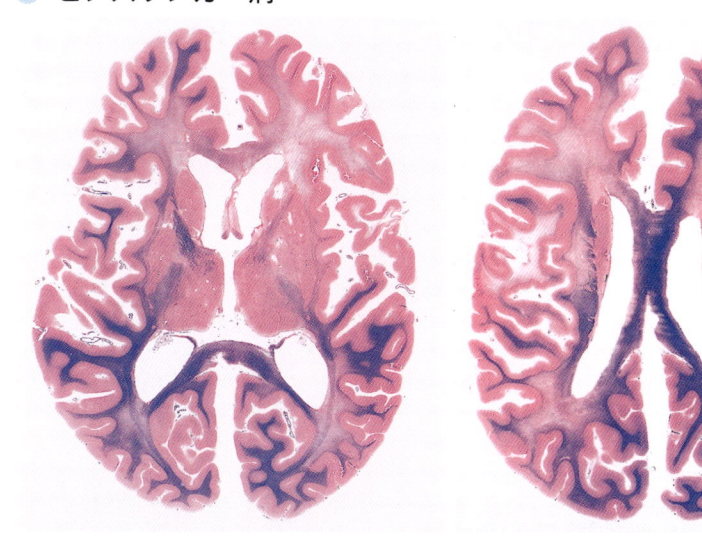

A. 大脳水平断の大切片標本
両側大脳半球には広範な髄鞘の崩壊による淡明化を認める．両側の大脳基底核には、ラクナ状態もみられる（HE-LFB染色）．

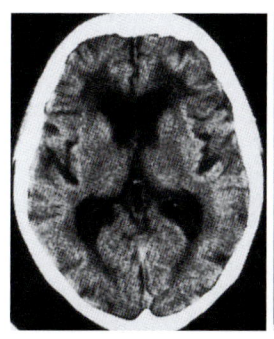

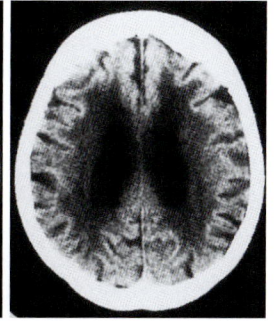

B. CT像

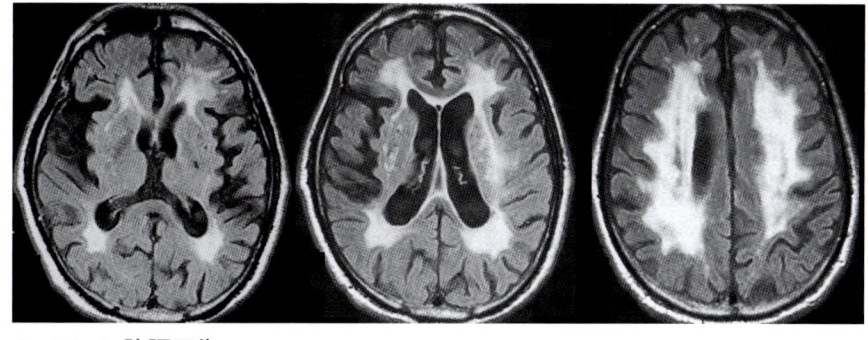

C. MRI T₂強調画像
CTでは、大脳白質の広範な低吸収域（leuko-araiosis）が認められる．この部は、MRI T₂強調画像では、高信号域として描出されている．

認めないことが多い．アルツハイマー病が進行すると脳萎縮は著明となる．

アルツハイマー病の脳血流と脳代謝の低下は、初期には頭頂葉により著しいものの、全般性で、脳血管性認知症のように非対称的かつ局所的ではない．

正常圧水頭症との鑑別

正常圧水頭症は、認知症、歩行障害、失禁を3徴候とする．CT、MRI上で脳室の拡大が著明であるが、高位円蓋部の脳溝・くも膜下腔は狭小化しているのが特徴である．両側の側脳室

❸ アルツハイマー型認知症と脳血管性認知症の鑑別のための虚血点数

特徴	得点
急激な発症	2
段階的増悪	1
症状の消長	2
人格が比較的よく保たれる	1
抑うつ	1
身体的訴え	1
感情失禁	1
高血圧の既往	1
脳卒中の既往	2
他のアテローム性動脈硬化の合併	1
神経学的局所症状	2
神経学的局所徴候	2

[判定] 得点4以下→アルツハイマー型認知症
　　　 得点7以上→脳血管性認知症

(Hachinski VC, et al：Cerebral blood flow in dementia. Arch Neurol 32：632-637 より)

周囲の大脳白質に，CTでは低吸収域(periventricular lucency：PVL)を，MRIでは高信号域(periventricular high intensity：PVH)を認めることが多い．CSFタップテスト(髄液排除試験)あるいはドレナージテスト(髄液持続排除試験)で症状の改善を認めることが，診断上重要である．しかし実際には，多発脳梗塞が正常圧水頭症の病態を引き起こしていることがあり，脳血管性認知症と正常圧水頭症とは完全には分離しえない症例もある．

❹ 脳血管性認知症とアルツハイマー型認知症の比較

比較項目	脳血管性認知症	アルツハイマー型認知症
発症様式	急性発症ないし脳卒中の発症と時間的関連をもって発症	徐々に発症
脳卒中の既往	8割に明らかな脳卒中発作あり	なし
経過	動揺性　段階的増悪	進行性悪化
認知症の性質	まだら認知症	全般性認知症
病識	末期まで残る	早期になくなる
人格	比較的よく保たれる	早期より崩壊する
随伴症状	神経学的局所症候(＋)	神経学的局所症候(－)
	感情失禁を伴いやすい	徘徊，多動，濫集傾向を伴いやすい
補助検査	CT，MRIで器質的血管病変(＋)	CT，MRIで脳萎縮，脳室拡大(＋)
	脳血流量の低下が認知症に先行　PETで両側前頭葉の脳酸素消費量の低下	認知症の出現後に脳血流量が低下　PETで頭頂・側頭葉の脳酸素消費量の低下
その他	高血圧などの危険因子の合併が多い　他の動脈硬化所見の合併	

(平井俊策：脳血管性痴呆の診断．日内会誌 80：537-541，1991 より)

MEMO 39　脳血管性パーキンソニズム

　高齢者では，脳血管障害，とくにラクナ状態に続発してパーキンソン病類似の症状を認めることが少なくない．これは，かつて動脈硬化性パーキンソニズムと呼ばれていたものに相当し，欧米に比しわが国では頻度が高いと報告されている．パーキンソン病よりも高齢者に発症し，筋強剛，仮面様顔貌，小刻み歩行を主徴とする．筋強剛は鉛管様(lead-pipe type)あるいは抵抗症(Gegenhalten)で，歯車様(cogwheel)であることは少なく，典型的な安静時のpill-rolling様の振戦を欠くのが特徴である．腱反射亢進・バビンスキー反射陽性などの錐体路徴候を一側性あるいは非対称的に両側性に認めることが多い．また，しばしば把握反射・口尖らし反射などの異常反射，感情失禁，偽性球麻痺，認知症，失禁を伴う．パーキンソン病はきわめて緩徐に進行するのに対し，脳血管性パーキンソニズムでは，発症が比較的急性の場合も緩徐な場合もあり，段階的に悪化したり慢性に進行するなど，さまざまな経過をとる．抗パーキンソン病薬(L-ドーパなど)は，パーキンソン病ほどには有効でないことが多い．CT，MRIでは両側の大脳基底核に多発性のラクナ梗塞を認め，同時に脳室周囲にCTでは低吸収，MRIでは高信号を呈する部位を認めることが多い．

2 うつ

脳卒中の後遺症の中で，うつなどの感情障害がみられることは，従来から知られていたが，1980年代から注目されさまざまな検討がされてきた．1983年から1995年にかけて，欧米の医療機関で実施された脳卒中後うつ病(post stroke depression：PSD)の有病率調査によると，脳卒中後の大うつ病が約20％，小うつ病が約20％で，軽症を含めると脳卒中患者の約40％に及ぶことが報告されている．

うつと病変部位の関係

脳卒中患者において，脳病変が左半球の前頭に近いほどうつ状態の頻度も重症度も高いという前頭葉障害説をRobinsonらが提唱して以来，さまざまな検討がされてきた．Shimoda & Robinsonは脳卒中後の急性期は左半球病変と前頭極からの近さと関連し，脳卒中後3～6か月の短期追跡では，左および右半球病変の患者の両者が病変の前頭極からの近さと関連していることを示している．また脳卒中後12～24か月の長期追跡では右半球病変と後頭極からの近さとが関連することも示している．さらに，脳卒中後の急性期に発症するうつ病は，前頭-基底核-視床の情動系神経回路が障害され，より生物学的要因が強く，脳卒中1～2年後に発症するうつ病は社会機能障害やADL障害との関連があり，心理社会的要因が強くなるという説も提唱されている．

脳卒中後うつ病に罹患するとADLの回復遅延，認知機能の悪化，さらに死亡率も高まることが明らかにされている(**5**)．また，脳卒中後うつ病患者に適切な抗うつ薬治療を行うと，ADLや認知機能ばかりでなく，生存率までも改善することが示されている(**6**)．

脳卒中後うつ病に対する抗うつ薬治療は，どの薬剤でも低用量から開始することが重要で，増量する場合にも緩徐に行うことが原則である．第一選択薬としては，SSRI，SNRIあるいはノルアドレナリン作働性/特異的セロトニン作動性抗うつ薬などがある(**7**)．

5 脳卒中後のうつ病(PSD)の有無による生存率

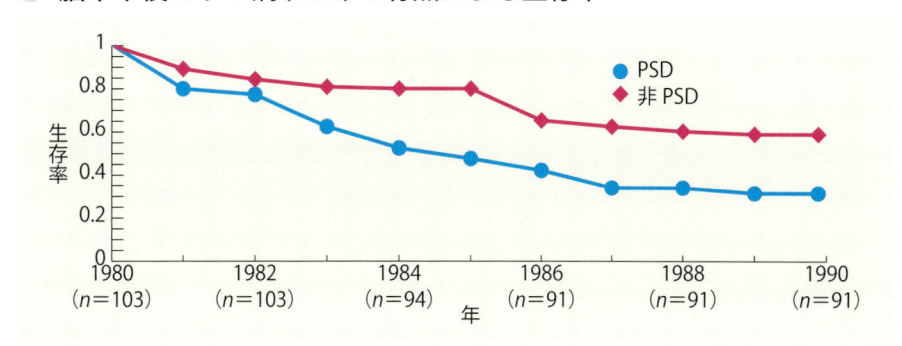

(Morris PL, et al : Association of depression with 10-year poststroke mortality. Am J Psychiatry 150 : 124-129, 1993 より)

6 抗うつ薬治療による生存率の改善

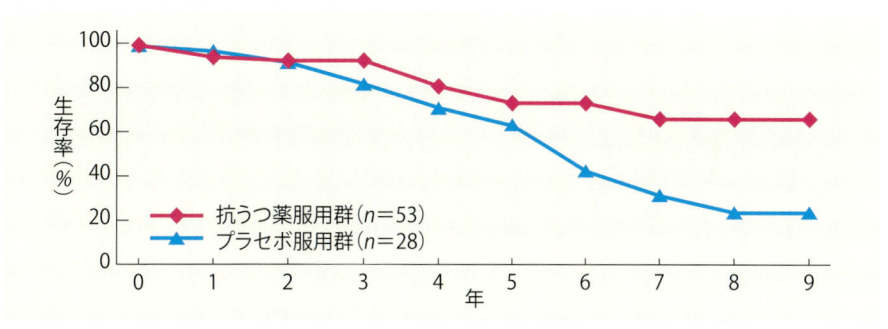

(Jorge RE, et al : Mortality and poststroke depression : a placebo-controlled trial of antidepressants. Am J Psychiatry 160 : 1823-1829, 2003 より)

7 脳卒中後うつ病に対して第一選択薬として用いられる抗うつ薬

	薬剤名(1日使用量)	特徴・注意点
選択的セロトニン再取り込み阻害薬(SSRI)	エスシタロプラム(5～20 mg) セルトラリン(25～100 mg) パロキセチン(10～40 mg) フルボキサミン(25～150 mg)	・投与初期の嘔吐などの消化器系の副作用が比較的多い ・薬物相互作用に注意(エスシタロプラム，セルトラリンは比較的相互作用が少ない) ・エスシタロプラムはQT延長に注意
セロトニン・ノルアドレナリン再取り込み阻害薬(SNRI)	ミルナシプラン(25～100mg，高齢者は60 mgまで) デュロキセチン(20～60 mg)	・薬物相互作用は比較的少ない ・嘔気のほか，尿閉や血圧上昇が出現することがあり注意 ・痛みに対する効果
ノルアドレナリン作動性/特異的セロトニン作動性抗うつ薬(NaSSA)	ミルタザピン(15～45 mg)	・消化器系の副作用や薬物相互作用が少ない ・抗不安作用と食欲増進作用が強い ・抗ヒスタミン作用による初期の強い眠気や過鎮静に注意. ・SSRI，SNRIとの併用で抗うつ作用増強

〔Robinson RG : The Clinical Neuropsychiatry of Stroke. 2nd ed., Cambridge, 2006；木村真人(監訳)：脳卒中における臨床神経精神医学. 第2版，星和書店，東京，2013 より〕

以上の薬剤で効果が得られないときには，三環系抗うつ薬のノルトリプチリンなどを用いる．半減期の短い薬剤を限定的に使用することが望ましい．

3 けいれん

　脳卒中後けいれん（poststroke seizure）は，脳卒中発症からの時間によって，early onsetかlate onsetに分けられている．一般的には，脳卒中発症から14日以内に生じたものをearly seizure，それ以降に発症するものをlate seizureと呼んでいる．

Early seizure

　脳卒中による大脳皮質における変化により刺激症状としてけいれんが現れることがあるが，多くは発症1～2日後にみられる．脳梗塞の場合には，局所虚血により，細胞膜の脱分極，抑制性シナプスの伝達障害，細胞外グルタミン酸濃度の増加などにより，けいれんが起こると考えられている．とくに細胞死を免れた虚血周辺部，いわゆるペナンブラ領域が発作焦点となることが想定されている．一方，脳出血やくも膜下出血では，血液の分解産物が大脳皮質を直接刺激し，けいれんが生じると推定されている．

Late seizure

　脳卒中後に健常な大脳皮質がグリオーシスなどにより瘢痕化することが原因と考えられている．この瘢痕組織が発作焦点となると考えられている．脳卒中からけいれん発作までの時間が長いほど，脳卒中後てんかんへ移行する可能性が高くなる．

　脳卒中後にけいれんを発症する要因として重要な点は，病巣が大脳皮質に及んでいることと考えられる．内頸動脈系の梗塞では，椎骨動脈系の梗塞よりもけいれん発症の頻度が高い．また脳出血でも，大脳皮質に近い出血のほうが深部の出血よりけいれん発症の頻度が高い．

　脳卒中後てんかんは部分発作あるいは部分発作の二次性全般化による全身性強直間代性けいれんが多い．この場合には，継続的な抗てんかん薬による治療が必要となる．皮質瘢痕組織が焦点となっている可能性が高いため，部分発作に有効性を示す薬剤を選択するのが一般的である．選択する薬剤は，カルバマゼピン，ラモトリギン，レベチラセタム，ガバペンチンなどである．高齢者脳卒中後てんかんに処方可能な主要抗てんかん薬をまとめて示す（❽）．

❽ 高齢者脳卒中後てんかんに処方可能な主要抗てんかん薬

抗てんかん薬	主な製品名*	作用機序	一般投与量（mg/日）	治療域（μg/mL）	半減期（時間）	適応となる発作型	主な副作用
カルバマゼピン	テグレトール®	電位依存性Na$^+$・Ca^{2+}チャネルブロック，モノアミン系への効果	400～1,200	3～8	12～17	部分発作 全般発作	鎮静，めまい，運動失調，過敏症，血球減少，低Na血症
フェニトイン	アレビアチン®，ヒダントール®	電位依存性Na$^+$・Ca^{2+}チャネルブロック	100～300	10～20	7～42	部分発作 全般発作	小脳萎縮，めまい，運動失調，歯肉増殖，骨粗鬆症，過敏症
バルプロ酸	デパケン®，セレニカR®	神経伝達物質への作用を介して脳内抑制系の賦活，モノアミン系への効果	400～2,000	50～100	9～12	部分発作 全般発作	体重増加，振戦，血小板減少，高アンモニア血症
ゾニサミド	エクセグラン®	電位依存性T型Ca^{2+}チャネルブロック，モノアミン系への効果	100～600	15～25	28～70	部分発作 全般発作	腎結石，めまい，眠気，消化器症状，精神症状
クロナゼパム	リボトリール®，ランドセン®	GABA抑制系の賦活	0.5～4	0.02～0.08	20～80	全般発作	眠気，鎮静，過敏症
ガバペンチン	ガバペン®	電位依存性Ca^{2+}-α2-γサブユニットチャネルブロック	300～2,400	2～12	4～6	部分発作の付加的治療	眠気，疲労，運動失調，体重増加，血球減少
トピラマート	トピナ®	GABA抑制系の賦活，電位依存性Na$^+$・Ca^{2+}チャネルブロック，グルタミン酸拮抗作用，モノアミン系への効果	200～400	4～10	18～30	部分発作の付加的治療	腎結石，緑内障，食欲不振，アシドーシス
ラモトリギン	ラミクタール®	電位依存性Na$^+$・Ca^{2+}チャネルブロック	400～1,200	4～15	11～60	全般発作 部分発作	Stevens-Johnson症候群，悪心，倦怠感，頭痛
レベチラセタム	イーケプラ®	高電位N型Ca^{2+}チャネル電流の減少，正確な機序は不明	500～3,000	5～40	6～8	部分発作の付加的治療	鎮静，興奮，幻覚，人格変化

（平野照之：高齢者脳卒中後てんかんの治療．神経治療29：474-479, 2012より）

4 疼痛

脳卒中後に生じる疼痛には，麻痺などの運動障害に伴う関節や筋肉の痛みと，拘縮に伴う関節の痛み，および脳卒中後の中枢性疼痛がある．臨床上問題となるのは，脳卒中後の中枢性疼痛で，一般に視床痛と呼ばれている．

視床痛は視床の血管障害後，数週間から数か月を経て，病巣対側の半身に出現する耐え難い，持続的・発作性の「しびれ」「しびれ痛み」で，脊髄視床路の障害による温痛覚障害を伴うことが多い．一般に視床後外側腹側核（ventral posterior lateral nucleus：VPL）などに限局した小さな病変で発生する．疼痛部位の触・圧覚刺激により痛みが増強することが多い．右の視床の障害のほうが一般に多いといわれている．

しかし，脳卒中後に出現する中枢性疼痛は，視床以外の脳幹などの中枢性病変でも出現することが明らかとなり，現在では，中枢性脳卒中後疼痛（central post-stroke pain: CPSP）と総称されることが一般的となっている（⑨）．

このCPSPは，一般的に難治性であるが，抗うつ薬のアミトリプチリンやカルバマゼピン，ラモトリギンなどの抗てんかん薬，プレガバリンなどが有効なことがある（⑪）．

⑩は視床出血後に視床痛をきたした患者のMRI画像である．

⑨ 病変部位別の中枢性脳卒中後疼痛（CPSP）の罹患率・有病率

病変部位		罹患率	有病率
視床	視床の脳血管障害	no data	11%
	視床梗塞	7.5%	6〜30%
	視床出血	9〜32%	6〜32%
脳幹	橋の脳血管障害	12%	no data
	延髄外側症候群	24%	25〜44%
	延髄内側症候群	29%	no data
大脳皮質		4〜5%	no data

（Kumar G, et al：Central post-stroke pain：current evidence. J Neurol Sci 284：10-17, 2009 より）

⑩ 視床出血後に左上肢に視床痛をきたした患者

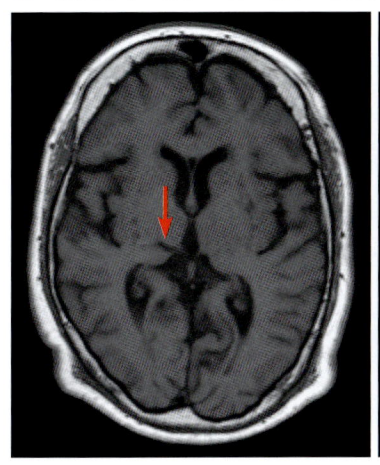

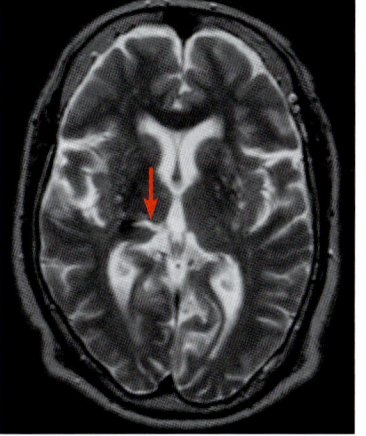

MRI-T_1 強調画像　　MRI-T_2 強調画像

⑪ 中枢性脳卒中後疼痛（CPSP）に対するランダム化二重盲検プラセボコントロール試験

	用量（/日）	結果	患者数	脱落者数	NNT	デザイン
経口あるいは貼付薬						
アミトリプチリン	75 mg	positive	15（CPSP）	0	1.7	3-phase, cross over
カルバマゼピン	800 mg	negative	14（CPSP）	0	—	3-phase, cross over
ラモトリギン	200 mg	positive	30（CPSP）	10	NA	cross over
プレガバリン	300〜600 mg	positive	40（mixed：19 CPSP, 21 SCI）	7	4.0	parallel, flexible-dose
ケタミン貼付	50〜75 mg	negative	33（mixed：15? CPSP）	0	NA	parallel, three-arm
静注薬						
モルヒネ	9〜30 mg	negative	15（mixed CP：6 CPSP, 9 SCI）	1	NA	cross over
リドカイン	5 mg/kg	positive	16（mixed CP：6 CPSP, 10 SCI）	0	NA	cross over
プロポフォール	0.2 mg/kg	positive	44（mixed CP：22 CPSP）	0	NA	cross over
ナロキソン	8 mg	negative	20（CPSP）	2	NA	cross over

—：not applicable，CP：中枢性疼痛，CPSP：中枢性脳卒中後疼痛，SCI：脊髄損傷．NNT（number needed to treat）：薬物により治療前の50%以上の鎮痛を得るために，他に何人の患者を必要とするかを指標にしたもの．
（Klit H, et al：Central post-stroke pain：central post-stroke pain：clinical characteristics, pathophysiology, and management. Lancet Neurol 8：857-868, 2009 より）

5 痙縮

痙縮は脳卒中の後遺症の1つで，「腱反射亢進を伴った緊張性伸張反射（tonic stretch reflex）の速度依存性増加を特徴とする運動障害で，伸張反射の亢進の結果生じる上位運動ニューロン症候群の一徴候」と定義されている．一般に，筋緊張の増加，腱反射の亢進，伸張反射の他筋への波及，クローヌスなどの所見がみられ，疼痛を伴い，姿勢の変化（12 13）もきたす．

日常生活上の支障

上肢の痙縮が強いと，ものをつかもうとしても腕が伸びなかったり，洋服の着替えに困難を伴うことになる．手指の拘縮が強いと，にぎり込まれた指を無理に開こうとすると痛みが生じたり，手が洗えず，皮膚の軟化や悪臭が生じたりする．また，着替え，入浴などで介護者が動かしたりすると，より強い痛みを伴うことがある．

⑫ 痙縮による姿勢異常の主なパターン（上肢）

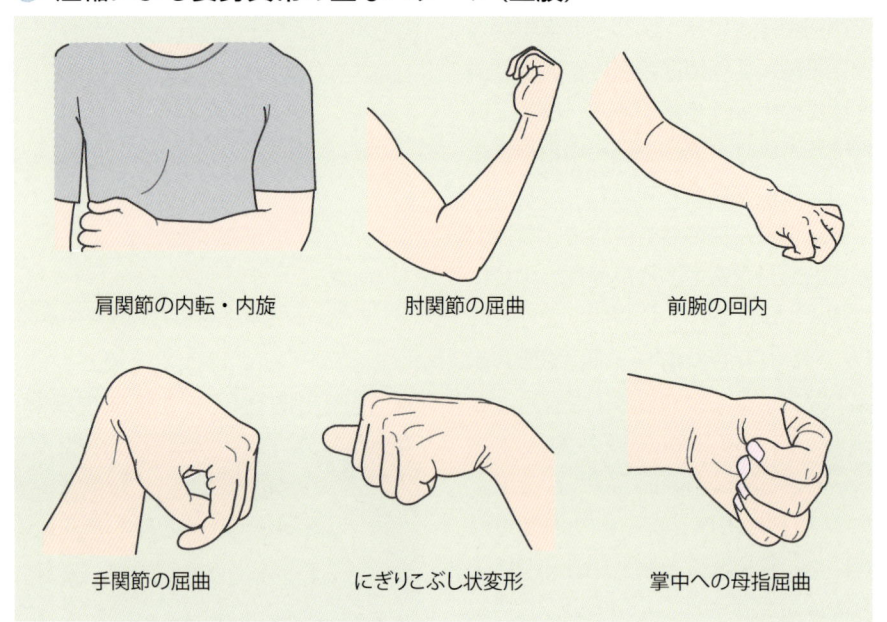

肩関節の内転・内旋　　肘関節の屈曲　　前腕の回内

手関節の屈曲　　にぎりこぶし状変形　　掌中への母指屈曲

⑬ 痙縮による姿勢異常の主なパターン（下肢）

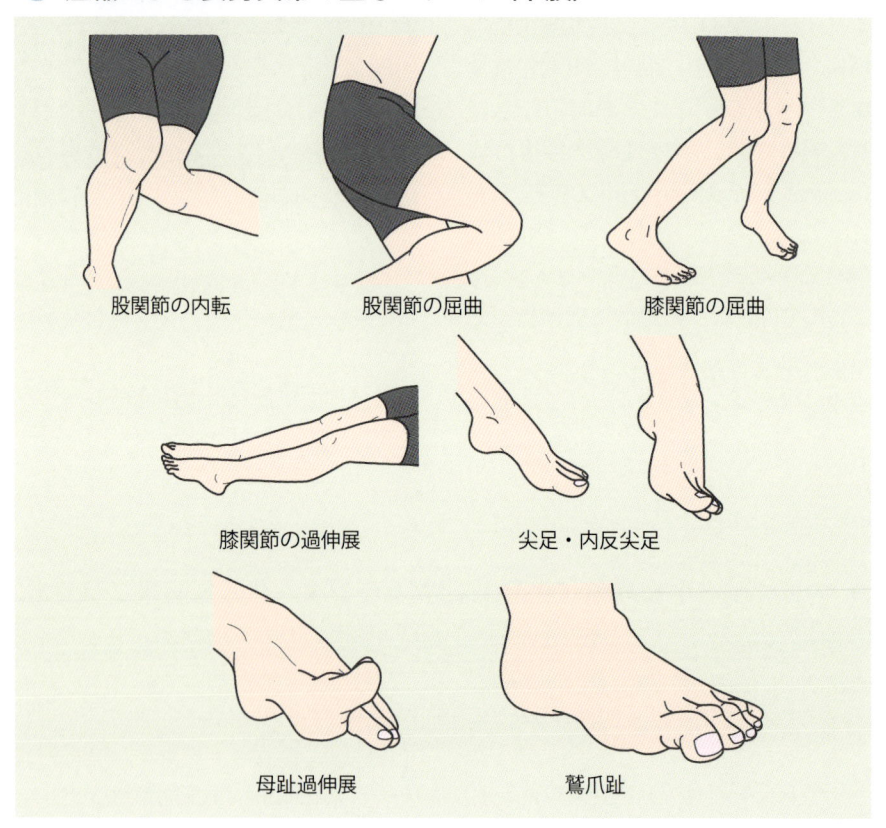

股関節の内転　　股関節の屈曲　　膝関節の屈曲

膝関節の過伸展　　尖足・内反尖足

母趾過伸展　　鷲爪趾

脳卒中後の痙縮の治療

痙縮の治療は，以上の問題点を軽減する目的で行われる．痙縮は必ずしもデメリットだけではなく，立位・歩行時における下肢痙縮の利用など役に立つこともある．痙縮の治療法としては，経口抗痙縮薬による薬物治療，神経ブロック療法，外科的治療などがあり，痙縮の分布，程度，罹病期間などを考慮して選択する．最近は，ボツリヌス毒素を筋に直接注射するボツリヌス療法が行われ，脳卒中治療ガイドラインにおいても，痙縮の関節可動域制限に対し推奨されている．

痙縮の評価にはさまざまなスケールが用いられているが，代表的なものにModified Ashworth Scale（MAS）がある（14）．わが国で，脳卒中発症後6か月以上経過した上肢痙縮患者を対象にA型ボツリヌス毒素を投与した結果，15のように，手関節の筋緊張（MASにより評価）は，ボツリヌス群ではプラセボ群に比して有意な改善が認められた．また，ボツリヌス毒素の反復投与によりさらなる改善が認められた．さらに，脳卒中発症後6か月以上経過した下肢痙縮患者を対象に行った同様の臨床試験（16）においても，ボツリヌス群ではプラセボ群に比して有意な改善が認められ，ボツリヌス毒素の反復投与によりさらなる改善が認められた．

14　Modified Ashworth Scale（MAS）

0	筋緊張の亢進はない．
1	軽度の筋緊張亢進がある．ひっかかりとその消失，または屈曲-伸展の最終域でわずかな抵抗がある．
1+	軽度の筋緊張亢進がある．明らかなひっかかりがあり，それに続くわずかな抵抗を可動域の1/2以下で認める．
2	よりはっきりとした筋緊張亢進を全可動域で認める．しかし，運動は容易に可能．
3	かなりの筋緊張亢進がある．他動運動は困難．
4	患部は硬直し，屈曲・伸展は困難．

（Bohannon RW, et al : Interrater reliability of a modified Ashworth scale of muscle spasticity. Phys Ther 67 : 206-207, 1987）

15　MAS（手関節）：ベースラインからの変化量の経時的推移（全試験期間）

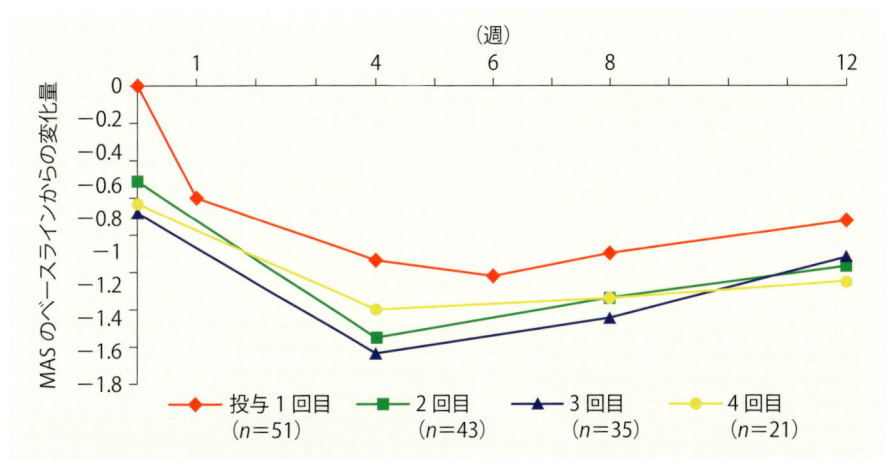

注：二重盲検期に高用量を投与された症例のみを抜粋．
（木村彰男，他：A型ボツリヌス毒素製剤（Botulinum Toxin Type A）の脳卒中後の上肢痙縮に対する臨床評価—プラセボ対照二重盲検群間比較試験ならびにオープンラベル反復投与試験—．Jpn J Rehabil Med 47 : 714-727, 2010 より）

16　MAS（足関節）：ベースラインからの変化量の経時的推移（全試験期間）

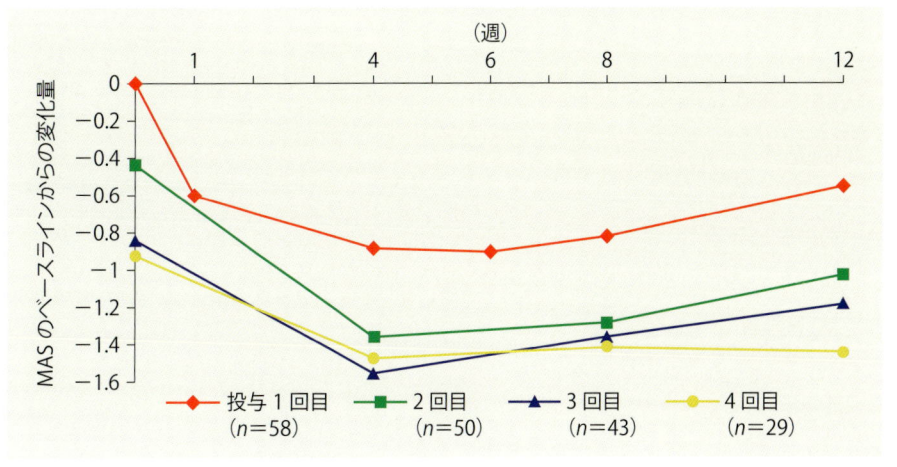

注：二重盲検期にボツリヌス毒素を投与された症例のみを抜粋．
（木村彰男，他：A型ボツリヌス毒素製剤（Botulinum Toxin Type A）の脳卒中後の下肢痙縮に対する臨床評価—プラセボ対照二重盲検群間比較試験ならびにオープンラベル反復投与試験—．Jpn J Rehabil Med 47 : 626-636, 2010 より）

8 脳卒中の予防

1 脳卒中の一次予防
2 脳卒中の再発(二次)予防

1 脳卒中の一次予防

脳卒中はひとたび発作を起こすと，しばしば重篤な後遺症を残すので，予防が重要である．脳卒中の既往のない者の発症予防を一次予防，既往のある者の再発予防を二次予防という．

脳卒中の一次予防には，まず危険因子を十分に管理することが必要である．❶に脳卒中の危険因子として確立されている修正（予防）可能な要因を挙げる．

高血圧

高血圧は脳出血はもちろんのこと，脳梗塞においても最も重要な危険因子である．また，くも膜下出血の危険因

❶ 脳卒中の危険因子

- 高血圧
- 糖尿病
- 脂質異常症
- 心房細動
- メタボリックシンドローム（MetS）
- 慢性腎臓病（CKD）
- 飲酒
- 喫煙
- 無症候性脳梗塞
- 無症候性頸動脈狭窄

❷ 高血圧と20年間の脳卒中累積発症率（久山町研究：1996）

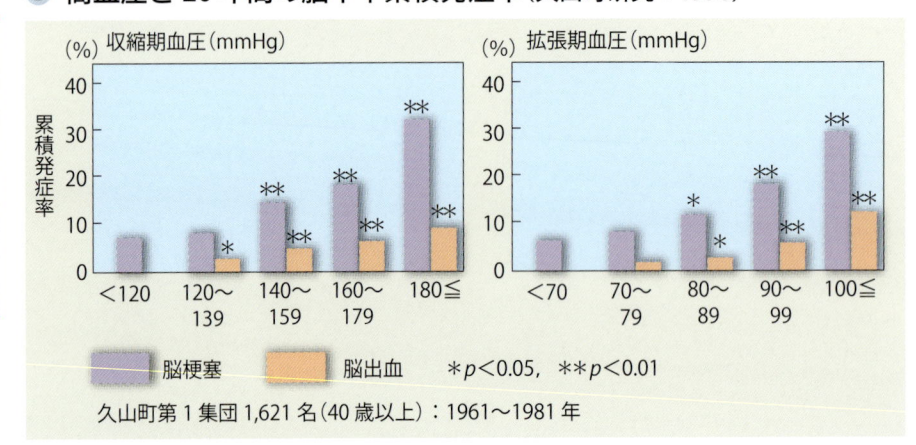

久山町第1集団 1,621名（40歳以上）：1961～1981年

〔日本高血圧学会高血圧治療ガイドライン作成委員会（編）：高血圧治療ガイドライン 2004．p3，日本高血圧学会，東京，2004 より作成〕

❸ 診察室血圧に基づいた心血管病リスク層別化

リスク層 （血圧以外の予後影響因子）	血圧分類	I度高血圧 140～159/90～99 mmHg	II度高血圧 160～179/100～109 mmHg	III度高血圧 ≧180/≧110 mmHg
リスク第一層（予後影響因子がない）		低リスク	中等リスク	高リスク
リスク第二層（糖尿病以外の1～2個の危険因子，3項目を満たすMetSのいずれかがある）		中等リスク	高リスク	高リスク
リスク第三層（糖尿病，CKD，臓器障害/心血管病，4項目を満たすMetS，3個以上の危険因子のいずれかがある）		高リスク	高リスク	高リスク

MetS：メタボリックシンドローム
〔日本高血圧学会高血圧治療ガイドライン作成委員会（編）：高血圧治療ガイドライン 2014．p33，日本高血圧学会，東京，2014 より〕

MEMO 40　メタボリックシンドローム（MetS）

肥満，とくに内臓肥満があるとリポ蛋白の異常，血圧高値，高血糖などを重複して合併することが多く，心血管病（脳卒中や心筋梗塞）を起こしやすいことが知られている．このような病態は，これまでシンドロームX，死の四重奏，インスリン抵抗性症候群，内臓肥満症候群など，種々の名称で呼ばれてきたが，最近はメタボリックシンドロームという用語に統一されるようになった．わが国でも日本内科学会が中心となって表のような診断基準が定められた．なぜ内臓肥満があると危険因子を合併しやすいのか，メタボリックシンドロームにおける血管障害の発症機序，心血管病予防のための薬物療法の有効性などが，現在広く検討されている．

メタボリックシンドローム診断基準
（日本：8学会合同委員会）

腹腔内脂肪蓄積 　ウエスト周囲径　男性≧85 cm，女性≧90 cm 　（内臓脂肪面積　男女とも≧100 cm² に相当）

↓＋下記の2つ以上のリスクを有する

リポ蛋白異常	高TG血症 低HDL-C血症	≧150 mg/dL ＜40 mg/dL	または /かつ
血圧高値	収縮期血圧 拡張期血圧	≧130 mmHg ≧85 mmHg	または /かつ
高血糖	空腹時高血糖	≧110 mg/dL	

④ 高血圧管理計画のためのリスク層別化に用いる予後影響因子

A. 心血管病の血圧値以外の危険因子		B. 臓器障害/心血管病	
高齢(65歳以上)		脳	脳出血・脳梗塞 無症候性脳血管障害 一過性脳虚血発作
喫煙			
脂質異常症*1	低HDLコレステロール血症(<40mg/dL) 高LDLコレステロール血症(≧140mg/dL) 高トリグリセライド血症(≧150mg/dL)	心臓	左室肥大(心電図, 心エコー) 狭心症, 心筋梗塞, 冠動脈再建術後 心不全
肥満(BMI≧25)(特に内臓脂肪型肥満)		腎臓	蛋白尿・アルブミン尿 低いeGFR*2 (<60mL/分/1.73 m²) 慢性腎臓病(CKD), 確立された腎疾患(糖尿病性腎症, 腎不全など)
メタボリックシンドローム(MetS)			
若年(50歳未満)発症の心血管病の家族歴		血管	動脈硬化性プラーク 頸動脈内膜中膜複合体厚≧1.1 mm 大血管疾患 末梢動脈疾患(足関節上腕血圧比低値:ABI≦0.9)
糖尿病	空腹時血糖≧126 mg/dL 負荷後血糖2時間値≧200 mg/dL 随時血糖≧200 mg/dL HbA1c≧6.5%(NGSP)	眼底	高血圧性網膜症

*1 空腹時採血によりLDLコレステロールはFriedewaldの式(TC−HD-LC−TG/5)で計算する. TG 400 mg/dL以上や食後採血の場合にはnonHDL-C(TC − HDL-C)を使用し, その基準はLDL-C＋30 mg/dLとする
*2 eGFR(推算糸球体濾過量)は下記の血清クレアチニンを用いた推算式(eGFRcreat)で算出するが, 筋肉量が極端に少ない場合は, 血清シスタチンを用いた推算式(eGFRcys)がより適切である.
eGFRcreat(mL/分/1.73m²) = 194×Cr$^{-1.094}$×年齢$^{-0.287}$(女性は×0.739)
eGFRcys(mL/分/1.73m²) = (104×Cys$^{-1.019}$×0.996^{年齢}(女性は×0.929)) − 8
〔日本高血圧学会高血圧治療ガイドライン作成委員会(編): 高血圧治療ガイドライン2014. p32, 日本高血圧学会, 東京, 2014より〕

子となることが知られている. ❷はわが国における代表的な心血管病についての疫学研究である福岡県久山町研究のデータである. 収縮期血圧, 拡張期血圧ともに血圧値が上昇するにつれて脳卒中の発症率は高くなる. 脳出血は収縮期血圧が120 mmHg以上, 拡張期血圧が80 mmHg以上から, また, 脳梗塞では収縮期血圧が140 mmHg以上, 拡張期血圧が80 mmHg以上から発症率が有意に高くなっている. また, これまでに行われた多くのランダム化比較試験(randomized controlled trial: RCT)により, 高血圧治療によって脳卒中の発症率が約30〜40%減少することが示されており, 脳卒中予防に対する血圧管理の有効性は確立されている.

日本高血圧学会(JSH)の高血圧治療ガイドライン2014年(❹)では, 高血圧は血圧値と危険因子, 臓器障害・心血管病の合併の有無により, 低リスク, 中等リスク, 高リスクの3つの群に層別化(❸)され, 各群に対する治

⑤ 初診時の高血圧管理計画

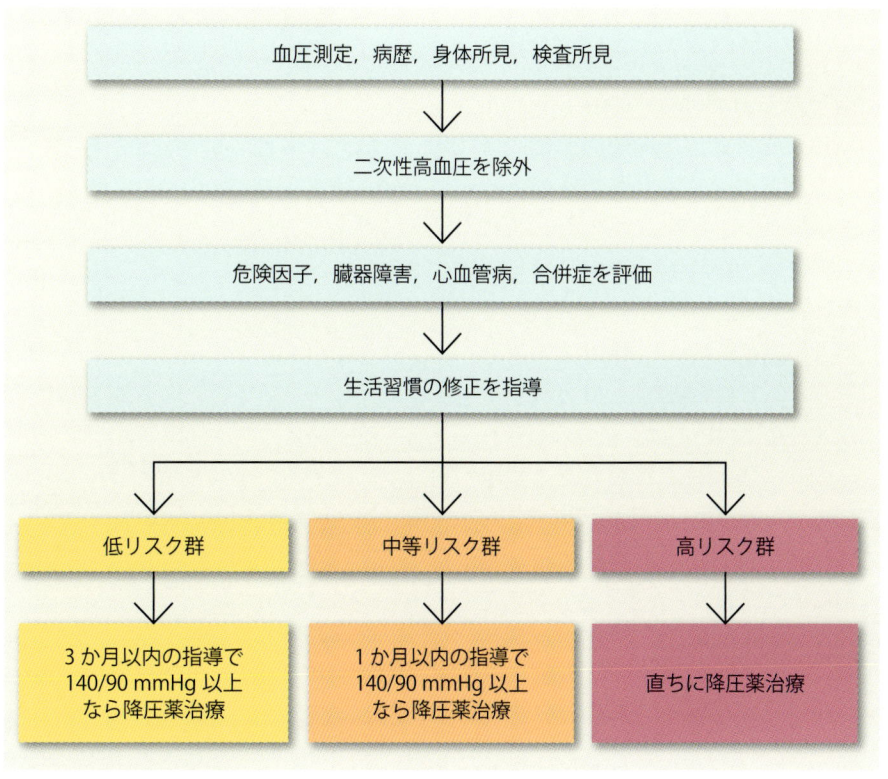

血圧測定, 病歴, 身体所見, 検査所見
↓
二次性高血圧を除外
↓
危険因子, 臓器障害, 心血管病, 合併症を評価
↓
生活習慣の修正を指導
↓
- 低リスク群 → 3か月以内の指導で140/90 mmHg以上なら降圧薬治療
- 中等リスク群 → 1か月以内の指導で140/90 mmHg以上なら降圧薬治療
- 高リスク群 → 直ちに降圧薬治療

(日本高血圧学会高血圧治療ガイドライン作成委員会(編): 高血圧治療ガイドライン2014. p33, 日本高血圧学会, 東京, 2014より)

療計画が示されている(⑤)．⑥にJSH2014の降圧目標値を示す．通常は140/90 mmHg未満を目標とし，後期高齢者では150/90 mmHg未満とする．最近は家庭血圧の重要性が明らかになっているので，できるだけ家庭血圧の測定を勧める．血圧は朝，起床後1時間以内の内服前，朝食前に測定する．座位で1〜2分安静にした後，2回連続して測定し，その平均値を記録する．家庭血圧の目標値は診察室の血圧よりも−5 mmHgとする(⑥)．

糖尿病

糖尿病患者では脳梗塞の発症率が約2倍高くなることが，多くの疫学研究によって明らかにされている．糖尿病患者は非糖尿病者に比し，高血圧，脂質異常症（高脂血症）などの脳梗塞の他の危険因子の合併率が高いが，それらの要因を補正しても糖尿病には脳梗塞発症に対する特有のリスクがあると考えられている．⑦は米国における疫学研究であるHonolulu Heart Programの成績であるが，耐糖能の悪化に伴い，脳梗塞の発症率が高まるのに対し，脳出血の発症率には違いはみられず，糖尿病は脳出血の危険因子とはならないことがわかる．

糖尿病患者において血糖値をコントロールすると脳梗塞の発症率が減少するかどうかについては，結論は得られていない．英国にて行われた2型糖尿病患者を対象とした大規模研究であるUKPDSではHbA1Cを指標とした血糖値のコントロールが不良な者ほど脳梗塞の発症率は高かったが，厳格な血糖コントロールを行っても脳卒中の発症率を減らすことはできなかった(⑧)．また，UKDPSと同様に強化治療群と通常治療群の治療成績を比較した5つの研究のメタ解析でも，厳格な血糖コントロールが脳卒中の発症率を減らすことは証明できていない．し

⑥ 降圧目標

	診察室血圧	家庭血圧
若年，中年，前期高齢者患者	140/90 mmHg未満	135/85 mmHg未満
後期高齢者患者	150/90 mmHg未満（忍容性があれば140/90 mmHg未満）	145/85 mmHg未満（目安）（忍容性があれば135/85 mmHg未満）
糖尿病患者	130/80 mmHg未満	125/75 mmHg未満
CKD患者（蛋白尿陽性）	130/80 mmHg未満	125/75 mmHg未満（目安）
脳血管障害患者 冠動脈疾患患者	140/90 mmHg未満	135/85 mmHg未満（目安）

〔注〕目安で示す診察室血圧と家庭血圧の目標値の差は，診察室血圧140/90 mmHg，家庭血圧135/85 mmHgが，高血圧の診断基準であることから，この二者の差をあてはめたものである
〔日本高血圧学会高血圧治療ガイドライン作成委員会（編）：高血圧治療ガイドライン2014．p35，日本高血圧学会，東京，2014より〕

⑦ 耐糖能別にみた脳血管障害の発症率

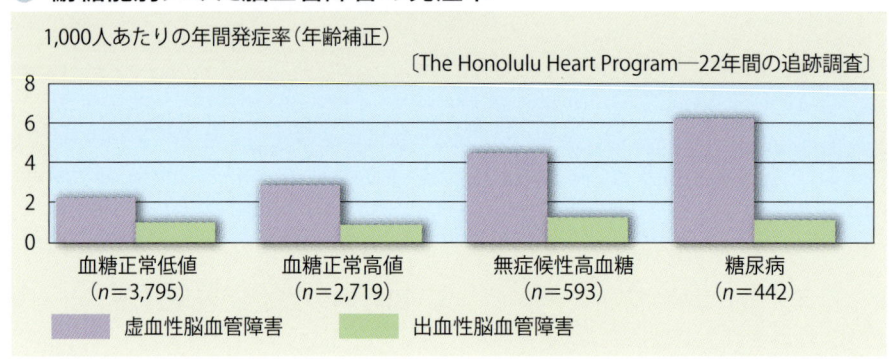

1,000人あたりの年間発症率（年齢補正）
〔The Honolulu Heart Program—22年間の追跡調査〕

血糖正常低値（n=3,795）／血糖正常高値（n=2,719）／無症候性高血糖（n=593）／糖尿病（n=442）
■虚血性脳血管障害　■出血性脳血管障害

(Burchfiel CM, et al : Glucose intolerance and 22-year stroke incidence. The Honolulu Heart Program. Stroke 25 : 951-957, 1994 より）

⑧ 血糖コントロールの強化が脳血管障害の発症に及ぼす効果

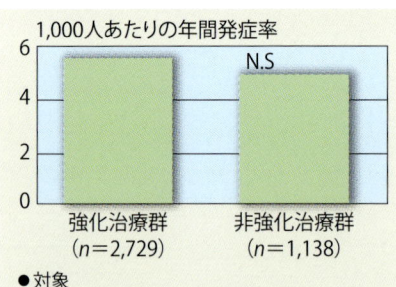

1,000人あたりの年間発症率　N.S
強化治療群（n=2,729）　非強化治療群（n=1,138）
● 対象
　新たに診断された2型糖尿病患者：3,867名
● 平均HbA1c
　強化治療群：7.0%
　非強化治療群：7.9%
● 平均観察期間 10年

⑨ 降圧療法の強化が脳血管障害の発症に及ぼす効果

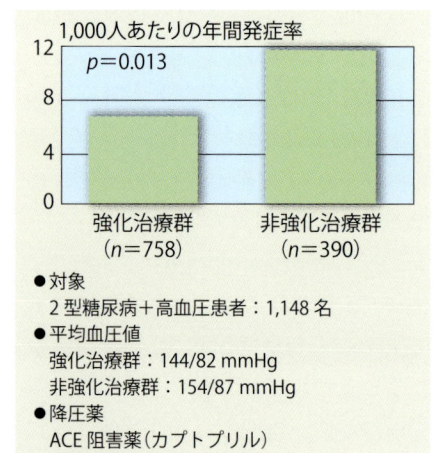

1,000人あたりの年間発症率　p=0.013
強化治療群（n=758）　非強化治療群（n=390）
● 対象
　2型糖尿病＋高血圧患者：1,148名
● 平均血圧値
　強化治療群：144/82 mmHg
　非強化治療群：154/87 mmHg
● 降圧薬
　ACE阻害薬（カプトプリル）
　β遮断薬（アテノロール）

〔注〕脂質管理と同時に他の危険因子（喫煙，高血圧や糖尿病の治療など）を是正する必要がある．
＊ LDL-C値以外の主要危険因子：加齢（男性≧45歳，女性≧55歳），高血圧，糖尿病（耐糖能異常を含む），喫煙，冠動脈疾患の家族歴，低HDL-C血症（＜40 mg/dL）
　　〔・糖尿病，脳梗塞，閉塞性動脈硬化症の合併はカテゴリーⅢとする〕
〔⑧：Intensive blood-glucose control with sulphonylureas or insulin compared with conventional treatment and risk of complications in patients with type 2 diabetes (UKPDS 33). UK Prospective Diabetes Study (UKPDS) Group. Lancet 352 : 837-852, 1998
⑨：Tight blood pressure control and risk of macrovascular and microvascular complications in type 2 diabetes : UKPDS 38. UK Prospective Diabetes Study Group. BMJ 317 : 703-713, 1998 より〕

かし，良好な血糖コントロールは網膜症や腎症などの糖尿病に特有な微小血管症の発症率を減らすことは明らかとなっているので，少なくともHbA1c（NGSP）＜7.0％を指標としたコントロールは必要である（⑩）．

一方，UKPDSをはじめ多くの研究で糖尿病患者では合併する高血圧を厳格に治療することにより，脳卒中の発症率を大きく減少させることが明らかにされている（⑨）．糖尿病患者は非糖尿病患者に比し約2倍，高血圧の合併頻度が高いので，とくに高血圧合併例では血糖コントロールとともに血圧の管理がきわめて重要である．目標とする血圧値は一般に非糖尿病患者よりも低い値が推奨されており，JSH 2014では130/80 mmHg未満とされている（⑥）．高血圧合併糖尿病例における薬物治療の第一選択薬としては，アンジオテンシンⅡ受容体拮抗薬（ARB）またはアンジオテンシン変換酵素（ACE）阻害薬が推奨されている．また，糖尿病患者では高血圧とともに合併する脂質異常症に対してもスタチンによる積極的な治療が推奨されている．日本動脈硬化学会のガイドラインでは糖尿病患者の一次予防ではLDL-C＜120 mg/dLが目標とされている（⑪）．Steno-2 Studyでは2型糖尿病患者に対して，血糖値だけでなく，血圧，脂質に対しても積極的な管理を行った結果，大血管症の発症リスクを60％減少させることができた．

高脂血症（脂質異常症）

高脂血症は冠動脈疾患の重要な危険因子であることはよく知られているが，従来，脳卒中では，心筋梗塞におけるほど大きな影響はないと考えられてきた．しかし，冠動脈疾患に対する一次予防・二次予防試験の成績から，冠動脈疾患の既往のある者ではスタチンにより高脂血症（とくに高コレステロール血症）を治療することにより脳

⑩ 血糖コントロール目標

目標	血糖正常化を目指す際の目標 注1)	合併症予防のための目標 注2)	治療強化が困難な際の目標 注3)
HbA1c(%)	6.0 未満	7.0 未満	8.0 未満

治療目標は年齢，罹病期間，臓器障害，低血糖の危険性，サポート体制などを考慮して個別に設定する．
〔注1〕適切な食事療法や運動療法だけで達成可能な場合，または薬物療法中でも低血糖などの副作用なく達成可能な場合の目標とする．
〔注2〕合併症予防の観点からHbA1cの目標値を7％未満とする．対応する血糖値としては，空腹時血糖値130 mg/dL未満，食後2時間血糖値180 mg/dL未満をおおよその目安とする．
〔注3〕低血糖などの副作用，その他の理由で治療の強化が難しい場合の目標とする．
〔注4〕いずれも成人に対しての目標値であり，また妊娠例は除くものとする．
〔日本糖尿病学会（編）：糖尿病治療ガイド2014-2015．p25, 文光堂，東京，2014より〕

⑪ リスク区分別脂質管理目標値

治療方針の原則	管理区分	脂質管理目標値(mg/dL)			
		LDL-C	HDL-C	TG	non HDL-C
一次予防	カテゴリーⅠ	＜160	≧40	＜150	＜190
	カテゴリーⅡ	＜140			＜170
	カテゴリーⅢ	＜120			＜150
二次予防	冠動脈疾患の既往	＜100			＜130

〔日本動脈硬化学会（編）：動脈硬化性疾患予防ガイドライン2012年版．p17, 日本動脈硬化学会，東京，2012より〕

⑫ LDLコレステロール管理目標設定のためのフローチャート

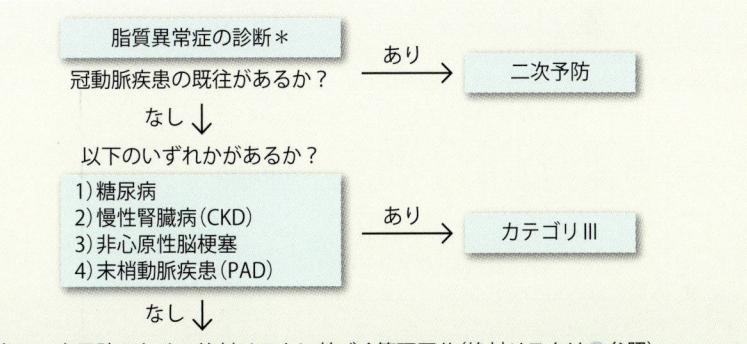

脂質異常症の診断＊
冠動脈疾患の既往があるか？ → あり → 二次予防
↓ なし
以下のいずれかがあるか？
1) 糖尿病
2) 慢性腎臓病（CKD）
3) 非心原性脳梗塞
4) 末梢動脈疾患（PAD）
→ あり → カテゴリⅢ
↓ なし

冠動脈疾患の一次予防のための絶対リスクに基づく管理区分（絶対リスクは⑬参照）

NIPPON DATA 80による10年間の冠動脈疾患による死亡確率（絶対リスク）	追加リスクの有無	
	追加リスクなし	以下のうちいずれかあり 1) 低HDL-C血症（HDL-C＜40 mg/dL） 2) 早発性冠動脈疾患家族歴 第1度近親者 かつ 男性55歳未満，女性65歳未満 3) 耐糖能異常
0.5％未満	カテゴリーⅠ	カテゴリーⅡ
0.5％以上 2.0％未満	カテゴリーⅡ	カテゴリーⅢ
2.0％以上	カテゴリーⅢ	カテゴリーⅢ

＊家族性高コレステロール血症（FH）については本フローチャートを適用しない．

〔日本動脈硬化学会（編）：動脈硬化性疾患予防ガイドライン2012年版．p14, 日本動脈硬化学会，東京，2012より〕

⑬ 冠動脈疾患絶対リスク評価チャート（一次予防）

絶対リスクは危険因子の変化や加齢で変化するため少なくとも年に1回は絶対リスクの再評価を行うこと．

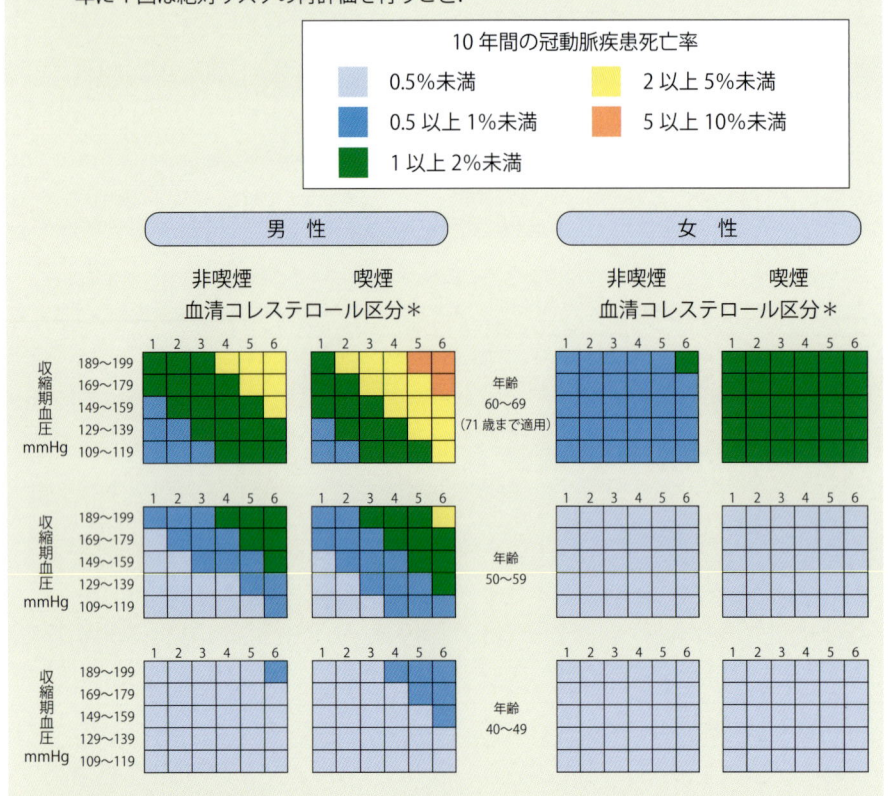

10年間の冠動脈疾患死亡率
- 0.5%未満
- 0.5以上1%未満
- 1以上2%未満
- 2以上5%未満
- 5以上10%未満

男性／女性　非喫煙／喫煙　血清コレステロール区分*

年齢 60〜69（71歳まで適用）／50〜59／40〜49
収縮期血圧 mmHg：189〜199、169〜179、149〜159、129〜139、109〜119

*血清コレステロール区分：
TCの場合，1=160〜179，2=180〜199，3=200〜219，4=220〜239，5=240〜259，6=260〜279（mg/dL）
NPPON DATA 80のリスク評価チャートより高血糖者の部分は割愛した．また糖尿病やCKD患者などの高リスク状態ではこのチャートを用いることはできない．

ステップ1　上図で性別，現在喫煙の有無，収縮期血圧（mmHg），TC（mg/dL）で該当する部分をチェックする．
- 絶対リスク 2%以上 → カテゴリーIII
- 絶対リスク 2%未満 → ステップ2へ

ステップ2　低HDLコレステロール血症（<40 mg/dL），冠動脈疾患の家族歴，耐糖能異常のいずれかがあるか？
- 絶対リスク 0.5以上2%未満　+あり → カテゴリーIII
- 絶対リスク 0.5以上2%未満　+なし → カテゴリーII
- 絶対リスク 0.5未満　+あり → カテゴリーII
- 絶対リスク 0.5未満　+なし → カテゴリーI

補足事項
1) TC160未満は，160〜179の区分を用いる．
2) TC280以上は260〜279の区分を使う．
3) 収縮期血圧 100未満は100〜119，200以上は180〜199を用いる．
4) 75歳以上は本ガイドラインを適用できない．
5) 血圧の管理は高血圧学会のガイドライン，糖尿病の管理は糖尿病学会のガイドラインにしたがって行う．
6) 喫煙者は絶対リスクのレベルにかかわらず禁煙させることが望ましい．

〔日本動脈硬化学会（編）：動脈硬化性疾患予防ガイドライン2012年版．p16，日本動脈硬化学会，東京，2012より〕

⑭ 非弁膜症性心房細動（NVAF）患者の脳卒中発症率

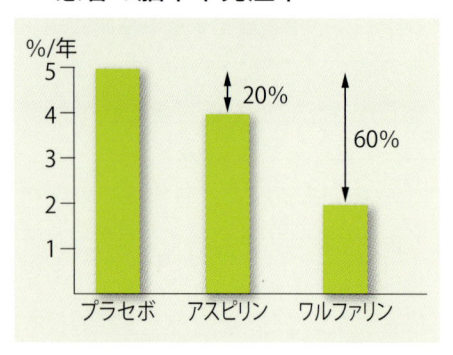

プラセボ 約5％/年、アスピリン 約4％/年（20%減）、ワルファリン 約2％/年（60%減）

梗塞の発症率も20〜30％減少することが明らかとなり，脂質異常症は脳梗塞においても重要な危険因子と考えられるようになった．その後の研究によれば，冠動脈疾患の合併のない例でもスタチンが脳梗塞の一次予防に有効であることが明らかにされている．

スタチンはHMG-CoA還元酵素阻害薬の別名で，LDLコレステロール（LDL-C）を低下させ，HDLコレステロール（HDL-C）を増加させる作用がある．また，スタチンにはコレステロール低下作用に加えて血管内皮や平滑筋，血小板や線溶系，免疫系などへの作用により，動脈硬化の進展を抑制する多面的効果がある．現在わが国で使われているスタチンにはプラバスタチン，シンバスタチン，フルバスタチン，アトルバスタチン，ピタバスタチン，ロスバスタチンなどがあり，作用の強さから前3者はスタンダード，後3者はストロングスタチンといわれている．脂質管理の目標値については一定の見解はないが，日本動脈硬化学会の「動脈硬化性疾患ガイドライン」（2012年度版）によれば，目標値はリスク区分別に設定されており（⑪〜⑬），最もリスクの低いカテゴリーIではLDL-C＜160 mg/dLが推奨されている．また，カテゴリーIではLDL-Cが持続的に180 mg/dLを超える場合に薬物療法を考慮するとされている．

15 心房細動における塞栓症発症のリスク評価

CHADS₂ スコア

	危険因子		スコア
C	congestive heart failure/LV dysfunction	心不全，左室機能不全	1
H	hypertension	高血圧	1
A	age ≧ 75y	75歳以上	1
D	diabetes mellitus	糖尿病	1
S₂	stroke/TIA	脳梗塞，TIAの既往	2
	合計		0〜6

TIA：一過性脳虚血発作．
(Gage BF, et al. Validation of clinical classification schemes for predicting stroke : results from the National Registry of Atrial Fibrillation. JAMA 285 : 2864-2870, 2001 より)

CHADS₂ スコアと脳梗塞発症率

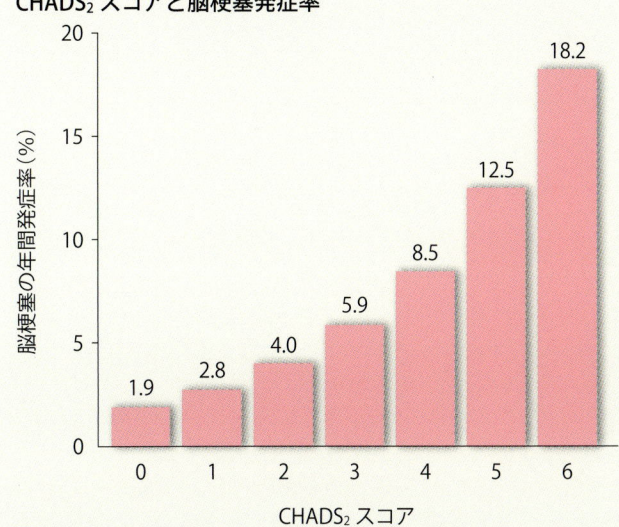

脳梗塞の年間発症率(%)：0→1.9, 1→2.8, 2→4.0, 3→5.9, 4→8.5, 5→12.5, 6→18.2

(Gage BF, et al. Validation of clinical classification schemes for predicting stroke : results from the National Registry of Atrial Fibrillation. JAMA 285 : 2864-2870. 2001 より)

CHA₂DS₂-VASc スコア

	危険因子		スコア
C	congestive heart failure/LV dysfunction	心不全，左室機能不全	1
H	hypertension	高血圧	1
A₂	age ≧ 75y	75歳以上	2
D	diabetes mellitus	糖尿病	1
S₂	stroke/TIA/TE	脳梗塞，TIA，血栓塞栓症の既往	2
V	vascular disease (prior myocardial infarction, peripheral artery disease, or aortic plaque)	血管疾患(心筋梗塞の既往，末梢動脈疾患，大動脈プラーク)	1
A	age 65-74y	65歳以上74歳以下	1
Sc	sex category (i.e. female gender)	性別(女性)	1
	合計		0〜9*

＊：年齢によって0，1，2点が配分されるので合計は最高で9点にとどまる．
TIA：一過性脳虚血発作．
〔Camm AJ, et al : Guidelines for the management of atrial fibrillation : the Task Force for the Management of Atrial Fibrillation of the European Society of Cardiology(ESC). Europace 12 : 1360-1420, 2010 より〕

CHA₂DS₂-VASc スコアと脳梗塞発症率

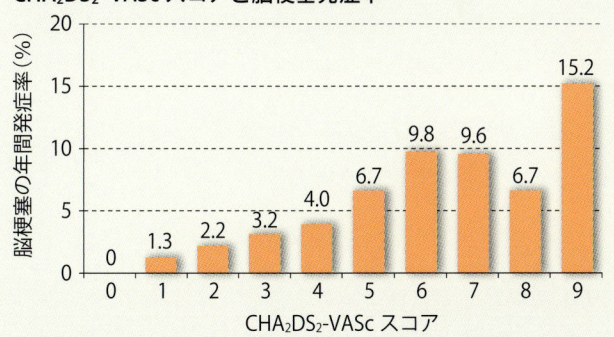

脳梗塞の年間発症率(%)：0→0, 1→1.3, 2→2.2, 3→3.2, 4→4.0, 5→6.7, 6→9.8, 7→9.6, 8→6.7, 9→15.2

〔Camm AJ, et al : Guidelines for the management of atrial fibrillation : the Task Force for the Management of Atrial Fibrillation of the European Society of Cardiology(ESC). Europace 12 : 1360-1420, 2010 より〕

心房細動

　心房細動があると左房内に血栓が形成されやすく，これが種々の臓器への塞栓症の原因となるが，最も塞栓が起こりやすいのが脳である．心原性脳塞栓による脳梗塞は，脳梗塞の中でも最も重篤で予後不良なため，その一次予防はきわめて大切である．とくに近年問題となっているのは非弁膜症性心房細動(nonvalvular atrial fibrillation：NVAF)である．NVAFの有病率は年齢とともに増加し，65歳以上で5%，80歳以上で10%に及ぶ．80歳以上の脳梗塞の36%はNVAFに起因するともいわれ，高齢者ほどNVAFからの脳梗塞の発症予防は重要な課題となる．人工弁やリウマチ性弁膜症に伴う心房細動は弁膜症性心房細動でNVAFではない．

　一般にNVAFのある患者は年間4〜5%の脳卒中発症率があり，その多くが心原性脳塞栓による脳梗塞である．NVAFにおいて左房内にみられる血栓は凝固系の活性化によってできるフィブリン血栓(赤色血栓)であるため，塞栓症の予防には抗凝固療法が最も有効

である．従来この目的のための抗凝固薬としてはもっぱらビタミンK阻害薬(VKA)であるワルファリンが使われてきたが，ワルファリンはこれまでに行われた多くの研究によりNVAF患者からの塞栓症の発症率を約60%減少させることが明らかにされている(14)．ただし，ワルファリンは用量設定のために定期的な血液検査が必要であることなどのいくつかの短所があるため，必ずしも一般臨床に十分に普及したとはいえない．そこでワルファリンに替わる抗凝固薬として開発された薬剤が新規抗凝固薬(novel oral anti-coagulants：NOAC)と呼ばれる一群の薬剤であり，近年NVAF患者を対象としたワルファリンとの比較試験で，ほぼ同等の塞栓症予防効果があることが明らかにされた．

NOACは，最近は新規(new or novel)ではなくなったとして，非ビタミンK阻害経口抗凝固薬〔non-vitamin K antagonist (VKA) oral anticoagulants〕の略として使われるようになっている．

抗凝固療法は行えないときは，アスピリン単剤(81～330 mg)，アスピリン＋クロピドグレルなどの抗血小板療法を行うが，塞栓症発症の予防効果はたかだか約20%で，その有効性は抗凝固療法に明らかに劣る．

NVAFにおける塞栓症発症の危険度を予測するスケールとしてCHADS$_2$スコアが広く使われている(16)．通常，CHADS$_2$スコア1点以上は抗凝固薬の適応である．しかし，CHADS$_2$スコア0点でもさらに3つの要因を加えたCHA$_2$DS$_2$-VAS$_c$スコア(15)の評価を行い，これが1点以上の場合には抗凝固療法が勧められている．CHA$_2$DS$_2$-VAS$_c$スコア0点では塞栓症発症のリスクは小さいので，抗血栓療法は通常，必要ではない．また，NVAF患者の出血性合併症のリスク予測のスケールとして使われているもの

16 心房細動における抗血栓療法

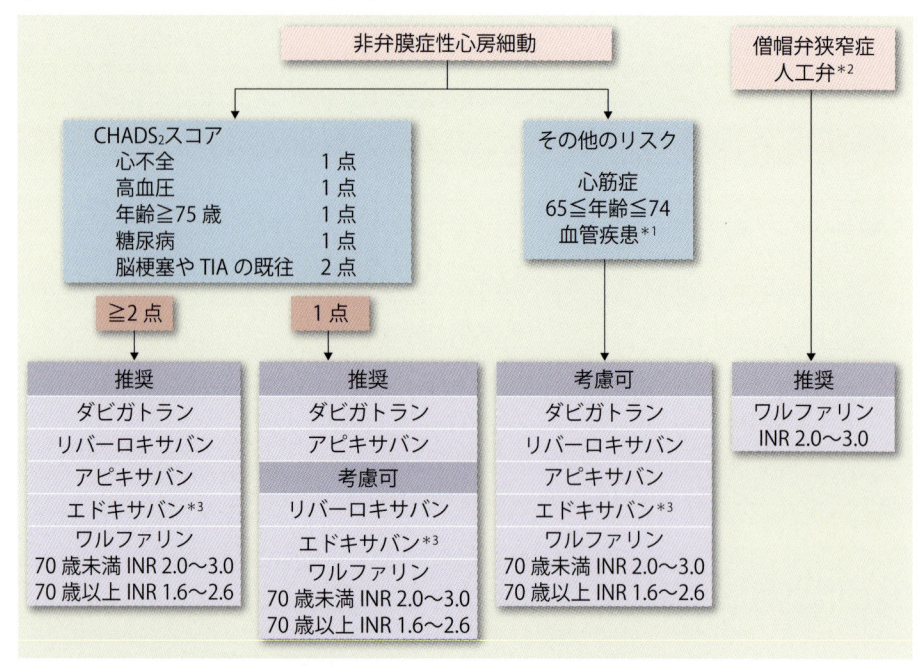

```
                  非弁膜症性心房細動                               僧帽弁狭窄症
                                                                  人工弁*2
        CHADS₂スコア              その他のリスク
          心不全      1点            心筋症
          高血圧      1点         65≦年齢≦74
          年齢≧75歳    1点         血管疾患*1
          糖尿病      1点
          脳梗塞やTIAの既往 2点

        ≧2点      1点

         推奨        推奨         考慮可         推奨
       ダビガトラン   ダビガトラン   ダビガトラン   ワルファリン
       リバーロキサバン アピキサバン   リバーロキサバン  INR 2.0～3.0
       アピキサバン    考慮可       アピキサバン
       エドキサバン*3 リバーロキサバン  エドキサバン*3
       ワルファリン   エドキサバン*3 ワルファリン
      70歳未満 INR 2.0～3.0 ワルファリン   70歳未満 INR 2.0～3.0
      70歳以上 INR 1.6～2.6 70歳未満 INR 2.0～3.0 70歳以上 INR 1.6～2.6
                 70歳以上 INR 1.6～2.6
```

同等レベルの適応がある場合，新規経口抗凝固薬がワルファリンよりも望ましい．
*1：血管疾患とは心筋梗塞の既往，大動脈プラーク，および末梢動脈疾患などをさす．
*2：人工弁は機械弁，生体弁をともに含む．
*3：2013年12月の時点では保険適応未承認．
〔循環器病の診断と治療に関するガイドライン．心房細動治療(薬物)ガイドライン(2013年改訂版)．http://www.j-circ.or.jp/guideline/pdf/JCS2013_inoue_h.pdf(2015年1月閲覧p21)より〕

にHAS-BLEDスコア(17)があり，HAS-BLED 3点以上では出血のリスクが高いとされている．

経口抗凝固薬とその使い方

ワルファリン(ワーファリン®)

ワルファリンは，肝におけるビタミンK依存性凝固因子(第Ⅱ，Ⅶ，Ⅸ，Ⅹ因子)の生合成を阻害することによって抗凝固作用を発揮するビタミンK阻害薬(VKA)である(18)．半減期は36～42時間で1日1回(一般に朝食または夕食後内服)の投与でよい．通常は初めから維持量(2～5 mg)にて開始して，INRが至適範囲に入るまでプロトロンビン時間(PT)を測定しながら投与量を調節する．

INR(international normalized ratio)とは，経口抗凝固療法の効果を表すための国際標準化指標である．PT測定のためのトロンボプラスチン試薬の力価の違いを補正するために考案されたもので，下記の式で表される．

$$INR = \left(\frac{患者血漿のPT}{正常血漿のPT} \right)^{ISI}$$

ISI(international sensitivity index)は，各試薬の国際標準品との力価の比率で，試薬ごとに決められている．ISIが1.0に近い試薬の使用が推奨される．

ワルファリンの効果は投与開始24時間以内に最も半減期の短い第Ⅶ因子(6～7時間)の阻害により現れるが，効果が確実となるのは，より半減期の長い他の凝固因子(72～96時間)も抑制される3～4日後である．ワルファリンの有効量や定常状態に至るまでの時間には大きな個体差があるので，とくに投与開始時期には頻回のPT測定を要する．通常投与開始後の1週間は2～3回，次の1週間は1～2回程度測定し，INRが至適範囲に安定すれば，以後は1か月に1回の測定でよい．INRの測定はワルファリンの効果が十分に発揮されているタイミングで

行う必要があり，最終服用から少なくとも15時間の間隔をあけて行うべきとされている．一般にワルファリンによる抗凝固療法は INR 2.0～3.0 にコントロールすることが推奨されているが，わが国では70歳以上の高齢者では出血のリスクを減らすため，1.6～2.6が推奨されている．ワルファリンは腎排泄を受けないので，透析患者を含め腎障害のあるときでも使用できるが，出血のリスクは高くなることに注意が必要である．

ワルファリンは薬剤干渉を受けやすいので，新たな薬剤を追加した場合や，それまで定期的に服用していた薬剤を中止した場合にも頻回の測定が必要である．またワルファリンはビタミンKを多く含む食物を摂取すると効果が減弱する．とくに納豆はビタミンKを多く含むので，ワルファリン服用中は摂取禁止とする．

ワルファリンによる抗凝固作用を抑制するための拮抗薬はビタミンKである．しかし，ビタミンKによる拮抗作用の発現には数時間を要するので，出血性合併症が起こった場合など，急速に抗凝固作用を抑制するためには，ビタミンKの点滴静注（10 mg）と同時に，緊急に新鮮凍結血漿（15～20 mL/kg）を輸注することが必要である．より急速な是正にはプロトロンビン複合体（乾燥ヒト血液凝固第IX因子複合体）や遺伝子組換え活性型血液凝固第VII因子製剤の有効性が確認されているが，現在は保険適用外である．

非ビタミンK阻害経口抗凝固薬（NOAC）とその特徴

現在 NOAC として NVAF における塞栓症の予防目的として承認されている薬剤には，直接トロンビン阻害薬であるダビガトラン（プラザキサ®），FXa阻害薬であるリバーロキサバン（イグザレルト®），アピキサバン（エリキュース®），エドキサバン（リクシ

17 抗凝固療法中の出血性合併症のリスク評価

HAS-BLED スコア

頭文字	臨床像	ポイント
H	高血圧[*1]	1
A	腎機能障害，肝機能障害（各1点）[*2]	2
S	脳卒中	1
B	出血[*3]	1
L	不安定な国際標準比（INR）[*4]	1
E	高齢者（＞65歳）	1
D	薬剤，アルコール（各1点）[*5]	2
	合計	9

*1：収縮期血圧＞160 mmHg.
*2：腎機能障害：慢性透析や腎移植，血清クレアチニン 200 μmol/L（2.26 mg/dL）以上.
　　肝機能異常：慢性肝障害（肝硬変など）または検査値異常（ビリルビン値＞正常上限×2倍，AST/ALT/ALP＞正常上限×3倍）.
*3：出血歴，出血傾向（出血素因，貧血など）.
*4：INR不安定，高値または TTR（time in therapeutic range）＜60％.
*5：抗血小板薬や NSAIDs 併用，アルコール依存症.
〔Pisters R, et al : A novel user-friendly score (HAS-BLED) to assess 1-year risk of major bleeding in patients with atrial fibrillation : the Euro Heart Survey. Chest 138 : 1093-1100, 2010 より〕

HAS-BLED スコアと重大な出血（抗凝固療法中）

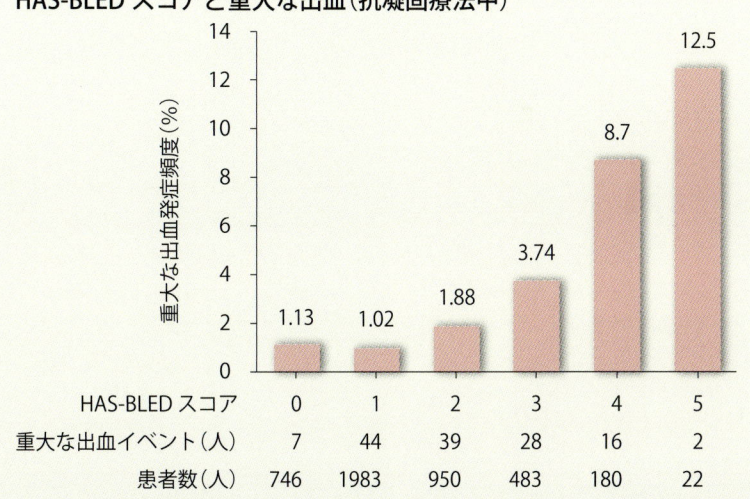

HAS-BLED スコア	0	1	2	3	4	5
重大な出血発症頻度（％）	1.13	1.02	1.88	3.74	8.7	12.5
重大な出血イベント（人）	7	44	39	28	16	2
患者数（人）	746	1983	950	483	180	22

〔Lip GY, et al : Comparative validation of a novel risk score for predicting bleeding risk in anticoagulated patients with atrial fibrillation : the HAS-BLED (Hypertension, Abnormal Renal/Liver Function, Stroke, Bleeding History or Predisposition, Labile INR, Elderly, Drugs/Alcohol Concomitantly) score. J Am Coll Cardiol 57 : 173-180, 2011 より〕

アナ®）の4種類がある（16 18 19）．ただし，NOAC は弁膜症性心房細動には適応はない．NOAC は NVAF に対してワルファリンとほぼ同等の塞栓症予防効果をもつが，同時にワルファリンの重大な合併症の1つである脳出血の頻度が有意に少ないことが大きな特徴である．最近の報告では日本人を含むアジア人はワルファリン投与による脳出血を起こしやすいとされているので，NOAC のこの特徴は日本人では特に貴重である．また，NOAC はワルファリン治療に必要な用量調節のための定期的な血液検査は必要ではなく，食品や他の薬剤との干渉作用が少ないなどの利点がある．また，半減期はいずれの薬剤も12時間程度でワルファリンよりも短時間なので，投与開始か

ら効果発現までの時間や投与中止から効果消失までの時間が短いことも特徴の1つである．NOACはワルファリンと異なり腎排泄の割合が大きいので(⑲)，必ず治療開始前に腎機能，特にクレアチニンクリアランス(Ccr)をチェックしておくことが重要である．Ccrの計測は正確には蓄尿を必要とするが，通常は性別，年齢，体重，血清クレアチニン値がわかればCockcroft & Gaultの式で簡単に計算できる(インターネット上で簡単にCcrを計算できるアプリが公開されている)．Ccrの値を参考に各薬剤の特性を考慮しながら，選択する抗凝固薬と用量を決定する．

ダビガトランは150 mgまたは110 mgを1日2回投与する．RCTの成績からみるとダビガトラン150はNOACの中でも脳塞栓症予防効果が最も大きい．しかし，出血性合併症，とくに消化管出血には注意が必要である．ダビガトラン110は150に効果は及ばないが，出血性合併症は少ない．ダビガトランはNOACの中で最も腎排泄の割合が高いので，特に腎機能に注意が必要であり，Ccr<50 mL/分では他のNOACまたはワルファリンを選択すべきであろう(禁忌はCcr<30)．また，ダビガトランのカプセルは比較的大きく内部に酒石酸を含むので，高齢者では胸やけや消化不良を起こすことも多いので，70歳以上の高齢者には処方しにくい．出血のリスク予測にはaPTTが有用であるので，投与開始後，一度はaPTTを測定して60秒以上の延長がみられる場合は用量変更または中止を検討する．

リバーロキサバンの特徴は1日1回の投与で良い点である．15 mgと10 mgの錠剤があるが，腎機能を考慮してCcr≧50では15 mg，Ccr<50では10 mgとする．Ccr<30では原則避けるべきである(禁忌はCcr<15)．出血性合併症ではダビガトラン150と同様に消化管出血に注意が必要である．FXa阻害薬ではプロトロンビン時間がある程度，出血のリスクの予測に有用とされる．また，リバーロキサバンはわが国では市販後に間質性肺炎の報告があり，注意が喚起されている．

アピキサバンは5 mgと2.5 mgの錠剤があり，1日2回投与する．RCTの結果をみる限り，アピキサバンはダビガトラン150に次いで塞栓症の予防効果は大きいが，消化管出血を含め出血性合併症が少ない特徴がある．通常はアピキサバン5を投与するが，80歳以上，体重60 kg以下，血清クレアチニン1.5 mg以上ではアピキサバン2.5を選択する．Ccr<15では投与経験がなく禁忌とされているが，

⑱ 血液凝固カスケードと経口抗凝固薬の阻害点

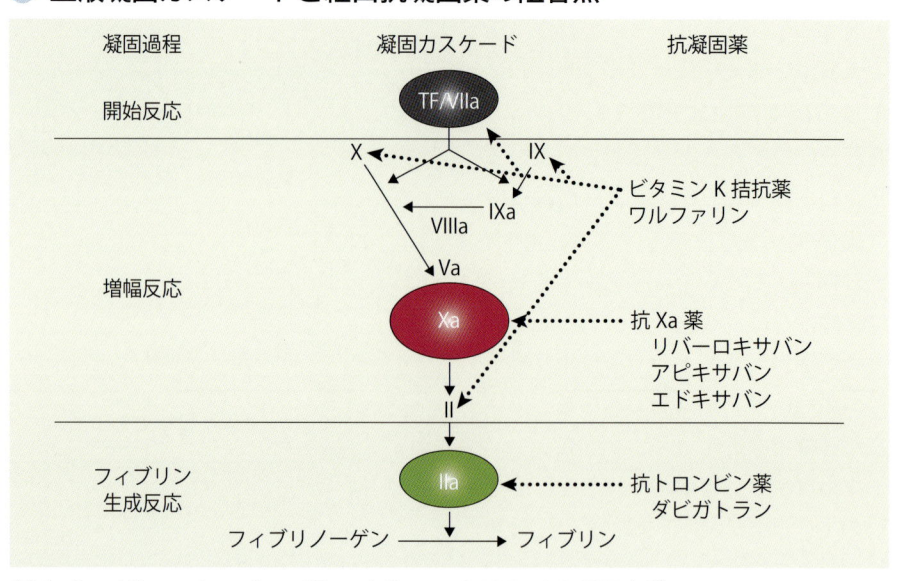

(Weitz JI, et al: New anticoagulants. J Thromb Haemost 3: 1843-1853, 2005 より)

⑲ 非ビタミンK阻害経口抗凝固薬(NOAC)

	ダビガトラン	リバーロキサバン	アピキサバン	エドキサバン
商品名	プラザキサ	イグザレルト	エリキュース	リクシアナ
阻害ターゲット	トロンビン	第Xa因子	第Xa因子	第Xa因子
プロドラッグ	○	×	×	×
生物学的利用率	6.5%	80〜100%	60%	50%
半減期(時間)	12〜14	8〜11	12	9〜11
蛋白結合率	35%	92〜95%	87%	40〜59%
腎排泄率	80%	36%	27%	50%
代謝	グルクロン酸抱合	CYP3A4/2J2	CYP3A4	CYP3A4
用法用量	150mg 1日2回 Ccr 30〜50mL/分では110mg 1日2回	15mg 1日1回 Ccr 15〜49mL/分では10mg 1日1回	5mg 1日2回 80歳以上，60kg以下，Ccr 1.5mg/dL以上のうち2つ以上該当すれば2.5mg 1日2回	60kg以下 30mg 60kg超 60mg 1日1回 Ccr 15〜50mg/分では30mg 1日1回
禁忌	Ccr<30mL/分	Ccr<15mL/分	Ccr<15mL/分	Ccr<15mL/分

NOACの中では腎機能障害のあるときに最も安全に投与できる薬剤である．

エドキサバンはわが国で開発されたNOACで，すでに整形外科手術施行時の静脈血栓症の予防目的に承認されていたが，心房細動患者を対象としたワルファリンとのRCTで，ワルファリンと同等の塞栓症予防効果が確認され，わが国でも2014年11月にこの適応が追加された．リバーロキサバンと同様に1日1回の投与であるが，リバーロキサバンより出血性合併症が少ない特徴がある．

心房細動患者における抗凝固薬の選択

NOACが市販されたことで，心房細動患者における抗凝固薬の選択肢が広がった．すでに長期間ワルファリンによる抗凝固療法を行っていて，INRも治療域に安定しており，問題がない患者ではそのままワルファリンを継続してもよい．ただし，血圧のコントロールが不良，MRIで無症候性の多発性ラクナ梗塞，大脳白質病変，微小出血がみられるなどの脳出血のリスクが高いと考えられる場合は，NOACへの変更を考慮する．

新規に抗凝固薬を開始する場合は，NOACが第一選択になる．各NOACの特徴を考慮すると，$CHADS_2$スコア高値など血栓塞栓症のリスクの高い場合は，ダビガトラン150（70歳未満）またはアピキサバン（70歳以上），また，HAS-BLEDスコア高値など出血性合併症のリスクが高い場合はダビガトラン110（Ccr≧50），アピキサバン（Ccr＜50）が適している．リバーロキサバン，エドキサバンは1日1回投与で良いことが最大の特徴であり，コンプライアンスに問題があるときには適している．出血性のリスクはエドキサバンのほうが低い．また，価格の面ではNOACはいずれもワルファリンよりもかなり高額であることも考慮しておく点の1つである．いずれにしてもNOACを選択する場合は，上述のように薬剤の特性とともに，患者の年齢，体重，腎機能（Ccr）を考慮して，最もその患者に適した薬剤と投与量（剤形）を決めることが基本である．また，アドヒアランスが重要であるので，患者に治療の意義を十分に説明したうえで，治療法の選択肢を提示して患者の好みや希望を聞くことも大切である．

喫煙

喫煙は脳梗塞，くも膜下出血の両者の危険因子であることが明らかとなっている．最近のメタアナリシスによれば，喫煙者の非喫煙者に対する脳卒中発症の相対危険率は1.5倍とされる．また禁煙後2〜5年間で脳卒中発症の危険率は非喫煙者のレベルにまで回復することも明らかとなっているので，禁煙は脳卒中発症予防に有効な手段である．

MEMO 41 ワルファリンと脳出血

NOACの最大の特徴はワルファリンに比べ，脳出血を含む頭蓋内出血の発生が大幅に少ないことであり，脳出血が多い日本人にとっての朗報である．逆にいうとNOACが出てきたことによってワルファリンは脳出血を起こしやすい薬剤であったことが明らかになったとも言える．ワルファリンとダビガトランとのRCT（RE-LY試験）の成績では，脳出血の年間発生頻度はワルファリン：0.76％，ダビガトラン150：0.32％，ダビガトラン110：0.23％であるが，アジア人だけを対象としたサブ解析ではこの差はさらに大きい．

ワルファリンに脳出血が多い理由についてはいろいろと言われているが，最大の理由はワルファリンが第VII因子の活性低下作用により，脳内で止血機構（凝固活性化機構）の最初のステップとして重要な役割をもっている第VII因子と組織因子の結合を阻害する点であると考えられている．NOACの作用点はトロンビンまたは第Xa因子であるので，第VII因子に対する阻害作用はない．

MEMO 42 抗凝固薬と抗血小板薬の併用

多くの研究により，抗凝固薬と抗血小板薬の併用は出血のリスクを増加させることが明らかになっている．にもかかわらず，臨床の現場で両薬剤が併用されることは少なくない．多くの場合はNVAFとアテローム血栓症の合併しているときであろう．たしかに虚血性心疾患の再発予防ではアスピリンの投与は必須とされており，抗凝固薬だけでは不十分である．また，ステント治療がされているときは抗血小板薬の併用が必要である．ガイドラインでも虚血性心疾患とステント治療に限って両者の併用が推奨されている．アテローム血栓性脳梗塞ではワルファリンにもアスピリンと同等の再発予防効果があることも知られているので，アテローム血栓性脳梗塞とNVAFの合併例ではまずは抗凝固薬の単剤でよいと考えられる．ただし，NOACがアテローム血栓性脳梗塞の再発予防に有効であるかどうかはこれまでのところ，明らかなエビデンスはない．

飲酒

飲酒量の増加に従って脳出血の発症率は増加することが知られているが，飲酒量と脳梗塞の発症率にはJカーブ現象がみられるとの報告が多い．すなわち少量の飲酒者（1日1合程度まで）は全くの非飲酒者よりも脳梗塞の発症率がむしろ低いことが指摘されている．これは少量の飲酒によりHDLコレステロールが増加し，血小板凝集能や血清フィブリノーゲンを低下させることと関連があると考えられている．過度の飲酒は，脳出血，くも膜下出血の危険因子でもある．

無症候性脳梗塞

脳卒中治療ガイドラインでは無症候性脳梗塞は無症候性頸動脈狭窄と並んで脳卒中発症率が高いハイリスク群の1つとされている（216頁①参照）．無症候性脳梗塞の大部分はラクナ梗塞であるが，MRI上の脳室周囲高信号（periventricular hyperintensity：PVH）や深部皮質下白質高信号（deep and subcortical white matter hyperintensity：DSWMH）も同様の意義をもつ．無症候性脳梗塞は年齢とともに増加し，また最大の危険因子は高血圧である．とくに24時間平均血圧と有意に相関し，また夜間血圧が下降しないnon-dipperに最も多く，逆に夜間血圧が下がり過ぎるextreme dipperにも多くみられる．無症候性脳梗塞や白質病変に対しては十分な血圧の管理が必要であるが，抗血小板薬の有効性については明らかなエビデンスはない．多発性ラクナやPVH，DSWMH，微小出血の明らかな症例ではアスピリンの投与により脳出血発症のリスクを増大させる可能性があるので，十分な注意が必要である．

無症候性頸動脈狭窄

近年，超音波検査が普及し，TIAや脳梗塞の既往のない無症候性頸動脈狭窄がみつかる機会が多くなった．わが国の50歳以上の一般住民を対象とした疫学調査でも，超音波検査で内腔面積の50％以上の頸動脈狭窄は4.4％にみつかっている．

二次予防の項で述べるように，症候性の頸動脈狭窄では，頸動脈内膜剝離術（CEA）の有効性が確立されており，一般にNASCET方式（235頁「頸動脈狭窄の測定法」参照）で70％以上の狭窄に対しては手術が推奨されている．無症候性の場合でも，60％以上の狭窄ではCEAが有効とされている．しかし，60％以上の無症候性頸動脈狭窄例における同側の脳梗塞の発症率は，内科的治療でも5年間で約10％（年間約2％）と低く，内科的治療の進歩により，最近はこの率はさらに低くなっている可能性が高く（234頁㉞参照），無症候性頸動脈狭窄に対する外科治療の適応は狭められる傾向にある．また，手術の有効性が内科的治療を上回るためには，手術に伴う合併症（周術期における脳卒中の発症または何らかの原因による死亡）の発生率をきわめて低くすること（少なくとも3％以下で，さらに低いことが望ましい）が必要である．また，無症候性頸動脈狭窄に対する最善の内科的治療（best or optimal medical treatment）として，血圧管理（140/90 mmHg未満），スタチンによる脂質管理（わが国ではLDL-C 120 mg/dL未満，米国ではLDL-C 100 mg/dL未満），抗血小板薬は必須の要素である．

現段階では無症候性頸動脈狭窄の手術適応は，症例ごとに年齢，合併症，頸動脈病変の狭窄度，超音波検査上のプラークの性状，合併する脳血管病変，脳循環検査（SPECT）所見などを考慮して，総合的に決定される．また術者はCEAに経験が豊富で，周術期合併症の低い外科医を選ぶべきである．また，CEAに代わって無症候性頸動脈狭窄に対して血管内治療として頸動脈ステント留置術（CAS）が選択されることもあるが，その有効性については確立していない（201頁参照）．

MEMO 43 低コレステロール血症と脳出血

低コレステロール血症（160 mg/dL以下）は脳出血の危険因子となることがいくつかの疫学研究により示されている．同様にアルブミンの低値を脳出血の危険因子としているものもあり，コレステロール低値そのものよりも全身の不良な栄養状態が脳出血の危険因子と考えるべきである．とくに高血圧合併例では，要注意である．これまでに行われた脳卒中の一次予防についてのRCTで，スタチンによるコレステロール値の低下が脳出血の発症を増加させたという報告はない．

2 脳卒中の再発（二次）予防

脳卒中，とくに脳梗塞は再発率が高く，再発を繰り返すことにより日常生活活動（ADL）が低下し予後不良となることから，その予防は重要である．脳梗塞患者の再発率は，平均すると年間4～6％（5年間に30％，10年間に50％）とされているが，とくに初回発作後の1年間に高率（約10％）である（⑳）．また，再発率と再発を起こしやすい時期は臨床病型によっても異なり，一般にアテローム血栓性梗塞，心原性脳塞栓では急性期（特に発症から3か月以内）の再発率が高率であるのに対し，ラクナ梗塞では急性期の再発率は高くないが，その後も再発はコンスタントに起こり，10年後のトータルの再発率には差がないとの報告もある．したがって，再発予防のための対策は，臨床病型と発症からの時期に配慮することが大切である．再発時の病型は初回発作時と同じであることが多いが，異なる病型の脳梗塞や脳出血を起こすこともまれではない．特にラクナ梗塞では脳出血の再発病型が少なくないことに注意を要する．

一過性脳虚血発作（transient ischemic attack：TIA）からの脳梗塞の発症率は5年間で約30％と脳梗塞の再発率と同様であるが，とくに発症から間もない時期での脳梗塞の発症率が高いことに注意を要する（「脳卒中の主要疾患」参照）．したがって，TIA患者は脳梗塞発症の高リスク患者と考えて，脳梗塞患者と同様の二次予防対策を講じるべきである（233頁参照）．脳卒中の主な再発予防策には，危険因子の管理，抗血栓療法，血行再建術などがある．

危険因子の管理

再発予防のためには，一次予防と同様に，まず危険因子の管理を十分に行うことが大切である．高血圧，糖尿病，脂質異常症（高脂血症），喫煙習慣のある患者には，退院前から食事療法，運動療法，禁煙について，きちんとした指導を行い，退院後の生活習慣の改善についての動機づけを行うべきである．㉑に米国心臓病協会/米国脳卒中協会（American Heart Association：AHA/American Stroke Association：ASA）による脳梗塞の再発予防のための危険因子管理ガイドラインを示す．

⑳ 脳梗塞例の累積再発率（％）（n = 304）

累積再発率の期間		発症後1年	発症後2年	発症後3年	発症後4年
全脳卒中		8.5	14.1	20.0	26.1
脳梗塞	全体	8.3	13.4	18.6	23.6
	初発	5.6	11.1	16.1	17.4
	再発	15.4	19.6	22.6	40.4
脳出血	全体	1.5	2.1	3.0	4.6
	初発	0.0	0.0	1.3	3.4
	再発	5.8	8.4	8.4	8.4

脳梗塞急性期入院例の退院後の再発率を調べたものである．脳梗塞，脳出血を合わせた全脳卒中の累積再発率は1年間で8.5％，4年間で26.1％であった．脳梗塞の再発率は4年間で23.6％であるが，入院が脳梗塞の初発例では17.4％であるのに対し，再発例では40.4％と高く，一度再発すると，さらにその後再発する危険は大きくなることがわかる．脳出血で再発する例も4年間で4.6％あり，抗血栓薬服用中のものが多い．

（星野晴彦，他：虚血性脳血管障害入院加療症例の長期脳血管障害再発に関する検討．脳卒中 26：349-356, 2004より）

㉑ 脳梗塞再発予防のための危険因子管理の要約（AHA/ASAによる）

危険因子	管理事項
高血圧	脳梗塞の再発予防には降圧療法が推奨される． 目標とする血圧値は少なくとも140/90 mmHg未満とする． ラクナ梗塞や抗血栓療法中では，可能であればより低いレベル（130/80 mmHg未満）が推奨される．
糖尿病	脳梗塞の再発予防に血糖のコントロールが推奨されるが，血糖コントロールによって再発率が低下するというエビデンスはない． インスリン抵抗性改善薬のピオグリタゾンによる糖尿病の治療は，脳梗塞の再発予防に有効であったという報告がある． 糖尿病患者ではより厳格な血圧と脂質の管理が必要である．
脂質異常症	脳梗塞の再発予防に脂質異常症のコントロールが推奨される． 脳梗塞，特にアテローム血栓性梗塞ではLDL-C 120 mg/dL未満を目標としたスタチンによる治療が推奨される． スタチン治療中の患者におけるEPA製剤の服用は脳卒中再発予防に有効であるという報告がある．
喫煙	脳梗塞患者では禁煙により再発率が低下するので，禁煙を推奨すべきである．禁煙には禁煙外来による治療が有効である．
飲酒	少量の飲酒は脳梗塞の発症率を低下させるが，適量を超える飲酒は発症率を増加させる．男性では1日2杯以内，非妊娠女性では1杯以内の軽度の飲酒が望ましい（1杯はアルコール12 g）．
メタボリックシンドローム	内臓肥満を背景としたメタボリックシンドロームは脳梗塞の危険因子であり，その治療に体重の減量が有効であるが，再発率を低下させるかどうかは十分なエビデンスがない．
運動	運動ができる患者では，ほぼ毎日30分程度の中等度から強度の運動が推奨される．ハイリスク患者では医学的管理下に運動処方を行う．

(Kerman WN, et al ; American Heart Association Stroke council : Guidelines for the prevention of stroke in patients with stroke and transient ischemic attack : a guideline for healthcare professionals from the American Heart Association/American Stroke Association. Stroke 45 : 2160-2236, 2014 より)

高血圧

とくに危険因子の中でも再発に大きな影響を与えるのが血圧である．高血圧が持続すると脳卒中の再発率が上昇すること，ならびに血圧のコントロールにより脳出血，脳梗塞ともに再発率が低下することが明らかとなっている．

TIA，脳卒中患者を対象とした二次予防試験である PROGRESS 試験では，アンジオテンシン変換酵素阻害薬のペリンドプリルを基本とした降圧治療により対照群に比べ脳卒中の発症率が 28％低下した（両群間の平均血圧差は 9/4 mmHg）．しかし，層別解析ではペリンドプリル単独療法群では対照群と有意差はなく（平均血圧差 5/3 mmHg），利尿薬のインダパミドとの併用療法群（平均血圧差 12/5 mmHg）においてのみ脳卒中再発の相対リスクが 43％減少した㉒．このことは再発予防においても十分な降圧が重要であることを物語っている．また，高血圧群だけではなく，もともと高血圧がない群においても，さらに血圧を低下させることによって脳卒中の再発率は減少している．

日本高血圧学会による高血圧治療ガイドライン 2014 では降圧の最終目標値は後期高齢者を除き 140/90 mmHg 未満とされているが，緩徐な降圧がきわめて重要である．また，脳血栓症（とくに主幹動脈閉塞を伴うアテローム血栓性梗塞）では血圧を下げ過ぎると再発率が上昇するという J カーブ現象の存在を指摘する報告もあるので，過度の血圧低下には注意が必要である．

食事療法，運動療法によっても十分な降圧が得られない場合の降圧薬としては，長時間作用型のカルシウム拮抗薬，ACE 阻害薬，アンジオテンシン Ⅱ 受容体拮抗薬（ARB），少量の利尿薬が推奨されている．

㉒ PROGRESS における治療法別の再発抑制効果

	試験開始時の平均血圧	試験中の実薬群とプラセボ群の血圧値の差	脳卒中リスク減少率（95% CI）
併用療法群	149/87	12/5	43%（30〜54）
単独療法群	144/84	5/3	5%（−19〜23）
高血圧群（160/90 以上）	159/94	10/4	32%（17〜44）
非高血圧群	136/79	9/4	27%（8〜42）
全例	147/86	9/4	28%（16〜34）

（PROGRESS Collaborative Group : Randomized trial of a perindopril-based blood-pressure-lowering regimen among 6, 105 individuals with previous stroke or transient ischaemic attack. Lancet 358 : 1033-1041, 2001 より）

糖尿病

糖尿病は脳梗塞再発の危険因子ではあるが，その糖尿病のコントロールが脳梗塞の再発率を明らかに減少させるという確たる証拠はない．しかし，一次予防の成績から考えて，再発予防にも有効である可能性が高く，十分な血糖コントロールが必要である．まず，徹底した食事療法，運動療法を行い，それでも不十分な場合に薬物療法の導入を考慮する．とくに肥満を合併している患者では，まず体重の減量が必要で，減量により血圧，血糖，血清脂質などがすべて同時に改善されることも多い．PROactive という大規模臨床試験では，インスリン抵抗性改善薬のピオグリタゾンが脳卒中をはじめとする血管障害の既往のある患者の二次予防に有効であることが示された．ピオグリタゾンは血糖値を低下させるだけでなく，中性脂肪の低下作用，HDL-C の増加作用，血圧低下作用などの多面的な作用がある．浮腫を増悪させるので，心不全のある症例には禁忌である．

高脂血症（脂質異常症）

一次予防の項で述べたように，スタチンによる高脂血症薬の治療は脳卒中の発症率を低下させるが，二次予防にも有効であるという明確なエビデンスは少ない．脳卒中の既往のある患者を対象としたスタチン（アトルバスタチン）による脳卒中の二次予防試験（SPARCLE）では，アトルバスタチン群はプラセボ群に比較して脳卒中の再発率が 16％少なくなることが示された．ただし，脳出血の発症率はプラセボ群に比べ有意に高かった．この試験で使われたアトルバスタチンの投与量は 1 日 80 mg と大量であり（わが国の投与量は一般に 1 日 10 mg），LDL-C は 70 mg/dL まで低下している．わが国で行われた，プラバスタチンの通常量を用いた脳梗塞の二次予防試験（J-STARS）では，脳卒中全体の再発率に差はみられなかったが，アテローム血栓性脳梗塞の発症はプラバスタチン群で有意に低かった．多くの研究によりスタチンには頸動脈のアテローム硬化による内中膜肥厚を退縮させる効果やプラークの安定化作用があることも指摘されている．脳梗塞例の目標とする脂質値は日本動脈硬化学会のガイドライン（219 頁 ⑪ 参照）では，LDL-C 120 mg/dL 未満の基準が示されているが，アテローム血栓性梗塞では米国のガイドラインのように LDL-C 100 mg/dL 未満を目指すべきであるという意見もある．

その他の危険因子

喫煙も再発の危険因子であることが

明らかとなっているので，喫煙者には禁煙指導を行うべきであるが，いまだ十分な科学的根拠はない．

1日1合程度までの少量の飲酒は脳卒中の発症率を低下させるが，再発率も低下させるかどうかについては科学的根拠がない．

肥満は心筋梗塞の危険因子であるが，脳卒中，とくに再発の危険因子であるかどうかは明らかではない．しかし，体重の減量によって同時に血圧，血糖，血清脂質なども改善されることが多いので，まず適正な体重のコントロールを行うべきである．

抗血栓療法

抗血小板療法

非心原性脳梗塞（アテローム血栓性梗塞とラクナ梗塞）の再発予防には抗血小板療法が有効である．血小板は内皮細胞が障害され内皮下組織が露出すると，そこに粘着・凝集し，活性化される（23）．血小板の活性化には種々の経路があるので，1つの経路を抑制するより，複数の経路を抑える抗血小板薬の併用療法によって，より強い効果が期待できる．しかし，一方で出血性合併症の発生も多くなるので注意が必要である．

脳梗塞の再発予防に対する抗血小板薬の有効性を検討したRCTのメタアナリシスを行っているATT（antithrombotic trialists' collaboration）によれば，抗血小板療法による脳卒中再発のオッズ比減少率は約25％である．しかしNNT（number needed to treat：1人を予防するために必要な投薬患者数）は3年間で26〜28と決して十分なものではない．

現在のところ，わが国で使用されている抗血小板薬のうち，RCTによって脳梗塞の再発予防効果が証明されているものにはアスピリン，シロスタゾール（プレタール®），クロピドグレ

23 抗血小板薬の作用機序

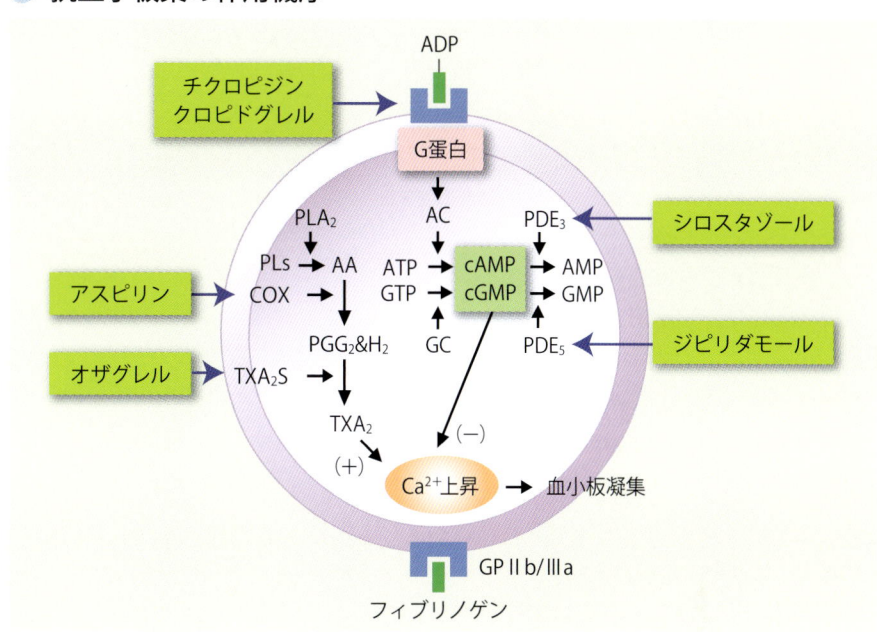

PLA₂：ホスホリパーゼA₂，PLs：膜リン脂質，AA：アラキドン酸，COX：シクロオキシゲナーゼ，PGG₂&H₂：プロスタグランジンG₂およびH₂，TXA₂：トロンボキサンA₂，TXA₂S：トロンボキサンA₂合成酵素，AC：アデニレートシクラーゼ，GC：グアニレートシクラーゼ，PDE₃：ホスホジエステラーゼ3，PDE₅：ホスホジエステラーゼ5，GpⅡb/Ⅲa：グリコプロテインⅡb/Ⅲa
〔Uchiyama S, et al：New modalities and aspects of anti-platelet therapy for stroke prevention. Cerebrovasc Dis 21（suppl 1）：7-16, 2006 より〕

ル（プラビックス®），チクロピジン（パナルジン®）の4剤がある．

アスピリン

この中で最も多くのエビデンスがあり，現在も第一選択薬のひとつとして広く使用されているものはアスピリンである．ATTによる層別解析ではアスピリンの高用量（500〜1,500 mg），中用量（160〜325 mg），低用量（75〜150 mg）による効果の差はみられず，通常，副作用である胃腸障害の発生が少ない低用量81〜100 mg/日が使用されることが多い．わが国で脳梗塞患者を対象に行われたアスピリンとシロスタゾールの脳卒中予防効果を比較するRCT（CSPS2）では，シロスタゾール群で有意に脳卒中の発症が少なかった（26）．発症病型の比較では両群間の脳梗塞の再発率には差はなかったが，脳出血の発症率に大きな違いがみられ，アスピリン群で脳出血の発症が有意に多かった（27）．また，アスピリンで脳出血が有意に増加したのは登録時の脳梗塞の病型がラクナ梗塞の群であった（28）．このようにアスピリンには脳梗塞の再発予防効果があるが，同時に発生率は少ないが脳出血の発症を増加させることが問題である．この傾向はCSPS2でみられたように，特に日本人を含むアジア人に多く，ラクナ梗塞で多いことが確認されている．したがって，ラクナ梗塞の患者の再発予防ではアスピリンではなく，以下のクロピドグレル，シロスタゾールを選択すべきであろう．また，MRIにて穿通枝障害の存在を示す無症候性ラクナ梗塞（とくに多発性脳梗塞），大脳白質病変，T₂*強調画像における微小出血（142頁MEMO参照）などがみられる例では，アスピリン長期投与による脳出血増加の危険性があるので注意を要する．

また，アスピリン服用中は消化管出血の頻度が高くなるので，プロトンポンプ阻害薬（PPI）の併用が推奨されている．

クロピドグレルとチクロピジン

チエノピリジン系の抗血小板薬であるクロピドグレル，チクロピジンは血小板のADP受容体の阻害により抗血小板効果を発揮する．アスピリンよりもやや高い脳梗塞再発予防効果があるが，チクロピジンは投与開始初期にまれに無顆粒球症，肝障害，血栓性血小板減少性紫斑病（TTP）などの重篤な副作用が発生することがあるので，最近は第一選択としては使われず，副作用が少ないクロピドグレルが選択される．チクロピジン投与開始の際には，初期3か月間は上記の副作用の出現に注意して，原則として2週間に1回の血液検査（血算，肝機能，腎機能）を行う．通常，1日200 mgを投与する．クロピドグレルは75 mg 1日1回投与が原則であるが，出血のリスクが高い患者，高齢者，低体重者では50 mgから開始する．アスピリンは内服後30分程度で抗血小板作用が発現するのに対し，チエノピリジン系は効果発現までに2〜3日を要する点に注意が必要である．

24 シロスタゾールの脳梗塞再発抑制効果を検討する試験（CSPS）

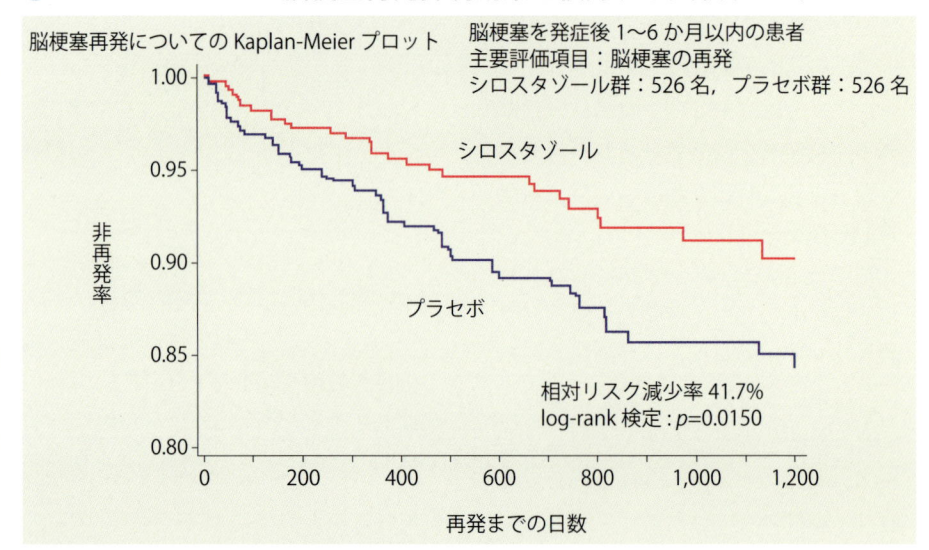

（Gotoh F, et al : Cilostazol stroke prevention study : a placebo-controlled double-blind trial for secondary prevention of cerebra infarction. J Stroke Cerebrovasc Dis 9 : 147-157, 2000 より）

25 CSPSにおける病型別の結果

	薬剤	総観察年数	年間発症率（%）	相対リスク減少率（%）
全脳梗塞	シロスタゾール プラセボ	889.6 986.0	3.37 5.78	41.7 （$p<0.05$）
ラクナ梗塞	シロスタゾール プラセボ	673.8 734.4	2.97 5.25	43.4 （$p<0.05$）
アテローム血栓性梗塞	シロスタゾール プラセボ	109.8 104.0	6.37 10.58	39.8

（Gotoh F, et al : Cilostazol stroke prevention study : a placebo-controlled double-blind trial for secondary prevention of cerebra infarction. J Stroke Cerebrovasc Dis 9 : 147-157, 2000 より）

MEMO 44　脳循環代謝改善薬

過去に脳梗塞後遺症の軽減を目的として頻用された脳循環代謝改善薬の多くは，再評価の結果市場から姿を消した．現在，脳梗塞後遺症に対して保険適用を有する薬剤は表に示す5剤のみである．これらの薬剤の中には脳循環代謝改善作用による脳卒中自覚症状の改善とともに，抗血小板作用による脳梗塞再発予防効果のあるものもある．

薬剤	脳卒中における適応	用法用量	主な作用
酒石酸イフェンプロジル（セロクラール®）	脳梗塞後遺症，脳出血後遺症に伴うめまいの改善	1回20 mg 1日3回	脳循環改善，血小板凝集抑制
ニセルゴリン（サアミオン®）	脳梗塞後遺症に伴う慢性脳循環障害による意欲低下の改善	1回5 mg 1日3回	脳循環改善，血小板凝集抑制
イブジラスト（ケタス®）	脳梗塞後遺症に伴う慢性脳循環障害によるめまいの改善	1回10 mg 1日3回	脳循環改善，血小板凝集抑制
塩酸アマンタジン（シンメトレル®）	脳梗塞後遺症に伴う意欲・自発性低下の改善	1回50 mg 1日2〜3回	ドパミンの放出促進，再取込み抑制
塩酸チアプリド（グラマリール®）	脳梗塞後遺症に伴う攻撃的行為，精神興奮，徘徊，せん妄の改善	1回25〜50 mg 1日3回	ドパミン受容体拮抗

26 脳卒中（脳梗塞再発，脳出血，くも膜下出血）の発症（CSPS2）

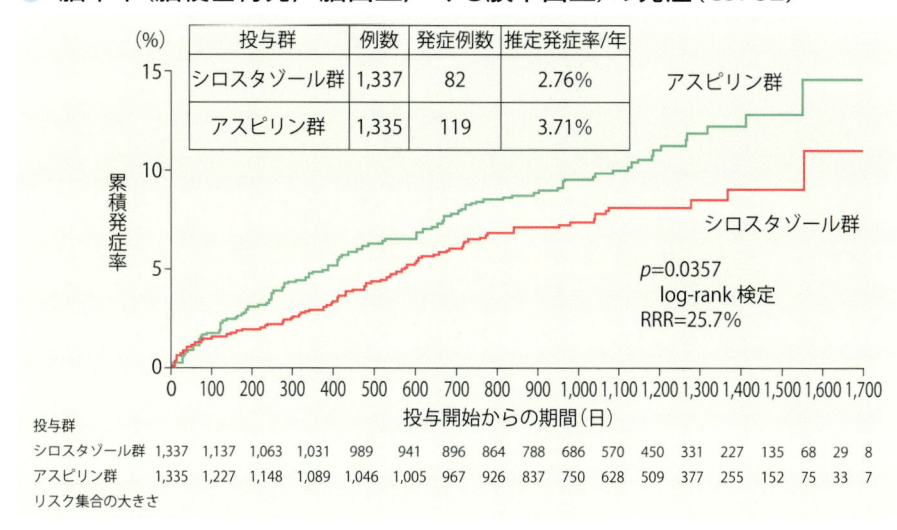

投与群	例数	発症例数	推定発症率/年
シロスタゾール群	1,337	82	2.76%
アスピリン群	1,335	119	3.71%

p=0.0357 log-rank 検定 RRR=25.7%

〔Shinohara Y, et al：Cilostazol for prevention of secondary stroke (CSPS2)：an aspirin-controlled, double-blind, randomised non-inferiority trial. Lancet Neurol 9：959-968, 2010 より〕

27 CSPS2の主要評価項目とサブ解析

	シロスタゾール (n=1,337) 症例数（発症率%/人・年）	アスピリン (n=1,335) 症例数（発症率%/人・年）	ハザード比 (95%信頼区間)	log-rank 検定 p 値
主要評価項目（脳卒中の発症）	82(2.76)	119(3.71)	0.74 (0.56-0.98)	0.04
脳梗塞の再発	72(2.43)	88(2.75)	0.88 (0.65-1.20)	0.42
脳出血の発症	8(0.27)	27(0.84)	0.36 (0.18-0.70)	0.003
くも膜下出血の発症	2(0.07)	4(0.12)	0.54 (0.11-2.69)	0.45
全死亡	13(0.42)	13(0.39)	1.07 (0.50-2.31)	0.86
消化管出血	8(0.27)	21(0.65)	0.44 (0.21-0.90)	0.03

〔Shinohara Y, et al：Cilostazol for prevention of secondary stroke (CSPS2)：an aspirin-controlled, double-blind, randomised non-inferiority trial. Lancet Neurol 9：959-968, 2010 より〕

28 脳梗塞病型別にみた出血性脳卒中の頻度（CSPS2）

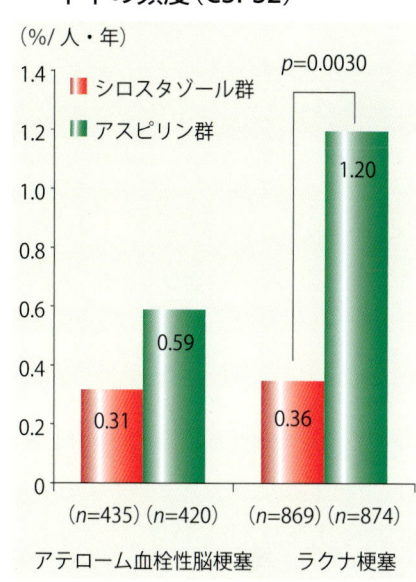

アテローム血栓性脳梗塞：シロスタゾール群 0.31 (n=435) / アスピリン群 0.59 (n=420)
ラクナ梗塞：シロスタゾール群 0.36 (n=869) / アスピリン群 1.20 (n=874) p=0.0030

〔Shinohara Y, et al：Cilostazol for prevention of secondary stroke (CSPS2)：an aspirin-controlled, double-blind, randomised non-inferiority trial. Lancet Neurol 9：959-968, 2010 より〕

シロスタゾール

シロスタゾールはホスホジエステラーゼ（PDE）阻害薬で，血小板内のcAMP濃度を高めることによって抗血小板作用を発揮する．わが国で行われた大規模な脳梗塞の再発予防試験で再発予防効果が確認された（CSPS）．従来，抗血小板薬による再発予防効果はおもにアテローム血栓性梗塞にあり，ラクナ梗塞に対する有効性は不明であったが，CSPSでは層別解析でラクナ梗塞の再発予防にも有効であることが明らかとなった点は意義が大きい（24 25）．また，市販後に行われたアスピリンとのRCTであるCSPS2ではアスピリンに勝る脳卒中予防効果がみられたことは上記の通りである（26～28）．シロスタゾールの特徴の1つは血管拡張作用で，このため副作用として頭痛や動悸の頻度が高いことが難点である．また，脈拍数を増加させるので，うっ血性心不全への投与は禁忌で，狭心症のある症例への投与にも注意が必要である．投与量は200 mg/日であるが，当初100 mgから開始して200 mgに漸増すると副作用の頻度が低くなることが知られている．シロスタゾールの特徴のもう1つは抗血小板作用以外にアテローム硬化の進行を阻止する効果があることである．頸動脈のIMT進展や狭窄度の進行を抑制する効果や，頭蓋内動脈のアテローム硬化の進展阻止などの効果が示唆されている．そのおもな機序としては内皮機能の改善作用が推定されている．

抗血小板薬の併用療法
（dual antiplatelet therapy：DAPT）

抗血小板薬を2剤併用することは心臓や頸動脈のステント留置後には一般的に行われているが，脳梗塞の再発予防を目的とした長期投与ではDAPTの有効性を示す明確なエビデンスはない．これまでに長期DAPTの有効性が証明されたものは，アスピリンとジピリダモールの組み合わせだけである．アスピリンとジピリダモールの併用はESPS2およびESPRITという2

つの臨床試験により，アスピリン単剤と比較して出血性イベントを増加させることなく，有意に脳梗塞再発を抑制することが証明された．現在欧米では両者の合剤が Aggrenox という商品名で広く使用されているが，わが国ではアスピリンとの RCT で有効性は証明されず，承認されていない．

アスピリンとクロピドグレルの長期併用については MATCH，CHARISMA という2つの臨床試験が行われたが，いずれも出血性イベントの増加がみられ，有効性は証明されなかった．しかし，最近行われた発症 24 時間以内の軽症脳梗塞またはハイリスク TIA（$ABCD^2$ スコア 4 点以上）を対象とした DAPT とアスピリンとの RCT では，発症から短期間（3 週間）の DAPT が出血を増やすことなく，急性期（発症後 90 日間）の脳梗塞再発率を有意に抑制することが証明された（CHANCE 試験：㉙ ㉚）．このようにアスピリンとクロピドグレルの DAPT は再発リスクが高い急性期には単剤よりも再発予防に有効である一方，慢性期の長期投与は出血性合併症が増加するために有効性が消失する可能性が高い．

シロスタゾールと他の抗血小板薬との併用についての検討は少なく，現在わが国で大規模な臨床研究が進行中であるが，上述したようにシロスタゾールのもつ抗アテローム硬化作用という特性を考えると，アスピリンまたはクロピドグレルとの長期の DAPT がより有効である可能性がある．

抗凝固療法

心原性脳塞栓症の最も多い塞栓源は，非弁膜症性心房細動（nonvalvular atrial fibrillation：NVAF）である．心原性脳塞栓症は脳梗塞の臨床病型の中でも最も重症な型であり，最近の集計でも急性期に約 10％の死亡率がある．また，生存例でも重篤な後遺症を残すことが多く，心原性脳塞栓症の発症予

㉙ 一次エンドポイント：脳卒中（CHANCE）

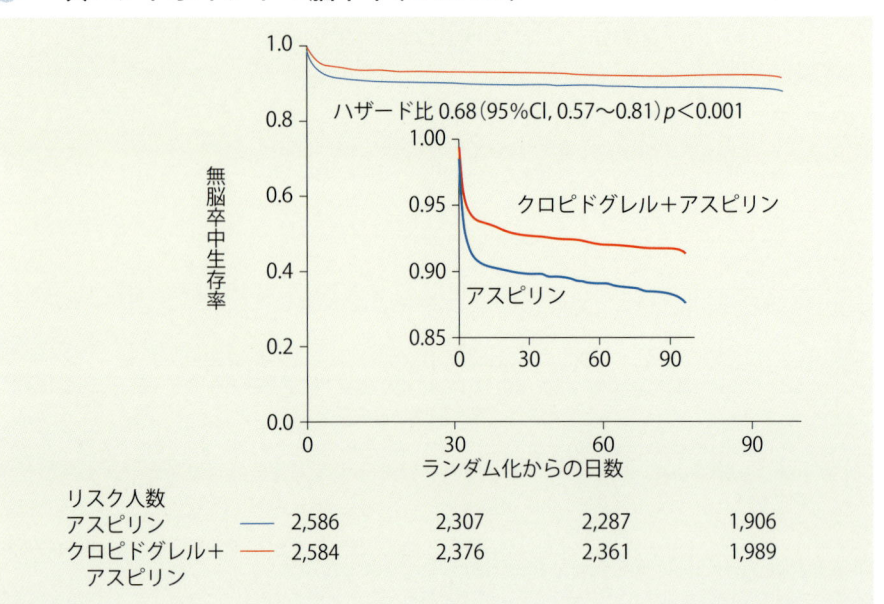

(Wang Y, et al：Clopidogrel with aspirin in acute minor stroke or transient ischemic attack. N Engl J Med 369：11-19, 2013 より)

㉚ その他の二次エンドポイント（CHANCE）

転帰	アスピリン（n＝2,586）イベント数	イベントリスク	クロピドグレル＋アスピリン（n＝2,584）イベント数	イベントリスク	ハザード比（95% CI）	p 値
虚血性脳卒中	295	11.4%	204	7.9%	0.67 (0.56-0.81)	<0.0001
出血性脳卒中	8	0.3%	8	0.3%	1.01 (0.38-2.70)	0.98
心筋梗塞	2	0.1%	3	0.1%	1.44 (0.24-8.63)	0.69
心血管孔	5	0.2%	6	0.2%	1.16 (0.35-3.79)	0.81

(Wang Y, et al：Clopidogrel with aspirin in acute minor stroke or transient ischemic attack. N Engl J Med 369：11-19, 2013 より)

㉛ 脳梗塞の臨床病型と再発予防のための抗血栓薬の選択

臨床病型	第一選択薬	第二選択薬（第一選択薬が使えないとき）
アテローム血栓性脳梗塞（急性期：発症 90 日以内）	アスピリン／クロピドグレル／シロスタゾール単剤またはアスピリン＋クロピドグレル	ワルファリン
アテローム血栓性脳梗塞（急性期以降）	アスピリン／クロピドグレル／シロスタゾール単剤	ワルファリン
ラクナ梗塞	クロピドグレル／シロスタゾール単剤	アスピリン
心原性脳塞栓症	NOAC	ワルファリン

防（一次予防）と再発予防は重要である．

NVAFからの塞栓症発症の危険因子（221頁15参照）の中で最も大きなリスクとなるのは塞栓症の既往である．すなわち，すでに心原性脳塞栓症の既往のある者は，脳梗塞の再発率が著しく高くなるので（12%/年），抗凝固薬に特別の禁忌がない限り，抗凝固療法による再発予防を行う適応がある．一次予防の項で述べたように，NVAFからの塞栓症（多くは脳塞栓症）の一次予防にはワルファリンによる抗凝固療法が有効であるが，同様にワルファリンは二次予防における有効性も証明されている．また，NOACの各薬剤もワルファリンとのRCTにおいてワルファリンとほぼ同等の二次予防効果があることが示されてワルファリンより脳出血の発症が少ないことから，現在はこの目的の第一選択薬として推奨されている．一方，塞栓症の二次予防に対してはアスピリンの効果は証明されておらず，アスピリンなどの抗血小板療法はNOAC，ワルファリン禁忌例の三次選択療法にとどまる．

再発予防のためのワルファリン治療のINRの至適強度としては，現在のところ，一般に2.0〜3.0が推奨されているが，わが国で行われた低用量（INR 1.5〜2.1）と常用量（INR 2.2〜3.5）のワルファリン治療を比較するRCTでは，常用量群において高齢者に重篤な出血性合併症が多かった．この結果，わが国では70歳以上のNVAF患者ではINR 1.6〜2.6が推奨されている．NOACの使い方については一次予防の項を参照のこと．

脳梗塞の臨床病型別の再発予防のための抗血栓療法の選択方針を31に示す．

抗血栓療法と脳出血

抗血小板薬または抗凝固薬内服中は出血性合併症の頻度が高くなるが，特に問題となるものは頭蓋内出血である．頭蓋内出血のおもなものは硬膜下出血と脳出血であるが，臨床的に重大な合併症は脳出血である．わが国で行われた抗血栓薬内服中の患者における頭蓋内出血の合併頻度を調べたBAT研究では，抗血小板剤の単剤，併用，抗凝固薬単剤，抗血小板薬と抗凝固薬の併用の順で，脳出血合併の頻度が増加することが明らかにされている（32）．抗血栓療法中の脳出血発症率は血圧と関係することが知られており，BAT研究における血圧のカットオフ値は130/81 mmHgで，この値以下に血圧をコントロールすることが奨められている．

一過性脳虚血発作（TIA）の治療

TIAは脳梗塞発症の高リスク患者である．とくにTIAを起こした後，3か月以内に脳梗塞を発症する危険が大きく，またそのうちの約50%は1週間以内に，30%は24時間以内に発症するので，救急疾患として迅速な対応が必要である．同じTIAでもABCD²スコアが4点以上（97頁参照），1週間以内に2回以上の発作を繰り返すもの（crescendo TIA），MRI拡散強調画像（DWI）で急性脳梗塞の所見があるもの（transient symptoms with infarction：TSI）（97頁参照），脳主幹動脈，とくに頸動脈の高度狭窄を伴うものなどは，脳梗塞発症の危険が高いハイリスクTIAであり，緊急入院のうえ，直ちに検査，治療を開始する必要がある．検査では特にハイリスクTIAを診断するための画像検査（DWIと頭蓋内MRAを含むMRIや頸動脈エコーなど）を迅速に行うことが重要である．また，主幹動脈病変が否定的な場合は心原性TIAの可能性も考えて塞栓源の検索を行う．

治療の第一選択薬はアスピリンである．アスピリンは投与後30分以内に抗血小板作用が現れるので，画像検査で出血性脳卒中の所見がなければ，まずアスピリン160〜300 mgを経口投与する．アスピリン腸溶錠（バイアスピリン®）を用いる場合は，通常の内服では効果発現までに時間を要するので，迅速な効果発現が必要な状況では噛み砕いて服用させる．アスピリン投

32 抗血栓薬服薬中の重篤・重症出血

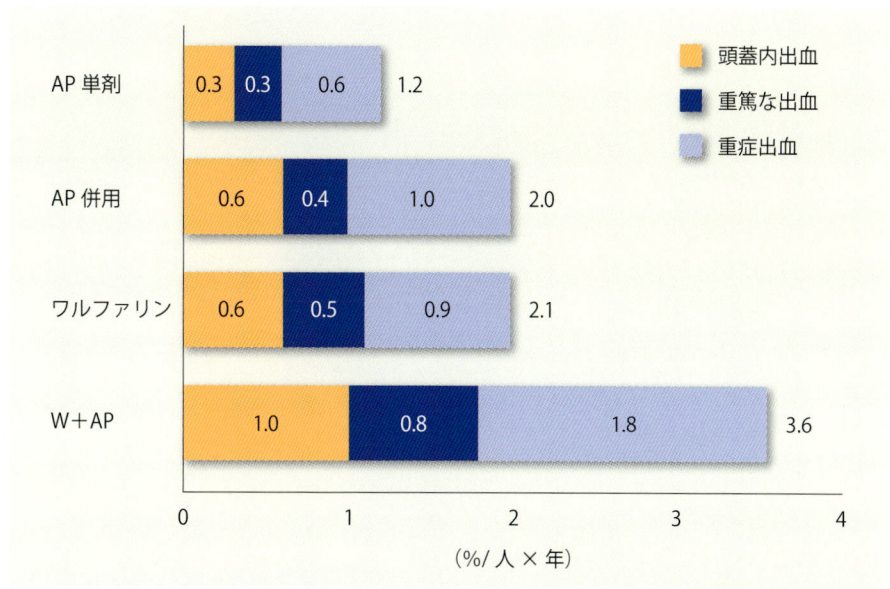

	頭蓋内出血	重篤な出血	重症出血	合計
AP 単剤	0.3	0.3	0.6	1.2
AP 併用	0.6	0.4	1.0	2.0
ワルファリン	0.6	0.5	0.9	2.1
W＋AP	1.0	0.8	1.8	3.6

(%/人×年)

抗血栓薬服用者4,009例，観察期間19か月．AP：抗血小板剤　W：ワルファリン
(Toyoda K : Dual antithrombotic therapy increases severe bleeding events in patients with stroke and cardiovasuclar disease : a prospective, multicenter, observational study. stroke 39 : 1740-1745, 2008 より)

与によっても発作の抑制が困難な場合には，ヘパリンによる抗凝固療法も行われるが，このような状況におけるヘパリンの有効性には明らかなエビデンスはない．上記のハイリスクTIAに対しては，アスピリン単独よりもアスピリン＋クロピドグレルの併用療法が発症後90日以内の再発予防に有効であったとの報告がある（CHANCE試験：29 30）．CHANCE試験での併用期間は3週間であるが，原則として併用期間は1〜3か月程度とすべきで，それ以上の併用は出血性合併症のリスクを高める危険がある．

心原性脳塞栓症による機序が疑われるTIAでは，抗凝固療法が第一選択である．この場合は抗血栓作用を迅速に発現させるためにワルファリンよりもNOACを選択すべきである．ワルファリンを使う場合は，効果発現までの期間，ヘパリンによる抗凝固療法を併用する必要がある．

血行再建術

頸動脈内膜剝離術（carotid endarterectomy：CEA）と血管内治療

現在のところ，脳梗塞の再発予防に明らかな有効性が証明されている外科的治療はCEAだけである．一次予防の項でも述べたように，頸動脈病変による虚血性脳血管障害は，わが国でも増加傾向にある．頸動脈病変の病態とそれに対する治療法を33に示す．

頸動脈病変による脳梗塞発症のリスクを規定する最大の要因は，症候の有無と狭窄度である（34）．頸動脈病変に由来するTIAや軽症脳梗塞などの既往がある症候性病変で，狭窄度が70％を超える場合には，アスピリンによる内科的治療を行っても，狭窄と同側の2年間の脳梗塞発症率は24.5％と高率で，CEAを行うと，このリスクが8.6％に減少することがNASCET（North American Symptomatic Carotid Endarterectomy Trial）により明らかにされている．また同様の結果はECST（European Carotid Surgery Trial）によっても証明されており，70％以上の高度狭窄例にはCEAが推奨される．NASCETでは，50〜69％の症候性狭窄でも，外科的治療（CEA）が内科的治療に勝ることが明らかになっているが，この場合の内科的治療群と外科的治療群の脳梗塞発症率の差

33 頸動脈病変の病態と治療法

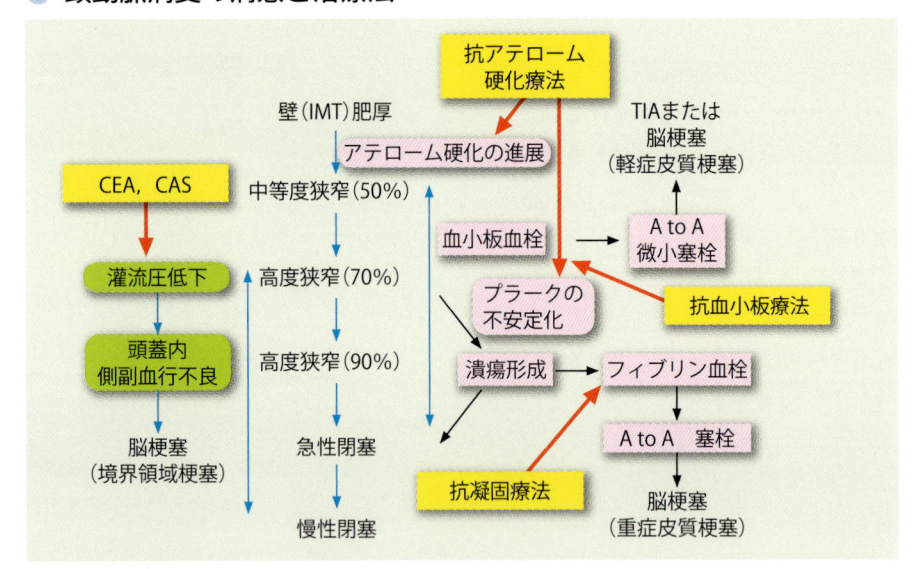

CEA：頸動脈内膜剝離術，CAS：頸動脈ステント留置術

34 頸動脈狭窄例の2年間の脳梗塞発症率（狭窄と同側の脳梗塞発症率）

症候性狭窄		症例数（人）	内科的治療群のリスク（％）	外科的治療群のリスク（％）	絶対リスク減少率（％）	相対リスク減少率（％）	NNT（治療必要数）（人）
70〜99％	NASCET	659	24.5	8.6	15.9	65	6
	ECST*	501	19.9	7.0	12.9	65	8
50〜69％	NASCET	858	14.6	9.3	5.3	36	19
	ECST*	684	9.7	11.1	−1.4	−14	—
＜50％	NASCET	1,368	11.7	10.2	1.5	13	67
	ECST*	1,822	4.3	9.5	−5.2	−109	—
無症候性狭窄							
≧50％	VA	444	7.7	5.6	2.1	27	48
≧60％	ACAS	1,662	5.0	3.8	1.2	24	83

＊：狭窄度はNASCET方式に変換
（Barnett HJM, et al：Carotid endarterectomy：a neurotherapeutic advance. Arch Neurol 57：40-45, 2000 より）

はわずかで，70％以上の高度狭窄に比して，CEAの有効性は少ない．したがって，この場合は個々の症例ごとに合併症や脳梗塞発症のリスクを十分に考慮したうえで，手術適応を決定すべきである．50％以下の狭窄ではCEAの有効性は否定されている．CEAが有効であるためには，周術期の外科的合併症（脳梗塞の発症または死亡）の発生率が低いことが重要な条件であり，この手術に経験があり，手術成績の良い外科医（症候性狭窄では周術期合併症6％以下）が執刀することが必要である．また，手術時期も重要で，再発のリスクが大きい発症から2週間以内に手術を行った場合に内科的治療群との差が最も大きく有効性も高くなる．

頸動脈狭窄率の測定法にはNASCET方式とECST方式があり，両者では同じ程度の狭窄でも，35に示すように狭窄率に大きな違いがあるので注意が必要である．症候性頸動脈狭窄のCEAの手術適応として上述したNASCET方式の70％狭窄は，ECST方式では85％狭窄に相当する．

経皮的血管形成術と頸動脈ステント留置術
（carotid artery stenting：CAS）

近年は頸動脈狭窄に対して，冠動脈と同様の血管形成術やステント留置術などの血管内治療も行われているが，その有効性と適応についてはまだ十分なコンセンサスが得られていない．最近はCASの技術にも進歩がみられ，とくに狭窄部からの末梢への塞栓症を予防するための保護デバイスの使用が一般的となった．CEAハイリスク患者を対象としてCEAとCAS（保護デバイス使用）の治療成績を比較したSAPPHIRE：Stenting and Angioplasty with Protection in Patients at high Risk for Endarterectomy試験では30日後，1年後のイベント発生率はCAS群に低い傾向がみられたが，有意差はなかった．この試験以降，通常はCEAを第一選択とし，CEAのハイリスク群(36)にCASを適応するという方針が一般的となっているが，その後に発表されたCREST（2010）やICSS（2014）などのCASとCEAの比較試験では一次エンドポイントに有意差はみられなかった．CASについては脳血管内治療（199頁）参照のこと．

頭蓋内外バイパス術
（extracranial-intracranial bypass surgery：EC/ICバイパス術）

頸動脈が完全に閉塞すると，CEAによる血行再建は困難である．通常，頸動脈病変によるTIAや脳梗塞発症の危険は，高度狭窄から閉塞に至る段階に最も大きく，ひとたび慢性閉塞の段階になると，その後に閉塞側に脳梗塞を起こす危険は少なくなる．

EC/ICバイパス術は，頭蓋外の浅側頭動脈と頭蓋内の中大脳動脈を吻合する手術である．1985年に発表された国際共同研究により，症候性中大脳動脈または頸動脈閉塞を原因とする脳梗塞の再発予防に対するEC/ICバイパス術の有効性は否定された．しかし，わが国で行われたJET studyを含めSPECTやPETを用いた研究では，頸動脈閉塞や中大脳動脈閉塞でも閉塞側の局所脳循環代謝動態に障害がみられるときには，脳梗塞発症の危険が大きくなることが明らかとなっており，このような場合は，EC/ICバイパス術が脳梗塞の発症予防に有効である可能性がある．

---

35 頸動脈狭窄度の計測法

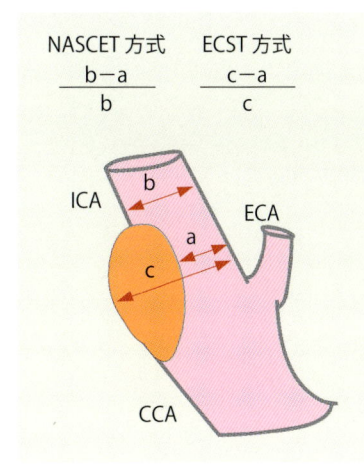

NASCET方式　b−a / b
ECST方式　c−a / c

CCA：総頸動脈
ICA：内頸動脈
ECA：外頸動脈

狭窄度（％）の比較

NASCET	ECST
30（％）	65（％）
40	70
50	75
60	80
70	85
80	91
90	97

（赤：CEAが有効，緑：CEAが無効，黒：症例によっては有効）

36 SAPPHIRE試験におけるCEAハイリスク群

・臨床的に有意な心疾患（うっ血性心不全，負荷試験の異常，開心術の必要性）
・重症肺疾患
・対側頸動脈閉塞
・対側喉頭神経麻痺
・過去の頸部根治術または頸部への放射線治療
・内膜剥離術後の再狭窄
・年齢＞80歳

（Yadav JS, et al：Protected carotid-artery stenting versus endarterectomy in high risk patients. N Engl J Med 351：1493-1501, 2004 より）

MEMO 45　内視鏡検査，抜歯，手術時の抗血栓薬の休薬について

脳梗塞や心筋梗塞の二次予防のために抗血小板薬や抗凝固薬の内服を継続している症例が増えるに従い，内視鏡検査や抜歯，手術時に薬剤の内服をどうするかを判断しなければならない機会が多くなった．この点について，これまでに専門医の間で明確なコンセンサスが得られているわけではないが，現在のところ，わが国では日本内視鏡学会の「抗血栓薬服用者に対する消化器内視鏡診療ガイドライン」(2012)の考え方が推奨されることが多い．

このガイドラインによれば，休薬の適応は内視鏡処置の出血の危険度と血栓塞栓症の発症の危険度のバランスによって決定される．原則として粘膜生検など出血危険度の低い処置では抗血小板薬または抗凝固薬を単独で内服している場合は休薬不要である(Ⓐ Ⓑ Ⓒ)．出血高危険度の処置で休薬が可能な場合は，アスピリンは3～5日，チエノピリジン5～7日，その他の抗血小板薬は1日の休薬が奨められている．

抜歯の場合は原則として休薬は不要であるが，事前に抗血栓薬内服の事実と出血のリスクについて，歯科医へ十分な情報を提供することが必要であり，それにより歯科医は術後出血のリスクを最小限に抑えるための対応を行うことが可能となる．また，白内障の手術も出血は少ないので，抗血栓薬は継続して行う場合が多い．

〔日本消化器内視鏡学会(編)：抗血栓薬服用者に対する消化器内視鏡診療ガイドライン．日本消化器内視鏡学会雑誌 54：2079(Ⓐ)，2084(Ⓑ)，2095(Ⓒ)，2012 より〕

Ⓐ 出血危険度による消化器内視鏡の分類

1. 通常消化器内視鏡
    - 上部消化管内視鏡(経鼻内視鏡を含む)
    - 下部消化管内視鏡
    - 超音波内視鏡
    - カプセル内視鏡
    - 内視鏡的逆行性膵胆管造影
2. 内視鏡的粘膜生検(超音波内視鏡下穿刺吸引術を除く)
3. 出血低危険度の消化管内視鏡
    - バルーン内視鏡
    - マーキング(クリップ，高周波，点墨，など)
    - 消化管，膵管，胆管ステント留置法(事前の切開手技を伴わない)
    - 内視鏡的乳頭バルーン拡張術
4. 出血高危険度の消化器内視鏡
    - ポリペクトミー(ポリープ切除術)
    - 内視鏡的粘膜切除術
    - 内視鏡的粘膜下層剝離術
    - 内視鏡的乳頭括約筋切開術
    - 内視鏡的十二指腸乳頭切除術
    - 超音波内視鏡下穿刺吸引術
    - 経皮内視鏡的胃瘻造設術
    - 内視鏡的食道・胃静脈瘤治療
    - 内視鏡的消化管拡張術
    - 内視鏡的粘膜焼灼術
    - その他

Ⓑ 休薬による血栓塞栓症の高発症群

抗血小板薬関連
- 冠動脈ステント留置後2か月
- 冠動脈薬剤溶出性ステント留置後12か月
- 脳血行再建術(頸動脈内膜剝離術，ステント留置)後2か月
- 主幹動脈に50％以上の狭窄を伴う脳梗塞または一過性脳虚血発作
- 最近発症した虚血性脳卒中または一過性脳虚血発作
- 閉塞性動脈硬化症でFontaine 3度(安静時疼痛)以上
- 頸動脈超音波検査，頭頸部磁気共鳴血管画像で休薬の危険が高いと判断される所見を有する場合

抗凝固薬関連*
- 心原性脳塞栓症の既往
- 弁膜症を合併する心房細動
- 弁膜症を合併していないが脳卒中高リスクの心房細動
- 僧帽弁の機械弁置換術後
- 機械弁置換術後の血栓塞栓症の既往
- 人工弁設置
- 抗リン脂質抗体症候群
- 深部静脈血栓症
- 肺塞栓症

*ワルファリンなど抗凝固薬療法中の休薬に伴う血栓・塞栓症のリスクはさまざまであるが，一度発症すると重篤であることが多いことから，抗凝固薬療法中の症例は全例，高危険群として対応することが望ましい．

Ⓒ 抗血小板薬・抗凝固薬の休薬：単独投与の場合

投薬の変更は内視鏡に伴う一時的なものにとどめる．

単独投与＼内視鏡検査	観察	生検	出血低危険度	出血高危険度
アスピリン	◎	○	○	○／3～5日休薬
チエノピリジン	◎	○	○	ASA, CLZ置換／5～7日休薬
チエノピリジン以外の抗血小板薬	◎	○	○	1日休薬
ワルファリン	◎	○治療域	○治療域	ヘパリン置換
ダビガトラン	◎	○	○	ヘパリン置換

◎：休薬不要　○：休薬不要で可能　／：または　ASA：アスピリン　CLZ：シロスタゾール

9 脳卒中のリハビリテーション

1 リハビリテーションに関連する障害の評価
2 脳卒中リハビリテーションの流れ
3 急性期リハビリテーション
4 回復期リハビリテーション
5 在宅リハビリテーション

1 リハビリテーションに関連する障害の評価

リハビリテーション（リハ）では障害の治療よりも，その代償に比重が置かれることが多い．片麻痺であれば，それを改善しようとするリハアプローチもあるが，改善が期待できないと判断すれば，代償，たとえば麻痺した下肢の回復を諦めて装具で麻痺肢を固定して歩く練習を始める．上肢の麻痺であれば健側の上肢だけで身の回りのことができるようにすることなどである．そこで問題になるのが片麻痺や歩行，日常生活活動(activities of daily living：ADL)などの評価，すなわち障害の重症度の数値化である．麻痺レベルはプラトーになったのか，あるいは歩行を含めた ADL は麻痺に見合うレベルに達したのかなど，定量的に測ってリハ計画を立てる必要がある．リハの効果を客観的に示しておくことが医療の中でのリハには求められており，その意味でも障害の定量評価は必須とされる．

障害の分類

疾病が国際的な ICD コードをもって分類されているように，障害も分類・コード化されている．古い分類（International Classification of Impairment Disability and Handicap：ICIDH）では，臓器レベルの問題として機能障害(impairment)，個人の生活に直結する能力低下(disability)，そして社会との接点での問題である社会的不利(handicap)の 3 階層に区分されていた．これが 2001 年に改訂され，国際生活機能分類(International Classification of Functioning Disability and Health：ICF)として各々，機能構造障害(impairment)，活動制限(activity limitation)，参加制約(participation restriction)と改名されるとともに，相互の可変性が強調された．とくに機能構造障害が変えられない場合，活動制限と参加制約は物的・人的環境因子によって大きく影響を受ける

1 国際生活機能分類（ICF）

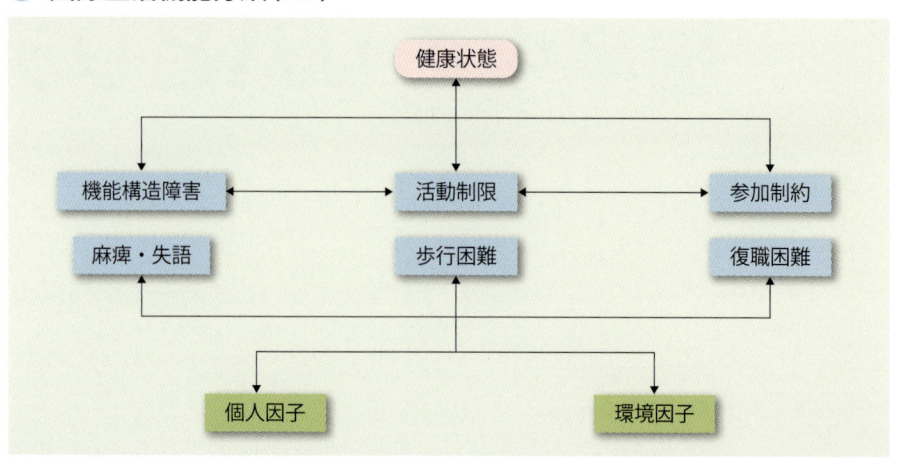

（❶）．リハには患者だけでなく，環境因子を操作することも求められている．

脳卒中による障害

脳卒中による機能構造障害には❷のようなものがあるが，リハでは ADL への影響の大きいもの，あるいはリハ介入によって改善が期待できる障害に焦点があてられる．一方，活動制限には歩行障害をはじめとする基本的な ADL（食事，更衣，排泄，整容，入浴，移動，移乗）と応用的な内容を含む手段的 ADL（instrumental ADL：IADL）の障害が含まれる．IADL には書字，買い物，化粧などがある．

2 脳卒中後の主な機能構造障害

一次性	：麻痺，巧緻運動障害 体性感覚障害（とくに関節位置覚障害） 中枢性疼痛 構音障害，摂食嚥下障害 失語，失行，半側空間失認，半側身体失認 注意障害，記憶障害 うつ(鬱)状態
二次性	：関節可動域制限（拘縮） 廃用性筋力低下 筋・骨格性疼痛

機能障害の評価

片麻痺

片麻痺は質と量の 2 つの側面で評価する．量的側面は筋力であり，徒手筋力試験(MMT)がその代表的評価である．通常は末梢神経や筋疾患で用いられるが，これを改変して片麻痺尺度としての妥当性をもたせたのが Motricity Index である．一方，片麻痺の質的側面は多様で，痙縮（不随意な筋収縮），連合反応（健側の筋収縮が麻痺側の筋収縮を惹起する），共同運動（たとえば手を口に近付けようとすると肘が屈曲するだけでなく，肩も指や手関節も屈曲してしまう，❸）などの特徴がある．一般に重症から軽症に至るに

❸ 上肢の共同屈曲

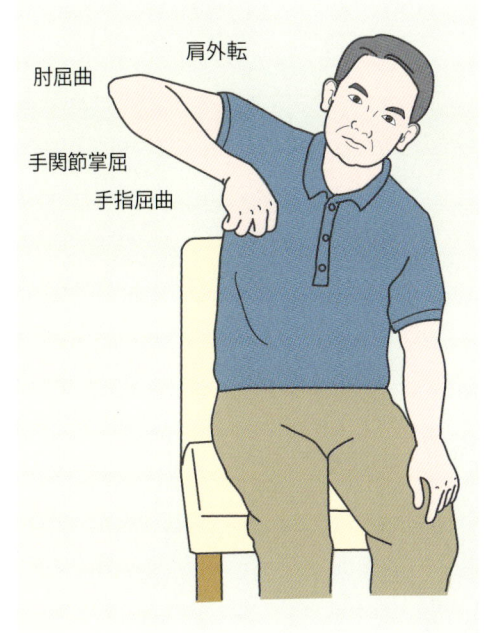

肩外転
肘屈曲
手関節掌屈
手指屈曲

❹ 片麻痺の評価：Brunnstrom Recovery Stage（BRS）

Stage I	反射的にも随意的にも筋収縮，運動がみられない（弛緩状態）
Stage II	連合反応または随意的筋収縮がわずかに出現する（痙性出現）
Stage III	随意的に共同運動としての運動が可能になる（著明な痙性）
Stage IV	一部の関節で分離運動が可能になる（痙性がやや低下）
Stage V	さらに分離運動が可能になる（痙性減弱）
Stage VI	分離運動が自由に，速く，協調的に可能になる（痙性消失）

❺ Stroke Impairment Assessment Set（SIAS）

		上肢	下肢
運動機能	近位	0〜5	0〜5（股） 0〜5（膝）
	遠位	0〜5	0〜5
筋緊張	腱反射	0〜3	0〜3
	筋緊張	0〜3	0〜3
感覚	触覚	0〜3	0〜3
	位置覚	0〜3	0〜3
関節可動域		0〜3（肩）	0〜3（足）
疼痛		0〜3	
体幹	腹筋力	0〜3	
	垂直性	0〜3	
視空間認知		0〜3	
言語機能		0〜3	
健側機能		0〜3	0〜3
合計点		76	

したがって，弛緩性麻痺→連合反応〜痙縮の出現→共同運動→分離運動と段階化される．これを評価するのがBrunnstrom Recovery Stage（BRS，❹）やFugl-Meyer Assessment（FMA）である．ともに上下肢を別々に評価，スコア化しているが，さらに細かく，上肢では近位と遠位，すなわち肩・肘と手指，下肢では股，膝，足関節を別々に評価するのがStroke Impairment Assessment Set（SIAS）の方法である．なお，SIAS（❺）はFMA同様，脳卒中による機能障害全般にわたる評価であり，麻痺評価はその1部の項目にすぎない．

感覚障害

感覚障害の中では関節位置覚/運動覚の障害が感覚性運動失調症を生じて，リハに悪影響する．指・趾の側面を持ち上下に微動して運動方向を答えてもらうことで判定する．また，左半身の位置覚・運動覚障害を伴う重症の感覚障害では，しばしば半側身体失認を伴って，麻痺レベルに見合わないADL低下を招くことにも留意する．

摂食嚥下機能

麻痺性構音障害，嗄声，とくに湿性嗄声の有無，排痰状況（量，吸引の必要性），口腔の清潔状態（乾燥，舌苔）を診る．口腔の清潔が保たれ，酸素化良好で，従命可能であれば，改訂水飲みテストで嚥下機能を評価する（❻）．なお，水飲み試験に際して，むせがなくても，酸素飽和度（SpO$_2$）が3％を超えて低下する場合には不顕性誤嚥の存在を疑う．なお，顕性誤嚥の正確な診断には嚥下造影（videofluolography：VF）や嚥下内視鏡検査（videoendoscopy：VE）が必要で，非経口的栄養を決断する場合の重要な根拠となる．VFの所見（❽）によって，嚥下する前に口腔や咽頭部の食物残渣が気管に垂れ込む嚥下前誤嚥（❼），嚥下反射のタイミングが合わなくて気管に流れ込む嚥下中誤嚥，嚥下が終わった後に食道入口部や梨状陥凹に残った残渣が入り込む嚥下後誤嚥に分類される．

失語症

標準失語症検査（Standard Language Test of Aphasia：SLTA）もしくはWAB（Western Aphasia Battery）が使われる（❾）．聴覚的理解，物品呼称，復唱，語想起，音読，読解，自発書字・書き取り，計算の各領域を評価し，失語症の有無とタイプ，重症度の

判定に用いられるとともに，訓練に使われる．一方，重症の失語症でもジェスチャーなど状況判断力が保たれていて，非言語的なコミュニケーションが可能な場合もある．失語症を活動制限の観点で評価するのが実用コミュニケーション能力検査(Communication Abilities of Daily Living：CADL)である．

半側空間失認

行動性無視検査(Behavioral Inattention Test：BIT)が用いられる(9)．線分二等分試験，抹消，模写，描画など机上で行う通常検査(最高141点)と日常生活場面を模した課題を行う行動検査(最高81点)からなり，合計131点以下で半側空間失認と判定する．

記銘・記憶

ウェクスラー記憶検査(Wechsler Memory Scale：WMS)が最も用いられる(9)．言語性記憶，視覚性記憶，それらを総合した一般的記憶と記憶の基盤をなす注意・集中力，記憶の遅延再生の5つの側面をチェックする総合的検査である．一方，リバーミード行動記憶検査(Rivermead Behavioral Memory Test：RBMT)も総合的検査であるが，日常生活場面に即した課題が用いられ，近時・遠隔記憶もチェックできるという特徴がある．なお，簡便な検査としては，言語性記銘検査の三宅式記銘力検査，視覚性記銘検査のBenton視覚記銘検査が用いられる．

前頭葉・遂行機能

いわゆる前頭葉機能障害には注意障害，記銘障害，発動性低下，易怒性(脱抑制)，遂行機能障害(一連の目標設定，計画立案，そして効果的に実行することの困難)が挙げられる．順を追った数字の連結，さらに平仮名を加えた連結を課題とするTrail Making Test (TMT)，色・形・数の3つの要素をもつカードを要素別に分類させるWisconsin Card Sorting Test (WCST)が注意障害の標準的な検査として用いられる．前頭葉機能全般の評価にはFrontal Assessment Battery (FAB)があり，類似性概念，語想起柔軟性，運動流暢性，葛藤指示反応，抑制コントロール，自主性の6つの側面を18点満点で評価する．また，遂行機能に焦点をあてた質的評価にBehavioural Assessment of the Dysexecutive Syndrome (BADS)がある．

6 改訂水飲みテスト(Modified Water Swallow Test：MWST)

3 mLの水を口腔内に注与して嚥下してもらい，嚥下反射誘発の有無，むせ，声質の湿性化，呼吸促迫の有無を評価する．被検者は覚醒していて指示に従えること，また口腔が清潔なこと，$SpO_2 \geqq 90\%$ であることを確認して行う．なお，口から水を出してしまったり，嚥下してもらえない場合には判定不能とする．

評価	
	1点：嚥下なし，むせまたは呼吸変化を伴う
	2点：嚥下あり，呼吸変化を伴う
	3点：嚥下あり，呼吸変化はないが，むせあるいは湿性嗄声を伴う
	4点：嚥下あり，呼吸変化なし，むせ，湿性嗄声なし
	5点：4点に加え，追加嚥下運動(空嚥下)が30秒以内に2回以上可能

7 誤嚥の分類

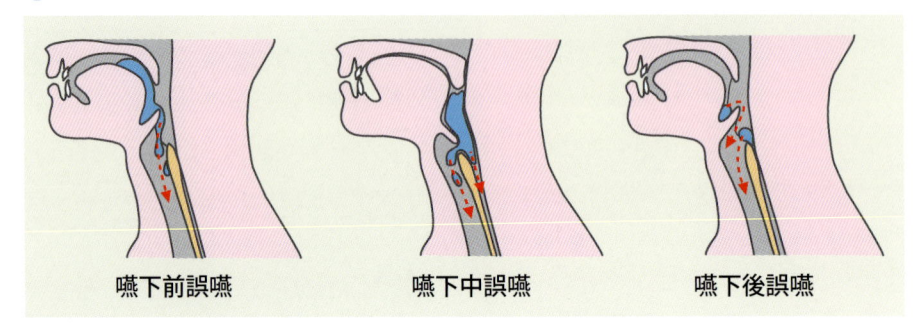

嚥下前誤嚥　嚥下中誤嚥　嚥下後誤嚥

嚥下前誤嚥：飲食塊が嚥下反射の起こる前に咽頭へ流れ込み，そのまま気管へ流入する型．
嚥下中誤嚥：嚥下反射と同時に飲食塊は咽頭に送り込まれるが喉頭蓋閉鎖が不十分で一部が気管へ流入する型．
嚥下後誤嚥：嚥下反射の終了後に喉頭蓋谷や食道入口部に残った飲食塊の一部が空いている気管へ流入する型．

8 嚥下前誤嚥の嚥下造影例

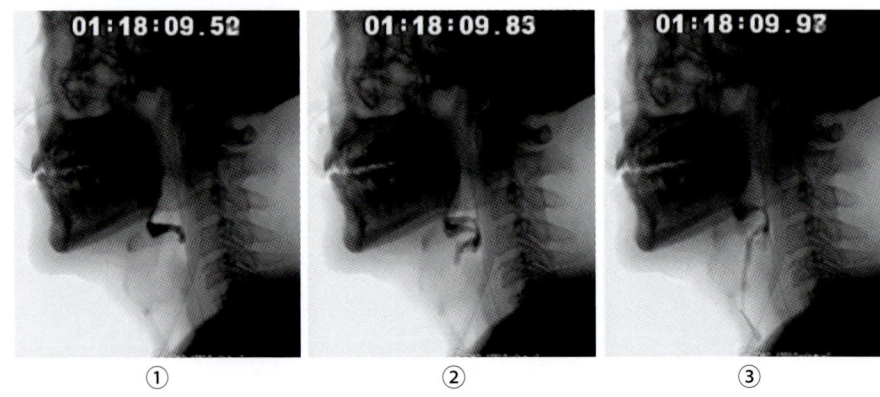

① ② ③

①嚥下反射がないまま，造影剤入りの水分が奥舌から喉頭蓋谷に流れ込む．
②次に水は喉頭蓋を越えて喉頭前庭に入り込む．
③そして声門を越えて気管内へと流入する．この間に嚥下反射はなく喉頭挙上はみられない．

その他の高次脳機能

簡易認知症スクリーニング検査にはMini-Mental State Examination(MMSE)と長谷川式簡易知能評価スケール(Hasegawa Dementia Scale-Revised：HDS-R)がある．MMSE(⑩)は図形の模写が含まれる一方，HDS-Rでは語想起や視覚的物品記銘が含まれる．認知症との鑑別が問題になるのが脳卒中後うつ(鬱)状態であり，Hamiltonうつ病評価尺度やZung自己評価式抑うつ尺度などのスクリーニングがある．知能テストとしては成人用のWechsler Adult Intelligence Scale(WAIS)，子供用のWechsler Intelligence Scale for Children(WISC)がある．また空間的な構成能力の評価にKohs立方体テストがあり，Kohs IQに換算できるが，WAISのIQとは直接関係しない．

日常生活活動(ADL)の評価

Barthel Index
(BI, バーセル指数)

セルフケア，排泄，移動(歩行あるいは車椅子)に関する10項目の可否を自立，部分介助，全介助の3段階で評価して合計100点を完全自立とする評価である(⑪)．簡便でリハ領域以外でも広く使われる評価であるが，粗い評価のために，小さな変化を捉えることはできない．

機能的自立度評価尺度
(Functional Independence Measure：FIM)

BIと同様のセルフケア，排泄，移乗，移動といった運動関連の項目だけでなく，認知関連の項目としてコミュニケーションと社会的認知を加えた18項目から構成される．各項目1～7点で評価する詳細な評価法である(⑫)．

⑨ 主な高次脳機能評価検査

言語	SLTA, WAB, CADL
視空間認知	BIT
記憶	WMS, RBMT, 三宅式記銘検査, Benton視記銘検査
前頭葉機能	WCST, TMT, FAB
遂行機能	BADS
認知症検査	HDS-R, MMSE
知能	WAIS, WISC
空間構成能	Kohs立方体テスト(Kohs IQ検査)

⑩ MMSE(Mini-Mental State Examination)

1：(5点)	今年は何年ですか？ 今の季節は何ですか？ 今日は何曜日ですか？ 今日は何月何日ですか？	年 曜日 月 日	0/1 0/1 0/1 0/1 0/1
2：(5点)	この病院の名前は何ですか？ ここは何県ですか ここは何市ですか ここは何階ですか ここは何地方ですか？	病院 県 市 階 地方	0/1 0/1 0/1 0/1 0/1
3：(3点)	物品名3個(桜, 猫, 電車)		0～3
4：(5点)	100から順に7を引く(5回まで).		0～5
5：(3点)	設問3で提示した物品名を再度復唱させる		0～3
6：(2点)	(時計を見せながら)これは何ですか？ (鉛筆を見せながら)これは何ですか？		0/1 0/1
7：(1点)	次の文章を繰り返す「みんなで，力を合わせて綱を引きます」		0/1
8：(3点)	(3段階の命令) 「右手にこの紙を持って下さい」 「それを半分に折りたたんで下さい」 「それを私に渡して下さい」		0/1 0/1 0/1
9：(1点)	(次の文章を読んで，その指示に従って下さい)「右手をあげなさい」		0/1
10：(1点)	(何か文章を書いて下さい)		0/1
11：(1点)	(次の図形を書いて下さい)		0/1

ADL評価に際しては一般に"できるか否か"と"実際にしているか否か"のどちらの観点で評価するが問題になるが，FIMでは"しているか否か"をチェックするのが決まりである．つまり，できていても，していなければ得点されない．介護のコストに焦点をあてた評価ともいえる．再現性を含めた信頼性，妥当性とも実証された世界標準のADL評価法である．

⑪ ADL 評価：Barthel Index（BI）

		点数	質問内容	得点
1	食事	10 5 0	自立，自助具などの装着可，標準的時間内に食べ終える 部分介助（例えば，おかずを切って細かくしてもらう） 全介助	
2	車椅子から ベッドへの移動	15 10 5 0	自立，ブレーキ，フットレストの操作も含む（非行自立も含む） 軽度の部分介助または監視を要する 座ることは可能であるが，ほぼ全介助 全介助または不可能	
3	整容	5 0	自立（洗面，整髪，歯磨き，ひげ剃り） 部分介助または不可能	
4	トイレ動作	10 5 0	自立（衣服の操作，後始末を含む，ポータブル便器などを使用している場合は，その洗浄も含む） 部分介助，体を支える，衣服，後始末に介助を要する 全介助または不可能	
5	入浴	5 0	自立 部分介助または不可能	
6	移動	15 10 5 0	45 m 以上の歩行，補装具（車椅子，歩行器は除く）の使用の有無は問わず 45 m 以上の介助歩行，歩行器の使用を含む 歩行不能の場合，車椅子にて 45 m 以上の操作可能 上記以外	
7	階段昇降	10 5 0	自立，手すりなどの使用の有無は問わない 介助または監視を要する 不能	
8	着替え	10 5 0	自立，靴，ファスナー，装具の着脱を含む 部分介助，標準的な時間内，半分以上は自分で行える 上記以外	
9	排便コントロール	10 5 0	失禁なし，浣腸，坐薬の取り扱いも可能 時に失禁あり，浣腸，坐薬の取り扱いに介助を要する者も含む 上記以外	
10	排尿コントロール	10 5 0	失禁なし，収尿器の取り扱いも可能 時に失禁あり，収尿器の取り扱いに介助を要する者も含む 上記以外	

合計得点 / 100

⑫ ADL 評価：Functional Independence Measure（FIM）

運動項目
- セルフケア
  1. 食事
  2. 整容
  3. 清拭
  4. 更衣（上半身）
  5. 更衣（下半身）
  6. トイレ動作
- 排泄管理
  7. 排尿コントロール
  8. 排便コントロール
- 移乗
  9. ベッド
  10. トイレ
  11. 浴槽/シャワー
- 移動
  12. 歩行/車椅子
  13. 階段

認知項目
- コミュニケーション
  14. 理解
  15. 表出
- 社会的認知
  16. 社会的交流
  17. 問題解決
  18. 記憶

各項目の評価基準

介助者不要
- 7点 完全自立
- 6点 修正自立（装具など）

介助者必要
- 5点 監視，準備
- 4点 最小介助 （<25%）
- 3点 中等度介助（<50%）
- 2点 最大介助 （<75%）
- 1点 全介助 （≧75%）

合計点数：18〜126点
（18項目×7点）

2 脳卒中リハビリテーションの流れ

脳卒中のリハは医療現場での救命，病巣の最小化，障害の最小化，後遺障害への対応といった異なる段階の各々に関与している．急性期には廃用症候群の予防が主目的になるが，その後は障害へとアプローチを進める．機能障害には機能を元通りに戻す(例：片麻痺を改善するための療法テクニック)，活動制限には適応的・代償的を適用する(例：麻痺肢に装具固定を施して歩けるようにする)，参加制約には環境を改善すること(障害者用設備の拡充によって1人で外出できるようにする)の3つの異なるアプローチを時期によって，適切に組み合わせることが求められる．

地域完結型医療

急性期から慢性期医療を担う病床を備えて，障害患者を急性期から慢性期まで同一病院内で治療するのが病院完結型医療である．一方，急性期，慢性期医療を同一地域の別々の病院で治療するのが地域完結型医療である．最近では病院の役割分担が進み，都市部に限らず地域完結型医療が一般的になっている．

時期によるリハビリテーション区分

脳卒中リハは発症からの時期によって，急性期，回復期，生活期(維持期)に分けられている．明確な期間の区分はないが，総合病院で内科的・外科的治療に並行して行うのが急性期リハであり，全身状態が安定したが後遺障害のために急性期病床から直接，自宅復帰が困難な患者のリハを行う時期が回復期である．そして，在宅もしくは長期療養施設で行うのが生活リハとなる(13)．なお，診療報酬上の期間設定は明確で，平成26年現在，発症あるいは手術後180日以内は医療保険で支払われるが，その後のリハは介護保険の対象となる．また，回復期リハ病床への入院も原則，発症・術後2か月以内に限られている．

地域医療連携パス

急性期，回復期，生活期を別の医療組織で担うことで病院-施設間で情報伝達の不足，検査の重複，転院待機期間による時間的ロスなどの問題が起こる．こういった問題に対処するのが地域における医療連携パスである．地域の病院・施設で共通に伝達すべき情報項目を決め，それをもとに個々の患者に急性期から回復期，生活期へと円滑で効果的なリハを提供するものである．定期的に会議を行って回復期施設から急性期病院への情報のフィードバックも行われる．

13 脳卒中リハビリテーションの時期による区分

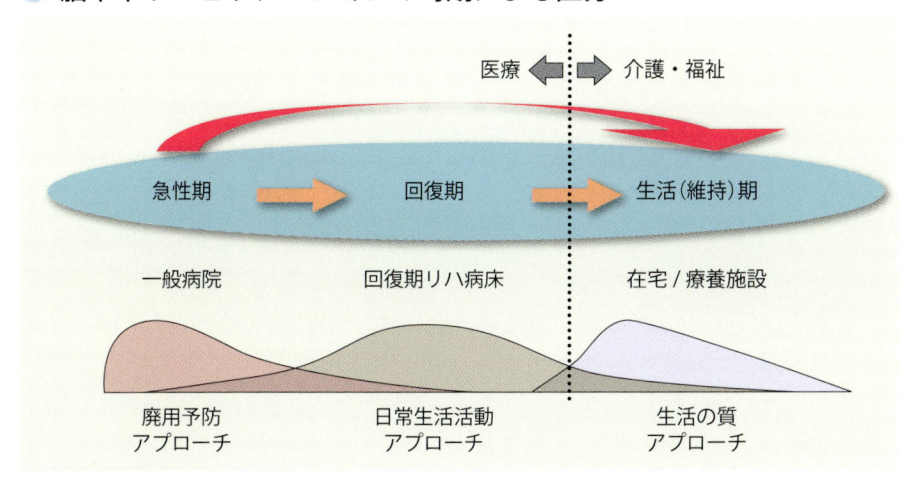

医療 ⇔ 介護・福祉

急性期 → 回復期 → 生活(維持)期

一般病院 ／ 回復期リハ病床 ／ 在宅／療養施設

廃用予防アプローチ ／ 日常生活活動アプローチ ／ 生活の質アプローチ

MEMO 46 リハビリテーション関連職種とチーム医療

医師，看護師を含めて多くの医療関連職が個々の患者情報を総合して合意した目標に向かって検査・治療を進めるのがチーム医療の基本である．通常，各職種は治療，リハの進行状況を把握しながら，各職域の範囲の業務を行う．これが interdisciplinary team approach である．しかし，急性期医療の現場では職種ごとの役割を超えて協働することが求められることも多い．これを transdisciplinary team approach と呼ぶ．とくに看護スタッフがリハの基本的な技術を習得して，ベッド上のポジショニングや車椅子への移乗，排痰や摂食嚥下練習に関与する意義はきわめて大きい．

リハビリテーション関連医療職の脳卒中への関わり

1) **理学療法士**(physical therapist：PT)
 主として下肢，体幹が関与する起居動作や歩行，それらの基礎をなす筋力や持久性の評価，練習を担う．排痰や呼吸法指導の呼吸リハでも中心的役割を担う．

2) **作業療法士**(occupational therapist：OT)
 主として上肢機能，患者を取り巻く環境，そしてADLに影響する高次脳機能(とくに劣位半球機能)の評価，訓練，指導を担う．種々の作業を評価や訓練の手段に用いる．

3) **言語聴覚士**(speech therapist：ST)
 失語症，構音障害，摂食嚥下機能の評価，訓練を担う．失語症以外にも，注意，記憶，知能といった高次脳機能の評価・訓練にも関与する．

4) **義肢装具士**(prosthetist and orthotist：PO)
 身体を計測して障害に適合する装具・義肢を製作する国家資格の専門職．

5) **ケースワーカー**(medical social worker：MSW)
 傷病に関連して起こる経済的，社会的問題(復帰先の問題など)などの相談，支援(福祉サービス利用など)を担う専門職．多くの場合，社会福祉士の国家資格をもつ．

6) **ケアマネジャー**(介護支援専門員)
 介護・福祉制度に精通し，医療との連携，介護保険サービスの紹介などを行う．

3 急性期リハビリテーション

早期リハビリテーション介入

　脳卒中急性期のリハの主な目的は廃用症候群の予防である．それにもかかわらず，脳卒中急性期に多くの廃用症候群患者を生んでいた時代があった．脳卒中急性期には脳血流自動調節能が破綻しているために，早期の座位開始は脳血流の低下を招いて，ischemic penumbra を梗塞に移行させてしまうことを懸念するあまり，離床が遅れがちであった．しかし，適切な病型診断とリスク管理のもとで行われる離床・リハ介入は安全であるとともに，同じリハの成果が短い入院期間で得られるということが多数報告され，最近では24〜72時間以内の早期リハ介入が推奨されるようになっている．一方，早期リハには廃用症候群予防以外の合理性があるといわれている．脳卒中モデル動物で早期の麻痺肢運動が麻痺改善と神経細胞樹状突起数増加を促進することが示された他，皮質運動野の領域減少を有意に抑えることも報告され，発症後数週以内にリハを集中的にさせることが重視されている．また，通常は脳卒中発症後数週経ってから顕在化するのが痙縮であるが，これも早期リハ介入で抑制されると考えられている．

脳卒中ユニット

　脳卒中急性期治療を行う理想的な実施主体が脳卒中ユニット（stroke unit：SU）である．脳卒中ユニットで治療を受けた患者は一般病棟と比べ，在院日数が短いだけでなく，1年後の調査で介護依存度，施設入所率，そして死亡率が低いことが示され，さらに10年間フォローした結果でもこの好成績を持続していることが報告されている．脳卒中ユニットというと脳卒中病棟というハードウェアと思われがちであるが，それは誤りである．脳卒中の専門知識と治療経験のある医師，看護師，セラピスト（理学療法士など），ケースワーカーなどが，多職種連携の下で，協調的に評価・治療を行う急性期チーム医療，すなわち多専門職介入というソフトウェアを指す．したがって，チームが院内の各病棟の脳卒中患者を巡回してケアを提供する移動方式の脳卒中ユニットもある．一方，紛らわしいものとして脳卒中ケアユニット（stroke care unit：SCU）という言葉がある．こちらは治療設備と人員配置を規定した脳卒中急性期管理を行う集中治療室を指す．

　脳卒中ユニットと呼ぶにはいくつかの要件が論じられている．SU病棟では系統的チームワーク，標準化された評価法の使用と評価結果の共有，スタッフの脳卒中専門教育（リハを含む），家族の関わり，病棟内リハスペースの存在など治療に適した環境が重要な要素として挙げられる．リハの効率の視点では，脳卒中と合併症の観察・治療とリハを同時進行させることが重要で，入院当初から退院計画を立てて，患者と家族に退院後のイメージをもってもらうが重要と思われる．

リハビリテーション上のリスク管理

　早期離床・急性期リハ介入の前提として適切なリスク管理がある．重要なのは症状安定の有無と覚醒レベルである．バイタルサインと症状が安定し，意識がJCS 1桁になれば座位開始を検討する．次に，脳出血なのか脳梗塞なのか，その原因，病巣の大きさと部位などの画像情報を求める．まず，生命にかかわる病態として脳ヘルニアが問題となる．後頭蓋窩の病巣では出血・梗塞ともに小さな病巣でも脳ヘルニアのリスクは高くなる．同じく脳幹・視床を栄養する椎骨脳底動脈の解離や塞栓性閉塞では重篤な脳幹症状と意識障害を招くので離床は慎重に行う．血圧は離床に際して頻回にチェックする．既述のように脳出血後の高血圧は離床中止につながるが，脳梗塞では問題ない．ただし，脳梗塞でも血栓融解療法後や出血性梗塞では脳出血に準じて離床を判断する必要がある．

　脳梗塞のリハ開始にあたっては，ラクナ梗塞，塞栓症，アテローム血栓症の鑑別が必要である．ラクナ梗塞と診断されれば，ただちに離床は許可される．心原性塞栓症では抗凝固治療が始められれば離床に問題はないが，不安定な心房内血栓が見出されれば床上安静とする．なお，塞栓症では数日経て出血性梗塞に移行して症状が急変することを念頭に置く．アテローム血栓症では慢性の経過のために側副血行路が発達しているのが一般的であるが，両側内頸動脈閉塞など側副血行の限界を超える状態では血圧低下が血行力学的に新たな梗塞を惹起するので慎重に離床しなければならない．また内頸動脈のソフト・プラークは，動脈-動脈（A to A）塞栓を発症しうるので，血管内治療や十分な抗凝固治療のもとでの離床開始となる．

MEMO 47　早期退院支援（ESD）

　脳卒中ユニットの概念を在宅看護・リハに発展させたのが早期退院支援（early supported discharge：ESD），あるいは extended SU service（ESUS）である．在院期間を非常に短くして，SUチームが在宅で医療を継続する．入院期間を短縮しても，脳卒中ユニットと同様に，その後の死亡率や介助依存度を低くする効果があることが示されている．

急性期リハビリテーションの実際

離床へ向けた脳卒中リハは座位導入から始まる．座位保持が可能となれば，立位，車椅子移乗，歩行の順に進めるが，並行して食事，トイレ動作，整容，更衣といったADLも練習する．片麻痺では健側上肢を使うことでADLの多くは自立可能である．また，下肢麻痺のために歩行導入が困難な場合には麻痺の回復を待つことなく早期から下肢装具を用いることが推奨される．重症の失認・失行などの高次脳機能障害が加わるとADL自立が困難になることも多い．その場合には介助量軽減をリハの目標とする．発症早期からのリハ開始に加えて，リハの結果に影響するのが練習量である．練習時間増加によりADL改善のみならず，麻痺などの機能障害の改善も優れることが知られている．

拘縮と褥瘡の予防

片麻痺患者の拘縮は安静臥床，麻痺による不動，痙縮肢位の3つの因子によって起こる．その結果，麻痺側の肩は内転・内旋，肘は屈曲，前腕回内，手関節は掌屈，手指は屈曲，股関節は屈曲・外旋，膝関節は屈曲，内反尖足位という肢位で拘縮する．これらの関節を拘縮と逆方向に繰り返しストレッチするのが拘縮予防の他動的可動域運動である．また，腋窩に枕をはさむ，手に巻いたタオルを持たせるというのも拘縮対策になる（14）．重症の四肢麻痺患者では股関節内転位拘縮のためにオムツ交換が困難になりやすいので両脚間に枕をはさんでおく．一方，褥瘡対策の基本は除圧にある．骨突出部の圧を分散するマットがよく用いられるが，軟らかすぎると起き上がりが困難となってADL自立を遅らせるので注意しなければならない．褥瘡予防には頻回の体位交換が重要であることはいうまでもない．

誤嚥性肺炎

誤嚥性肺炎は脳卒中の主要な合併症であり，嚥下障害の有無にかかわらず起こりうるので注意しなければならない．急性期で臥床状態であれば，まずは体位排痰，すなわち肺炎側を上に40°以上の側臥位を間欠的にとらせる（14）．また，PTが胸郭を軽打（percussion），あるいは圧迫（squeezing）などの手技を用いて排痰を促す（15）．肺炎予防のポイントは食後・就前の口腔清拭，上半身ギャッジアップであり，前者は細菌除去と口腔刺激，後者は胃食道逆流対策である．

摂食嚥下障害

嚥下障害者の経口摂取は，ゼリーやペースト，あるいは増粘剤（トロミ）を付加したミキサー食などから始める．また，咽頭の食物残留は誤嚥性肺炎のもととなるので，1口少量ずつの摂取，1口に対して複数回の嚥下が励行される．頭位も重要で，頭を軽く前傾して食べるchin-down位（16）は嚥下をしやすくする．また，片麻痺患者では顔を麻痺側に向けることで飲食物を健側咽頭だけに通すことも試す価値がある．顕性誤嚥があれば非経口の栄養補給が続けられるが，早期のPEG造設には患者・家族の同意が得られないことも多い．その場合は胃管栄養を継続することになるが，長期の胃管挿置は喉頭の圧迫・変形を招き，嚥下には不利であることは知らなければならない．四肢機能が良好で，かつ高次脳機能低下がない例では，患者自身が食事

---

14 右側肺炎合併時の排痰体位

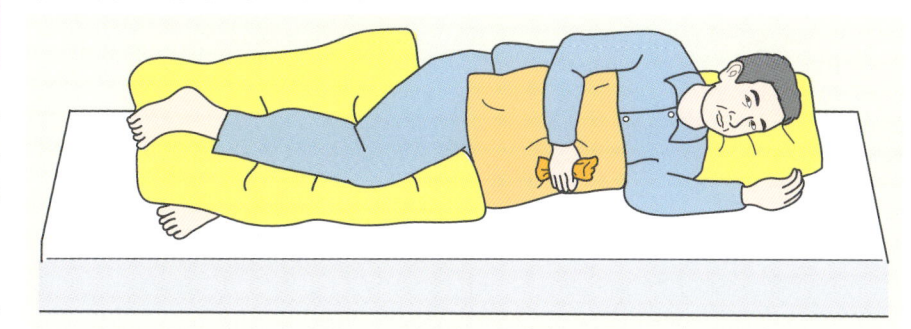

40°以上の側臥位をとることで，誤嚥性肺炎・無気肺が好発する後方の肺区域からの排痰を促すことができる（体位排痰法）．なお，麻痺側にはハンドロール（巻きタオル）や腋窩枕を入れて，拘縮を予防する．

15 用手排痰介助（percussion, squeezing など）

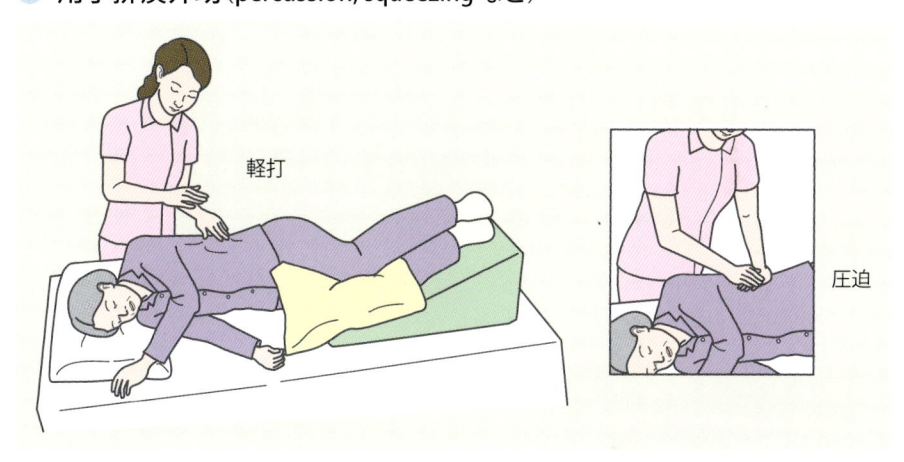

軽打　　圧迫

肺炎，無気肺側を上にした体位を取らせ，患肺区域を軽打（左 percussion），あるいは圧迫（右，squeeze）して，排痰を促す．

⑯ Chin-down 頸部前屈位（臥位，座位）

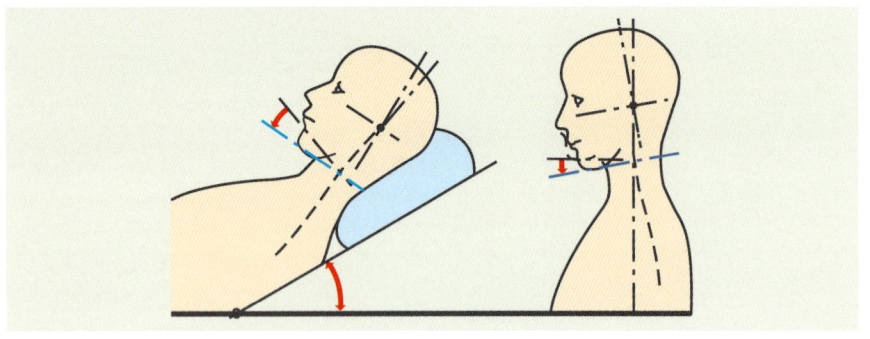

頸部を軽く前屈し，やや顎を下に引いた頭位（chin-down 位）が最も嚥下しやすい姿勢である．

⑰ ベッド上の起き上がり動作

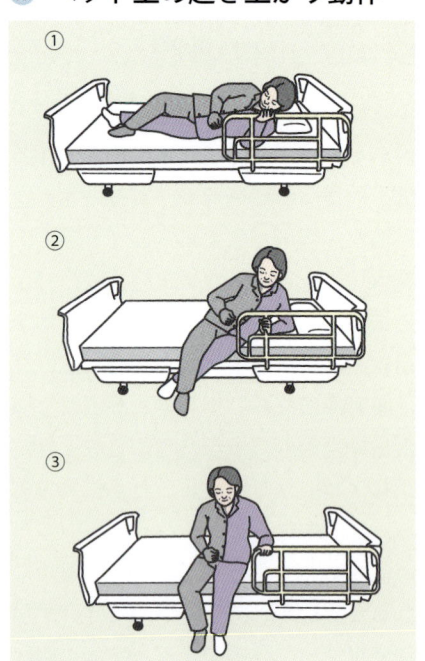

①
②
③

健側の脚で麻痺脚を持ち上げるようにしてベッドから降ろしながら，健側の手でベッド柵をつかんで肘をベッドに着いて体幹を起こしてベッドの端に座る（端座位）．

の度にネラトンチューブを口から飲み込んで行う経管栄養（間欠的口腔食道経管栄養法）を検討する．

床上起居動作

寝たきり予防の第一歩が床上での起き上がり動作である．起き上がり訓練は背もたれなしのいわゆる端座位が保てるようになって開始する．介護者あるいは患者自身が健側下肢を麻痺側下肢の下に入れて麻痺肢を持ち上げて，ベッドの端に落とすように出してから上半身を起こす．なお，ベッド柵やベッド柵に取り付けるスイングアウト・バーを健側の手でつかんで体を回すと起きやすい（⑰）．

移乗動作と車椅子走行

車椅子移動者にとって，ベッド⇔車椅子，車椅子⇔便座間の移乗は必要不可欠な動作である．健側の手でベッド柵や車椅子のアームレストをつかんで，健側の下肢を軸に最小限の体の動きで乗り移るようにする（⑱）．車椅子での走行では健側の手で大車輪のハンドリムを回すと同時に健側の足で車椅子が回旋しないように床を漕いで直進する．

⑱ ベッド⇔車椅子の間に移乗動作

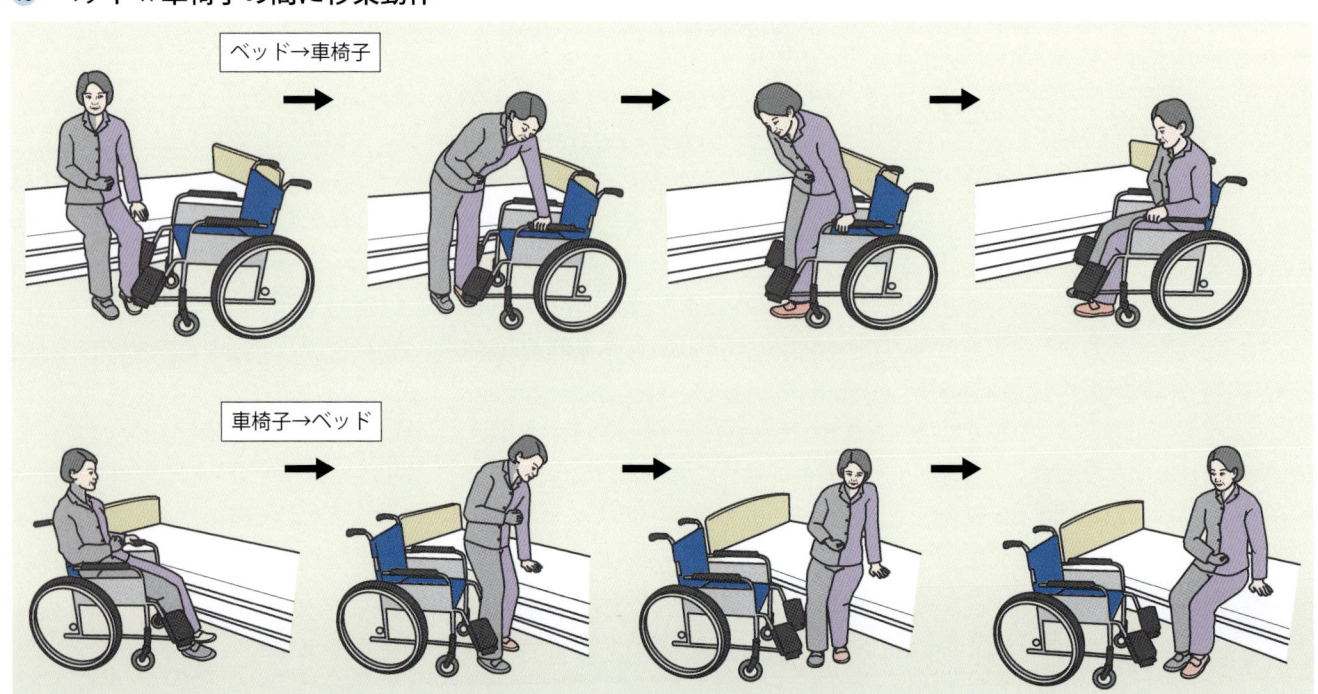

ベッド→車椅子

車椅子→ベッド

ベッドから車椅子に移るには健側の手で車椅子のアームレストをつかんで，健側の脚で立ち上がってから，手の位置を替えて，体を半回転させて乗る．

4 回復期リハビリテーション

前述したように急性期と回復期の期間的な区分はない．通常は救命，病巣の拡大停止，合併症を含めた病態の安定，脳卒中の二次予防がなされた段階で回復期リハ病床への転床を検討する．後遺障害，とくに歩行や ADL に介助が必要な障害で，リハに時間をかければ，それら障害を改善できる場合である．保険診療上，回復期リハの適応は一定期間内での自宅復帰が条件となるので，社会的理由で自宅復帰が困難な場合などは急性期病床から施設へ直接，退院する例もある．

リハビリテーションの練習密度

回復期リハでは動作の繰り返し練習がなされる．麻痺，感覚障害，失認などの機能障害のために，健常な身体のイメージでは歩行や起居などの動作ができなくなる．麻痺や感覚障害のある身体で目的とする行為を達成し，それを容易にできるようにするのがこの時期のリハである．すなわち運動学習である．したがって，繰り返し練習が重要で，1日により多く，そして休日なく，リハを実施するという発想になる．実際，リハ密度を高めることで結果もよくなることが実証されている．

補装具療法と自助具

回復期リハに限ったことではないが，歩行のための片麻痺補装具として，下肢装具（19）や杖，健側片手でセルフケアや家事をできるようにする自助具が用いられる．補装具では，プラスチック製短下肢装具（shoehorn brace）と T 字杖が一般的な組み合わせである．痙性の程度によって，短下肢装具の硬さ，長さ，足関節の角度などを変えて処方する．体重のある若い患者で屋外歩行を意図する場合，プラスチックは壊れやすいので，両側支柱付きクレンザック継手の短下肢装具が使われる．なお，長下肢装具は重く，

19 片麻痺のための下肢装具

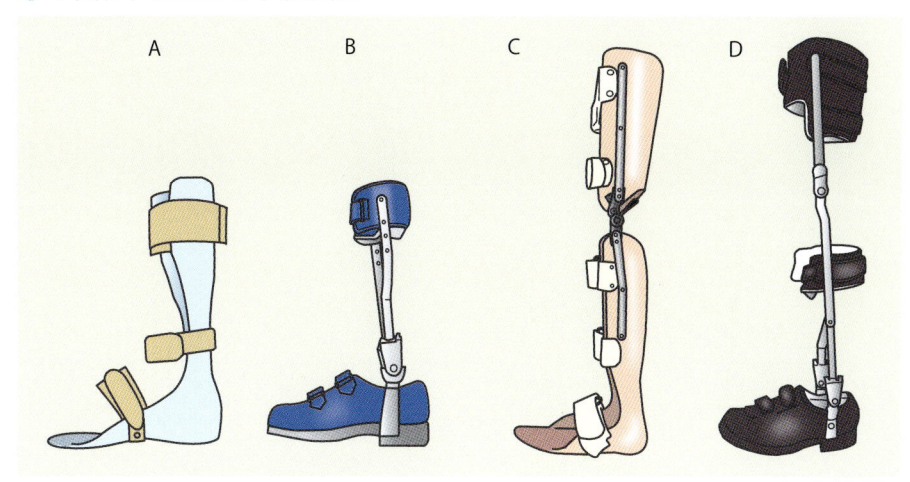

A：プラスチック製短下肢装具（shoehorn brace）．
B：金属支柱・クレンザック継手付靴型短下肢装具．
C：膝継手付プラスチック製長下肢装具．
D：クレンザック継手付靴型長下肢装具．

脱着に介助を要することが多いため，実用性は低く，短下肢装具へ到達するまでの途中に使う装具として位置付けられている．片麻痺用自助具には，爪切り，衣服のボタン，果物皮むき，まな板へ食材を固定して切る，コップ洗いなどを片手だけでできるようにする道具がある．

回復期リハビリテーションの実際

立位・歩行練習

端座位が可能になれば，起立・立位が始められる．弛緩性麻痺から回復し，下肢の痙性が出現し始めると，股・膝関節が屈曲しがちなため膝折れが起こって，麻痺側での立脚がかえって難しくなる時期がある．しかし，痙性がさらに高まると，これが下肢の支持に有利に働き，随意性がなくても立位保持に役立つ．練習を続けても支持性が得られなければ長下肢装具での立位・歩行練習も検討される（19）．歩行の最初の課題は股関節の屈曲，すなわち麻痺側下肢の振り出しである．平行棒を握って身体を支えながら練習する．片麻痺歩行には杖（平行棒の中では棒をつかむ手）と足を出す順序によって3動作と2動作歩行がある（20）．通常は3動作から初め，可能となれば2動作の練習を行う．歩行に際しては，麻痺側の爪先が床に引っかからないこと（toe clearance）が必要で，それが短下肢装具を用いる最大の効用である．短下肢装具では足関節の固定角度を背屈し過ぎれば歩行中の膝折れを起こして危険で，一方，底屈し過ぎれば膝過伸展歩行となり，将来の膝関節変形と痛みの原因となる．整地歩行が可能となれば，屋外や階段（21）などの応用歩行練習を始める．

ADL 練習

食事（健側の手で食べものを口に運んで咀嚼する），排尿・便の自己管理（下着を汚さない，失禁対策など），トイレ動作（トイレでのズボンの上げ下げ，お尻拭き），整容（歯磨きや洗顔など），更衣（衣服の脱着）などのセルフケア動作の練習である．片麻痺患者では ADL の種類によって難易度に高低がある（22）．食事が最も簡単で，清拭や階段昇降が最も難しい．障害の程度によって，どこまでを目標にするか計画して練習することになる．なお，自

⑳ 片麻痺患者の杖歩行

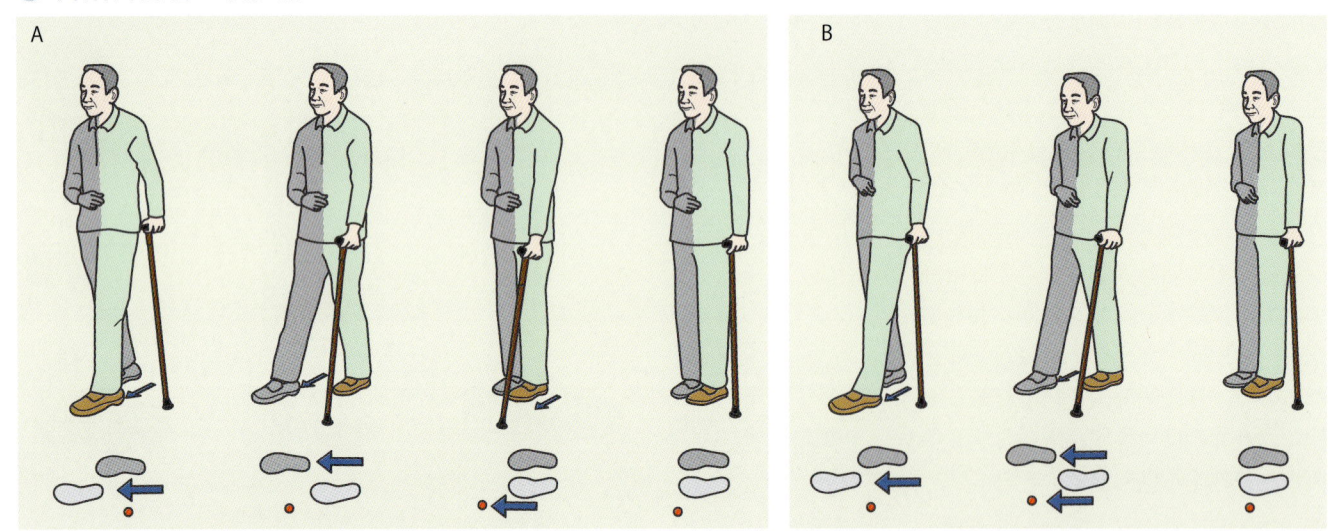

A：3動作（常時2点）歩行：健側脚→患側脚→杖の順で進める．

B：2動作歩行：健側脚→患側脚と杖の同時の順で進める．なお A・B ともに平行棒内歩行では杖ではなくて，棒を掴む手がこの順で進む．

㉑ 片麻痺患者の階段昇降

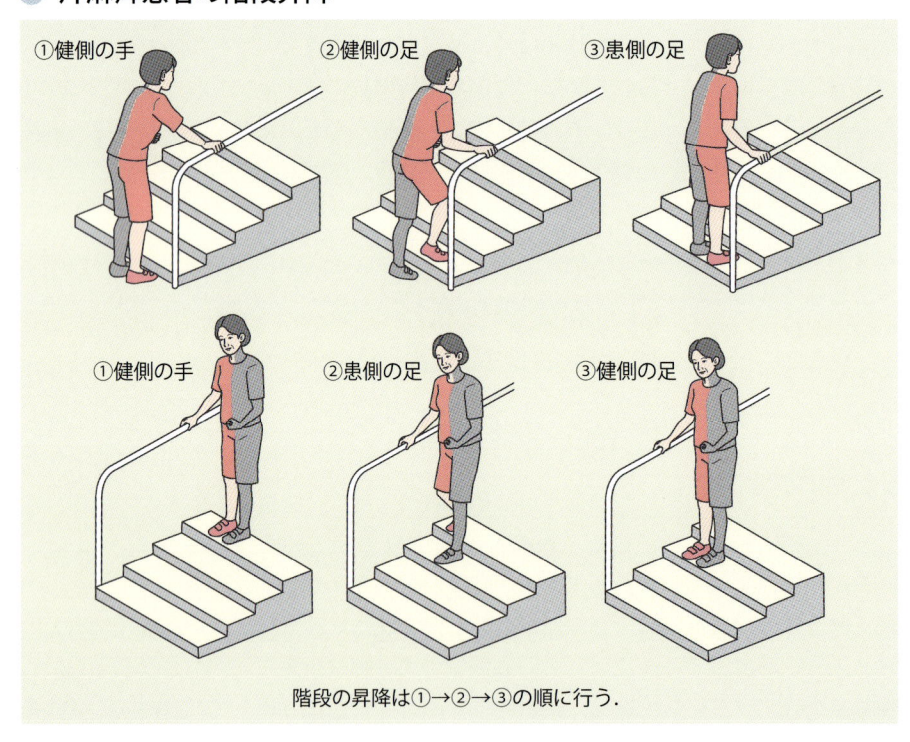

①健側の手　②健側の足　③患側の足

①健側の手　②患側の足　③健側の足

階段の昇降は①→②→③の順に行う．

宅復帰に際しては多くの場合，食事とトイレ関連動作の自立が求められる．

高次脳機能障害への対応

指標のとり方によって高次脳機能障害のリハの有効性は異なる．失語症のST訓練については，たとえば感覚性失語で聴理解が困難であれば，被訓練性に乏しいのは当然であり，一方，健忘失語で語彙を増やそうと思えば患者の努力次第で改善が期待できる．なお，聴理解に乏しく，かつ発語が困難でも，人の表情やジェスチャーを読みとるなど，その場での状況判断ができるのならば，自立した生活を目指すことができる．非言語性のコミュニケーションを工夫することが重要となる．

半側空間失認（無視）に対しては，注意喚起によって無視の程度が軽減できるか否かが重要である．軽減が観察されれば，視覚だけでなく，体性感覚や聴覚刺激も用いて，無視側の注意喚起 cueing を行い，ADL 全般に汎化させる訓練を行う．一方，注意偏倚側から

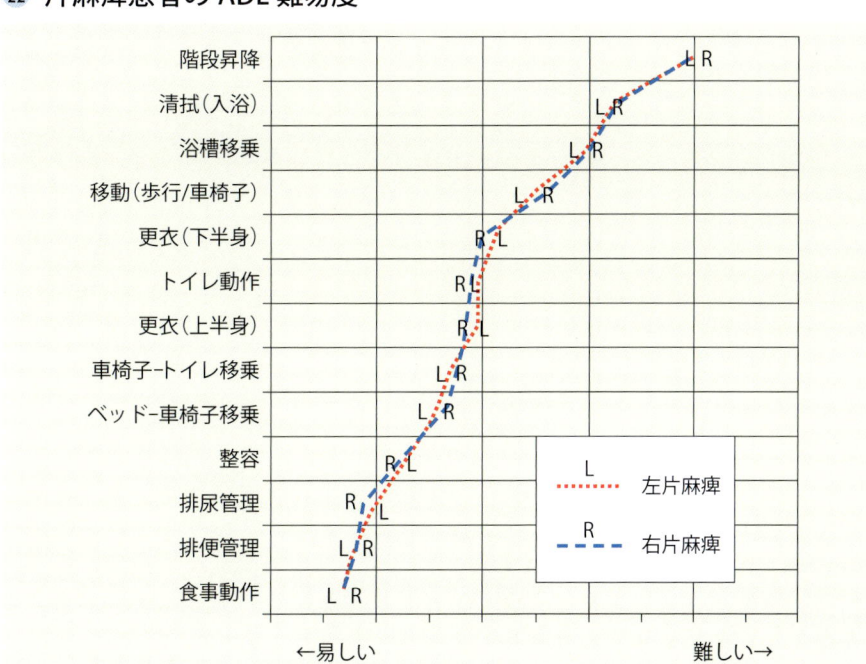

㉒ 片麻痺患者のADL難易度

(Tsuji T, et al : ADL structure for stroke patients in Japan based on the functional independence measure. Am J Phys Med Rehabil 74 : 432-438, 1995 より改変)

無視側へ視覚走査がまったく観察されなければ，無視の改善を諦めて，非無視側から介護アプローチをすることになる．

注意・記銘障害，発動性低下，易怒性などを呈する前頭葉障害に対しては，病識改善と生活の自己管理を目的とした青壮年者のための頭部外傷後遺症のリハプログラムがある．

上肢麻痺改善プログラム

従来，経験的に麻痺回復は発症後3〜6か月までしか期待できないとされてきたが，米国の多施設共同研究で麻痺手を使う自主訓練の継続によって，年余にわたって麻痺は回復することが示された．これを管理下で2〜3週間，集中して教育するのがConstraint Induced Therapyプログラムである．この呼称は健側上肢を三角巾などで使えないようにして麻痺手使用を強制することに由来する．対象となる手指の麻痺レベルはBRS Ⅳ（239頁 4 参照）以上であり，麻痺手を使いたいという意欲が高いことがプログラム適応の必要条件となる．なお，経頭蓋磁気刺激，直流微弱電流通電，麻痺筋の電気刺激やバイブレーター刺激なども新しい麻痺治療法として試されている．

5 在宅リハビリテーション

後遺障害がある例では，急性期，あるいは回復期病床から在宅リハへ橋渡しが必要になる．ほとんどの場合，在宅リハは介護保険サービスの一部として提供されるので，かかりつけ医がそれを主導することになる．実際にはケアマネジャーが間に入って，通所リハ，訪問リハ，福祉機器レンタル（ベッド，車椅子など），家屋改装など，地域の介護保険サービス資源を患者のニードにしたがって，割り振ってくれる．患者のニードは退院と同時に発生するので回復期リハの一環として，これらサービスをアレンジしておく必要がある．

家屋改装

転倒対策と室内での行動半径拡大，屋外へのアプローチが重要な点で，段差解消（玄関，室内），手すり設置（玄関，トイレ，浴室，居室），トイレの開き戸を引き戸へ変更すること，居室・寝室を1階に整えることなどがポイントとなる．

ホームエクササイズの実際

拘縮予防の自主練習としては肩，手，足関節のストレッチを指導する(23)．また，寝たきり予防の観点では椅子やベッドから立ち上がり能力の維持が必須であり，椅子からの起立練習を日課に組み込むことが重要である．

23 片麻痺患者のホームエクササイズ

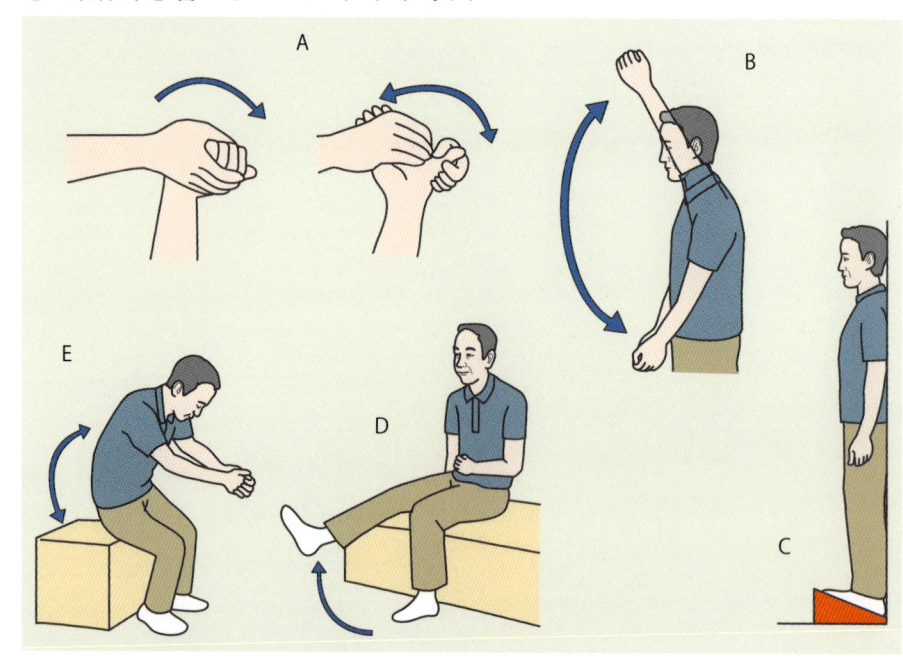

A：麻痺側の手首を背屈，母指－示指間を開く．
B：両手を合わせて麻痺手を持ち上げるようにして肩を屈曲する．
C：足先に楔を入れて壁を背に立つことでアキレス腱をストレッチする．
D：座位で膝を伸ばす運動を繰り返し，下肢筋力を鍛える．
E：両手を合わせて体幹を曲げながら立ち上がる動作を繰り返す．

ベッドには柵やスイングアウト・バーを設けて，起き上がり，立ち上がりが容易にできるように配慮する．

痙縮治療

痙縮は多くの場合，急性期以降で出現し始める．回復期病床では理学療法士によって十分なストレッチがなされるので痙縮は目立たないが，在宅期になると自主練習不足から拘縮が起こり，それが定型的な痙縮肢位を助長する（212頁「痙縮」参照）．痛みを惹起し，ADLを低下させるようになって初めて問題が露呈する．また，痙縮は相反抑制を介して，見かけ上の麻痺を悪化させることにもなる．ADLを阻害するような上下肢の痙縮筋に対してはボツリヌス毒素やフェノールによるブロックを検討する．ブロック後には自主ストレッチ練習の強化を指導する．

参考文献

1 脳の解剖

- 安里令人：頭部MRI診断学．医学書院，東京，1998
- Berman SA, et al：Correlation of CT cerebral vascular territories with function：I. Anterior cerebral artery. AJR 135：253-257, 1980
- Berman SA, et al：Correlation of CT cerebral vascular territories with function：III. Middle cerebral artery. AJR 142：1035-1040, 1984
- Crosby EC, et al：Correlative Anatomy of the Nervous System. Macmillan, New York, 1962
- Damasio H：A computed tomographic guide to the identification of cerebral vascular territories. Arch Neurol 40：138-142, 1983
- England MA, et al：Color Atlas of the Brain and Spinal Cord：an Introduction to Normal Anatomy. Elsevier Mosby, St. Louis, 2006
- Fiebach JB, et al：Stroke MRI. Steinkopff Verlag Darmstadt, Heidelberg, 2003
- 後藤　昇：脳血管の解剖．血管障害の理解のために．メディカルトリビューン，東京，1986
- Hayman LA, et al：Correlation of CT cerebral vascular territories with function：II. Posterior cerebral artery. AJR 137：13-19, 1981
- 平山惠造，他：MRI脳部位診断．医学書院，東京，1993
- 小島徳造：中枢神経系の解剖．第6版，医歯薬出版，東京，1983
- Martin J：Neuroanatomy. Text and Atlas. 3rd ed, McGraw-Hill, New York, 2003〔嶋井和世，他（監訳）：マーチン神経解剖学（原著第1版，1989）解説と図譜．廣川書店，東京，2002〕
- 楢林　勇，他（編）：脳・脊髄のMRIとCT診断．金芳堂，京都，2003
- Parent A：Carpenter's Human Neuroanatomy. 9th ed, Williams & Wilkins, Baltimore, 1996
- Patel VH, et al：MRI of the Brain. Normal Anatomy and Normal Variants. WB Saunders, Philadelphia, 1997
- Schaltenbrand G, et al（eds）：Stereotaxy of the Human Brain：Anatomical, Physiological and Clinical Applications. 2nd ed, Thieme-Stratton, New York, 1982
- Tatu L, et al：Vascular topographic syndromes. In：Bogousslavsky J, et al（eds）：Stroke Syndromes. 2nd ed, Cambridge University Press, Cambridge, 2001
- Warner JJ：Atlas of Neuroanatomy with Systems Organization and Case Correlations. Butterworth-Heinemann, Boston, 2001

2 脳卒中の診察の進め方

- Campbell WW：Dejong's the Neurologic Examination. 6th ed, Lippincott Williams & Wilkins, Philadelphia, 2005
- DeMyer WE：Technique of the Neurologic Examination. A Programmed Text. 5th ed, McGraw-Hill, New York, 2004
- 海老原進一郎：Sylvian aqueduct症候群．日本臨牀 35：630-631，1977
- 海老原進一郎：診断．後藤文男（編著）：脳血管の臨床．pp172-202，中外医学社，東京，1983
- Fisher CM：Ocular bobbing. Arch Neurol 11：534-546, 1964
- Fisher CM：Some neuro-ophthalmological observations. J Neurol Neurosurg Psychiatry 30：383-392, 1967
- Fisher CM：The neurological examination of the comatose patients. Acta Neurol Scand 45（Suppl 36）：1-56, 1969
- Fuller G：Neurological Examination Made Easy. 3rd ed, Churchill Livingstone, Edinburgh, 2004〔岩崎祐三（監訳）：やさしい神経診察．第2版，医学書院，東京，2000〕
- Growdon JH, et al：Midbrain ptosis. A case with clinicopathologic correlation. Arch Neurol 30：179-181, 1974
- Jensen OA：Seesaw nystagmus. Brit J Ophthalmol 43：225-229, 1959
- 亀山正邦：脳血管障害と共同偏視．神経進歩 19：968-978，1975
- Keane JR：Ocular skew deviation. Analysis of 100 cases. Arch Neurol 32：185-190, 1975
- 小林祥泰：脳卒中急性期患者データベースにおける標準化項目．小林祥泰（編）：脳卒中データバンク2005．pp6-9，中山書店，東京，2005
- Mastaglia FL：See-saw nystagmus：an unusual sign of brainstem infarction. J Neurol Sci 22：439-443, 1974
- Nathanson M, et al：The evaluation of the unconscious patient. Including oculocephalic and vestibulo-ocular testing. In：Bender MA（ed）：The Approach to Diagnosis in Modern Neurology. pp52-64, Grune & Stratton, New York, 1967
- 日本脳卒中学会：脳卒中重症度スケール（急性期）の発表にあたって．脳卒中 19：1-5，1997
- 太田富雄，他：意識障害の評価法．Clin Neurosci 2：1204-1207，1984
- Plum F, et al：The Diagnosis of Stupor and Coma. 3rd ed, FA Davis, Philadelphia, 1980〔川村純一郎（訳）：昏迷と昏睡の診断．西村書店，新潟，1982〕
- Posner JB：Clinical evaluation of the unconscious patients. Clin Neurosurg 22：281-301, 1975
- Reeves AG, et al：The ciliospinal response in man. Neurology 19：1145-1152, 1969
- Rodnitzky RL：Van Allen's Pictorial Manual of Neurologic Tests. 3rd ed, Year Book Medical Publishers, Chicago, 1988
- Sachsenweger R：Clinical localization of oculomotor disturbances. In：Vinken PJ, et al（eds）：Handbook of Clinical Neurology. vol 2, Localization in Clinical Neurology. pp286-357, North Holland, Amsterdam, 1969
- 作田　学，他：Bell現象のメカニズムとその異常．神経内科 9：227-234，1978
- 澤田　徹，他：呼吸異常に対する処置．診断と治療 70：936-944，1982
- Shinohara Y, et al：Modified Rankin scale with expanded guidance scheme and interview questionnaire：interrater agreement and reproducibility of assessment. Cerebrovasc Dis 21：271-278, 2006
- Snell RS：Clinical Neuroanatomy. 6th ed, Lippincott Williams & Wilkins, Philadelphia, 2006
- 田崎義昭，他（著），坂井文彦（改訂）：ベッドサイドの神経の診かた．第16版，南山堂，東京，2004
- Teasdale G, et al：Assessment of coma and impaired consciousness. Lancet II：81-83, 1974
- 寺山靖夫：脳卒中の評価スケール．山口武典，他（編）：よくわかる脳卒中のすべて．pp305-317，永井書店，大阪，2006
- Warwick R：Representation of the extraocular muscles in the oculo-motor nuclei of the monkey. J Comp Neurol 98：449-494, 1953
- 山口武典：脳梗塞急性期医療の実態に関する研究．健康科学総合研究事業・平成12年度研究報告書，2001
- 山尾　哲，他：Skew deviation．神経内科 10：107-115，1979

3 脳卒中の主要症候

【局所診断・症候学】

- Baehr M, et al：Duus' Topical Diagnosis in Neurology. Anatomy, Physiology, Signs, Symptoms. 4th ed, Thieme, Stuttgart, 2005〔半田　肇（監訳）：神経局在診断―その解剖，生理，臨床―（1995年刊の訳）．文光堂，東京，1999〕
- Bogousslavsky J, et al：Stroke Syndromes. 2nd ed, Cambridge University Press, Cambridge, 2001
- Brazis PW, et al：Localization in Clinical Neurology. 5th ed, Lippincott Williams & Wilkins, Philadelphia, 2007
- 後藤文男，他：障害部位と症候．後藤文男（編著）：脳血管の臨床．pp122-169，中外医学社，東京，1983
- 平山惠造：神経症候学．改訂第2版，I～II，文光堂，東京，2006
- Patten J：Neurological Differential Diagnosis. 2nd ed, Springer, London, 1996〔後藤文男（監訳）：神経診断学（原著第1版，

1977).中外医学社,東京,1984〕
- 田崎義昭,他(著),坂井文彦(改訂):ベッドサイドの神経の診かた.第16版,南山堂,東京,2004
- Vinken PJ, et al (eds):Handbook of Clinical Neurology. vol 2, Localization in Clinical Neurology. North-Holland, Amsterdam, 1969

1 視野障害
- Duke-Elder S, et al:Neuroophthalmology. In:Duke-Elder S (ed):System of Ophthalmology. vol 12, Henry Kimpton, London, 1971
- 後藤文男,他:視覚路(1)-(3). Clin Neurosci 2:1032-1033, 1172-1173, 1300-1301, 1984
- Patten J:Neurological Differential Diagnosis. 2nd ed, Springer, London, 1996〔後藤文男(監訳):神経診断学(原著第1版,1977).中外医学社,東京,1984〕
- Walsh FB, et al:The ocular complications of carotid angiography:the ocular signs of thrombosis of the internal carotid artery. J Neurosurg 9:517-537, 1952

2 注視麻痺・共同偏位
- Buttner-Ennever JA, et al:Vertical gaze paralysis and the rostral interstitial nucleus of the medial longitudinal fasciculus. Brain 105:125-149, 1982
- 後藤文男,他:眼球運動(2),(4). Clin Neurosci 4:356-357, 598-599, 1986
- Pierrot-Deseilligny CH, et al:Parinaud's syndrome:electro-oculographic and anatomical analyses of six vascular cases with deductions about vertical gaze organization in the premotor structures. Brain 105:667-696, 1982
- 柴崎 浩:神経疾患にみられる眼球運動異常.臨床生理 5:323-335, 1975-1977

3 瞳孔異常
- 後藤文男,他:自律神経系(2). Clin Neurosci 3:360-361, 1985
- 大野新治:薬物点眼による Horner 症候群障害部位判定法.臨眼 29:1225-1232, 1975
- Patten J:Neurological Differential Diagnosis. 2nd ed, Springer, London, 1996〔後藤文男(監訳):神経診断学(原著第1版,1977).中外医学社,東京,1984〕
- Plum F, et al:The Diagnosis of Stupor and Coma. 3rd ed, FA Davis, Philadelphia, 1980〔川村純一郎(訳):昏迷と昏睡の診断.西村書店,新潟,1982〕

4 運動障害
- 海老原進一郎,他:運動麻痺.平井俊策(編):神経診断ガイダンス. pp168-186,メヂカルフレンド社,東京,1982
- Fisher CM:A lacunar stroke. The dysarthria-clumsy hand syndrome. Neurology 17:614-616, 1967
- Fisher CM, et al:Homolateral ataxia and crural paresis. A vascular syndrome. J Neurol Neurosurg Psychiatry 28:48-55, 1965
- 平山惠造:神経症候学.改訂第2版,Ⅰ～Ⅲ,文光堂,東京,2006
- Ross ED:Localization of the pyramidal tract in the internal capsule by whole brain dissection. Neurology 30:59-64, 1980

5 感覚障害
- Bossy J:Atlas of Neuroanatomy and Special Sense Organs. WB Saunders, Philadelphia, 1984
- Fisher CM:Pure sensory stroke and allied conditions. Stroke 13:434-447, 1982
- 後藤文男,他:知覚路. Clin Neurosci 2:4-5, 1984
- 後藤文男,他:顔面知覚路. Clin Neurosci 2:136-137, 1984
- 早川俊明:脳橋,延髄障害の臨床的研究.名古屋医学 76:381-403, 1958
- 平山惠造:神経症候学.改訂第2版,Ⅰ～Ⅲ,文光堂,東京,2006
- 平山惠造,他:視床性知覚障害と知覚核内における身体部位的局在.臨床神経 13:681-688, 1973
- 宮川洋輔,他:知覚障害—その診断の進め方,特に中枢における Sensory segmental lamination の重要性.臨床と研究 54:122-128, 1977

- Mountcastle VB, et al:The representation of tactile sensibility in the thalamus of the monkey. J Comp Neurol 97:409-439, 1952
- 太田富雄,他:脳神経外科.改訂10版,金芳堂,東京,2008
- Poritsky R:Neuroanatomical Pathways. WB Saunders, Philadelphia, 1984

6 言語障害　7 失行・失認
- Exner C, et al:Cerebellar lesions in the PICA but not SCA territory impair cognition. Neurology 63:2132-2135, 2004
- 入野誠郎,他:脳卒中における右半球の神経心理学.カレントテラピー 13:1725-1728, 1995
- 石合純夫:高次神経機能障害.新興医学出版社,東京,1997
- 錦織悦子,他:失語,失行,失認.篠原幸人,他(編):脳神経疾患のみかた ABC. 日本医師会雑誌 臨時増刊号 10(5):119-124, 1993
- Schmahmann JD, et al:The cerebellar cognitive affective syndrome. Brain 121:561-579, 1998
- 瀧澤俊也:構音障害.日本医師会雑誌 142 特別号(2):S109-110, 2013

8 嚥下障害
- 井上 誠:摂食・嚥下障害患者への対応を考える前に必要な知識の整理—摂食嚥下の生理学を中心に—.日補綴会誌 5:254-264, 2013
- 藤島一郎:脳卒中患者における嚥下障害の診かたと管理.日老会誌 40:130-134, 2003

9 めまい
- 濱口勝彦:めまい.PO 神経内科—問題志向型神経内科.朝倉書店,東京,1995

10 頭痛
- 荒木信夫:頭痛.松谷雅生,他(編):脳神経外科—周術期管理のすべて.改訂第2版,pp437-452,メジカルビュー社,東京,2003
- Dalessio DJ (ed):Wolff's Headache and Other Head Pain. 4th ed, Oxford University Press, New York, 1980
- Fisher CM:Headache in cerebrovascular disease. In:Vinken PJ, et al (eds):Handbook of Clinical Neurology. vol 5, pp124-156, North-Holland Publishing, Amsterdam, 1968
- 亀山正邦,他:脳血管障害と頭痛.治療 55:1235-1240, 1973

11 意識障害・脳死
- 安野史彦:せん妄.北川泰久,他(監修):神経・精神疾患診療マニュアル.日本医師会雑誌 142〔特別号(2)〕:5122, 2013
- 厚生労働科学特別研究事業「脳死判定基準のマニュアル化に関する研究班」:法的脳死判定マニュアル 平成22年度.2010
- 厚生省厚生科学研究費特別研究事業「脳死に関する研究班」昭和60年度報告書,1986
- 前田敏博:覚醒の神経機構. Clin Neurosci 20:386-389, 2002
- 中島正治:我が国における脳死の判定基準. Clin Neurosci 12:1320-1323, 1989
- 岡安裕之:意識障害.篠原幸人,他(編):日本医師会生涯教育シリーズ 脳神経疾患のみかた ABC. p120,日本医師会,東京,1993

4 脳ヘルニア
- Finney LA, et al:Transtentorial Herniation. Charles C Thomas, Springfield, Ill, 1962
- 後藤文男:脳血管障害の臨床.太田薬品,東京,1975
- 半田裕二,他:被殻出血急性期症例における descending tentorial herniation sign の検討.脳神経 37:263-267, 1985
- 厚東篤生:脳ヘルニアの診断. medicina 23:1862-1865, 1986
- 岡安裕之,他:脳ヘルニアの発生機序と種類.後藤文男(編):頭蓋内圧と脳浮腫. pp221-230,羊土社,東京,1983
- Plum F, et al:The Diagnosis of Stupor and Coma. 3rd ed, FA Davis, Philadelphia, 1980
- Stovring J:Descending tentorial herniation:findings on computed tomography. Neuroradiology 14:101-105, 1977

5 脳卒中の主要疾患

脳卒中の分類

- Special report from the National Institute of Neurological Disorders and Stroke : Classification of cerebrovascular disease Ⅲ. Stroke 21 : 637-676, 1990

【脳卒中一般】
- 特集　脳卒中―日本と海外．綜合臨牀 47(2)，1998
- Adams HP (ed) : Handbook of Cerebrovascular Diseases. 2nd ed, Marcel Dekker, New York, 2005
- Adams HP : Principles of Cerebrovascular Disease. McGraw-Hill, New York, 2007
- 相沢豊三(監修)：脳血管障害．ライフ・サイエンス，東京，1980
- 天野隆弘，他(編)：脳卒中．専門医にきく最新の臨床，中外医学社，1998
- Asbury AK, et al (eds) : Diseases of the Nervous System. Clinical Neuroscience and Therapeutic Principles. 3rd ed, vol 2, part 10, pp1337-1428, Cambridge University Press, Cambridge, UK, 2002
- Batjer HH, et al (eds) : Cerebrovascular Disease. Lippincott-Raven, Philadelphia, 1997
- Biller J, et al : Vascular diseases of the nervous system. In : Bradley WG, et al : Neurology in Clinical Practice. vol 2, chap 57, pp1197-1326, Butterworth Heinemann, Philadelphia, 2004
- Brown MM, et al : Stroke Medicine. Taylor & Francis, London, 2006
- Caplan LR : Caplan's Stroke : a clinical Approach. 3rd ed, Butterworth-Heinemann, Boston, 2000
- Fisher M (ed) : Clinical Atlas of Cerebrovascular Disorders. Wolfe, London, 1994
- 福内靖男，他(監修，編集)：脳血管の臨床．日本医師会生涯教育シリーズ，メジカルビュー社，東京，2001
- Ginsberg MD, et al (eds) : Cerebrovascular Disease : Pathophysiology, Diagnosis, and Management. vol 1 & 2, Blackwell Science, Malden, Massachusetts, 1998
- Gorelick PB : Atlas of Cerebrovascular Disease. Current Medicine, Philadelphia, 1996
- 後藤文男(編著)：脳血管の臨床．中外医学社，東京，1983
- Hankey GJ, et al : Vascular diseases of the nervous system. In : Clinical Neurology. pp181-272, Manson Publishing, London, 2002
- インターベンション時代の脳卒中学．改訂第2版，上，下．日本臨牀 64 増刊号7，2006
- 亀山正邦(編)：脳卒中のすべて．第2版，南江堂，東京，1980
- 血管障害　神経症候群Ⅰ．日本臨牀，別冊，領域別症候群シリーズ No.26，1999
- 小林祥泰(監)：脳卒中ナビゲーター．メディカルレビュー社，東京，2002
- 小林祥泰(編)：脳卒中データバンク 2005．中山書店，東京，2005
- 厚東篤生，他(編)：脳血管障害のすべて．神経内科 58(Suppl 3)：特別増刊号，2003
- Millikan CH, et al : Stroke. Lea & Febiger, Philadelphia, 1987
- 峰松一夫：脳卒中診療のコツと落とし穴．中山書店，東京，2003
- Mohr JP, et al (eds) : Stroke. Pathophysiology, Diagnosis, and Management. 4th ed, Churchill Livingstone, Philadelphia, 2004
- Ross Russell RW (ed) : Vascular Disease of the Central Nervous System. 2nd ed, Churchill Livingstone, Edinburgh, 1983
- 東儀英夫(編)：脳血管障害―臨床と研究の最前線．別冊・医学のあゆみ．医歯薬出版，東京，2001
- Toole JF : Cerebrovascular Disorders. 5th ed, Lippincott Williams & Wilkins, Philadelphia, 1999
- Vinken PJ, et al (eds) : Handbook of Clinical Neurology. vol 53-55 (revised series vol 9-11), Vascular Diseases (part 1, 2, 3), Elsevier Science Publishers, Amsterdam, 1988-1989
- Warlow C : Stroke, transient ischaemic attacks, and intracranial venous thrombosis. In : Donaghy M (ed) : Brain's Diseases of the Nervous System. 11th ed. pp775-896, Oxford University Press, Oxford, 2001
- Warlow CP, et al : Stroke. A Practical Guide to Management. Blackwell Science, Oxford, 1996
- 山口武典，他(編)：脳卒中学．医学書院，東京，1998
- 山口武典，他(編)：よくわかる脳卒中のすべて．永井書店，大阪，2006

【脳卒中の画像診断】
- Gledhill K, et al : Cerebrovascular disease. In : Orrison WW (ed) : Neuroimaging. pp719-765, WB Saunders, Philadelphia, 2000
- 佐々木真理：CT と MRI 所見のポイント．Medicina 50：222-225，2013
- Schaebitz W-R, et al : Cerebrovascular disease. In : Evans RW (ed) : Diagnostic Testing in Neurology. pp57-77, WB Saunders, Philadelphia, 1999
- 高橋昭喜(編著)：脳血管障害の画像診断．中外医学社，東京，2003
- 山口武典，他：脳卒中の画像診断．中外医学社，東京，1998

一過性脳虚血発作

- 特集　一過性虚血発作(TIA)―最近の知見．脳と循環 7(2)，2004
- Albers GW, et al : Transient ischemic attack : proposal for a new definition. N Engl J Med 347 : 1713-1716, 2002
- Ay H, et al : Clinical- and imaging-based prediction of stroke risk after transient ischemic attack : the CIP model. Stroke 40 : 181-186, 2009
- Coull AJ, et al : Population based study of early risk of stroke after transient ischaemic attack or minor stroke : implications for public education and organisation of services. BMJ 328 : 326, 2004
- Easton JD, et al : Definition and evaluation of transient ischemic attack : a scientific statement for healthcare professionals from the American Heart Association/American Stroke Association Stroke Council ; Council on Cardiovascular Surgery and Anesthesia ; Council on Cardiovascular Radiology and Intervention ; Council on Cardiovascular Nursing ; and the Interdisciplinary Council on Peripheral Vascular Disease. The American Academy of Neurology affirms the value of this statement as an educational tool for neurologists. Stroke 40 : 2276-2293, 2009
- 海老原進一郎：一過性脳虚血発作．田崎義昭(編)：成人病診療講座 第3巻　脳卒中．pp203-212, 金原出版，東京，1975
- Fairhead JF, et al : Population-based study of delays in carotid imaging and surgery and the risk of recurrent stroke. Neurology 65 : 371-375, 2005
- 後藤文男：脳血管不全．最新医学 25：655-659，1970
- Hass WK, et al : Joint study of extracranial arterial occlusion Ⅱ. Arteriography, techniques, sites, and complications. JAMA 203 : 961-968, 1968
- Johnston SC, et al : Short-term prognosis after emergency department diagnosis of TIA. JAMA 284 : 2901-2906, 2000
- Johnston SC, et al : Validation and refinement of scores to predict very early stroke risk after transient ischaemic attack. Lancet 369 : 283-292, 2007
- 小林祥泰：一過性脳虚血発作(TIA)．Clin Neurosci 25：639-641，2007
- 厚生省特定疾患ウィリス動脈輪閉塞症調査研究班：頸頭動脈系の線維筋性形成異常症(Cervico-cephalic arterial fibromuscular dysplasia)の診断の手引．昭和53年度研究報告書(班長後藤文男)，p133，1979
- 西丸雅也，他：反復性局所性脳虚血発作の追跡調査の試み．日老会誌 8：293-296，1971
- Sedlaczek O, et al : Detection of delayed focal MR changes in the lateral hippocampus in transient global amnesia. Neurology 62 : 2165-2170, 2004

脳梗塞
【脳梗塞一般】
- 特集　脳梗塞―update．Clin Neurosci 10(2), 1992
- 特集　慢性期脳梗塞をめぐるトピックス．Clin Neurosci 21(1), 2003
- 特集　ブレインアタック2006―t-PA時代の診断と治療．medicina 43(2), 2006
- 特集　虚血性脳卒中診療の最前線．Clin Neurosci 25(6), 2007
- Adams HP, et al：Ischemic Cerebrovascular Disease. Contemporary Neurology Series 62, Oxford University Press, 2001
- Barber PA, et al：Validity and reliability of a quantitative computed tomography score in predicting outcome of hyperacute stroke before thrombolytic therapy. ASPECTS Study Group. Alberta Stroke Programme Early CT Score. Lancet 355：1670-1674, 2000

■脳梗塞の臨床病型による分類
- Adams Jr. HP, et al：Classification of subtype of acute ischemic stroke. Definitions for use in a multicenter clinical trial. TOAST. Trial of Org 10172 in Acute Stroke Treatment. Stroke 24：35-41, 1993

2 心原性脳塞栓症
- 特集　脳塞栓症―最近の知見―．脳と循環 3(4), 1998
- Adams Jr. HP, et al：Classification of subtype of acute ischemic stroke. Definitions for use in a multicenter clinical trial. TOAST. Trial of Org 10172 in Acute Stroke Treatment. Stroke 24：35-41, 1993
- Hart RG, et al：Embolic strokes of undetermined source：the case for a new clinical construct. Lancet Neurol 13：429-438, 2014
- 大谷乃理子，他：心原性脳塞栓症．Clin Neurosci 25：648-650, 2007
- 山口武典（監修）：心原性脳塞栓症．医学書院，東京，2003
- 矢坂正弘：卵円孔開存．日本臨牀 64(増刊号7)：218-221, 2006

3 ラクナ梗塞
- 特集　ラクナとラクナ梗塞．脳と循環 6(2), 2001
- Donnan GA, et al：A prospective study of lacunar infarction using computerized tomography. Neurology 32：49-56, 1982
- Fisher CM：Lacunes：small deep cerebral infarcts. Neurology 15：774-784, 1965
- Fisher CM：Pure sensory stroke and allied conditions. Stroke 13：434-447, 1965
- Fisher CM：A lacunar stroke. The dysarthria-clumsy hand syndrome. Neurology 17：614-616, 1967
- Fisher CM：Ataxic hemiparesis. A pathologic study. Arch Neurol 35：126-128, 1978
- Fisher CM：Lacunar stroke and infarcts：a review. Neurology 32：871-876, 1982
- Fisher CM, et al：Pure motor hemiplegia of vascular origin. Arch Neurol 13：30-40, 1965
- 福内靖男，他：ラクナとラクナ梗塞．脳と循環 6：107-119, 2001
- 倉重毅志，他：ラクナ梗塞．Clin Neurosci 25：642-644, 2007
- Marti-Vilalta JL, et al：Lacunes. In：Mohr JP, et al(eds)：Stroke. Pathophysiology, Diagnosis, and Management. 4th ed, pp275-299, Churchill Livingstone, Philadelphia, 2004
- 高木　誠：ラクナ梗塞の発生機序．山口武典，他（編）：The Frontiers of Strokology. pp36-45, 医学書院，東京，1998
- Weisberg LA：Lacunar infarcts. Clinical and computed tomographic correlations. Arch Neurol 39：37-40, 1982

4 Branch atheromatous disease：BAD
- Caplan LR：Intracranial branch atheromatous disease：a neglected, understudied, and underused concept. Neurology 39：2140-2150, 1989
- 星野晴彦，他：Branch atheromatous diseaseにおける進行性脳梗塞の頻度と急性期転帰．脳卒中 33：37-44, 2011
- 高木　誠：Branch atheromatous disease．柳澤信夫，他（編）：Annual Review 神経 2006. pp119-128, 中外医学社，東京，2006
- 高木　誠：Branch atheromatous diseaseの概念．神経内科 69：542-549, 2008

■脳梗塞の閉塞血管と梗塞部位による分類
1 内頸動脈閉塞～5 椎骨脳底動脈閉塞（脳底動脈閉塞～小脳梗塞）
- Adams JH：Ischemic brain damage in arterial boundary zones in man. In：Cervos-Navarro J(ed)：Pathology of Cerebral Microcirculation. pp397-404, Walter de Gruyter, Berlin, 1974
- 荒木信夫：延髄外側症候群．神経内科 47：349-358, 1997
- Binder JR, et al：Posterior cerebral artery disease. In：Mohr JP, et al(eds)：Stroke. Pathophysiology, Diagnosis, and Management. 4th ed, pp167-192, Churchill Livingstone, Philadelphia, 2004
- Bladin PF, et al：Striatocapsular infarction. Large infarcts in the lenticulostriate arterial territory. Neurology 34：1423-1430, 1984
- Caplan LR：Top of the basilar syndrome. Neurology 30：72-79, 1980
- Carpenter MB, et al：Human Neuroanatomy. 8th ed, Williams & Wilkins, Baltimore, 1983〔近藤尚武，千葉胤道（訳）：カーペンター神経解剖学（原著第8版の訳）．西村書店，1995〕
- Castaigne P, et al：Paramedian and midbrain infarcts：clinical and neuropathological study. Ann Neurol 10：127-148, 1981
- 海老原進一郎：脳底動脈閉塞の臨床―わが国の症例を中心に．神経内科 2：131-141, 1975
- Fisher CM：Clinical syndrome in cerebral arterial occlusion. In：Fields WS(ed)：Pathogenesis and Treatment of Cerebrovascular Disease. pp151-181, Charles C Thomas, Springfield, Ill, 1961
- Fisher CM, et al：Lateral medullary infarction：the pattern of vascular occlusion. J Neuropathol Exp Neurol 20：323-379, 1961
- Fisher M, et al：Bilateral cortical border-zone infarction. A pseudobrainstem stroke. Arch Neurol 38：62-63, 1981
- 福内靖男：Borderzone infarction．診断と治療 75：1879-1884, 1987
- 後藤文男：Monakow症候群（前脈絡叢動脈症候群）．日本臨牀 35：554-555, 1977
- Graff-Radford NR, et al：Nonhemorrhagic infarction of the thalamus：behavioral, anatomic, and physiologic correlates. Neurology 34：14-23, 1984
- 日野英忠，他：前脈絡叢動脈領域梗塞の臨床的検討．脳卒中 11：106-110, 1989
- 星野晴彦，他：Artery to artery embolismにより中大脳動脈閉塞をきたした内頸動脈高度狭窄の1例．脳卒中 15：392, 1993
- 加藤　洋：中脳動脈症候群．日本臨牀 40：816-817, 1982
- 桑原　聡，他：上小脳動脈領域梗塞の臨床的特徴．脳卒中 14：159-165, 1992
- Loeb C, et al：Strokes due to Vertebro-basilar Disease. Charles C Thomas, Springfield, Ill, 1965
- Meadows JC：Clinical features of focal cerebral hemisphere infarction. In：Ross Russell RW(ed)：Vascular Disease of the Central Nervous System. 2nd ed, pp169-184, Churchill Livingstone, Edinburgh, 1983
- Mohr JP, et al：Vertebrobasilar disease. In：Mohr JP, et al(eds)：Stroke. Pathophysiology, Diagnosis and Management. 4th ed, pp207-274, Churchill Livingstone, Philadelphia, 2004
- Nagahata M, et al：Surface appearance of the vertebrobasilar artery revealed on basiparallel anatomic scanning(BPAS)-MR imaging：its role for brain MR examination. AJNR 26：2508-2513, 2005
- Osborn AG：Introduction to Cerebral Angiography. Harper & Row, Hagerstown, 1980
- Percheron G：Arterial supply of the thalamus. In：Schaltenbrand G, et al(eds)：Stereotaxy of the Human Brain：Anatomical, Physiological Applications. 2nd ed, pp218-232, Thieme-Stratton, New York, 1982

- Segarra JM：Cerebral vascular disease and behavior．Ⅰ．The syndrome of the mesencephalic artery (basilar artery bifurcation). Arch Neurol 22：408-418, 1970
- 髙木　誠，他：頸動脈病変によってどのような脳血管障害が起こるか．脈管学 35：385-390，1995
- 棚橋紀夫：前下小脳動脈症候群．Clin Neurosci 11：812-813，1993
- Tatemichi TK, et al：Paramedian thalamopeduncular infarction：clinical syndromes and magnetic resonance imaging. Ann Neurol 32：162-171, 1992
- 鄭　秀明，他：Striatocapsular infarction の臨床的検討．臨床神経 33：294-300，1993
- 植松大輔，他：内頸動脈閉塞症　CT所見と臨床的検討—watershed infarction の特徴について．脳卒中 5：6-11，1983
- Wall M, et al：Vertical gaze ophthalmoplegia from infarction in the area of the posterior thalamo-subthalamic paramedian artery. Stroke 17：546-555, 1986
- Wodarz R：Watershed infarctions and computed tomography. A topographical study in cases with stenosis or occlusion of the carotid artery. Neuroradiology 19：245-248, 1980
- 山口武典，他：Border zone infarction．神経内科 19：419-426，1983

脳出血
- 特集　脳出血—update．Clin Neurosci 12(12)，1994
- 荒木五郎：視床出血の予後に関する研究．脳卒中 3：120-122，1981
- Barraquer-Bordas L, et al：The thalamic hemorrhage. A study of 223 patients with diagnosis by computed tomography. Stroke 12：524-527, 1981
- 後藤文男：脳血管障害の治療と予後に関する多施設共同研究　第1報　被殻出血．脳卒中 12：493-500，1990
- 後藤文男，他：脳血管障害の治療と予後に関する多施設共同研究　第2報　視床出血．脳卒中 14：72-78，1992
- 後藤文男，他：脳血管障害の治療と予後に関する多施設共同研究　第3報　小脳出血．脳卒中 14：487-494，1992
- Heros RC：Cerebellar hemorrhage and infarction. Stroke 13：106-109, 1982
- Hier DB, et al：Hypertensive putaminal hemorrhage. Ann Neurol 1：152-159, 1977
- Kase CS, et al：Lobar intracerebral hematomas. Clinical and CT analysis of 22 cases. Neurology 32：1146-1150, 1982
- Kase CS, et al：Intracerebral hemorrhage. In：Mohr JP, et al (eds)：Stroke. Pathophysiology, Diagnosis, and Management. 4th ed, pp327-376, Churchill Livingstone, Philadelphia, 2004
- Kwak R, et al：Factors affecting the prognosis in thalamic hemorrhage. Stroke 14：493-500, 1983
- Little JR, et al：Cerebellar hemorrhage in adults. Diagnosis by computerized tomography. J Neurosurg 48：575-579, 1978
- 増山祥二，他：発症24時間以内に搬入された橋出血26例の検討—意識，瞳孔およびCT所見と予後との関連について．脳卒中 5：186-191，1983
- 中川原譲二：病型別，年代別，性別にみた脳卒中の地域間（札幌と全国）比較．小林祥泰，他：脳卒中データバンク 2005．pp34-35，中山書店，東京，2005
- Perkin GD, et al：Cerebral haemorrhage and other cerebrovascular disorders. In：Atlas of Clinical Neurology. 2nd ed, pp5.1-5.22, Wolfe, London, 1993
- Ropper AH, et al：Lobar cerebral hemorrhages：acute clinical syndromes in 26 cases. Ann Neurol 8：141-147, 1980
- 鈴木則宏：言語と thalamic aphasia．Clin Neurosci 18：906-908，2000
- 鈴木則宏，他：Thalamic aphasia の一例．脳卒中 3：356-362，1981
- 鈴木則宏，他：身体喪失感に対する臨床的研究—視床及び視床近傍病変の関与について．臨床神経 22：543-551，1982
- Walshe TM, et al：Thalamic hemorrhage：a computed tomographic-clinical correlation. Neurology 27：217-222, 1977
- 鷲崎一成，他：視床性失語症．Clin Neurosci 24：1142-1144，2006
- 安井信之，他：脳出血．亀山正邦（編）：脳卒中のすべて．第2版，pp111-127，南江堂，東京，1980

くも膜下出血と脳動脈瘤
- 特集　くも膜下出血．綜合臨牀 48(8)，1999
- 特集　くも膜下出血のキーワード．Clin Neurosci 21(11)，2003
- Alvord EC Jr, et al：Subarachnoid hemorrhage due to ruptured aneurysms. A simple method of estimating prognosis. Arch Neurol 27：278-284, 1972
- Fisher CM, et al：Relation of cerebral vasospasm to subarachnoid hemorrhage visualized by computerized tomographic scanning. Neurosurgery 6：1-9, 1980
- Fox JL：Intracranial aneurysms. vol 1-3, Springer-Verlag, New York, 1983
- 福光太郎，他：脳動脈瘤．文光堂，1987
- Hunt WE, et al：Timing and perioperative care in intracranial aneurysm surgery. Clin Neurosurg 21：79-89, 1974
- 宮坂佳男：知っておきたいくも膜下出血，その臨床の最前線．新興医学出版社，東京，2000
- 日本脳卒中の外科学会（監修）：EBMに基づくくも膜下出血診療ガイドライン．じほう，東京，2004
- 大田原康成，他：クモ膜下出血の重症度分類と部位別・CT所見別頻度．小林祥泰編：脳卒中データバンク 2005．pp122-123，中山書店，東京，2005
- Suzuki J：Cerebral Aneurysms, Experience with 1000 Directly Operated Cases. p11, Neuron Publishing, Tokyo, 1979

無症候性脳血管障害
- Shinohara Y, et al：Effect of the Ca antagonist nilvadipine on stroke occurrence or recurrence and extension of asymptomatic cerebral infarction in hypertensive patients with or without history of stroke (PICA Study)：1 design and results at enrollment. Cerebrovasc Dis 24：202-209, 2007

その他の脳血管障害
1 脳動脈解離
- 厚東篤生：頭頸部動脈解離の成因と病理．神経内科 59：361-368，2003
- 松岡秀樹：脳動脈解離の現状．脳動脈解離診療の手引き（主任研究者峰松一夫），循環器病研究費 18 公-5（SCADS-Japan）脳血管解離の病態と治療法の開発．平成21年2月27日発行　本邦の実態（アンケート調査，後ろ向き登録研究から）
- 師井淳太，他：解離性動脈瘤の診断と治療．柳澤信夫，他（編）：Annual Review 神経 2004．pp133-138，中外医学社，東京，2004
- 髙木　誠：脳動脈解離の診断と治療の手引き．若年者脳卒中診療の手引き．循環器病研究委託費 12 指-2 若年世代の脳卒中の診断，治療，予防戦略に関する全国多施設共同研究（主任研究者　国立循環器病センター　峰松一夫），pp85-90，国立循環器病センター内科脳血管部門，大阪，平成15年3月24日発行
- 髙木　誠：脳動脈解離．臨床神経学 45：846-847，2005.
- 髙木　誠：脳動脈解離．Cryptogenic stroke（潜因性脳卒中）．脳神経 58：963-970，2006

2 もやもや病（ウィリス動脈輪閉塞症）
- 厚生科学研究研究費補助金特定疾患対策研究事業：ウィリス動脈輪閉塞症の病因・病態に関する研究．平成11〜13年度総合研究報告書，2002
- 厚生労働科学研究費補助金難治性疾患克服研究事業：モヤモヤ病（ウィリス動脈輪閉塞症）に関する調査研究．平成14〜16年度総合研究報告書，2005

- 厚生労働科学研究費補助金難治性疾患克服研究事業　ウィリス動脈輪閉塞症における病態・治療に関する研究班：もやもや病（ウィリス動脈輪閉塞症）診断・治療ガイドライン．脳卒中の外科 37：321-337, 2009
- 厚生省特定疾患ウィリス動脈輪閉塞症調査研究班：頸頭動脈系の線維筋性形成異常症（Cervico-cephalic arterial fibromuscular dysplasia）の診断の手引．昭和53年度研究報告書（班長後藤文男）, p133, 1979
- 厚生省特定疾患ウィリス動脈輪閉塞症調査研究分科会：平成10年度研究報告書—最新の診断，治療の手引き．1995
- 工藤達之（監）：ウィリス動脈輪閉塞症．シュプリンガー・フェアラーク東京, 東京, 1993

3 奇異性脳塞栓症
- Furlan AJ, et al：Patent foramen ovale and cryptogenic stroke：the hole story. Stroke 44：2676-2678, 2013
- 井口保之, 他：奇異性塞栓症. medicina 50：262-265, 2013

4 抗リン脂質抗体症候群
- 池田康夫：抗リン脂質抗体症候群と抗血栓療法．カレントテラピー 9：922-925, 1991
- 北川泰久：若年層における脳血管障害 Update　抗リン脂質抗体症候群．臨床神経 45：852-855, 2005

5 脳静脈洞血栓症
- 荒木信夫：脳静脈洞血栓症．神経内科 58（Suppl 3）：367-378, 2003
- Bousser MG, et al：Cerebral venous thrombosis：a review of 38 cases. Stroke 16：199-213, 1985
- 星野晴彦, 他：海綿静脈洞部硬膜動静脈奇形のMRI．神経内科 39：91-92, 1993
- 市川博雄：脳梗塞と悪性腫瘍—Trousseau症候群．峰松一夫（編）：脳卒中診療のコツと落とし穴．pp92-93, 中山書店, 東京, 2003
- Kalbag RM：Cerebral venous thrombosis. In：Kapp JP, et al（eds）：The Cerebral Venous System and Its Disorders. pp505-536, Grune & Stratton, Orlando, 1984
- 河村弘庸：脳静脈・静脈洞閉塞．柳澤信夫, 他（編）：Annual Review 神経 2005. pp151-162, 中外医学社, 東京, 2005
- 厚東篤生, 他：上矢状静脈洞血栓症．神経内科 27：211-223, 1987
- 二宮充喜子, 他：妊娠・分娩と大脳静脈および脳静脈洞血栓症．神経内科 61：19-25, 2004
- 武田英孝, 他：横静脈洞およびS状静脈洞血栓症．Brain Med 6：179-182, 1994

7 脳血管奇形
- 上出延治, 他：脳幹部海綿状血管腫—臨床徴候と手術適応．脳神経外科 19：27-34, 1991
- 厚東篤生：海綿状血管腫．CTスキャンが生前・術前診断を可能にした疾患．Clinician 27：67-70, 1980
- 厚東篤生：海綿状血管腫．臨床成人病 15：478-481, 1985

8 MELAS
- Iizuka T, et al：Neuronal hyperexcitability in stroke-like episodes of MELAS syndrome. Neurology 59：816-824, 2002
- Zeviani M, et al：Mitochondrial disorders. Brain 127：2153-2172, 2004

9 CADASIL
- 荒木信夫：CADASIL と片頭痛．日内会誌 88：2480-2486, 1999
- Chabriat H：CADASIL：cerebral autosomal dominant arteriopathy with subcortical infarcts and leukoencephalopathy. In：Welch KMA, et al（eds）：Primer on Cerebrovascular Diseases. pp410-413, Academic Press, San Diego, 1997
- Chabriat H, et al：Clinical spectrum of CADASIL：a study of 7 families. Cerebral autosomal dominant arteriopathy with subcortical infarcts and leukoencephalopathy. Lancet 346：934-939, 1995
- Hinchey J, et al：A reversible posterior leukoencephalopathy syndrome. N Engl J Med 334：494-500, 1996
- Nagata M, et al：Brain stem hypertensive encephalopathy evaluated by line scan diffusion-weighted imaging. Am J Neuroradiol 25：803-806, 2004
- Ruchoux MM, et al：CADASIL：cerebral autosomal dominant arteriopathy with subcortical infarcts and leukoencephalopathy. J Neuropathol Exp Neurol 56：947-964, 1997
- 宇山英一郎, 他：CADASIL．神経研究の進歩 42：985-993, 1998

6 脳卒中の治療

- 特集　BRAIN ATTACK —今ここですべき最高の治療．内科 89（4）, 2002
- 特集　脳卒中急性期治療の新しい展開．最新医学 58（4）, 2003
- 特集　脳虚血治療の最前線．脳と循環 8（2）, 2003
- 篠原幸人, 他（編）：脳卒中治療ガイドライン 2004．協和企画, 東京, 2004

1 脳梗塞急性期の治療
- Adams Jr. HP, et al：Guidelines for the early management of adults with ischemic stroke. Stroke 38：1655-1711, 2007
- Albers GW, et al：Intravenous tissue-type plasminogen activator for treatment of acute stroke：the Standard Treatment with Alteplase to Reverse Stroke（STARS）study. JAMA 283：1145-1150, 2000
- Berkhemer OA, et al：A randomized trial of intraarterial treatment for acute ischemic stroke. N Engl J Med 372：11-20, 2015
- The Edaravone Acute Brain Infarction Study Group：Effect of a novel free radical scavenger, Edaravone（MCI-186）, on acute brain infarction. Randomized, placebo-controlled, double-blind study at multicenters. Cerebrovasc Dis 15：222-229, 2003
- Hill ME, et al：Thrombolysis for acute ischemic stroke：results of the Canadian Alteplase for Stroke Effectiveness Study. CMAJ 172：1307-1312, 2005
- International Stroke Trial Collaborative Group：The International Stroke Trial（IST）：a randomized trial of aspirin, subcutaneous heparin, both, or neither among 19,435 patients with acute ischemic stroke. Lancet 349：1569-1581, 1997
- Lees KR, et al：Time to treatment with intravenous alteplase and outcome in stroke：an updated pooled analysis of ECASS, ATLANTIS, NINDS, and EPITHET trials. Lancet 375：1695-703, 2010
- Lee YS, et al：Cilostazol in Acute Ischemic Stroke Treatment（CAIST Trial）：a randomized double-blind non-inferiority trial. Cerebrovasc Dis. 32：65-71, 2011
- 峰松一夫, 他：発症3時間以内の虚血性脳血管障害に対するGMK-527（アルテプラーゼ）静注療法臨床試験の結果．脳卒中 26：603-606, 2004
- Nakagawara J, et al：Thrombolysis with 0.6 mg/kg intravenous alteplase for acute ischemic stroke in routine clinical practice：the Japan post-Marketing Alteplase Registration Study（J-MARS）. Stroke 41：1984-1989, 2010
- 日本脳卒中学会医療向上・社会保険委員会, rt-PA（アルテプラーゼ）静注療法指針部会：rt-PA（アルテプラーゼ）静注療法適正治療指針．脳卒中 27：327-354, 2005
- 日本脳卒中学会脳卒中医療向上・社会保険委員会 rt-PA（アルテプラーゼ）静注療法指針改訂部会：rt-PA（アルテプラーゼ）静注療法適正治療指針（第二版）．脳卒中 34：443-480, 2012
- NINDS rt-PA Stroke Study Group：Tissue plasminogen activator for acute ischemic stroke. N Engl J Med 333：1581-1587, 1995
- 篠原幸人, 他（編）：脳卒中治療ガイドライン 2009．p152, 協和企画, 東京, 2009
- 高木　誠：急性期脳梗塞におけるヘパリン療法．医学のあゆみ 191：733-738, 1999
- 高木　誠：急性期脳梗塞における抗血小板療法．神経内科 52：172-177, 2000
- 高木　誠：脳塞栓ではいつから再発予防の抗凝固療法を始めるか？小林祥泰（編）：シミュレイション内科　脳血管障害を探る．

pp188-194, 永井書店, 大阪, 2003
- 棚橋紀夫 (編): rt-PA 静注療法ハンドブック. 中外医学社, 東京, 2006
- Wahlgren N, et al: Thrombolysis with alteplase for acute ischaemic stroke in the Safe Implementation of Thrombolysis in Stroke-Monitoring Study (SITS-MOST): an observational study. Lancet 369: 275-282, 2007
- Yamaguchi T, et al: Alteplase at 0.6 mg/kg for acute ischemic stroke within 3 hours of onset: Japan Alteplase Clinical Trial (J-ACT). Stroke 37: 1810-1815, 2006
- 山脇健盛: 脳保護療法. 現代医療 33: 519-525, 2001

2 脳出血の治療
- Broderick J, et al: Guidelines for the management of spontaneous hemorrhage in adults: 2007 Update. Stroke 38: 2001-2023, 2007
- Keep RF, et al: Intracerebral haemorrhage: mechanisms of injury and therapeutic targets. Lancet Neurol 11: 720-731, 2012
- Mayer SA, et al: Recombinant activated factor VIII for acute intracerebral hemorrhage. N Engl J Med 352: 777-785, 2005
- Mendelow AD, et al: Early surgery versus initial treatment in patients with spontaneous supratentorial intracerebral haematomas in the International Surgical Trial in Intracerebral Haemorrhage (STICH): a randomised trial. Lancet 365: 387-397, 2005
- Nishihara T, et al: Endoscopy-guided removal of spontaneous intracerebral hemorrhage: comparison with computer tomography-guided stereotactic evacuation. Childs Nerv Syst 23: 677-683, 2007

3 くも膜下出血の治療
- International Study of Unruptured Intracranial Aneurysms Investigators: Unruptured Intracranial Aneurysms: natural history, clinical outcomes, and risk of surgical and endovascular treatment. Lancet 362: 103-110, 2003
- International Subarachnoid Aneurysm Trial (ISAT) Collaborative Group: International Subarachnoid Aneurysm Trial (ISAT) of neurosurgical clipping versus endovascular coiling in 2143 patients with ruptured intracranial aneurysms: a randomised trial. Lancet 360: 1267-1274, 2002
- Molyneux AJ, et al: International Subarachnoid Aneurysm Trial (ISAT) of neurosurgical clipping versus endovascular coiling in 2143 patients with ruptured intracranial aneurysms: a randomised comparison of effects on survival, dependency, seizures, rebleeding, subgroups, and aneurysm occlusion. Lancet 366: 809-817, 2005

4 脳血管内治療
- Broderick JP, et al: Endovascular therapy after intravenous t-PA versus t-PA alone for stroke. N Engl J Med 368: 893-903, 2013
- Chimowitz MI, et al: Comparison of warfarin and aspirin for symptomatic intracranial arterial stenosis. N Engl J Med 352: 1305-3516, 2005
- Chimowitz MI, et al: Stenting versus aggressive medical therapy for intracranial arterial stenosis. N Engl J Med 365: 993-1003, 2011
- Ciccone A, et al: Endovascular treatment for acute ischemic stroke. N Engl J Med 368: 904-913, 2013
- Clinical alert: benefit of carotid endarterectomy for patients with high-grade stenosis of the internal carotid artery. National Institute of Neurological Disorders and Stroke Stroke and Trauma Division. North American Symptomatic Carotid Endarterectomy Trial (NASCET) investigators. Stroke 22: 816-817, 1991
- Hacke W, et al: Thrombolysis with alteplase 3 to 4.5 hours after acute ischemic stroke. N Engl J Med 359: 1317-1329, 2008
- Kidwell CS, et al: A trial of imaging selection and endovascular treatment for ischemic stroke. N Engl J Med 368: 914-923, 2013
- Mantese VA, et al: The Carotid Revascularization Endarterectomy versus Stenting Trial (CREST): stenting versus carotid endarterectomy for carotid disease. Stroke 41: S31-S34, 2010
- Mizutani T, et al: Pathological mechanism and three-dimensional structure of cerebral dissecting aneurysms. J Neurosurg 94: 712-717, 2001
- Molyneux A, et al: International Subarachnoid Aneurysm Trial (ISAT) of neurosurgical clipping versus endovascular coiling in 2143 patients with ruptured intracranial aneurysms: a randomised trial. Lancet 360: 1267-1274, 2002
- Molyneux AJ, et al: International subarachnoid aneurysm trial (ISAT) of neurosurgical clipping versus endovascular coiling in 2143 patients with ruptured intracranial aneurysms: a randomised comparison of effects on survival, dependency, seizures, rebleeding, subgroups, and aneurysm occlusion. Lancet 366: 809-817, 2005
- Nogueira RG, et al: Trevo versus Merci retrievers for thrombectomy revascularisation of large vessel occlusions in acute ischaemic stroke (TREVO 2): a randomised trial. Lancet 380: 1231-1240, 2012
- Ogasawara K, et al: [JET study (Japanese EC-IC Bypass Trial)]. Nihon Rinsho 64 (Suppl 7): 524-527, 2006
- Saver JL, et al: Solitaire flow restoration device versus the Merci Retriever in patients with acute ischaemic stroke (SWIFT): a randomised, parallel-group, non-inferiority trial. Lancet 380: 1241-1249, 2012
- Smith WS, et al: Safety and efficacy of mechanical embolectomy in acute ischemic stroke: results of the MERCI trial. Stroke 36: 1432-1438, 2005
- Sugiu K, et al: Emergent endovascular treatment of ruptured vertebral artery dissecting aneurysms. Neuroradiology 47: 158-164, 2005
- Tissue plasminogen activator for acute ischemic stroke. The National Institute of Neurological Disorders and Stroke rt-PA Stroke Study Group. N Engl J Med 333: 1581-1587, 1995
- Turk AS, et al: Initial clinical experience with the ADAPT technique: a direct aspiration first pass technique for stroke thrombectomy. J Neurointerv Surg 6: 231-237, 2014
- Van Dijk JMC, et al: Clinical course of cranial dural arteriovenous fistulas with long-term persistent cortical venous reflux. Stroke 33: 1233-1236, 2002
- Yadav JS, et al: Protected carotid-artery stenting versus endarterectomy in high-risk patients. N Engl J Med 351: 1493-1501, 2004
- Yamada M, et al: Intracranial vertebral artery dissection with subarachnoid hemorrhage: clinical characteristics and outcomes in conservatively treated patients. J Neurosurg 101: 25-30, 2004

7 脳卒中の後遺症と対策

1 脳血管性認知症
- 特集 脳血管性痴呆. Clin Neurosci 11(11), 1993
- 特集 脳血管性痴呆を正しく理解する. 脳と循環 3(1), 1998
- 特集 血管性痴呆・再考. 老年精神医学 14(2), 2003
- 荒木五郎: 脳血管性痴呆の予防と治療. 老年精神医学 3: 48-54, 1992
- 千葉健一, 他: 脳血管性痴呆の診断基準と臨床的特徴. 老年精神医学 3: 35-40, 1992
- Hachinski VC: Cerebral blood flow in dementia. Arch Neurol 32: 632-637, 1975
- 平井俊策: 脳血管性痴呆の診断. 日内会誌 80: 537-541, 1991
- 廣瀬源二郎: 脳血管性パーキンソニズム. 内科 63: 872-876, 1989
- Koto A, et al: Syndrome of normal pressure hydrocephalus: possible relation to hypertensive and arteriosclerotic vasculopathy. J Neurol Neurosurg Psychiatry 40: 73-79, 1977
- 厚東篤生: Binswanger 病. 後藤文男 (編): 興和医報別冊, 脳血管

- 障害. pp156-163, 1992
- 厚東篤生：脳血管性痴呆. 篠原幸人, 他（編）：脳神経疾患のみかたABC. 日本医師会雑誌 臨時増刊号 10(5)：242-246, 1993
- 葛原茂樹：痴呆, 脳血管性痴呆. 日内会誌 79：496-501, 1990
- 三森康世, 他：脳血管性パーキンソニズム. 綜合臨牀 39：2368-2374, 1990
- Román GC, et al：Vascular dementia：diagnostic criteria for research studies. Report of the NINDS-AIREN International Workshop. Neurology 43：250-260, 1993
- 東儀英夫：脳血管性 Parkinsonism. 内科 Mook 23：229, 1984
- 東儀英夫：脳血管性痴呆の診断と治療. 日内会誌 81：385-388, 1992
- 山口滋紀：脳血管性痴呆 症候と検査成績. 日本臨牀 62（増刊号1）痴呆症学(2)：18-22, 2004
- 山之内 博：脳血管性痴呆 概念と診断基準. 日本臨牀 62（増刊号1）痴呆症学(2)：7-12, 2004

2 うつ〜 5 痙縮

- Bohannon RW, et al：Interrater reliability of a modified Ashworth scale of muscle spasticity. Phys Ther 67：206-207, 1987
- 平野照之：高齢者脳卒中後てんかんの治療. 神経治療 29：474-479, 2012
- Jorge RE, et al：Mortality and poststroke depression：a placebo-controlled trial of antidepressants. Am J Psychiatry 160：1823-1829, 2003
- 加藤裕司：視床痛. 神経内科 80：436-442, 2014
- 木村彰男, 他：A 型ボツリヌス毒素製剤（Botulinum Toxin Type A）の脳卒中後の上肢痙縮に対する臨床評価—プラセボ対照二重盲検群間比較試験ならびにオープンラベル反復投与試験. Jpn Rehabil Med 47：714-727, 2010
- 木村彰男, 他：A 型ボツリヌス毒素製剤（Botulinum Toxin Type A）の脳卒中後の下肢痙縮に対する臨床評価—プラセボ対照二重盲検群間比較試験ならびにオープンラベル反復投与試験. Jpn Rehabil Med 47：626-636, 2010
- 木村真人：脳血管障害と「うつ」. 老年精神医学雑誌 25：25-33, 2014
- Klit H, et al：Central post-stroke pain：central post-stroke pain：clinical characteristics, pathophysiology, and management. Lancet Neurol 8：857-868, 2009
- Kumar G, et al：Central post-stroke pain：current evidence. J Neurol Sci 284：10-17, 2009
- Morris PL, et al：Association of depression with 10-year poststroke mortality. Am J Psychiatry. 150：124-129, 1993
- 中島孝育. 脳卒中後の痙縮とボツリヌス療法. Prog Med 30：3097-3108, 2010
- 大平貴之, 他：脳卒中後の疼痛. 医学のあゆみ 177：457-460, 1996
- Robinson RG：The Clinical Neuropsychiatry of Stroke. 2nd ed, Cambridge, 2006（木村真人監訳：脳卒中における臨床神経精神医学. 第 2 版, 星和書店, 東京, 2013）

8 脳卒中の予防

1 脳卒中の一次予防　2 脳卒中の二次予防

- Albers MJ, et al：Antithrombotic therapy for stroke prevention in non-valvular atrial fibrillation. Lancet Neurol 11：1066-1081, 2012
- Amarenco P, et al：Statins in prevention and carotid atherosclerosis. Systematic review and up-to-date meta-analysis. Stroke 35：2902-2909, 2004
- Antithrombotic Trialists' Collaboration：Collaborative meta-analysis of randomised trials of antiplatelet therapy for prevention of death, myocardial infarction, and stroke in high risk patients. BMJ 324：71-86, 2002
- Barnett HJM, et al：Benefit of carotid endarterectomy in patients with symptomatic moderate or severe stenosis. N Engl J Med 339：1415-1425, 1998
- Barnett HJM, et al：Carotid endarterectomy：a neurotherapeutic advance. Arch Neurol 57：40-45, 2000
- Burchfiel CM, et al：Glucose intolerance and 22-year stroke incidence. The Honolulu Heart Program. Stroke 25：951-957, 1994
- Camm AJ, et al：Guidelines for the management of atrial fibrillation：the Task Force for the Management of Atrial Fibrillation of the European Society of Cardiology（ESC）. Europace 12：1360-1420, 2010
- Chaturvedi S, et al：Carotid endarterectomy an evidence-based review. Neurology 65：794-801, 2005
- Culebras A, et al：Summary of evidence-based guideline update：prevention of stroke in nonvalvular atrial fibrillation：report of the Guideline Development Subcommittee of the American Academy of Neurology. Neurology 82：716-724, 2014
- Di Nisio M, et al：Direct thrombin inhibitors. N Engl J Med 353：1028-1040, 2005
- Dormandy JA, et al：Secondary prevention of macrovascular events in patients with type 2 diabetes in the PROactive Study（PROspective pioglitAzone Clinical Trial In macroVascular Events）：a randomized trial. Lancet 366：1279-1289, 2005
- The EC/IC Bypass Study Group：Failure of extracranial-intracranial arterial bypass to reduce the risk of ischemic stroke. N Engl J Med 313：1191-1200, 1985
- European Carotid Surgery Trialists' Collaboration Group：Randomized trial of endarterectomy for recently symptomatic carotid stenosis：final results of the MRC European Carotid Surgery Trial（ECST）. Lancet 351：1379-1387, 1998
- Executive Committee for the Asymptomatic Carotid Atherosclerosis Study：Endarterectomy for asymptomatic carotid artery stenosis. JAMA 273：1421-1428, 1995
- Gaede P, et al：Effect of a multifactorial intervention on mortality in type 2 diabetes. N Engl J Med 358：580-5911, 2008
- Gage BF, et al：Validation of clinical classification schemes for predicting stroke：results from the National Registry of Atrial Fibrillation. JAMA 285：2864-2870. 2001
- Goldstein LB, et al：Primary prevention of ischemic stroke. Stroke 37：1583-1623, 2006
- Gotoh F, et al：Cilostazol stroke prevention study：a placebo-controlled double-blind trial for secondary prevention of cerebra infarction. J Stroke Cerebrovasc Dis 9：147-157, 2000
- Hankey GJ：Secondary stroke prevention. Lancet Neurol 13：178-194, 2014
- Hart RG, et al：Antithrombotic therapy to prevent stroke in patients with atrial fibrillation：A meta-analysis. Ann Intern Med 131：492-501, 1999
- Hirsh J, et al：American Heart Association/American College of Cardiology Foundation guide to warfarin therapy. Circulation 107：1692-1711, 2003
- 星野晴彦, 他：虚血性脳血管障害入院加療症例の長期脳血管障害再発に関する検討. 脳卒中 26：349-356, 2004
- Intensive blood-glucose control with sulphonylureas or insulin compared with conventional treatment and risk of complications in patients with type 2 diabetes（UKPDS 33）. UK Prospective Diabetes Study（UKPDS）Group. Lancet 352：837-852, 1998
- 循環器病の診断と治療に関するガイドライン. 心房細動治療（薬物）ガイドライン（2013 年改訂版）. http：//www.j-circ.or.jp/guideline/pdf/JCS2013_inoue_h.pdf（2015 年 1 月閲覧）
- 循環器疾患の診断と治療に関するガイドライン（2002-2003 年度合同研究班報告：循環器疾患における抗凝固・抗血小板療法に関するガイドライン. Circ J 68(Suppl IV)：1153-1219, 2004
- Kelly TN, et al：Systematic review：glucose control and cardiovascular disease in type 2 diabetes. Ann Intern Med 151：394-403, 2009
- Kernan WN：Guidelines for the prevention of stroke in patients

- with stroke and transient ischemic attack : a guideline for healthcare professionals from the American Heart Association/American Stroke Association. Stroke 45 : 2160-2236, 2014
- 清原　裕，他：脳卒中の疫学．井村裕夫，他（編）：最新内科学体系66―脳血管障害．pp3-11，中山書店，東京，1996
- Lip GY, et al : Comparative vlidation of a novel risk score for predicting bleeding risk in anticoagulated patients with atrial fibrillation : the HAS-BLED(Hypertension, Abnormal Renal/Liver Function, Stroke, Bleeding History or Predisposition, Labile INR, Elderly, Drugs/Alcohol Concomitantly) score. J Am Coll Cardiol 57 : 173-180, 2011
- Mannami T, et al : Prevalence of asymptomatic carotid atherosclerotic lesions detected by high-resolution ultrasonography and its relation to cardiovascular risk factors in the general populations of a Japanese city. The Suita study. Stroke 28 : 518-525, 1997
- Marquardt L, et al : Low risk of ipsilateral stroke inpatients with asymptomatic carotid stenosis on best medical treatment. A prospective, population-based study. Stroke 41 : e11-e17, 2010
- Meschia JF, et al; American Heart Association Stroke Council, et al : Guidelines for the primary prevention of stroke : a statement for healthcare professionals from the American Heart Association/American Stroke Association. Stroke 45 : 3754-3832, 2014
- メタボリックシンドローム診断基準検討委員会：メタボリックシンドロームの定義と診断基準．日内会誌 94：794-809，2005
- MRC Asymptomatic Carotid Surgery Trial (ACST) Collaborative Group : Prevention of disabling and fatal strokes by successful carotid endarterectomy in patients without recent neurological symptoms : randomized controlled trial. Lancet 363 : 1491-1502, 2004
- 日本動脈硬化学会：動脈硬化性疾患予防ガイドライン．協和企画，東京，2007
- 日本動脈硬化学会（編）：動脈硬化性疾患予防ガイドライン 2012年版．日本動脈硬化学会，東京，2012
- 日本高血圧学会高血圧治療ガイドライン作成委員会（編）：高血圧治療ガイドライン 2004．日本高血圧学会，東京，2004
- 日本脳ドック学会新ガイドライン作成委員会：脳ドックのガイドライン 2003．日本脳ドック学会，2003
- 日本消化器内視鏡学会（編）：抗血栓薬服用者に対する消化器内視鏡診療ガイドライン．日本消化器内視鏡学会雑誌 54：2079，2084，2095，2012
- 日本糖尿病学会（編）：糖尿病治療ガイド 2014-2015．p25，文光堂，東京，2014
- Pisters R, et al : A novel user-friendly score (HAS-BLED) to assess 1-year risk of major bleeding in patients with atrial fibrillation : the Euro Heart Survey. Chest 138 : 1093-1100, 2010
- PROGRESS Collaborative Group : Randomized trial of a perindopril-based blood-pressure-lowering regimen among 6,105 individuals with previous stroke or transient ischaemic attack. Lancet 358 : 1033-1041, 2001
- Ray KK, et al : Effect of intensive control of glucose on cardiovascular outcomes and death in patients with diabetes mellitus : a meta-analysis of randomised controlled trials. Lancet 373：1765-1772, 2009
- Sacco RL, et al : Guidelines for prevention of stroke in patients with ischemic stroke or transient ischemic attack. Stroke 37 : 577-617, 2006
- Selvin E, et al : Meta-analysis : Glycosylated hemoglobin and cardiovascular disease in diabetes mellitus. Ann Intern Med 141 : 421-431, 2004
- Shinohara Y, et al : Cilostazol for prevention of secondary stroke (CSPS2) : an aspirin-controlled, double-blind, randomised non-inferiority trial. Lancet Neurol 9 : 959-968, 2010
- The SPARCLE investigators : High-dose atorvastatin after stroke or transient ischemic attack. N Engl J Med 355 : 549-559, 2006
- SPORTIF executive steering committee for the SPORTIF V investigators : Ximelagatran vs warfarin for stroke prevention in patients with nonvalvular atrial fibrillation. A randomized trial. JAMA 293 : 690-698, 2005
- 高木　誠：日本人の体質を考慮した高血圧の治療戦略―脳血管障害の一次予防，二次予防と高血圧―．東京内科医会会誌 21：18-31，2005
- 高木　誠：脳卒中の予防―危険因子の管理―糖尿病．日本医師会雑誌 133：603-607，2005
- Toyoda K, et al : Dual antithrombotic therapy increases severe bleeding events in patients with stroke and cardiovascular disease : a prospective, multicenter, observational study. Stroke 39 : 1740-1745, 2008
- Toyoda K, et al : Blood pressure levels and bleeding events during antithrombotic therapy : the Bleeding with Antithrombotic Therapy (BAT) Study. Stroke 41 : 1440-1444, 2010
- Uchiyama S, et al : New modalities and aspects of antiplatelet therapy for stroke prevention. Cerebrovasc Dis 21 (Suppl 1) : 7-16, 2006
- UK Prospective Diabetes Study (UKPDS) Group : Intensive blood-glucose control with sulphonylureas or insulin compared with conventional treatment and risk of complications in patients with type 2 diabetes (UKPDS 33). Lancet 352 : 837-853, 1998
- UK Prospective Diabetes Study Group : Tight blood pressure control and risk of macrovascular and microvascular complications in type 2 diabetes : UKPDS 38. BMJ 17 : 703-713, 1998
- Wang Y : Clopidogrel with aspirin in acute minor stroke or transient ischemic attack. N Engl J Med 369 : 11-19, 2013
- Weitz JI, et al : New anticoagulants. J Thromb Haemost 3 : 1843-1853, 2005
- Wilcox R, et al : Effects of pioglitazone in patients with type 2 diabetes with or without previous stroke : results from PROactive (PROspective pioglitAzone Clinical Trial In macroVascular Events 04). Stroke 38 : 865-873, 2007
- Yadav JS, et al : Protected carotid-artery stenting versus endarterectomy in high-risk patients. N Engl J Med 351 : 1493-1501, 2004

9 脳卒中のリハビリテーション

- Biernaskie J, et al : Efficacy of rehabilitative experience declines with time after focal ischemic brain injury. J Neurosci 24 : 1245-1254, 2004
- 千野直一，他：脳卒中の機能評価―SIAS と FIM 基礎編．金原出版，東京，2012.
- Langhorne P, et al : What are the components of effective stroke unit care? Age Ageing 31 : 365-371, 2003
- 脳卒中合同ガイドライン委員会（篠原幸人，他）：脳卒中治療ガイドライン 2009．協和企画，東京，2009
- Stroke Unit Trialists' Collaboration : Collaborative systematic review of the randomised trials of organised inpatient (stroke unit) care after stroke. BMJ 314 : 1151-1159, 1997
- Tsuji T, et al : ADL structure for stroke patients in Japan based on the functional independence measure. Am J Phys Med Rehabil 74 : 432-438, 1995
- Wolf SL, et al : Effect of constraint-induced movement therapy on upper extremity function 3 to 9 months after stroke : the EXCITE randomized clinical trial. JAMA 296 : 2095-2104, 2006

索引

和文索引

あ

アーガイル・ロバートソン瞳孔　46
アスピリン　184, 185, 189, 229, 231, 233
アスピリン長期投与による脳出血増加の危険性　229
アスピリン腸溶錠　233
アディー症候群　46
アテローム血栓症　105
アテローム血栓性頭蓋内動脈狭窄に対する脳血管内治療　201
アテローム血栓性脳梗塞　104, 105
ーーー の発症機序　105
ーーー の治療　189
アトルバスタチン　228
アピキサバン　187, 224
アミロイド血管症　164
ーーー に伴う大脳白質病変　164
ーーー による脳葉型出血　164
アミロイド血管症関連炎症　164
アルガトロバン　184, 186, 189
アルツハイマー病(アルツハイマー型認知症)との鑑別，脳血管性認知症と　207
アルテプラーゼ　184
アルテプラーゼ静注療法
ーーー のチェックリスト　187
ーーー までの時間と転帰の関係　185
アルテプラーゼ静注療法後の管理指針　188
安静度の管理，脳梗塞急性期の　182
鞍上槽　16, 17

い

異常運動の診かた　51
異常呼吸と予後　35
異常呼吸パターンと脳病巣部位　35
異常小血管　172
移乗動作　246
意識障害　79
ーーー，遷延性の　80
ーーー と角膜反射　47
ーーー をきたす疾患　79
意識障害患者の呼吸異常　34
意識不鮮明　37
意識レベルの診かた　37
意識レベル評価のチェックポイント　37

遺伝子異常，CADASIL の　173
遺伝子組換え活性型血液凝固第VII因子製剤　223
遺伝子組換え活性型第VII因子　191
一過性全健忘　98
一過性脳虚血発作　→ TIA を見よ　93, 227
ーーー の治療，再発(二次)予防　233
一眼半水平注視麻痺症候群　42
咽頭反射　49
飲酒
ーーー，脳卒中の危険因子　225
ーーー，脳卒中の再発(二次)予防　229
韻律障害　70

う

ウィリス動脈輪閉塞症　160
ウィングスパンステント　202
ウェーバー症候群　130
ウェクスラー記憶検査　240
ウェルニッケ失語　71
ウェルニッケ中枢　9, 11
ウェルニッケ・マンの肢位　65
ウェルニッケ野　70
うつ　209
ーーー と病変部位との関係　209
迂回槽　14
腕落下試験　51
運動過多性構音障害　69
運動系の診かた　50
運動失調不全片麻痺　110
運動障害　64
ーーー，前頭葉皮質の障害による　64
ーーー，脳幹部の障害による　65
ーーー，皮質下・内包の障害による　65
運動線維(錐体路)の走行　75
運動中枢　5, 7, 9, 11
運動麻痺の診かた　51
運動領野　5

え

エダラボン　184, 190
エディンガー・ウェストファール核　62
エドキサバン　187, 225
栄養の管理
ーーー，神経学的合併症　182
ーーー，脳梗塞急性期の　182
延髄　20, 28, 64

ーーー の高さでの横断面　136
延髄外側症候群　136
ーーー と閉塞血管　136
ーーー にみられる感覚障害　68
延髄梗塞　136
延髄内側症候群　137
延髄レベル　20
塩酸パパベリン　197
塩酸ファスジル　196, 197
縁上回　7, 23
嚥下咽頭期　74
嚥下運動　49
嚥下期における食塊の位置　74
嚥下後誤嚥　240
嚥下口腔期　74
嚥下障害　74
嚥下食道期　74
嚥下前誤嚥　240
ーーー の嚥下造影　240
嚥下中誤嚥　240

お

オザグレル　184, 185, 189, 196
オンディーヌの呪い　34
黄斑回避の機序　59
横静脈洞血栓症　166
横側頭回　24
温・痛覚　66

か

カテーテル　199
カロリックテスト　43
ガイディングカテーテル　199
下行性テント切痕ヘルニア　84
ーーー の分類，半田らによる　84
下肢装具，片麻痺のための　247
下肢の麻痺　51, 65
下赤核症候群　130
下前頭回　7, 9, 11, 13, 15, 23, 24
下側頭回　15, 17, 19, 25, 26, 27
下腿落下試験　51
下頭頂小葉　5, 22
仮性めまい　76
架橋静脈　176
家屋改装，在宅リハビリテーション　250
画像上の推定血腫量の計算式　145
介護支援専門員　243
回転性めまい　76

回復期リハビリテーション　243, 247
改訂水飲みテスト　240
海馬　11, 13
海馬傍回　11, 13, 15, 17, 19
海綿状血管腫　170
外頸動脈　2
外減圧術，くも膜下出血の　196
外側症候群の感覚障害　68
外転神経(VI)の診かた　40
外転神経麻痺　40
角回　7, 23
角回動脈　3, 5, 7
ーーー の梗塞　123
角回野　70
角回領域　7
角膜下顎反射　47
角膜反射　47
ーーー の神経路　47
覚醒の神経系　79
肩関節の内転・内旋，痙縮　212
活動制限　238
滑車神経(IV)の診かた　40
滑動性追従運動　61
冠動脈疾患絶対リスク評価チャート　220
乾燥ヒト血液凝固第IX因子複合体　223
間欠的口腔食道経管栄養法　245
感覚系の診かた　52
感覚障害　66
ーーー，延髄外側症候群にみられる　68
ーーー，外側症候群の　68
ーーー，顔面の　68
ーーー，橋上部外側症候群にみられる　68
ーーー，四肢・体幹の　68
ーーー，視床の障害による　66
ーーー，頭頂葉皮質の障害による　66
ーーー，内側症候群の　68
ーーー，脳幹の障害による　67
ーーー の評価　239
感覚中枢　5, 7, 9, 11
感覚鈍麻，半身の　66
感覚領野　5
感覚路，中枢神経系における　66
感情障害　209
感染症，くも膜下出血の原因　148
簡易認知症スクリーニング検査　241
観念運動失行　72, 120
観念失行　72
眼窩回　17, 19, 25

索引

眼窩上縁圧迫試験　48
眼窩前頭動脈　3, 17, 19
眼球
　―― の位置　40, 41
　―― の自発性運動　42
眼球浮き運動　42
眼球運動　42
　――, 自発性異常　42
眼球共同運動中枢経路の病変と所見　60
眼球共同運動の機序　60
眼球前庭反射　43
　―― と頭位変換眼球反射, 障害部位と　44
眼球彷徨　42
眼瞼下垂　40
眼瞼後退　40
眼振　42
眼底所見　39
眼裂　40
眼裂開大　40
眼裂狭小　40
顔面
　―― の感覚　66
　―― の感覚障害　68
顔面感覚障害, 脳幹病巣レベルと　68
顔面神経(Ⅶ)の診かた　48

き

危険因子, 脳卒中の　216
奇異性脳塞栓症　162
記銘・記憶　240
起始部閉塞　114
機能構造障害, 脳卒中による　238
機能的自立度評価尺度　241
偽性外転神経麻痺　45
偽性球麻痺　65, 69, 74, 206
義肢装具士　243
喫煙
　――, 脳卒中の危険因子　225
　――, 脳卒中の再発(二次)予防　228
脚間槽　14, 25
弓状束　70
休薬による血栓塞栓症の高発症群　236
急性期リハビリテーション　243, 244
急性水頭症の治療, くも膜下出血の　195
球麻痺　74
嗅球　18
虚血性神経細胞死の機序　190
虚血性脳卒中に対する脳血管内治療　200
虚血性ペナンブラ　180
共同運動　238
共同屈曲, 上肢の　239
共同偏位　41, 60
狭窄性血管病変の好発部位, 頭蓋外における　94
境界領域梗塞　115

橋　16, 18, 26, 27
橋下部　64
　―― の高さでの横断面　135
橋下部外側症候群　135
橋下部梗塞　135
橋下部内側症候群　135
橋下部レベル　18
橋出血　145
橋上部　64
　―― の高さでの横断面　133
橋上部外側症候群　133
　―― にみられる感覚障害　68
橋上部梗塞　133
橋上部内側症候群　133
橋上部被蓋症候群　133
橋上部レベル　16, 26
橋中部　64
　―― の高さでの横断面　134
橋中部外側症候群　134
橋中部梗塞　134
橋中部内側症候群　134
橋中部レベル　27, 28

く

クスマウルの大呼吸　34
クリッピング術
　――, ICGによる術中蛍光脳血管撮影を用いた　196
　――, 血管壁からみた　195
　――, 神経内視鏡を用いた　196
　――, 中大脳動脈瘤への　195
クレアチニンクリアランス　224
クロード症候群　130
クロピドグレル　186, 230, 232, 234
グラスゴー方式　38
グラディエントエコー法　141, 156
くも膜下出血　148
　―― による頭痛　78, 148
　―― の鑑別疾患　151
　―― の経過と予後　194
　―― の原因　148
　―― の重症度判定基準　148
　―― の症状　148
　―― の続発症と予後　152
　―― の脳動脈瘤の好発部位と症状　152
　―― の慢性期の治療　197
くも膜下出血急性期
　―― の再出血予防　194
　―― の初期治療　194
　―― の全身管理　194
　―― の治療　194
　―― の頭蓋内圧亢進の治療　194
　―― の動脈瘤に対する治療　194
くも膜下槽　29
車椅子走行　246
群発呼吸　34, 35

け

ケアマネジャー　243
ケースワーカー　243
ケルニッヒ徴候　52
ゲルストマン症候群　71
けいれん　51, 210
　――, 動静奇形の　169
　――, 脳梗塞急性期の　183
経口抗凝固薬　186, 222
経口抗凝固療法　189
経皮経管的脳血栓回収療法, 脳塞栓症に対する　200
経皮的血管形成術(PTA)　197, 235
痙縮　212, 238, 250
　―― による姿勢異常の主なパターン　212
　―― の治療　213
　―― の日常生活上の支障　212
　―― のボツリヌス療法　213
痙性構音障害　69
傾眠　37
頸動脈狭窄症に対するステント留置術　201
頸動脈狭窄度の計測法　235
頸動脈ステント留置術　235
頸動脈内膜剥離術　226, 234
頸動脈病変の病態と治療法　234
血圧　36
　―― の管理, 脳梗塞急性期の　181
　―― の管理, 脳出血の　191
血圧下降　36
血圧左右差　36
血圧上昇　36
血管拡張薬　197
血管形成術, 脳血管攣縮に対する　202
血管雑音　116
　―― の聴取　95
血管内治療, 硬膜動静脈瘻に対する　205
血管攣縮治療薬投与, くも膜下出血の　196
血行再建術　234
血腫の増大, 脳出血発症初期の　191
血小板の放出反応と放出物質　186
血栓　105
血栓溶解薬　184
血糖
　―― の管理, 脳梗塞急性期の　182
　―― のコントロール　219
血流不全, TIAの病態　93
血流不全性機序, アテローム血栓性脳梗塞　106
楔前部　5, 7, 22, 23, 24, 25
楔部　7, 9, 13, 23
健忘性失語　71

言語障害　69
言語中枢　7, 9, 11, 13, 69
　―― の解剖　69
言語聴覚士　243
原発性呼吸性アルカローシス(＋代謝性アシドーシス)による過換気　34
原発性脳室内出血　147

こ

コイル塞栓術
　――, くも膜下出血の　195
　――, ステント支援　203
　――, 脳動脈瘤　197, 202
コリエー徴候　40
コレステロール管理　219
呼吸　34
　―― の管理, 脳梗塞急性期の　181
呼吸性アシドーシスによる低換気　34
股関節
　―― の屈曲, 痙縮　212
　―― の内転, 痙縮　212
誤嚥性肺炎　245
　――, 脳梗塞急性期の　183
誤嚥の分類　240
口臭　36
交叉性片麻痺　65
行動性無視検査　240
抗Xa薬　187
抗うつ薬
　――, 疼痛に対する治療　211
　――, 脳卒中後うつ病に対して用いられる　209
抗カルジオリピン抗体　163
抗凝固薬　184, 186
　―― と抗血小板薬の併用　225
　―― の選択, 心房細動患者における　225
抗凝固療法　189
　――, 塞栓症の予防　221
　――, 脳卒中の再発(二次)予防　232
抗凝固療法中の出血性合併症のリスク評価　223
抗血小板薬　184, 185
　―― の作用機序　229
　―― の併用療法, 脳卒中の再発(二次)予防　231
抗血小板療法　189
　――, 塞栓症の予防　222
　――, 脳卒中の再発(二次)予防のための　229
抗血栓薬
　―― の休薬, 内視鏡検査, 抜歯, 手術時の　236
　―― の種類と作用機序　184
抗血栓療法　187
　――, 心房細動における　222
　――, 脳梗塞急性期の病型別の　184

──，脳卒中の再発（二次）予防
　のための　229
──と脳出血　233
抗線溶薬　194
抗てんかん薬
──，高齢者脳卒中後てんかん
　に処方可能な　210
──，疼痛に対する治療　211
抗トロンビン薬　187
抗脳浮腫薬　184
抗リン脂質抗体症候群　163
更衣，ADL 練習　247
拘縮の予防　245
後下小脳動脈　3, 17, 19, 21
後側頭動脈　3, 9, 11, 13, 15,
　17, 19
── の梗塞　123
── の閉塞　125
後退性眼振　42
後大脳動脈　2, 3, 7
── と分枝　124
── の灌流領域　124
後大脳動脈灌流域の梗塞による
　半盲　125
後大脳動脈閉塞　124
後頭蓋窩　84
後頭極　11
後頭側頭回　11, 13, 15, 17, 19
後頭頂動脈　3, 5, 7
── の梗塞　123
後頭葉　6, 7, 8, 9, 10, 11, 12,
　13, 23-26
後脈絡叢動脈　128
虹彩ルベオーシス　117
降圧目標　218
高血圧
──，脳卒中の危険因子　216
──，脳卒中の再発（二次）予防
　のための　228
高血圧合併糖尿病例における薬
　物治療　219
高血圧管理計画，初診時の
　217
高血圧性脳出血
── の手術適応　192
── の神経学的重症度分類
　192
── の治療　191
高脂血症（脂質異常症）
──，脳卒中の危険因子　219
──，脳卒中の再発（二次）予防
　228
高次脳機能障害への対応，リハ
　ビリテーション回復期　248
高次脳機能評価検査　241
高齢者脳卒中後てんかんに処方
　可能な抗てんかん薬　210
硬膜外血腫　177
硬膜動静脈瘻　167
── に対する血管内治療
　205
項部硬直　52
鉤　17, 26
鉤ヘルニア　83
構音障害　69

── と手不器用症候群　110
国際生活機能分類（ICF）　238
昏睡　37
昏迷　37

さ

作業療法士　243
鎖骨下動脈盗血症候群　99
細菌性動脈瘤　150
最小意識状態　80
在宅リハビリテーション　250
錯語　70
三角部，下前頭回の　11, 115
三叉神経の診かた　47
参加制約　238
散瞳　46
── と対光反射の消失をきた
　す代謝性昏睡　46

し

シーソー眼振　42
シロスタゾール　186, 231,
　232
ジピリダモール　231
四丘体槽　12
四肢・体幹
── の感覚　66
── の感覚障害　68
四肢麻痺
──，前頭葉皮質の障害による
　65
──，脳幹部の障害による
　65
──，皮質下・内包の障害によ
　る　65
肢位
──，片麻痺の　50
── と姿勢の診かた　50
肢節運動失行　72
脂質異常症　→高脂血症（脂質
　異常症）を見よ
脂質管理　219
視覚異常　58
視覚失調
──，動脈瘤の視交叉部圧迫に
　よる　59
視覚失認　72
視覚路
── における線維配列　59
── の病巣部位と灌流血管
　58
視交叉　17
視索　14, 25
視床　8, 10, 24
── と意識　126
── と運動　126
── と感覚　126
── と精神機能　126
── の血管支配　127
── の構造と機能　126
── の支配血管　126
── の障害による感覚障害
　66

視床感覚核における身体部位的
　局在　67
視床梗塞　126
視床失語　143
視床膝状体動脈　9, 11
── の梗塞　127
視床出血　143
視床症候群　67, 127
視床性認知症　126, 130
視床穿通動脈　9, 11
── の梗塞　127
視床痛　67, 211
視床皮質反響回路　79
視神経　17
── の診かた　39
視中枢　9, 11, 13
視野異常と病巣部位　58
視野障害　58
視野の診かた　39
歯状核　14, 16
自助具　247
持続性吸息呼吸　34, 35
持続性植物状態　80
識別覚鈍麻　66
失外套状態　80
失行　72
── の病巣部位　72
失語（症）　69
──，視床　143
── の ST 訓練　248
── の種類と障害部位　70
── の評価　239
── の予後　71
失調性呼吸　34, 35
失認　72
膝関節
── の過伸展，痙縮　212
── の屈曲，痙縮　212
膝落下試験　51
斜偏位　41
手段的 ADL　238
終末部閉塞　114
終末領域梗塞　116
縮瞳　46
粥腫　105
出血性梗塞　107, 183
── の発生機序　107
出血性脳卒中に対する脳血管内
　治療　202
純粋運動性片麻痺　109
純粋感覚性発作　109
純粋失読　125
徐脈　36
除脳硬直　50
除皮質硬直　50
小脳梗塞　109, 138
── の臨床的特徴　146
小脳出血　76, 146
小脳性認知感情障害　71
小脳虫部　10, 12, 14, 16, 18,
　25-27
小脳の血管支配　138
小脳半球　14, 16, 18, 20,
　26-28
小脳扁桃ヘルニア　83

床上起居動作　246
床突起下動脈瘤　152
床突起上動脈瘤　153
松果体　10
松果体レベル　10
消化管出血，脳梗塞急性期の
　183
掌中への母指屈曲，痙縮　212
硝子体下出血　39
衝動性眼球運動　61
上行性テント切痕ヘルニア
　83
上行性網様体賦活系　79
上行大動脈　2
上矢状静脈洞血栓症　165
── による頭痛　78
上肢の麻痺　51
上肢麻痺改善プログラム　249
上小脳動脈　3, 11, 13, 15, 17,
　19
── の閉塞　133
上赤核症候群　130
上前頭回　5, 7, 9, 11, 13, 15,
　17, 22-24
上側頭回　9, 11, 13, 15, 17,
　19, 24-27
上頭頂小葉　5, 22
静脈性片麻痺　64
食事，ADL 練習　247
褥瘡の予防　245
触覚失認　72
心原性脳塞栓症　104, 107,
　115, 189
── による脳梗塞　221
心疾患，塞栓源となる　107
心房細動
──，脳卒中の危険因子　221
── における抗血栓療法
　222
── における塞栓症発症のリ
　スク評価　221
心房細動合併脳梗塞急性期症例
　に対するヘパリン投与の効果
　190
心房細動患者における抗凝固薬
　の選択　225
神経学的検査法　37
真性めまい　76
深部感覚　66
深部静脈血栓症（DVT），脳梗塞
　急性期の　183
新規経口抗凝固薬（NOAC）
　223

す

スタチン　220, 228
ステント支援コイル塞栓　203
ステント留置術，頸動脈狭窄症
　に対する　201
ステントリトリーバー　201
図形・絵の模写，半側空間無視
　の検査法　73

索引

頭痛 77
――，くも膜下出血による 78, 148
――，上矢状静脈洞血栓症による 78
――，動脈解離による 78
――，脳梗塞による 78
――，脳出血による 78
水頭症の治療，くも膜下出血の 197
水平性共同偏位 41
垂直性共同偏位 41
垂直注視に関与する神経路 61
―― と垂直注視麻痺の病巣部位 61
錐体路 64
髄液検査，くも膜下出血の診断 149
髄膜刺激徴候の診かた 52

せ

セロトニン・ノルアドレナリン再取り込み阻害薬 209
せん妄 37, 79
―― の原因疾患 80
正常圧水頭症 207
――，くも膜下出血の 197
―― と脳血管性認知症の鑑別 207
生活期リハ 243
整容，ADL練習 247
赤色ぼろ線維 172
脊髄 64
切迫脳卒中 129
摂食嚥下機能の評価 239
摂食嚥下障害 245
線維筋形成不全 98
線分抹消試験，半側空間無視の検査法 73
線溶薬 184
選択的セロトニン再取り込み阻害薬 209
遷延性の意識障害 80
舌咽神経(IX)の診かた 49
舌下神経(XII)の診かた 49
舌下神経交代性片麻痺 137
舌状回 13
尖足，痙縮 212
穿通枝領域の梗塞
――，後大脳動脈閉塞 125
――，中大脳動脈閉塞 123
全失語 70
全身血液疾患，くも膜下出血の原因 148
全身循環改善療法，くも膜下出血の 196
全領域の梗塞
――，内頸動脈閉塞 115
――，中大脳動脈閉塞 122
前下小脳動脈 3, 19, 21
―― の閉塞 135
前交通動脈動脈瘤 154
―― による視覚異常 59

前側頭動脈 3, 17, 19
―― の閉塞 125
前大脳動脈 2, 3, 7
―― と分枝 119
―― の灌流領域 119
前大脳動脈動脈瘤による視覚異常 59
前大脳動脈閉塞 119
前頭極動脈 3, 9, 11, 13, 15
前頭頂動脈 3, 5, 7
―― の梗塞 123
前頭葉 4, 6, 8, 10, 12, 14, 16, 18, 22-25
―― の障害 249
前頭葉・遂行機能の評価 240
前頭葉皮質の障害による運動障害 64
前乳頭体動脈の梗塞 127
前脈絡叢動脈 7, 9, 11, 13, 15
前脈絡叢動脈症候群 122
前腕の回内，痙縮 212

そ

組織プラスミノーゲンアクチベータ(t-PA) 184
早期退院支援 245
早期リハビリテーション介入 244
相貌失認 72
総頸動脈 2
側頭葉 8, 10, 12, 14, 16, 18, 24-26
側脳室 6, 10, 12, 23
側脳室下角 26
側脳室前角 8
側脳室体部レベル 6, 23
側方注視に関与する神経路 61
塞栓源となる心疾患 107
塞栓術，脳動静脈奇形に対する 204
塞栓性機序，アテローム血栓性脳梗塞 105
続発性脳室内出血 147

た

ダビガトラン 187, 224
代謝性アシドーシスによる過換気 34
体温 36
―― の管理，脳梗塞急性期の 182
対光反射 46, 62
帯状回 7, 9, 15, 23-25
帯状回ヘルニア 83
大動脈弓 2
大動脈原性塞栓症 106
大脳基底核・視床レベル 8, 24
大脳白質病変 156
――，アミロイド血管症に伴う 164

大脳半球の病変と角膜反射 47
第3脳室 10, 12, 14, 25
第3脳室レベル 12
第4脳室 16, 26, 27
高安病 114
脱力発作 76
単麻痺，前頭葉皮質の障害による 64
探索抹消課題，半側空間無視の検査法 73
淡蒼球 12, 24
短下肢装具 247
短周辺動脈 130
―― の閉塞 134
断面
――，OM lineに平行な 4
――，ドイツ水平面に平行な 22

ち

チェーン・ストークス呼吸 34, 35
チクロピジン 230
地域医療連携パス 243
地域完結型医療 243
地誌的失見当 72
治療可能な時間帯 180
着衣失行 72
中小脳脚 16, 27
中心後回 5, 7, 9, 11, 22-24
中心溝 5, 22, 23
中心性テント切痕ヘルニア 83
―― の症状 85
中心前回 5, 7, 9, 11, 22, 23, 24
中心前動脈 3, 5, 7, 9, 11, 13, 15
―― の梗塞 122
中心動脈 3, 5, 7, 9, 11, 13
―― の梗塞 123
中心傍小葉 5, 22
中枢神経原性過換気 35
中枢性脳卒中後疼痛 211
中枢性肺胞性低換気 34
中枢性反射性過呼吸 34
中前頭回 5, 7, 9, 11, 13, 15, 17, 22-24
中側頭回 9, 11, 13, 15, 17, 19, 24-27
中大脳動脈 2, 7
中大脳動脈主幹部閉塞 101
中大脳動脈動脈瘤 153
中大脳動脈閉塞 121
中脳 14, 25, 64
―― の血管支配 130
―― の上丘および下丘の高さでの横断面 132
中脳梗塞 130
中脳視床症候群 130
中脳障害による病状 132
中脳水道症候群 130
中脳動脈 130

中脳動脈症候群 130
中脳レベル 14, 25
注視麻痺 60
長周辺動脈 130
鳥距動脈 3, 7, 9, 11, 13
―― の閉塞 125
超音波検査，内頸動脈閉塞の診断 117
超皮質性運動性失語 71
超皮質性失語 71
蝶形骨縁ヘルニア 83
聴覚失認 72
聴神経(VIII)の診かた 48
直回 17, 19, 25
直接トロンビン阻害薬 223
直線の二等分試験，半側空間無視の検査法 73

つ

対麻痺 65
椎骨動脈 2, 3
椎骨動脈解離 203
椎骨脳底動脈系
―― の痛覚感受部位 77
―― の脳動脈瘤 154
椎骨脳底動脈不全 76
椎骨脳底動脈閉塞 129
痛覚過敏 67
痛覚感受部位
――，頭蓋内の 77
――，脳動脈の 77
痛覚を感受する組織と感受しない組織，頭蓋内の 78

て

テント下腔 84
テント上腔 84
テント切痕 84
テント切痕ヘルニア 83
――，上行性 83
――，中心性 83
―― と眼症状 83
―― の症状 84, 86
―― の発生機序 87
―― の病理 86
デジュリン症候群 137
デジュリン・ルシー症候群 67, 127
てんかん発作，脳梗塞急性期の 183
手関節の屈曲，痙縮 212
手口感覚症候群 143
手首落下試験 51
手不器用 65
低コレステロール血症と脳出血 226
低体温 36
抵抗症 85
伝導性失語 71

と

トイレ動作，ADL練習 247

和文索引

トラッピング 203
トラネキサム酸 194
トルソー症候群 167
トロンボキサン A_2 合成酵素阻害薬 196
ドイツ水平面 2
ドレナージ術，くも膜下出血の 195
徒手筋力試験 238
閉じ込め症候群 137
島枝 9, 11
疼痛 211
疼痛刺激 37, 47
糖尿病
　——，脳卒中の危険因子 218
　——，脳卒中の再発(二次)予防 228
頭位変換眼球反射 43
　—— と眼球前庭反射，障害部位と 44
頭蓋外における狭窄性血管病変の好発部位 94
頭蓋腔 84
頭蓋内圧亢進，脳出血による 191
頭蓋内外バイパス術 235
頭蓋内サイフォン部 114
頭蓋内腫瘍，くも膜下出血の原因 148
頭蓋内の痛覚感受部位 77
頭頂後頭溝 24
頭頂後頭動脈 3, 5, 7, 9
　—— の閉塞 125
頭頂葉 4, 6, 22, 23
頭頂葉皮質の障害による感覚障害 66
動眼神経(Ⅲ)の診かた 40
動眼神経副交感神経核 62
動眼神経麻痺 40, 46
動静脈奇形，くも膜下出血の原因 148
動脈解離による頭痛 78
動脈原性塞栓 105, 114
　——，アテローム血栓性脳梗塞 105
動脈瘤 153
　—— の視交叉部圧迫による視覚異常 59
動脈瘤破裂時の激痛 78
瞳孔
　—— の交感神経経路 63
　—— の神経支配 62
　—— の副交感神経経路 62
　—— の診かた 46
瞳孔異常 62
　——，意識障害患者の 46
瞳孔計による計測 46
瞳孔動揺 46
瞳孔不同 46
瞳孔偏位 46

な

内科的診察 34
内頸動脈 2, 14, 16
内頸動脈海綿静脈洞部動脈瘤 152
内頸動脈起始部狭窄 115
内頸動脈系
　—— の痛覚感受部位 77
　—— の脳動脈瘤 152
内頸動脈床突起上動脈瘤による視覚異常 59
内頸動脈分岐部 114
内頸動脈閉塞 114
内頸動脈閉塞時の側副循環 118
内側縦束吻側間質核 61
内側症候群の感覚障害 68
内反尖足，痙縮 212
内部境界領域梗塞 116
内包 8, 10, 24, 64
　—— における錐体路の立体的分布 65

に

にぎりこぶし状変形，痙縮 212
日常生活活動(ADL)の評価 241
乳頭体 14, 25
乳頭浮腫 39
尿路感染症，脳梗塞急性期の 183
人形の目現象 43
認知症
　—— 視床性 126, 130
　—— 脳血管性 206

ね の

粘膜の状態 36
ノルアドレナリン作動性/特異的セロトニン作動性抗うつ薬 209
脳幹(部)
　—— の血管支配 130
　—— の障害による運動障害 65
　—— の障害による感覚障害 67
　—— の病巣レベルと顔面感覚障害 68
　—— より瞳孔に至る交感神経・副交感神経経路の病変 63
脳血管奇形 168
脳血管障害
　——，脳血管内治療を行うことがある 200
　—— の発症と経過 33
脳血管性認知症 206
　—— とアルツハイマー病(アルツハイマー型認知症)との鑑別 207
　—— と正常圧水頭症との鑑別 207

脳血管性パーキンソニズム 208
脳血管造影，くも膜下出血の診断 151
脳血管内手術，くも膜下出血の 195
脳血管内治療 199
　——，アテローム血栓性頭蓋内動脈狭窄に対する 201
　——，虚血性脳卒中に対する 200
　——，くも膜下出血の 197
　——，出血性脳卒中に対する 202
　—— を行うことのある脳血管障害 200
脳血管攣縮 154
　—— に対する血管形成術 202
　—— に対する治療，くも膜下出血の 196
脳梗塞 100
　——，アテローム血栓性 104, 105
　——，心原性脳塞栓による 221
　——，無症候性 156
　—— による頭痛 78
　—— の TOAST 分類 104
　—— の画像所見 100
　—— の診断 100
　—— の早期虚血性変化 101
脳梗塞急性期
　—— の一般的治療 181
　—— の一般内科的合併症 183
　—— の主な治療薬 184
　—— の合併症とその対策 182
　—— の心血管系合併症 183
　—— の治療 180
　—— の病型別の抗血栓療法 184
脳梗塞再発予防のための危険因子管理 227
脳梗塞超急性期の病態 180
脳梗塞発作後の CT 所見 100
脳梗塞例の累積再発率 227
脳死 81
脳死判定基準 81
脳室周囲高信号域 156
脳室上衣下血管奇形 147
脳室内出血 147
脳室-腹腔短絡(VP シャント)術，くも膜下出血の 197
脳出血 139
　——，無症候性 156
　—— による頭痛 78
　—— による頭蓋内圧亢進 191
　—— の外科的治療 192
　—— の血圧の管理 191
　—— の原因となる血管壊死 139
　—— の内科的治療 191

　—— の脳室内への穿破ルート 147
　—— の病態 191
　—— の予後 145
　—— の部位別頻度 139
脳出血発症初期の血腫の増大 191
脳出血部位別死亡率 145
脳循環代謝改善薬 230
脳静脈洞血栓症 165
脳神経系の診かた 39
脳槽内血腫除去，くも膜下出血の 196
脳塞栓症に対する経皮経管的脳血栓回収療法 200
脳卒中
　—— が疑われる患者の搬送 180
　—— による機能構造障害 238
　—— の一次予防 216
　—— の危険因子 216
　—— の再発(二次)予防 227
　—— の再発(二次)予防抗凝固療法 232
　—— の再発(二次)予防抗血小板薬の併用療法 231
　—— の再発(二次)予防のための危険因子の管理 227
　—— の再発(二次)予防のための抗血小板療法 229
　—— の再発(二次)予防のための抗血栓療法 229
　—— の分類 92
　—— の臨床病型，NINDS-Ⅲによる 92
脳卒中ケアユニット 244
脳卒中後うつ病 209
脳卒中後けいれん 210
脳卒中後に生じる疼痛 211
脳卒中スケール 53
脳卒中発作時の患者の状況 32
脳卒中ユニット 244
脳卒中リハビリテーションの流れ 243
脳底交通動脈 130
脳底動脈 2, 3, 19
脳底動脈先端症候群 128
脳底動脈動脈瘤 154
脳底動脈閉塞 129
脳底動脈傍正中枝の閉塞 133-135
脳動静脈奇形 168
　—— に対する塞栓術 204
脳動脈解離 157
脳動脈の痛覚感受部位 77
脳動脈瘤 148
　——，くも膜下出血の原因 148
　——，椎骨脳底動脈系の 154
　——，内頸動脈系の 152
脳動脈瘤頸部クリッピング術，くも膜下出血の 194

脳動脈瘤コイル塞栓術 197, 202
脳内血腫除去術, くも膜下出血の 196
脳内小動脈瘤の分布 139
脳の解剖 2
脳浮腫, 栄養の管理 182
脳ヘルニア 83, 84
脳保護薬 184, 190
脳保護療法 189
脳葉型出血, アミロイド血管症による 164
脳梁 6, 8, 10, 23, 24
脳梁縁動脈 3, 5, 7
脳梁周動脈 3, 5, 7, 9, 11, 13
脳梁膨大部動脈の閉塞 125

は

ハイリスクTIA 233
バイタルサイン 34
—— の管理, 脳梗塞急性期の 181
バイパス手術 202
パリノー症候群 130
長谷川式簡易知能評価スケール 241
破裂性椎骨動脈解離に対する母血管閉塞術 203
肺塞栓症, 脳梗塞急性期の 183
肺不全 34
排泄の管理, 脳梗塞急性期の 182
排痰介助, 用手 245
排痰体位 245
排尿・便の自己管理, ADL練習 247
廃用症候群の予防 244
白内障 117
発熱 36
—— , 脳梗塞急性期の 183
針先瞳孔 129
反射の診かた 52
半昏睡 37
半側空間失認(無視) 73, 248
—— の評価 240
半盲, 後大脳動脈灌流域の梗塞による 125
半卵円中心 4, 22
半卵円中心レベル 4, 22

ひ

ヒペルパチー 67
ビオー呼吸 34
ビタミンK 223
ビタミンK阻害薬 222
ビンスワンガー病 206
皮質下出血 144
皮質下・内包の障害による運動障害 65
皮質枝領域の梗塞
—— , 後大脳動脈閉塞 124
—— , 中大脳動脈閉塞 122

皮膚の状態 36
肥満, 脳卒中の再発(二次)予防 229
非外傷性くも膜下出血 194
非ビタミンK阻害経口抗凝固薬(NOAC) 186, 222, 223
非弁膜症性心房細動(NVAF) 107, 221, 232
非弁膜症性心房細動(NVAF)患者の脳卒中発症率 220
非流暢性 70
被殻 8, 10, 12, 24
被殻出血 142
尾状核体部 6, 7, 23
尾状核頭部 7, 8, 10, 12, 23, 24
微小(脳)出血 142, 156
微小塞栓, TIAの病態 93
鼻唇溝の左右非対称性 48
久山町研究 217
肘関節の屈曲, 痙縮 212
標準失語症検査 239
病態失認 73
頻脈 36

ふ

フリーラジカル 190
ブローカ失語 70
ブローカ中枢 11, 13
ブローカ野 69
プラーク 105
プラスミノーゲンアクチベータ 184
プラバスタチン 228
プロトロンビン複合体 223
不整脈 36
浮動性めまい 76
部分的梗塞, 内頸動脈閉塞 115
副交感神経瞳孔収縮反射 62
副神経(XI)の診かた 49
複合感覚障害 66
輻輳眼振 42
分水嶺梗塞 116

へ

ヘパリン 186, 189, 234
ヘモジデリン沈着 164
ベッド上の起き上がり動作 246
ベネディクト症候群 130
ベル現象 42, 47
ペナンブラ 103, 180
片眼の偏位 40
片麻痺
—— , 運動失調不全 110
—— , 静脈性 64
—— , 舌下神経交代性 137
—— , 前頭葉皮質の障害による 64
—— , 脳幹部の障害による 65

—— , 皮質下・内包の障害による 65
—— の肢位 50
—— の評価 238
—— のための下肢装具 247
片麻痺患者
—— の拘縮 245
—— のホームエクササイズ 250
弁蓋部, 下前頭回の 11
扁桃体 15, 17

ほ

ホイブナー動脈 13, 15, 120
ホームエクササイズの実際 250
ホスホジエステラーゼ(PDE)阻害薬 231
ホルネル症候群 40, 46
—— の病巣部位診断, 散瞳薬点眼試験による 62
ホルネル徴候 85
歩行失行 72
歩行練習 247
補装具療法 247
母趾過伸展, 痙縮 212
傍正中橋網様体 61
傍正中視床動脈 128, 130
—— の梗塞 127
傍正中中脳動脈 128, 130, 131
傍正中中脳網様体 61
傍正中動脈 130

まみ

マイクロカテーテル 199
まぶた持ち上げ試験 48
慢性硬膜下血腫 175

ミトコンドリア脳筋症 172
未破裂脳動脈瘤の自然歴と治療 198
脈なし病 114
脈拍 36
脈絡叢 8, 10

むめ

無言 70
無症候性頸動脈狭窄, 脳卒中の危険因子 226
無症候性脳血管障害 156
無症候性脳梗塞 156
—— , 脳卒中の危険因子 226
無症候性脳出血 156
無動性無言 80

メタボリックシンドローム 216
めまい 76
迷走神経(X)の診かた 49

も

もやもや病 160
—— , くも膜下出血の原因 148
毛様体脊髄反射 46
問診のチェックポイント 32

ゆよ

有線領 9, 11

読み, 半側空間無視の検査法 73
用手排痰介助 245
腰椎-腹腔短絡(LPシャント)術, くも膜下出血の 197

ら

ラクナ梗塞 104, 109, 156, 227
—— の好発部位 109
—— の診断 110
—— の治療 189
ラクナ症候群 109
—— の各型の頻度 110
ラクナ状態 110
ラクナ発作 109
卵円形瞳孔 46
卵円孔開存 162

り

リスク管理, リハビリテーション上の 244
リバーミード行動記憶検査 240
リバーロキサバン 187, 224
リハビリテーション
—— , 回復期 247
—— , 急性期 244
—— , 在宅 250
—— に関連する機能障害の評価 238
—— に関連する障害の分類 238
—— の時期による区分 243
—— の練習密度 247
リハビリテーション関連職種とチーム医療 243
リハビリテーション上のリスク管理 244
理学療法士 243
離断症候群 125
立位練習 247
両側散瞳 46
両側視床内側梗塞 128
両側縮瞳 46
両側片麻痺 65

れ

レーモン・セスタン症候群　133

レンズ核線条体動脈　7, 9, 11, 13
連合反応　238

わ

ワルファリン　186, 222, 225, 233
—— と脳出血　225
ワレンベルグ症候群　76, 136
鷲爪趾，痙縮　212
腕頭動脈　2

欧文索引

10％グリセリン液　184, 191

A

ABCD² スコア　97
ACA　7
aCL　163
activity limitation　238
ADL　244
　――の練習　247
akinetic mutism　80
Alberta Stroke Program Early CT Score(ASPECTS)　102
alexia without agraphia　125
amnestic aphasia　71
amygdaloid body　15, 17
and stroke-like episodes　172
angionecrosis　109
angular artery　3, 5, 7, 123
angular gyrus　7
anisocoria　46
anterior cerebral artery(ACA)　2, 3
anterior choroidal artery　7, 9, 11, 13, 15
anterior inferior cerebellar artery　3, 19, 21
anterior parietal artery　3, 5, 7, 123
anterior temporal artery　3, 17, 19
aortic arch　2
aortogenic embolism　106
apallic state　80
apneustic breathing　33
apraxia　72
arcuate fasciculus　70
area striata　9, 11
arm-dropping test　51
artery to artery embolism　105, 114
ascending aorta　2
asynchronous blinking　48
ataxic breathing　33
ataxic hemiparesis　110

B

Barthel Index　242
basilar artery　2, 3, 19
basilar communicating artery　130
basiparallel anatomic scanning (BPAS)　159
Behavioral Inattention Test (BIT)　240
Behavioural Assessment of the Dysexecutive Syndrome (BADS)　240
borderzone infarction　115

brachiocephalic trunk　2
branch atheromatous disease (BAD)　112, 189
bridging vein　176
Broca aphasia　70
bruit　116
Brunnstrom Recovery Stage　239

C

CADASIL　173
calcarine artery　3, 7, 9, 11, 13
callosomarginal artery　3, 5, 7
canthomeatal line(CML)　2
cardioembolism　104
carotid artery stenting(CAS)　235
carotid endarterectomy(CEA)　226, 234
Ccr　224
central artery　3, 5, 7, 9, 11, 13, 123
central post-stroke pain(CPSP)　211
central reflex hyperpnea　33
central sulcus　5
cerebral amyloid angiopathy　164
cerebral amyloid angiopathy-related inflammation　164
cerebral autosomal dominant arteriopathy with subcortical infarcts and leukoencephalopathy　173
cerebral vasospasm　154
cervico-cephalic arterial fibromuscular dysplasia　98
CHADS₂ スコア　222
CHANCE 試験　232, 234
Chin-down 頸部前屈位　246
Cilostazol Stroke Prevention Study(CSPS)　230
cingulate gyrus　7, 9, 15
clinical-diffusion mismatch　103
clumsy hand　65
cluster breathing　33
Collier's sign　40
coma　37
common carotid artery　2
conduction aphasia　71
confusion　37
Constraint Induced Therapy プログラム　249
convergence nystagmus　42
corectopia　46
crural paresis　65

CT
　――, くも膜下出血の診断　148
　――の早期虚血性変化　101
CTA, くも膜下出血の診断　149
cuneus　7, 9, 13

D

decerebrate rigidity　50
decerebrate seizure　50
decorticate rigidity　50
delirium　37
diffusion-perfusion mismatch　103
disconnection syndrome　125
dissection　109
distal protection　201
dizziness　76
dot sign　101
drop attack　76
dual antiplatelet therapy (DAPT)　231
DWI　101
dysarthria-clumsy hand syndrome　110
dysprosody　70

E

early CT signs　101
early seizure　210
early supported discharge (ESD)　245
EC/IC バイパス術　235
ECST 方式　235
embolic stroke of undetermined source(ESUS)　107, 245
état lacunaire　110
extended SU service　245
external carotid artery　2
extracranial-intracranial bypass surgery　235
eye-lid releasing test　48

F

FAST　55
FLAIR 画像, 脳梗塞　103
Frontal Assessment Battery (FAB)　240
frontopolar artery　3, 9, 11, 13, 15
Functional Independence Measure(FIM)　242
FXa 阻害薬　223

G

Gegenhalten　85
giant lacuna　109
Glasgow Coma Scale(GCS)　38
global aphasia　70

H

Hasegawa Dementia Scale-Revised(HDS-R)　241
Heubner's artery　13, 15, 120
hippocampus　11, 13
hippus　46
HMG-CoA 還元酵素阻害薬の別名　220
Horner 症候群　40, 46
hyperalgesia　67
hyperdense MCA sign　101
hyperpathia　67

I

ideational apraxia　72
ideomotor apraxia　72, 120
impending stroke　129
inferior frontal gyrus　7, 9, 11, 13, 15
inferior parietal lobule　5
inferior temporal gyrus　15, 17, 19
instrumental ADL(IADL)　238
insular branches　9, 11
internal borderzone　116
internal carotid artery　2
International Classification of Functioning Disability and Health(ICF)　238
international normalized ratio (INK)　222
international sensitivity index (ISI)　222
intraarterial signal　103
ischemic penumbra　180

J

J-ACT 試験　185
Japan Coma Scale(JCS)　38
J-MARS　185

K

Kernig sign　52
knee-dropping test　51

L

lacuna 109
lacunar state 110
large-artery atherosclerosis 104
late seizure 210
leg-dropping test 51
lenticulostriate artery 7, 9, 11, 13
lid lifting test 48
lid retraction 40
limb-kinetic apraxia 72
lingual gyrus 13
lipohyalinosis 109
locked-in syndrome 137
lupus anticoagulant(LA) 163

M

medical social worker(MSW) 243
mesencephalic artery 130
mesencephalo-thalamic syndrome 130
MetS 216
micro infarction 109
microbleeds 142, 156
microembolic signal(MES) 93
middle cerebral artery(MCA) 2, 7
—— の分枝閉塞 101
middle frontal gyrus 5, 7, 9, 11, 13, 15, 17
middle temporal gyrus 9, 11, 13, 15, 17, 19
minimally conscious state 80
Mini-Mental State Examination (MMSE) 241
minor leakage 148
miosis 46
mitochondrial encephalomyopathy, lactic acidosis(MELAS) 172
MMT 238
Modified Ashworth Scale (MAS) 213
modified Rankin Scale(mRS) 55
Modified Water Swallow Test (MWST) 240
Motricity Index 238
MR CLEAN 189
MRA, くも膜下出血の診断 149
MRA-diffusion mismatch 103
MRI 拡散強調画像 101
multi-infarct dementia 206
mutism 70
mycotic aneurysm 150
mydriasis 46

N

NASCET 方式 235
NaSSA 209
NIH Stroke Scale(NIHSS) 53, 188
NINDS 研究 185
NINDS 分類 104
NINDS-Ⅲによる脳卒中の臨床病型 92
nonvalvular atrial fibrillation (NVAF) 107, 221, 232
non-vitamin K antagonist (VKA) oral anticoagulants (NOAC) 186, 222, 233
novel oral anticoagulants (NOAC) 222
nuchal rigidity 52
nuchal stiffness 52
nystagmus 42

O

occipital lobe 7, 9, 11, 13
occipital pole 11
occipitotemporal gyrus 11, 13, 15, 17, 19
occupational therapist(OT) 243
ocular bobbing 42
oculocephalic reflex(OCR) 43
oculovestibular reflex(OVR) 43
one and a half 症候群 42
optic chiasm 17
optic nerve 17
orbital gyrus 17, 19
orbitofrontal artery 3, 17, 19
orbitomeatal line(OM line) 2
oval pupil 46
Oxford Vascular Study (OXVASC) 96

P

paracentral lobule 5
parahippocampal gyrus 11, 13, 15, 17, 19
paramedian mesencephalic reticular formation(PMRF) 61
paramedian pontine reticular formation(PPRF) 61
paramedian thalamic and midbrain infarct 130
paramedian thalamic artery 127
paraphasia 70
parietooccipital artery 3, 5, 7, 9
pars opercularis 11
Partial sensory syndrome 67
participation restriction 238

patent foramen ovale(PFO) 162
pearl and string sign 158
Penumbra システム 201
pericallosal artery 3, 5, 7, 9, 11, 13
persistent vegetative state 80
physical therapist(PT) 243
pinpoint pupils 129
post stroke depression(PSD) 209
postcentral gyrus 5, 7, 9, 11
posterior cerebral artery(PCA) 2, 3, 7
posterior choroidal artery(PC) 128
posterior inferior cerebellar artery 3, 17, 19, 21
posterior parietal artery 3, 5, 7, 123
posterior reversible encephalopathy syndrome (PRES) 174
posterior temporal artery 3, 9, 11, 13, 15, 17, 19, 123
poststroke seizure 210
precentral artery 3, 5, 7, 9, 11, 13, 15, 122
precentral gyrus 5, 7, 9, 11
precuneus 5, 7
premammillary artery(PM) 127
PROGRESS 試験 228
prosthetist and orthotist(PO) 243
proximal protection 201
pseudo-VIth nerve palsy 45
pure alexia 125
pure motor hemiparesis(PMH) 109
pure sensory stroke 67, 109

R

ragged-red fiber(RRF) 172
recombinant activated factor Ⅶ(rFⅦa) 191
rectal gyrus 17, 19
Reid 線 2
retraction nystagmus 42
Rho キナーゼ阻害薬 196
Rivermead Behavioral Memory Test(RBMT) 240
rostral interstitial nuclei of medial longitudinal fasciculus(riMLF) 61
roving eye movement 42
rt-PA(アルテプラーゼ)静注療法適正治療指針 188

S

saccadic movement : SM 61
seesaw nystagmus 42
semicoma 37

shoehorn brace 247
sigh and rest 35
skew deviation 41
small-artery occlusion 104
smooth pursuit movement (SPM) 61
SNRI 209
somnolence 37
speech therapist(ST) 243
SSRI 209
Standard Language Test of Aphasia(SLTA) 239
striatocapsular infarction(SCI) 123
stroke care unit(SCU) 181, 244
Stroke Impairment Assessment Set(SIAS) 239
stroke unit(SU) 181, 244
strongly succinate dehydrogenase-reactive blood vessels(SSV) 172
stupor 37
subclavian steal 症候群 99
subependymal vascular malformation 147
superior cerebellar artery 3, 11, 13, 15, 17, 19
superior frontal gyrus 5, 7, 9, 11, 13, 15, 17
superior parietal lobule 5
superior temporal gyrus 9, 11, 13, 15, 17, 19
supramarginal gyrus 7
suprasellar cistern 17
susceptibility vessel sign 101

T

T_2*(スター)強調画像 141, 142, 156
terminal zone 116
thalamic aphasia 143
thalamogeniculate artery(TG) 9, 11, 127
thalamoperforating artery(TP) 9, 11, 127
therapeutic time window 180
TIA(transient ischemic attack) 93, 227
tissue plasminogen activator (t-PA) 184
T-junction 114
TOAST 分類 104
toe clearance 247
top of the basilar syndrome 128
Trail Making Test(TMT) 240
transcortical aphasia 71
transient global amnesia(TGA) 98
transient symptoms with infarction(TSI) 97
triangularis 11
Trousseau 症候群 167

U V

uncus 17

vascular dementia 206
vascular syndrome，視床の 127

venous hemiplegia 64
vertebral artery 2, 3
vertigo 76

W

warning episode 148
warning leak 148

Wechsler Adult Intelligence Scale(WAIS) 241
Wechsler Intelligence Scale for Children(WISC) 241
Wechsler Memory Scale (WMS) 240
Wernicke aphasia 71

Western Aphasia Battery (WAB) 239
Wisconsin Card Sorting Test (WCST) 240
wrist-dropping test 51
wrong side deviation 143